リハビリテーションの目的	1
一般的なアセスメント	2
ADL（activities of daily living）	3
嚥下障害と栄養	4
脳血管障害	5
神経筋疾患	6
運動器疾患	7
内部障害	8
廃用症候群	9
精神疾患	10
生活支援	11

ナースの疑問に答えます！
入院中のリハビリテーション
―これだけは知っておきたいベッドサイドの知識と技術―

　病院を受診する患者さんには高齢者が多くみられます．慢性の疾患や合併症を抱えてギリギリのところで生活している患者さんもたくさんいます．彼らにとっては，ちょっとした入院や治療が，心身の大きな負担となり，退院後の生活を危うくすることがあります．

　「肺炎は良くなったが立てなくなった」「骨折は治ったがご飯が食べられなくなった」「手術は成功したが，起きられなくなった…」などといった患者さんたちです．

　病院での治療の目的は，**病気を治すこと（あるいは病状を落ちつかせること）**であり，それによって**本人にふさわしい生活を再び取り戻す**ことにあります．治療の先にあるもの，病棟の向こうに続くもの，それは**患者さんが望む生活**です．そのためには，朝，起きて顔を洗い，トイレに行って，服を着かえて，食事をして…といった普段の生活行為を促し，それを支えていくことが基本的かつ重要な関わりとなります．入院中のリハビリテーションは理学療法士や作業療法士，言語聴覚士などのセラピストが担うものとみなされてはいますが，**現実的には，患者さんの生活を支える看護師の力はとても大きなもの**なのです．

　本書は**看護師が患者さんに関わり，日頃感じる悩みや疑問**などに答えながら，**リハビリテーションの知識と技術をわかりやすく解説**したものです．Ｑ＆Ａの形式で，**脳卒中の急性期**からがんの緩和ケアに至るまで，102項目に及ぶ内容になっています．必要に応じて，知りたい項を読んでいくうちに，患者さんへの大切な関わりがみえてくることと思います．

　看護師向けに構成してきたのですが，内容の広さと深さにおいては，リハビリテーションに関わる**医師や研修医，セラピスト**などにも十分役に立つものになりました．

　執筆陣は，日々，患者さんに深く，優しく関わっている，私の信頼する仲間たちです．

　本書がリハビリテーションに関わるスタッフの方々の強い力につながることを願っています．

NTT東日本関東病院　リハビリテーション科部長　稲川　利光

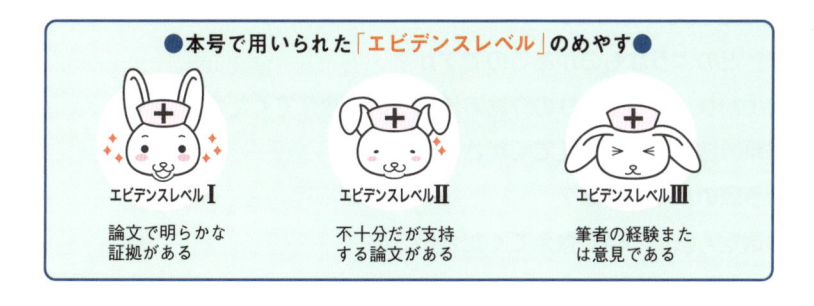

●本号で用いられた「エビデンスレベル」のめやす●

エビデンスレベルⅠ	エビデンスレベルⅡ	エビデンスレベルⅢ
論文で明らかな証拠がある	不十分だが支持する論文がある	筆者の経験または意見である

ナースの疑問に答えます！

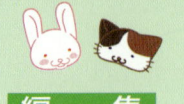

入院中のリハビリテーション
―これだけは知っておきたいベッドサイドの知識と技術―

編集　稲川　利光

1章　リハビリテーションの目的
- Q 1　リハビリテーションとは？ …… 2
- Q 2　リハビリテーションに関わるスタッフと役割について教えてください …… 4
- Q 3　QOLとは？ …… 6
- Q 4　急性期・回復期・維持期・終末期のリハビリテーションについて教えてください …… 8

2章　一般的なアセスメント
- Q 5　筋力低下とは，どのようにして起こるのでしょうか？ …… 11
- Q 6　筋力の評価方法について教えてください …… 13
- Q 7　ベッドサイドで行える簡単な筋力強化方法について教えてください …… 15
- Q 8　関節可動域制限(拘縮)の原因とは？ …… 18
- Q 9　関節可動域の評価方法について教えてください …… 20
- Q 10　代表的なストレッチ方法やROM-exについて教えてください …… 22
- Q 11　拘縮を防ぐためのポジショニング方法について教えてください …… 24
- Q 12　感覚障害の原因について教えてください …… 26
- Q 13　感覚障害の評価方法について教えてください …… 28
- Q 14　感覚障害を伴う患者さんのADLで気をつけるポイントは？ …… 30
- Q 15　痛みの評価について教えてください …… 31

3章　ADL（activities of daily living）
- Q 16　ADLとは？ …… 33
- Q 17　ADLの評価方法を教えてください …… 35
- Q 18　応用動作とは，どのようなものがあるのですか？ …… 38
- Q 19　寝返り・起き上がり・立ち上がりの介助方法について教えてください …… 40
- Q 20　車いすへの移乗方法について教えてください …… 42
- Q 21　歩行介助を行う際のポイントは？ …… 44
- Q 22　杖や歩行器の選定方法について教えてください …… 46

Q	23	車いすの選定方法について教えてください	49
Q	24	代表的な装具について教えてください	52
Q	25	転倒予防について教えてください	54
Q	26	集団レクリエーションについて教えてください	56
Q	27	視覚・聴覚障害者との関わり方について教えてください	58

4章　嚥下障害と栄養

Q	28	嚥下障害は，どのような原因で起こるのでしょうか？	60
Q	29	食事開始条件とは？	62
Q	30	食事アップのタイミングは？	65
Q	31	ベッドサイドでできる摂食・嚥下リハビリテーションは？	69
Q	32	摂食時のポジショニング方法について教えてください	72
Q	33	食事の際の環境設定について教えてください	74
Q	34	PEGについて教えてください	76
Q	35	栄養とリハビリテーションの関係について教えてください	78
Q	36	褥瘡患者のポジショニングについて教えてください	80

5章　脳血管障害

Q	37	脳梗塞の原因とリハビリテーションについて教えてください	82
Q	38	脳出血の原因とリハビリテーションについて教えてください	85
Q	39	くも膜下出血の原因とリハビリテーションについて教えてください	88
Q	40	脳卒中患者で筋緊張異常はなぜ起きるのでしょうか？	89
Q	41	脳卒中片麻痺患者のケアで気をつけるポイントは？	92
Q	42	脳卒中患者における肩の亜脱臼の原因と対処法について教えてください	94
Q	43	運動失調とはどのようなものですか？	96
Q	44	関節拘縮のある脳卒中患者のポジショニング方法を教えてください	98
Q	45	平衡機能障害とはどのようなものですか？	101
Q	46	脳卒中の食事動作は，どのようにセッティングすればよいですか？	104
Q	47	脳卒中の更衣動作は，どのように練習すればよいですか？	107
Q	48	脳卒中片麻痺患者の入浴・洗体方法について教えてください	110
Q	49	脳卒中片麻痺患者のトイレ動作について教えてください	112
Q	50	高次脳機能障害を疑うのはどんな場面ですか？	114

Q 51	高次脳機能障害患者のケアで気をつけるポイントは？	116
Q 52	失語症の方へのコミュニケーションはどのようなことに気をつけたらよいですか？	118
Q 53	顔面神経麻痺に対するリハビリテーションは，どのようなものですか？	120

6章　神経筋疾患

Q 54	パーキンソン病の病態と機能的予後について教えてください	122
Q 55	パーキンソン病のリハビリテーションについて教えてください	124
Q 56	パーキンソン病患者のADL上での注意点について教えてください	126
Q 57	筋萎縮性側索硬化症(ALS)の病態と機能的予後について教えてください	128
Q 58	筋萎縮性側索硬化症(ALS)のリハビリテーションとはどのようなものですか？	131
Q 59	難病疾患のコミュニケーション手段について教えてください	133
Q 60	脊髄小脳変性症の病態と機能的予後について教えてください	135
Q 61	脊髄小脳変性症のリハビリテーションについて教えてください	138

7章　運動器疾患

Q 62	脊髄損傷の病態と機能的予後について教えてください	142
Q 63	脊髄損傷のリハビリテーションについて教えてください	145
Q 64	脊髄損傷のADLについて教えてください	147
Q 65	脊髄損傷の車いす操作について教えてください	150
Q 66	大腿骨頸部骨折の重症度と機能的予後について教えてください	153
Q 67	人工骨頭置換術，人工股関節置換術後の脱臼肢位とは？	155
Q 68	大腿骨頸部骨折患者のADLで気をつけるポイントは？	158
Q 69	腰椎圧迫骨折の原因と治療について教えてください	160
Q 70	腰椎圧迫骨折のリハビリテーションについて教えてください	162
Q 71	上肢の代表的な骨折とリハビリテーションについて教えてください	164
Q 72	下肢の代表的な骨折とリハビリテーションについて教えてください	166
Q 73	松葉杖の指導をするときに，どのようにしたらよいですか？	168
Q 74	四肢切断の原因と治療法について教えてください	171
Q 75	四肢切断患者の関節拘縮を防ぐためには，どのようにしたらよいですか？	173
Q 76	断端の管理と義足の動作練習について教えてください	175
Q 77	関節リウマチの病態と評価方法について教えてください	178
Q 78	関節リウマチ患者の生活指導で気をつけるポイントは？	180
Q 79	関節リウマチ患者に用いる自助具とは？	182

Q 80	変形性関節症の病態と治療法について教えてください	184
Q 81	変形性関節症に用いる補装具には，どのようなものがありますか？	186
Q 82	人工股関節置換術（THA）後で気をつけるポイントは？	189
Q 83	人工膝関節置換術（TKA）後で気をつけるポイントは？	192

8章　内部障害

Q 84	呼吸リハビリテーションとはどのようなものですか？	194
Q 85	呼吸介助方法について教えてください	198
Q 86	心臓リハビリテーションとはどのようなものですか？	200
Q 87	糖尿病の運動療法とは？	202
Q 88	がんのリハビリテーションとは？	204
Q 89	緩和ケアのリハビリテーションとは？	206
Q 90	リンパドレナージとは？	209
Q 91	透析患者のリハビリテーションとは？	211

9章　廃用症候群

Q 92	廃用症候群とは何ですか？	214
Q 93	廃用症候群患者に早期離床が勧められる理由は？	216
Q 94	離床を行ううえでの注意点は？	218
Q 95	開胸・開腹術後の離床について教えてください	220

10章　精神疾患

| Q 96 | 認知症患者との関わり方について教えてください | 222 |
| Q 97 | 精神科作業療法とは何ですか？ | 224 |

11章　生活支援

Q 98	リハビリテーションができる医療機関や施設は，どのようなところがありますか？	226
Q 99	リハビリテーションが必要な患者さんの利用できる制度を教えてください	228
Q100	退院後の自宅環境の準備について教えてください	231
Q101	介護保険でどんなサービスが受けられますか？	233
Q102	退院する患者さんの生活環境を知る方法を教えてください	236

本書で使われている主な略語・用語一覧　239

索　引　243

臨床に欠かせない1冊！

好評発売中

エキスパートの臨床知による

検査値ハンドブック 第2版

監　修：中原一彦　東京大学名誉教授

● 総勢 **96** 名のベテラン医師らが，臨床の現場で知りえた貴重な**臨床知（経験知）**を満載！

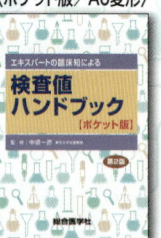

みなさまの声にお応えして，手軽に持ち運べるポケット版ができました！

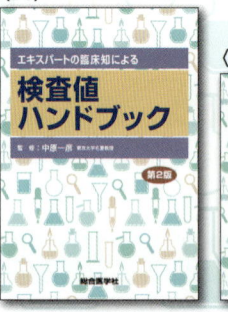

〈B6〉
〈ポケット版／A6変形〉

- ■定価（本体 2,000 円＋税）
- ■判型 B6 判／A6 変形判
- ■頁数 本文 288 頁
- ■ISBN978-4-88378-654-1　（B6 判）
- ■ISBN978-4-88378-665-7　（A6 変形判）

目　次

総　論	Ⅳ．免疫血清検査
各　論	Ⅴ．感染症検査
Ⅰ．生化学検査	Ⅵ．腫瘍・線維化・骨代謝マーカー
Ⅱ．内分泌学的検査	Ⅶ．尿検査
Ⅲ．血液・凝固・線溶系検査	Ⅷ．糞便検査
	Ⅸ．血液・尿以外の検査

総合医学社
〒101-0061　東京都千代田区神田三崎町 1-1-4
TEL 03(3219)2920　FAX 03(3219)0410　https://www.sogo-igaku.co.jp

臨床に欠かせない1冊！

症状・徴候を看る力！
―アセスメント，初期対応，観察とケア― 第2版

好評発売中

編著：**岡元 和文** 信州大学名誉教授／丸子中央病院 特別顧問
編集協力：**道又 元裕** 杏林大学医学部付属病院 看護部長

日常的によく遭遇する **33の症状・症候**
看護における**一連の流れ**が，たちまち理解できる!!

1. 昏迷・昏睡
2. 痙攣
3. 頭痛
4. 脱力・麻痺
5. 失神
6. めまい
7. 視覚障害
8. 血圧低下
9. 胸痛
10. 背部痛・腰痛
11. 頻脈・徐脈
12. 不整脈
13. 浮腫
14. 高血圧
15. 咳・痰
16. 呼吸困難
17. 喘鳴
18. チアノーゼ
19. 嘔気・嘔吐
20. 腹痛
21. 便秘
22. 下痢
23. 吐血・下血
24. 腹部膨満
25. 黄疸
26. 血尿・排尿困難
27. 不正出血
28. 紫斑・点状出血
29. 体重増加・体重減少
30. 発熱
31. 低体温
32. 貧血
33. 全身倦怠感

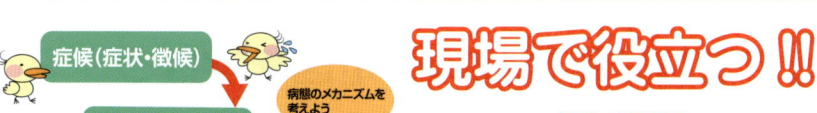

現場で役立つ!!

分野I 基礎看護学
臨床看護総論
の理解にも役立つ！

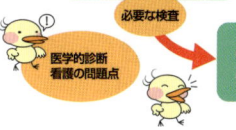

※この第2版から加筆されました！

症候（症状・徴候）
→ 病態のメカニズムを考えよう
→ 緊急度判断
→ 問診のポイント
→ フィジカルアセスメントのポイント（考えられる疾患／必要な検査／医学的診断 看護の問題点）
→ この症状にこの初期対応!!
→ 観察とケアのポイント

B5判／本文336頁
定価（本体3,600円＋税）
ISBN978-4-88378-668-8

総合医学社 〒101-0061 東京都千代田区神田三崎町1-1-4
TEL 03(3219)2920 FAX 03(3219)0410 https://www.sogo-igaku.co.jp

臨床に欠かせない1冊！ 　**好評発売中**

しくみからマスターする

Dr.フルカワの 心電図の読み方

● 古川 哲史
東京医科歯科大学 難治疾患研究所 教授

── 目 次 ──

Part 1 まずは心電図の基本を学ぼう

Part 2 次に心電図判読の手順を学ぼう

Part 3 そして不整脈の心電図を学ぼう

Part 4 最後に虚血性心疾患と心不全の心電図を学ぼう

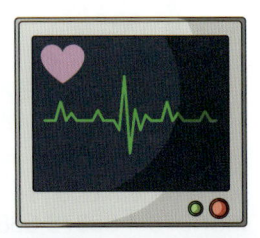

A5判／本文120頁
定価（本体3,000円＋税）
ISBN978-4-88378-656-5

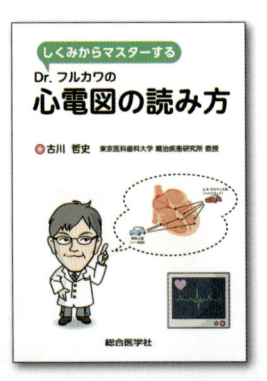

総合医学社
〒101-0061　東京都千代田区神田三崎町1-1-4
TEL 03(3219)2920　FAX 03(3219)0410　https://www.sogo-igaku.co.jp

ナースの疑問に答えます！

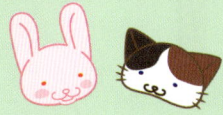

入院中の リハビリテーション
―これだけは知っておきたいベッドサイドの知識と技術―

編集：稲川 利光　NTT東日本関東病院　リハビリテーション科部長

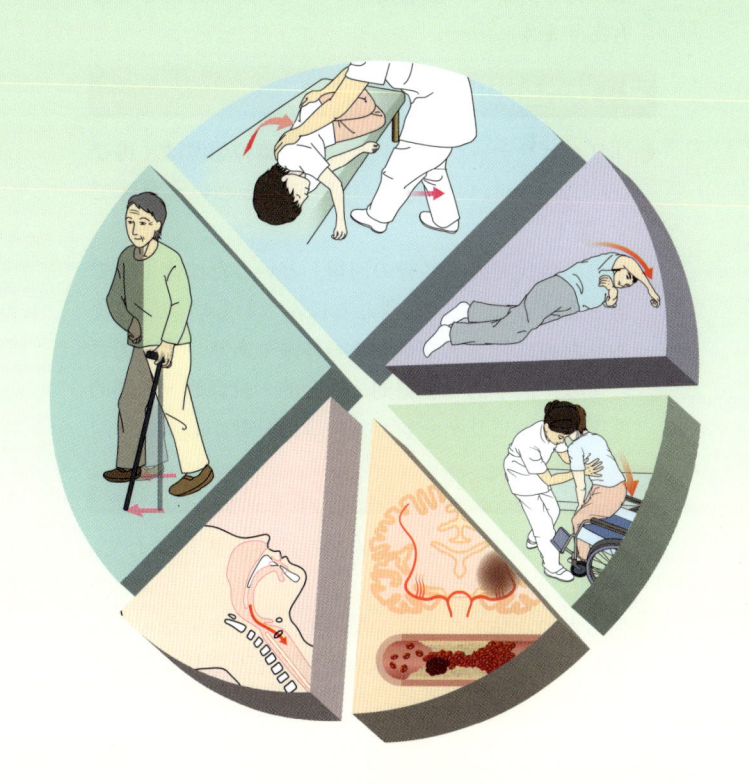

1章　リハビリテーションの目的

Q1 リハビリテーションとは？

A リハビリテーションは，病気や障害がありながらも，患者さんが安心して，自分らしく生活していけるために行う総合的なアプローチです．関わるスタッフは，医療，保健，福祉の専門家のみでなく，隣人や友人，学友や職場の同僚，ボランティアなど，地域に住む人たちの援助と理解が必要です．

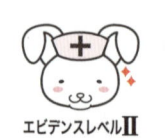

エビデンスレベルⅡ

回答者　稲川利光

1　リハビリテーションとは

- リハビリテーションとは，歩けない人が歩けるようになるとか，しゃべれない人がしゃべれるようになるなどといった機能の回復ということのみでなく，権利や資格，名誉の回復といったことなども含む広い分野に関わるものです．
- リハビリテーションとは，**人間らしく生きる権利の回復**であり，必要なアプローチの分野としては，医学的な分野であったり，社会的な分野であったり，また経済的な分野であったりします．問題の解決には，各分野からの総合的なアプローチが必要な場合もあります．

2　rehabilitation の語源

- 「リハビリテーション」という言葉の語源は，再び（re-）ふさわしい（habilis）状態になるという意味です（図1）．
- 中世の時代での「名誉の回復」といった法律用語であったようです．「人間たるにふさわしい状態になる」ために行うアプローチの体系であり，その内容により，医学的・職業的・社会的・教育的・心理的などのリハビリテーションの専門分野があります．

3　医学的リハビリテーションの対象

- 医学的リハビリテーションの対象疾患に関して，表1に示します．
- 何らかの身体的な機能の障害や，失語や失認・失行などといった高次脳機能の障害，またそれらがあるがために起こる日常生活の障害や社会復帰の障害などに対応していきます．
- 脳血管障害や各種の整形外科的な疾患，神経変性疾患のみでなく，慢性閉塞性疾患，肺がんの術後などの呼吸器疾患，心筋梗塞や心臓手術後の循環器疾患，各種のがん，各種の熱傷，廃用症候群，慢性疼痛など，**あらゆる疾患が対象**になります．

4　リハビリテーション医療を構成する専門職および隣人・地域住民

- リハビリテーション医療（medical rehabilitation）を構成する専門職および地域スタッフを図2に示します．
- リハビリテーションの役割は，病気や障害がありながらも，患者さんが自分らしく地域で生活できるようにするための総合的なアプローチです．そのため，患者さんやその家族を中心に様々なサービスの提供が必要となります．したがって，関わるスタッフは医療，保健，福祉の分野における専門スタッフなど広い層にわたります．また，隣人，友人，学友，職場の同僚や上司，ボランティア等々，地域に住む人的なパワーも非常に大切です．そして，専門スタッフ同士の横の連携や，地域の住民と専門スタッフとの協力は欠かせません．**患者さんの障害は，地域における人と人との関わりの中で克服されていきます**．このように，リハビリテーションは地域に住む住民を含めた多くの人と人との関わりの中で遂行されることから，「**地域をより住みやすいものに変えていく実践である**」といえるかと思います．

リハビリテーションの目的

```
re-：再び ＋ habilis：適した
        ↓
  人間たるにふさわしい状態になること

  ・医学的リハビリテーション
  ・職業的リハビリテーション
  ・社会的リハビリテーション
  ・教育的リハビリテーション
  ・心理的リハビリテーション
```

患者さんやその家族などのもつ障害に対して，各分野からの必要な技術・知識などを動員して総合的に関わっていく．

図1 rehabilitation とは

表1 リハビリテーションの対象疾患

- 脳血管障害・頭部外傷（片麻痺・意識障害・嚥下障害・失語症・失行・失認などの高次脳機能障害…）
- 整形外科的疾患
    - 脊髄損傷（四肢麻痺・対麻痺…）
    - 骨・関節疾患（骨折・肩関節周囲炎・変形性関節炎・椎間板ヘルニア…）
    - 関節リウマチ・各種の切断・スポーツ外傷など
- 神経疾患
    - 神経変性疾患（パーキンソン病・脊髄小脳変性・筋萎縮性側索硬化症…）
    - 末梢神経・筋疾患（Guillain-Barré症候群・進行性筋ジストロフィー・シャルコーマリートゥース病…）
- 内部疾患
    - 呼吸器疾患（COPD・慢性肺疾患・急性肺炎・胸膜炎…）
    - 循環器疾患（狭心症・心筋梗塞・心不全…）
    - 内分泌疾患・腎疾患・血液疾患など
- 脳性小児麻痺・二分脊椎・ポリオ・その他の先天性疾患
- 悪性腫瘍（乳がん術後・リンパ浮腫・その他 緩和ケアでの各種疾患…）
- 精神疾患（うつ・統合失調症・認知症…）
- 廃用症候群（各種手術や治療の影響，高齢化の影響など，あらゆる疾患が対象）
- 視覚障害・聴覚障害
- 熱傷・肥満・慢性疼痛（反射性交感神経ジストロフィーなど）

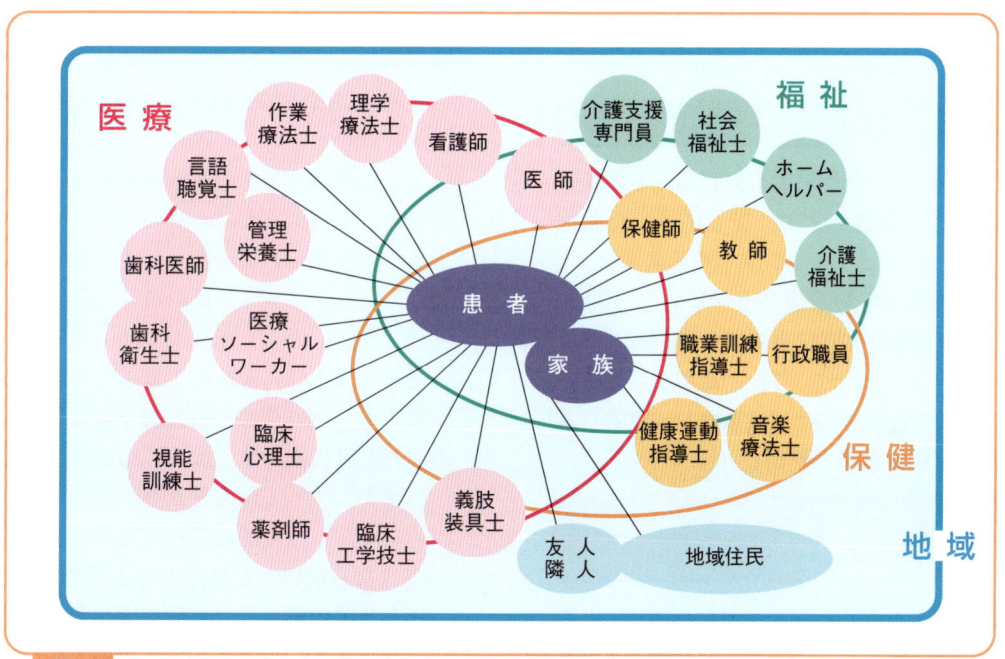

図2 リハビリテーション医療を構成する専門職および隣人・地域住民 （文献1より引用）

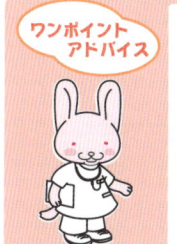

ワンポイントアドバイス

高齢化に伴い，患者さんの病状や障害は複雑になってきました．「肺炎は治ったけれど食べられなくなった」，「手術は無事に済んだけれど歩けなくなった」などといった患者さんが増えています．治療を受けた後，患者さんが元気に自宅に帰っていくことができるよう，早い時期からの関わりが必要です．

参考文献

1) 落合慈之 監，稲川利光 編：リハビリテーションビジュアルブック．学研メディカル秀潤社，2011
2) 稲川利光：リハビリの心と力―かかわりが自分を変える，地域を変える―．学研メディカル秀潤社，2011

入院中のリハビリテーション

1章　リハビリテーションの目的

Q2 リハビリテーションに関わるスタッフと役割について教えてください

A 医学的リハビリテーションに関わる主なスタッフは，医師，看護師，理学療法士（PT），作業療法士（OT），言語聴覚士（ST），歯科医師，歯科衛生士，医療ソーシャルワーカー，栄養士などです．

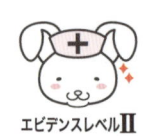

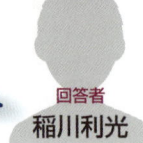

エビデンスレベルⅡ

回答者　稲川利光

- 主なスタッフとその役割を，表1に示します．
- スタッフは，疾病の治療と同時に，そこで生じる様々な障害の予防と改善を行い，患者さんの生活再建を行います．
- 以下，スタッフの共通認識について述べます．

1　早期からのチームアプローチ

- リハビリテーションの開始時期の遅れは，その後の**生活再建に大きく影響**します．表2に示した要因は，患者さんのリハビリテーションを阻害します．したがって，早期からの看護とセラピスト（PT・OT・ST）との連携は非常に重要です．チーム間でのディスカッションを十分に行い，適切な目標を設定します．そして，日々のケアを徹底し，患者さんの生活を整えていきます（表3）．

2　リハビリテーションは患者さんの可能性にかけたアプローチ

- どのような障害があろうとも，いかなる病気になろうとも，どんなに年をとろうとも，**最期まで尊厳ある生き方**ができること，それがリハビリテーションの最大の目標です．
- 私たちは，意思表示ができない重度の障害をもつ患者さんに接するとき，ややもすると，その患者さんの能力を過小評価してしまいます．リハビリテーションは，患者さんの可能性にかけたアプローチです．私たちの不注意な関わりから患者さんの大切な可能性をなくしてしまうようなことは決して許されるものではありません．細心の注意と温かな関わりが大切です．

3　お互いを大切にする心

- 「家族にとって，患者さんはかけがえのない人だ」という思いをもって接してくれるスタッフの存在ほど，患者さんとその家族を勇気づけるものはありません．そのような関わりの中で，患者さんの心は動き，可能性への扉も開かれていきます．
- リハビリテーションは患者さんに向けて行うサービスです．しかし，そこに関わっているスタッフは，患者さんやその家族の生きざまに触れることで，人が生きるということの大切な意味を学んでいます．
- リハビリに限らず，広く，医療や介護にいえることですが，すべては人と人との関わりの中で行われるものです．技術的なことは確かに必要ですが，忘れてはならないことは，**どのような気持で関わるか，そしてその関わりから何を学ぶか**，といった姿勢だと思います．患者さんの人生の大切な部分に関わることで，実は私たち自身がどう生きていくか，何を大切にして生きていくか，を学んでいると思います．
- 人を支えているようで，実は自分が支えられている……．人に関わる，ということは一方的なことではなく，相互に得られる大切なものを享受しあうことで成り立つものなのでしょう．

表1 リハビリテーションの主なスタッフとその役割

スタッフ	主な役割
医師（脳外科・神経内科・リハビリテーション科 他）	1. 疾患の治療・再発予防・合併症の治療・予防・障害診断・リスク管理 2. リハビリ実施処方・カンファレンスでの方針決定・修正 3. クリティカルパスの作成・家族への説明と同意 4. 長期的なフォロー・全身管理・生活支援 5. 各種診断書・指示書・意見書作成（介護保険・身体障害者手帳・障害年金など）
看護師	1. 全身管理・ケア・異常の早期発見 2. 患者の状況把握（生活歴・生活状況・家族背景・地域背景・家族の希望など） 3. ADLの評価・援助・生活行為の実行（リハビリ看護）・家族指導 4. 退院に向けた援助・家族調整 5. 各職種間の連携調整
理学療法士（PT）	1. 全身状態の把握（麻痺の程度・関節拘縮の有無・下肢体幹機能）と機能改善 2. 起居・坐位・移乗・歩行などの基本動作の獲得・ADLの改善・拡大 3. 下肢装具・車いす・杖の処方 4. 病棟でのADL指導・看護師との連携 5. 自宅復帰に向けた生活指導・家屋評価と改造指導・社会参加への援助
作業療法士（OT）	1. 上肢・体幹機能の評価・改善 2. ADL（整容・更衣・家事動作など）の評価・改善・生活援助 3. 精神機能・高次脳機能障害の評価・改善 4. 職場復帰に向けた評価と援助
言語聴覚士（ST）	1. 言語機能の評価・改善 2. コミュニケーション能力の評価・治療・援助 3. 高次脳機能の評価・改善 4. 復学・復職に向けた評価・治療・援助 5. 摂食嚥下機能の評価・改善，口腔ケアの実践・指導
医療ソーシャルワーカー（MSW）	1. 情報収集 ・病前の生活状況・家族状況・家屋および地域環境 ・介護者の有無・介護状態・介護サービスの有無 ・患者の性格・患者と家族，親族の関係・職業・地位・経済状態 2. 患者および家族の心理的・経済的・社会的支援 3. 退院調整（転院先の検討・退院後の生活支援） 4. 地域連携（病院や診療所との連携・施設との連携・行政との連携） 5. 各種制度の利用・社会資源の活用
歯科医師歯科衛生士	1. 口腔ケア・口腔内の環境整備 2. 口腔機能の維持・改善 3. 咀嚼・嚥下機能の改善 4. 復学・復職に向けた評価・治療・援助 5. 義歯の適合調整
栄養士	1. 栄養状態の評価・改善 2. 食事内容の検討 3. 食事環境の改善

各専門分野からのアプローチは，互いにオーバーラップしながら，患者さんや家族の生活再建・社会参加に向けた総合的・包括的なアプローチを行う．お互いの情報の共有が非常に重要． （文献1より引用）

表2 リハビリテーション開始時期の遅れによる影響

①中枢神経系への影響
- 麻痺側への意識の低下
- 痙縮や固縮
- 協働運動や連合反応の亢進
- 活動性の低下

②骨・関節・筋系への影響
- 筋萎縮，筋短縮，筋力低下，関節拘縮
- 呼吸，循環器系への影響
- 口腔機能の低下，肺炎の併発
- 末梢循環不全，浮腫，起立性低血圧
- 下肢深部静脈血栓症

③その他
- 意欲の低下，認知症の進行，セルフケアの低下
- 不穏，不安，不眠，抑うつ

表3 リハビリテーションの要点

- 疾病を理解する
- 合併症・廃用症候群を予防する
- 障害（身体的・精神的・家族的・社会的障害）を把握する
- ADL（日常生活動作）においては，「できるADL」と「しているADL」との違いに注意する
- バーサルインデックス（B.I）や機能的自立度評価法（FIM）などの評価法を利用する
- 予後予測と退院後の生活を具体的に想定し，早い時期から対策を練る
- 医療ソーシャルワーカーなどと連携して制度の利用や社会資源の活用を促す
- QOLの向上に向けたチームアプローチを行う
- 退院後の生活を常に意識してアプローチする
- 病院のスタッフのみでなく，(ケアマネージャーなどの)地域のスタッフと連携を密にする

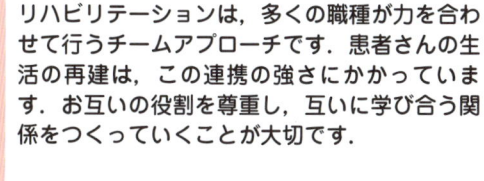

ワンポイントアドバイス

リハビリテーションは，多くの職種が力を合わせて行うチームアプローチです．患者さんの生活の再建は，この連携の強さにかかっています．お互いの役割を尊重し，互いに学び合う関係をつくっていくことが大切です．

参考文献
1) 稲川利光：リハビリの心と力―かかわりが自分を変える，地域を変える―．学研メディカル秀潤社，2011
2) 稲川利光：介護者のための脳卒中リハビリと生活ケア―急性期から終末期までのトータルサポート―．雲母書房，2010

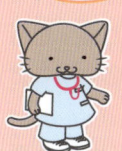

1章 リハビリテーションの目的

Q3 QOLとは？

A QOLとはquality of lifeの略で，一般には「**生活の質**」と訳されます．QOLを決定づける要因としては，身体状況，心理状況，人間関係や経済的状況も含めた環境などが挙げられますが，個々人の価値観によってQOLの高さは大きく変わります．

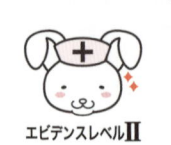

エビデンスレベルⅡ

回答者　金場理恵

1 国際生活機能分類（ICF）とリハビリテーション（図1, 2）

- 国際生活機能分類（international classification of functioning, disability and health：ICF）は2001年にWHOが提唱した概念です．「生活機能」とは，人間生活を形成する3階層（心身機能・構造，活動，参加）のプラス面を表し，これらが損なわれた「障害」とは，3者（機能・構造障害，活動制限，参加制約）のマイナス面を表します．リハビリテーション（以下リハビリ）は，生活機能と障害のすべてのレベル（主観的レベルおよび家族ら第三者の不利益も含めて）を対象とします．
- できないこと（マイナス）だけでなく，できること（プラス）にも注目し，またどうしたらできるかを考え，アプローチする（残存機能の活用，新たな機能・能力の開発）こともリハビリでは重要です．例えば，脳梗塞で右片麻痺と失語症を伴った人に対して，麻痺の回復（マイナスの軽減）について当然努力しますが，杖や装具を使っての歩行能力の獲得や，左手での書字能力の獲得，いくつかの言葉に身振り手振りを併せて意思を伝えること（新しい技能の習得による潜在的なプラス面の発見，開発，増強）により，QOLの向上を目指すことも同時に行います．

2 病棟でのリハビリテーションの役割

- 全人間的復権を目指し，それを支援するものがリハビリですが，個々人における最高の社会的QOL（参加のレベル）と主観的QOL（生活機能の主観的レベル）の達成のためには，病棟の介入も必要不可欠です．発症直後には，「自分は無用な人間になってしまった」「家族のお荷物になり申し訳ない」「死んだほうがマシ」と悩み，苦しみ，悲嘆や葛藤，絶望感にさいなまれ，できることもしなくなる（できなくなる）状況に陥る人がいます．このような心理状況にある人に対して，元の生活への復帰ではなく，**障害をもった条件下での，新しいQOLの高い人生，生活の創造・確立を目指せる**よう，主観的な障害（本人が感じている障害）も捉えて，心理的にも支持していくことが病棟におけるリハビリの第一歩となります．
- 「できるADL（能力）」を「しているADL（実行状況）」に結びつけていくことも重要です．退院後のQOL向上につながるばかりか，どこ（自宅，施設）で，どのように生活するかにも影響を与えます（例：一人でトイレに行ければ，家に帰れる）．

3 自己決定権の尊重

- QOLは介助量の多寡では測れません．QOL向上のためには，**自己決定権の尊重**が大切です．自立（自分で行う）ばかりでなく，自律（自己決定）にも目を向け，その人らしさを大切にすることがQOL向上の鍵となります．例えば，1時間かけて自分で着替えるのと，10分かけて介助で着替えて散歩に出掛けるのと，どちらのQOLが高いかはその人の価値観によって大きく異なります．そのため，患者さん・ご家族のニーズを常に把握して対応することが求められます．
- 患者さん・ご家族の最高の利益の実現（最高の

QOL の実現）を目指すためには，患者さん主体のチームワークの中で共通の目標と方針に立って多職種が協働しながら，それぞれの専門性を発揮していくことが大切です．情報共有のために，情報の発信元となったり，情報を整理したりする役割を担うことも必要です．

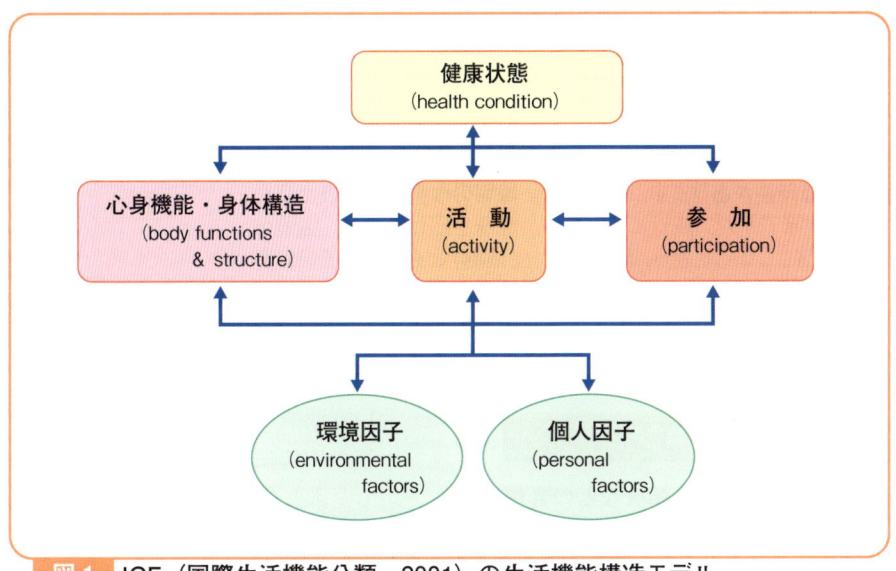

図1 ICF（国際生活機能分類，2001）の生活機能構造モデル

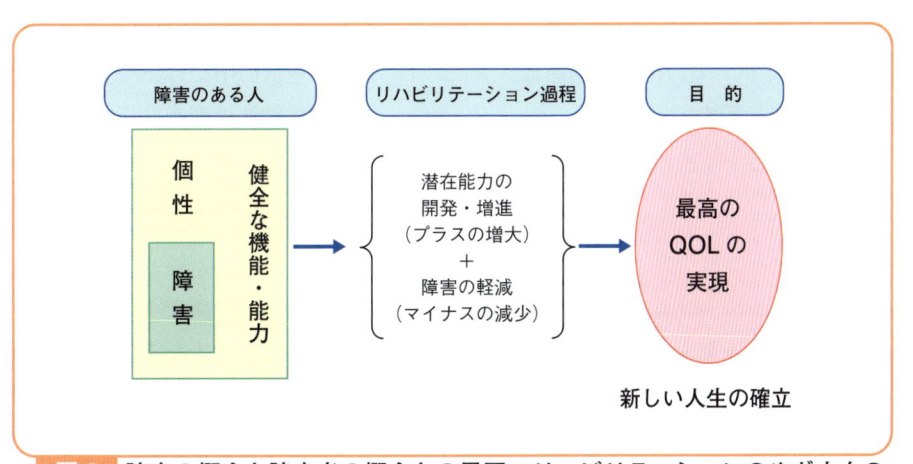

図2 障害の概念と障害者の概念との異同—リハビリテーションのめざすもの

（文献1，p8より引用）

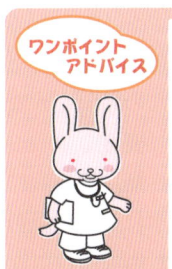

ワンポイントアドバイス

QOL は，一般に「生活の質」と訳されますが，「人生の質」とも訳せます．病前の生活への復帰ではなく，障害をもったという条件下での，新しい QOL の高い人生，生活の創造・確立を目指せるよう支援する心が大切です．

参考文献

1) 上田 敏：広島大学医学部保健学科創立10周年記念講演—ICF：国際生活機能分類と21世紀のリハビリテーション．広島大学保健学ジャーナル 2（1）：6-11，2002
2) 落合慈之 監，稲川利光 編："リハビリテーションビジュアルブック"学研メディカル秀潤社，2011
3) the LPAA Project Group：Life participation approach to aphasia：A statement of values for the future. "Language Intervention Strategies in Aphasia and Related Neurogenic Communication Disorders" Chapey R eds. Lippincott Williams & Willkins, pp279-289, 2001

1章 リハビリテーションの目的

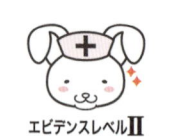

Q4 急性期・回復期・維持期・終末期のリハビリテーションについて教えてください

A リハビリテーションの流れとして，急性期，回復期に続き，「維持期」といわれている時期があります．維持期は，障害の改善がこれ以上良くならない時期という意味ですが，旅行に行ったり，趣味を広げたりと，生活を膨らませていく時期です．このことから，維持期は「生活期」とも呼ばれています（図1）．さらにそこに，最期まで人間としての尊厳のある生き方を保証するための緩和ケアを主軸とする終末期リハビリテーションが加えられるようになりました．

エビデンスレベルⅡ　回答者　稲川利光

1　急性期のリハビリテーション

- 急性期での課題は，**廃用の予防**や，肺炎などの**合併症の予防**です．障害が重度であっても，関節可動域訓練は可能です．麻痺の進行がなく，血圧が安定していれば早期に離床し，坐位や立位の訓練を行います．
- 急性期からの**口腔ケアと嚥下訓練**は，肺炎予防の重要なアプローチです．口腔ケアでの口への刺激は，意識レベルの向上につながります．
- 急性期リハビリテーションの主な目的を，**表1**に示します．

2　回復期のリハビリテーション

- 回復期は，急性期と維持期とを結ぶ大切なステップとなる時期です．回復期は，病院から地域への橋渡しの時期でもあり，**病院スタッフと地域スタッフとの密な連携**は欠かせません．
- スタッフは，患者さんの身体機能の回復のみでなく，これからの人生に向けた支援と共感をもとに関わりを深めていきます．
- 回復期リハビリテーションの主なアプローチを，**表2**に示します．

3　維持期（生活期）リハビリテーション

- 病気や障害は残っていても，その人らしく生きるための創造的な時期です．
- 「不自由な体であっても生活は膨らんでいく！」と

いう認識をもとに，あきらめない生活が大切です．家の中に閉じこもることなく，**外出の機会**を増やし，人と会う機会を増やしていきます．**介護保険**を利用してデイケアやデイサービスに参加することも一つの手段ですが，近所のスーパーに買い物に行くこと，囲碁や将棋などを打ちに出かけること，近所を散歩したり，仲間うちでお茶を飲むことなど，日々の生活の中に外出や**交流の機会**をつくることで心身の活動性は高まっていきます．

4　終末期（緩和ケア）でのリハビリテーション

- ここでは，緩和ケアを中心に終末期のリハビリテーションについて述べます．
- 緩和ケアは，亡くなるのを待つ医療ではなく，**その人らしい時間をすごしてもらう医療**でもあり，ここでのリハビリテーションの意義は非常に高いものがあります．痛みが緩和されることで運動が可能になり，少しずつADLが改善していく患者さんはたくさんいます．なかには，外出や一時的にでも退院が可能となる患者さんもいます．自分でトイレに行くこと，食事をすること，病院の庭を散歩することなど，どんなことであっても，患者さんの希望をかなえてあげることは重要な関わりです（**表3**）．
- 末期の患者さんの場合，がんによる疼痛，悪液質による筋萎縮や体力の低下，胸水や腹水による呼吸苦などへのリスク管理，嚥下障害への対応などは欠かせません．
- 動けないでじっとしていることは，とてもつらいこ

とです．膝や足などの関節を動かしたり，寝返りをさせるなど，体の一部を動かしてあげるだけでも，夜間の良眠が得られることがあります．

● 「亡くなるからこそ，治らないからこそ，大切にして差し上げる」という気持ちが大切です．

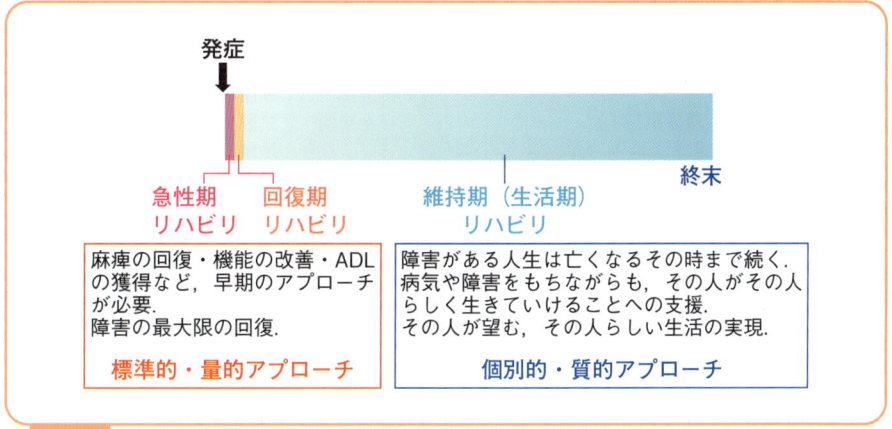

図1　リハビリテーションのアプローチ— 急性期から終末まで —

発症→ 急性期リハビリ／回復期リハビリ／維持期（生活期）リハビリ／終末

- 麻痺の回復・機能の改善・ADLの獲得など，早期のアプローチが必要．障害の最大限の回復．**標準的・量的アプローチ**
- 障害がある人生は亡くなるその時まで続く．病気や障害をもちながらも，その人がその人らしく生きていけることへの支援．その人が望む，その人らしい生活の実現．**個別的・質的アプローチ**

急性期・回復期のリハビリテーション（入院リハビリ）を過ぎた後，はるかに長い維持期（生活期）の生活がある．ここでこそ，今までできなかった外出や旅行をしたり，趣味を見つけて仲間との交流を広げたりと，社会参加を実現していくことが可能となる時期である．本人も周りも，あきらめないことが大切である．

（文献1より引用）

表1　急性期リハビリテーションの主な目的

合併症予防	肺炎・尿路感染・深部静脈血栓症・褥瘡などの予防
二次障害の予防	関節拘縮・筋萎縮・肺機能低下・低栄養・脱水などの予防
麻痺の回復促進	随意運動の賦活・抗重力位の獲得・姿勢の保持
基本動作の獲得	寝返りや起き上がり，安定した歩行（移動）の獲得
日常生活動作の獲得	食事・排泄・整容・更衣などの基本動作，家事・趣味の維持などへの応用動作・活動性の維持
自宅復帰・職場復帰・社会参加に向けての対策・援助	外出・通勤・通学・通所などの移動，社会参加に向けての環境整備
本人・家族に向けての心理的サポート	病気や障害の理解，回復の可能性の提示，情報提供，社会資源の活用法など

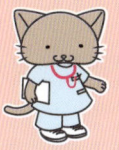

ワンポイントアドバイス

医療や福祉の制度上，急性期から終末期まで，それぞれの時期で担当のスタッフが代わります．したがって，患者さんへのアプローチが個々の時期で分断されることなくシームレスに続くよう，病院間の連携や病院と地域との連携が必須です．スタッフの情報共有はもちろんですが，一人ひとりの患者さんの人生を大切にしていくという共通の思いが，その連携の要だと思います．

表2　回復期リハビリテーションの主なアプローチ

役割・目標	主なアプローチ	役割・目標	主なアプローチ
全身管理	病状の安定化 肺炎や尿路感染などの合併症予防 廃用症候群などの二次障害の予防 経口摂取の確保 十分な栄養摂取と水分確保 排泄・排尿の管理 口腔ケア・歯科治療・義歯調整	日常生活動作（ADL）の改善	寝返り・起き上がり・坐位などの基本動作の獲得 移乗や歩行動作の安定化 更衣・排泄などの生活行為の獲得 転倒・転落予防 調理や炊事・洗濯などの応用動作
身体機能改善	四肢および体幹の機能訓練・嚥下訓練 義足・装具・自助具などの検討 生活行為の確保（寝返りや起き上がり、坐位保持、更衣や排泄などの基本的生活行為の援助・遂行） 外出・外泊訓練、交通機関の乗車訓練	自宅復帰に向けた援助	家屋評価・家屋改造・福祉用具の検討 試験外泊 地域スタッフの連携
		復学・就労に向けての働きかけ	学校訪問、教務との連携 職業リハビリテーション施設・訓練校などへの紹介 ジョブコーチ[*1]との連携
		交通機関の利用	通院・通勤手段の確保 乗車練習
意識状態の改善	せん妄や不穏状態・うつ症状などの改善・治療	制度の利用	介護保険の申請・導入 障害者手帳の申請 障害年金の申請
精神的安定化	夜間の睡眠の確保、生活パターンの安定化		
高次脳機能の改善	失語・失行・失認、その他、記銘や判断、注意障害へのアプローチ	社会参加に向けて	趣味や楽しみの発見 人とのかかわりの維持 ピアカウンセリング[*2]などへの参加

[*1] ジョブコーチ（job coach）：ジョブコーチは、障害者が一般の職場で働くことを実現するため、障害者と企業の双方を支援する就労支援の専門職。
　ジョブコーチの主な支援内容は、①障害のある人のアセスメント、②職場開拓、③職場のアセスメント、④ジョブマッチングの調整、⑤仕事の支援、⑥ナチュラルサポートの形成、⑦フェイディング、⑧フォローアップ、⑨家族への支援・助言。
　国および地方自治体が、ジョブコーチの考え方と方法論を取り入れて、様々な就労支援事業を実施している。代表的なものが平成14年度に厚生労働省が開始した「職場適応援助者（ジョブコーチ）」事業であり、これに関連して平成17年10月に、「職場適応援助者助成金」が創設され今日に至っている。

[*2] ピアカウンセリング（peer counseling）：ピア（peer）とは「仲間」という意味。同じような障害や悩みをもつ人たちが集まり、自分の悩みや体験談を話す。対等な立場で同じ仲間として行うカウンセリングであり、仲間からサポートされていると感じる場にいることで、お互いに援助し合ったり、悩みの解決につながったりする。障害をもっても、それを乗り越えて生きようとする先輩の姿を「道しるべ」に、自らの方向性をさぐることもでき、それが、次の後輩の「道しるべ」につながっていく。自治体が把握しているピアカウンセリングサークルは多数あるが、仲間うちで自主的に行うサークルも数多く存在する。

表3　緩和ケアにおけるリハビリテーションの特徴

- 多くの症例において、廃用の予防や改善が可能である。
- 残された時間の中で、その人にふさわしい目標設定が可能である。
- 機能の改善がADLの拡大や嚥下機能の維持・改善につながり、外出や外泊が可能となるケースもある。
- 身体を動かすことで、痛みや苦痛の減少・不眠の改善などがはかられる。
- ADLが低下していく中でも、何らかの形でQOLを維持する関わりは可能である。
- 患者さんにとって関わるスタッフがいるという安心感は大きい。
- 動けなくなってからではなく、より早い段階（緩和ケア以前）から機能維持や廃用予防などに取り組む。

参考文献

1) 稲川利光：介護者のための脳卒中リハビリと生活ケア―急性期から終末期までのトータルサポート―．雲母書房，2010
2) 落合慈之 監，稲川利光 編：リハビリテーションビジュアルブック．学研メディカル秀潤社，2011
3) 稲川利光：リハビリの心と力―かかわりが自分を変える，地域を変える―．学研メディカル秀潤社，2011

2章 一般的なアセスメント

Q5 筋力低下とは，どのようにして起こるのでしょうか？

A 筋力は，加齢によって低下します．加齢による筋力の低下を「サルコペニア」といいます．また，不活動によって低下します．両者の機序は共通ではないですが，筋細胞数の減少，筋細胞の大きさの減少，すなわち筋萎縮の発生に付随して筋力は低下します．

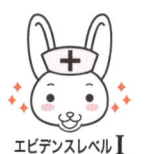

エビデンスレベルⅠ

回答者　安川生太

1 筋力低下

- 筋力低下は，常に理学療法の対象障害の上位3位以内に挙げられており，リハビリテーションの主要な問題点の一つとして捉えることができます．
- 筋力の低下は，**身体活動の低下を招き，身体活動の低下は筋力をさらに低下**させるといった悪循環を招きます．

2 サルコペニアと不活動

- 加齢に伴う筋萎縮あるいは筋力低下を「サルコペニア」といいます．健康な成人の場合，20〜30歳代が筋力のピークであり，その後は加齢とともに減少し，60歳を超える頃にはピーク時に比べて30〜40％低下するといわれています．
- サルコペニアの特徴は，速筋線維の選択的な萎縮と筋細胞数の減少による筋容積の減少がみられることです．加齢により運動単位数が減少（**図1**），筋構成蛋白質の合成能の低下等が生じることも報告されています．
- 骨格筋が不活動状態を強いられると，筋構成蛋白質の合成と分解のバランスが崩れます．不活動は，筋構成蛋白質の合成低下，分解亢進を招きます（**図2**）．筋細胞の大きさが縮小，筋細胞数が減少することで筋容積が減少し，結果として筋力低下が起こります．
- 不活動による筋力低下では，遅筋線維が優位に萎縮します．

3 不活動と筋力低下

- 臨床現場では，長期臥床や骨折後の患部固定などにより，骨格筋の不活動が強いられます．不要な不活動を回避し，筋力の低下を最小限に抑える必要があります．
- サルコペニアを呈している高齢患者にとって身体活動の減少，骨格筋の不活動はサルコペニアをさらに悪化させてしまうリスクとなります．そのため**可及的早期から不活動を避ける取り組み**が重要となります．
- 加齢による筋力低下は，下肢優位に進行していきます．高齢であればあるほど，長期入院や治療に付随する安静による不活動の影響が，下肢筋群の筋力低下として生じやすくなります．
- 下肢の筋力低下は，移動能力の低下につながり，転倒の一因となります．

4 栄養と筋力低下（図3）

- 手術や感染症等で大きな侵襲が加わった場合，侵襲直後から24〜48時間までは生命維持が優先され，エネルギー消費は少なくなります．
- その後，早期には異化作用が優位となり，エネルギー消費が亢進します．この異化作用で血液中のグルコースや肝臓のグリコーゲンが消費されますが，すぐに枯渇してしまうので，脂肪や骨格筋が動員される（内因性エネルギー）ことになります．
- このときCRPの急激な上昇を伴います．この時点より適切なエネルギーや蛋白質の補給（外因性エネルギー）が行われないと，骨格筋量が減少し筋力の低下を招きます．
- 急性期でなくとも，エネルギーと蛋白質の摂取量不足により**筋量の低下が生じます**．飢餓による筋量の低下，筋力の低下です．
- このような状態では**筋力トレーニングは逆効果**であり，筋量を低下させてしまうことになります．

入院中のリハビリテーション

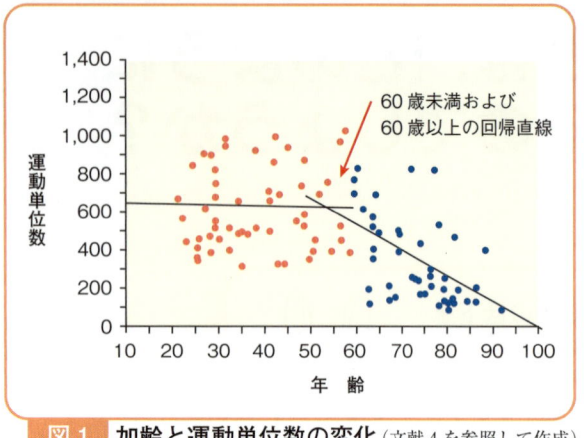

図1 加齢と運動単位数の変化（文献4を参照して作成）

電気生理学的手法を用いて，ヒトの上腕二頭筋の運動単位数を推測した結果であり，●は60歳未満，●は60歳以上の対象者を示している．60歳までは運動単位数に変化がないものの，それ以上の年齢になると加齢に伴って運動単位数の減少が認められる．

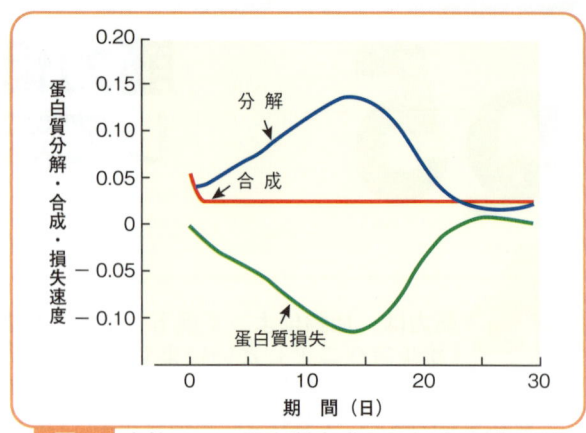

図2 安静による蛋白質合成・分解の時間経過

ラットヒラメ筋における蛋白質の合成低下は，後肢懸垂を開始した直後から2～3日後まで著しいが，その後はプラトーとなる．一方，分解亢進は約2週間進行し，これに準拠するように蛋白質の損失も著しくなる．

（文献5を参照して作成）

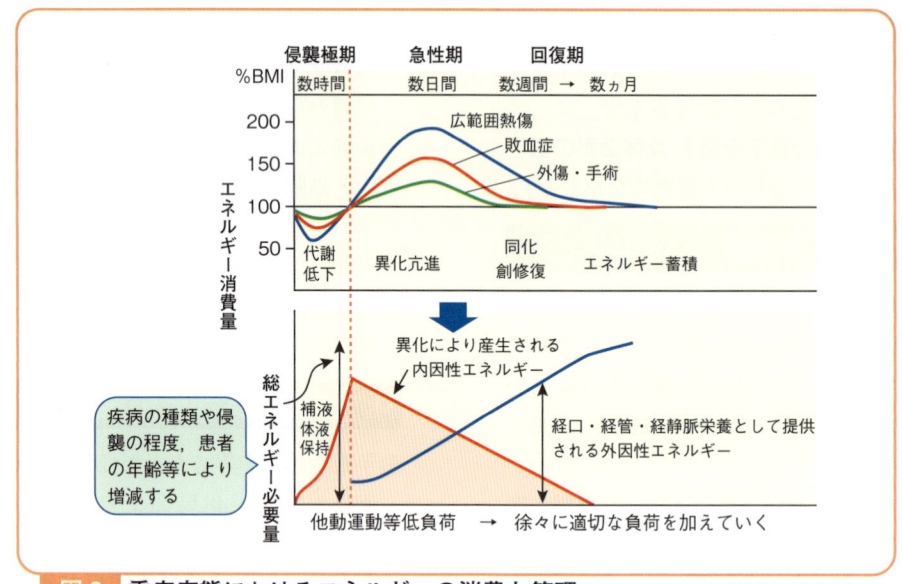

図3 重症病態におけるエネルギーの消費と管理　　（文献3より引用）

リハでの運動療法も異化作用が優先する時期では他動運動や坐位保持程度に留め負荷のかからないものとする．無理な運動は異化作用を亢進させ衰弱を招く．病状が回復していくに従って異化作用は減少し，適切な外因性エネルギーの投与のもとで適切な運動負荷をかけていく．

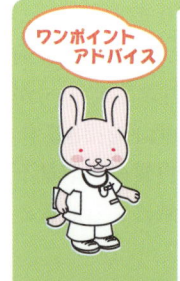

ワンポイントアドバイス

臨床的に筋力の低下は，不活動が原因となることが大部分です．必要以上の安静の回避が予防策となります．また，栄養の摂取が適切に行われているかどうかも，筋力低下を考えるうえで，非常に重要な要因となります．

参考文献

1) 沖田 実 他：筋力低下のメカニズム．理学療法 24（7）：905-913, 2007
2) 後藤勝正：筋力増強のメカニズム．理学療法 24（7）：914-921, 2007
3) 稲川利光：急性期リハビリテーションにおける栄養評価と管理．J Clin Rehabil 20（11）：1009-1018, 2011
4) 近藤 健：上腕二頭筋の運動単位数の計測とその臨床応用に関する研究．リハ医学 32：367-375, 1995
5) Thomason DB et al: Atrophy of the soleus muscle by hindlimb unweighting. J Appl physiol 68：1-12, 2002

2章 一般的なアセスメント

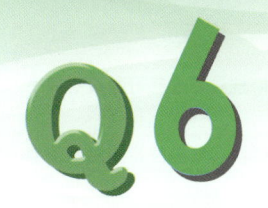

Q6 筋力の評価方法について教えてください

A 徒手筋力テスト（manual muscle test：MMT）は，比較的簡便に筋力を評価することができます．重力負荷や徒手抵抗を利用し，0〜5の6段階で評価します．また，握力測定が有効です．握力は，簡便かつ全身の筋力を反映する有用な指標であるといわれています．

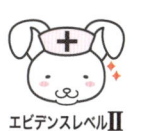

エビデンスレベルⅡ

回答者　安川生太

1 MMT評価方法（表1，図1）

- 重力負荷や徒手抵抗を利用し，0〜5の6段階で評価します．

a）段階0，1

- 段階0と段階1は，テストする運動に関与する筋群の活動を視診・触診により判定します．
- 除重力条件で関節運動ができない場合に，段階1，0の判定となります．
- 段階0は，視診・触診によっても運動に関与する筋群に全く活動が認められない場合に判定されます．
- 段階1は，視診・触診により筋活動が認められた場合に判定されます．
- 活動する筋群の腱が緊張するかどうかを，観察，触知することがポイントです．

b）段階2，3

- 段階2と段階3は，重力負荷の有無によって判定します．
- 段階2は，肢位の工夫や補助により，テストする運動に対する重力の影響をなしにした条件でテストします．
- この条件で，テストする運動の関節可動域全範囲を随意的に動かすことが可能であれば段階2と判定します．
- 段階3は，重力の抵抗のみに抗してテストする運動の関節可動域全範囲を動かすことができるが，可動域最終域で抵抗を負荷されるとその抵抗がどんなに弱いものであっても運動が妨げられてしまう場合に判定します．
- 評価する運動が抗重力方向の運動となるように，姿勢・肢位の調整を行う必要があります．

c）段階4，5

- 段階4と段階5は，可動域全範囲を抗重力条件下で運動することができて，抵抗に抗しうる場合に，抗しうる抵抗の強さによって判定します．
- 段階4は，重力に抗してその運動の可動域全範囲を可動できると同時に，可動域最終域でテスト肢位を崩すことなく強力な抵抗に抗しうる場合に判定されます．
- 段階5は，段階4と同様の条件で，最大の抵抗に抗しうる場合に判定されます．

d）段階3＋

- 段階3＋という判定があります．重力に抗して可動域全範囲にわたり完全に動かせるうえに，可動域最終域で軽い抵抗に抗しうる場合が，この段階にあたります．

2 客観的要素と主観的要素

- この評価方法は，客観的要素と主観的要素が混在します．
- 客観的要素として，抗重力条件での評価，関節可動域全範囲の運動が可能かどうか，可動域最終域で肢位を保持できるかどうか，筋の収縮が可能かどうかなどが挙げられます．
- 主観的要素では，徒手抵抗による評価が挙げられます．徒手抵抗の程度には，検査者により差が生じるので，段階を記録するのみでなく，例えば，同じ段階4であっても改善，低下等の記載を行うなど，**過去の評価からの変化がわかるように記録する**ことが大切です．

入院中のリハビリテーション

表1 MMTの段階

段階	表記	評価基準
5	Normal (N)	可動域全範囲を抗重力条件下で運動することができて，最大の抵抗を加えてもそれに抗して最終可動域を保ち続けられる．
4	Good (G)	可動域全範囲を抗重力条件下で運動することができて，強力な抵抗を加えてもそれに抗して最終可動域を保ち続けられる．
3	Fair (F)	重力の抵抗のみに抵抗して関節可動域全範囲を動かすことができるが，抵抗を少しでも加えられると最終可動域を保持できない．
2	Poor (P)	重力を除けば関節可動域全範囲を動かすことができる．
1	Trace (T)	筋収縮が認められる．
0	ゼロ (0)	筋収縮が全くなし．

(文献1を参照して作成)

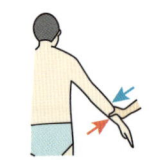

図1 MMTの測定例

三角筋（中部線維）
$C_5 \sim C_6$，腋窩神経支配
上肢を側方へ挙上させ抵抗を加える．ただし体幹より30〜75°の間でみる．

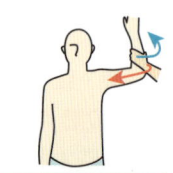

大胸筋
$C_5 \sim C_6$，T_1 前胸神経支配
上腕を側方へ水平に挙手した位置で内転を命じる．

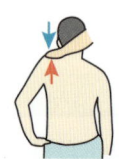

僧帽筋（上部線維群）
$C_3 \sim C_4$，副神経支配
肩を挙上させ抵抗を加える．

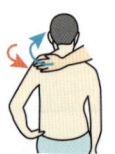

僧帽筋（下部線維群）
$C_3 \sim C_4$，副神経支配
肩を後方へ突き出させ抵抗を加える．

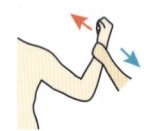

上腕二頭筋
$C_5 \sim C_6$，筋皮神経支配
前腕を回外させて肘を屈曲させ抵抗を加える．

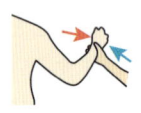

上腕三頭筋
$C_6 \sim C_8$，橈骨神経支配
肘を屈曲位から伸展させ抵抗を加える．

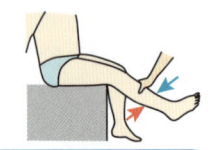

大腿四頭筋
$L_2 \sim L_4$，大腿神経支配
下腿に抵抗を加えて膝を伸展させる．

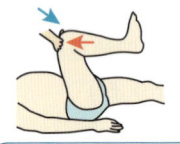

腸腰筋
$L_1 \sim L_3$，大腿神経支配
膝屈曲位で背臥させ90°に曲げた股関節をさらに屈曲させ，抵抗を加える．

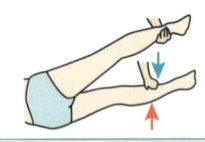

大腿内転筋群
$L_2 \sim L_4$，閉鎖神経支配
膝伸展位で側臥させ，下方の肢を内転させ抵抗を加える．上方の肢は検者が保持する．

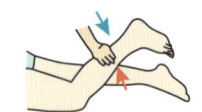

膝屈筋群
$L_4 \sim L_6$，$S_1 \sim S_2$，坐骨神経支配
腹臥位に寝かせ，抵抗を加えながら膝を屈曲させる．

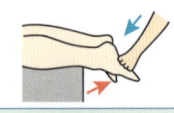

腓腹筋
L_5，$S_1 \sim S_2$，脛骨神経支配
腹臥位に寝かせ，足部を底屈させ抵抗を加える．

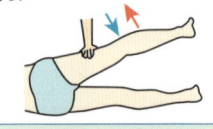

中・小殿筋および大腿筋膜張筋
$L_4 \sim L_5$，S_1，上殿神経支配
下肢伸展位で側臥位に寝かせる．抵抗を加えながら上方の肢全体を外転（下肢を挙上する）させる．

(文献2を参照して作成)

ワンポイントアドバイス
MMTは，評価に徒手抵抗を用いるため，検査者間の評価結果に差異が出やすいという問題があります．MMTは，熟練して初めて信頼性ある評価となります．現場では，結果表記を工夫する等して，検査者間の熟練度の差を補う必要があります．

参考文献
1) Hislop HJ et al, 津山直一 他 訳："新・徒手筋力検査法 原著第8版"協同医書出版社，2008
2) 川波公香 他：活動—運動．"リハビリテーション看護"．奥宮暁子 他 編．学研，2003

2章　一般的なアセスメント

Q7 ベッドサイドで行える簡単な筋力強化方法について教えてください

A 筋に対して外部負荷を与えることで，筋力を強化することができます．自覚的運動強度を利用しての，負荷強度・頻度設定が有効です．また，日常生活動作（ADL）を通して，身体活動量を確保することも筋力維持・改善に重要です．

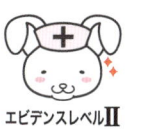

エビデンスレベルⅡ

回答者　安川生太

1 筋力の発揮

- 筋力発揮は，①中枢神経系の機能・興奮水準，②運動神経細胞の機能，③筋量により左右されます．
- 覚醒度の良し悪し，筋力発揮の習慣の有無，筋量の多少等が，筋力発揮に影響を与えます．

2 筋力の改善

- 筋力改善は，骨格筋に外部負荷を与えることで起こります．筋力の改善は，筋量増加が認められる以前より起こります．負荷開始よりある程度の期間が経過した後に，筋量増加が生じ，筋力改善が起こります．
- **骨格筋への外部負荷開始直後より，神経系の機能改善が得られます**（図1）．神経系の機能改善により，筋活動に参加する運動単位の数が増加することで筋力の改善が起こります．この変化は，骨格筋への負荷開始から比較的早期に出現することがわかっています．また，この変化により，負荷を加えていない筋にまで，**全身的に筋力の改善が促されます**．
- 骨格筋への外部負荷を継続し，ある程度の期間が経つと，筋量の増加が起こります．**筋量の増加により，筋力の改善が得られます**．この変化は，神経系の機能改善とは異なり，**負荷を与えた筋群のみにしか発現しません**．そのため，改善したい筋群へ負荷刺激を継続して与える必要があります．
- **大脳皮質の興奮水準も，発揮筋力を左右する要因となります**．覚醒度の良し悪しにより，発揮筋力も影響を受けます．昼夜のリズムを確立することや，刺激入力により覚醒度を適切に保つことは筋力改善の観点からも重要です．

3 筋力強化方法

- 筋力強化に向けて，臨床的にはゴムバンド（セラバンド）や重りを使用して，筋力改善をはかりたい筋群に外部負荷を与えることになります（図2）．
- 高齢者や入院患者など，体力低下が著しい場合は，筋構成蛋白質の合成能の低下が生じていることが多く，外部刺激による疲労からの回復が遅れます．そのため，**低負荷・頻回**の運動処方が原則となります．
- 自覚的運動強度を利用しての，強度・頻度設定が現場的に有効です．旧 Borg's scale（表1）における 11～13 程度の負荷設定を採用することで，低体力者でも関節痛，筋痛等の有害事象が少なく，筋力改善の効果が得られています．

　例）筋力強化したい筋群を活動させる関節運動を（10回×3セット）×2回/週

　→ 10回反復した時点の疲労度が，旧 Borg's scale における 11～13 程度の負荷を設定する．セット間の休息は適宜設定する．

　→ 運動負荷の増量は，反復回数，セット数，週当たりの実施回数，重りの各要素を増やすことで行う．増量しても疲労感が旧 Borg's scale の 11～13 程度となるようにする．

- 病棟での ADL を通して，**覚醒度アップや習慣的な筋活動を確保**することによる筋力改善をはかることも重要です．
- 移乗動作，トイレ動作，食事動作等を通して，随意的な身体活動を増加させることで，筋力を維持・改善に必要な刺激を与えることができます．

入院中のリハビリテーション

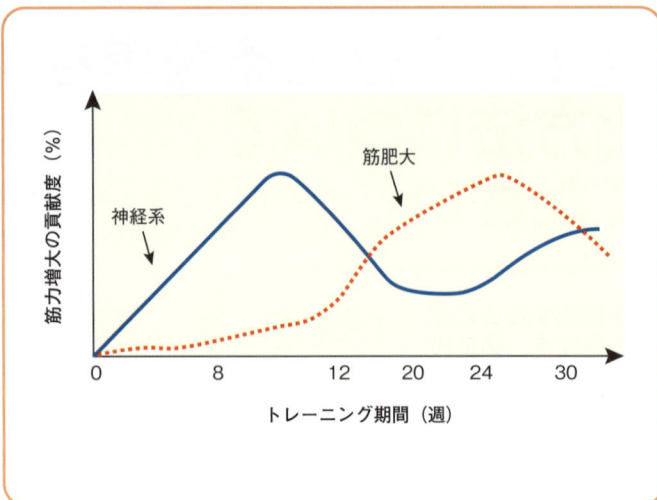

図1 神経的要因と筋量増加要因の経時的変化
（文献4より引用）

表1 旧 Borg's scale

自覚的運動強度 RPE		
6		
7	very, very light	非常に楽である
8		
9	very light	かなり楽である
10		
11	fairly light	楽である
12		
13	somewhat hard	ややきつい
14		
15	hard	きつい
16		
17	very hard	かなりきつい
18		
19	very, very hard	非常にきつい
20		

① 両腕を広げる
[運動する筋]
肩・背中の筋肉（広背筋, 僧帽筋, 菱形筋）

- 仰向け. 両手を天井に向けて伸ばした姿勢から肘を曲げずに手を開く.
- セラバンド使用

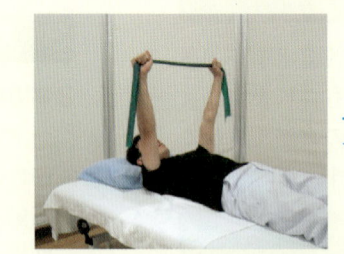

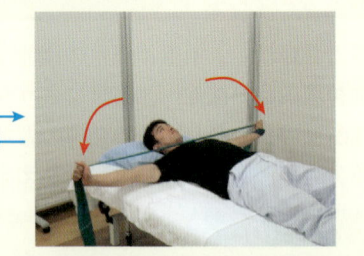

② 両腕を伸ばす
[運動する筋]
胸の筋肉（大胸筋）

- 仰向け. 重りを持ち, 肩元から天井にまっすぐ伸ばす.
- 重り使用

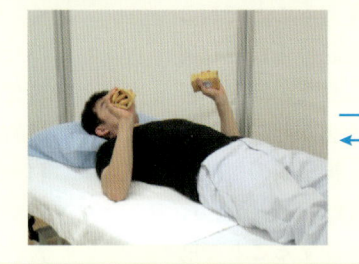

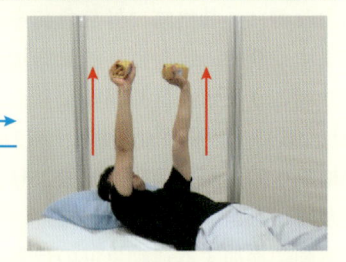

③ 膝を伸ばす
[運動する筋]
太ももの表の筋肉（大腿四頭筋）

- 仰向けで三角台使う. 片方ずつ膝を伸ばす.
- 足首に重りをつける

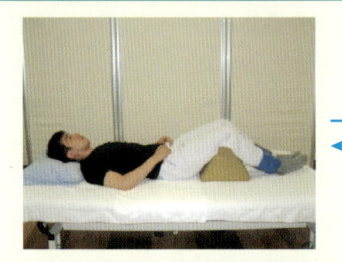

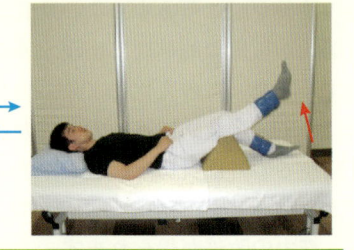

④ ブリッジⅠ
[運動する筋]
お尻の筋肉（大殿筋）

- 仰向けで膝を曲げる（膝の角度は角度90°以下）. お尻を持ち上げる.
- お尻の高さ, 持ち上げている時間で強度を調節.

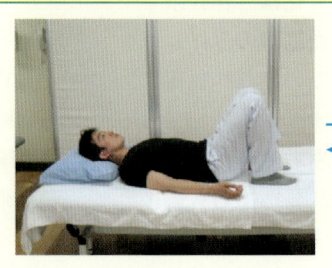

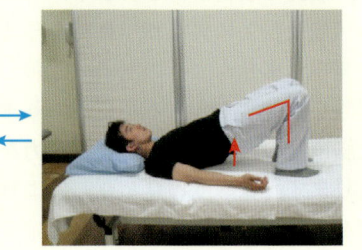

（次頁へつづく）

⑤ ブリッジⅡ
　[運動する筋]
　　太ももの裏の筋肉（ハムストリングス）

・仰向けで膝を曲げる（膝の角度は角度90°以上）．お尻を持ち上げる．
・お尻の高さ，持ち上げている時間で強度を調節．

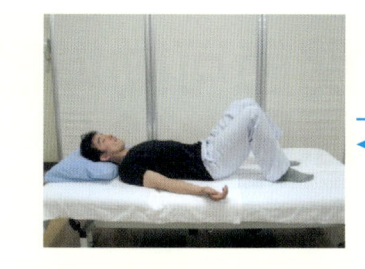

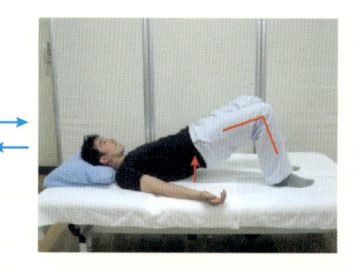

⑥ 脚を開く
　[運動する筋]
　　お尻の筋肉（中殿筋）

・仰向けで膝を曲げる．膝を開く．
・セラバンド使用

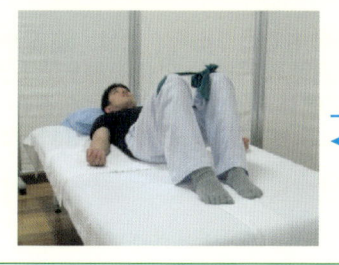

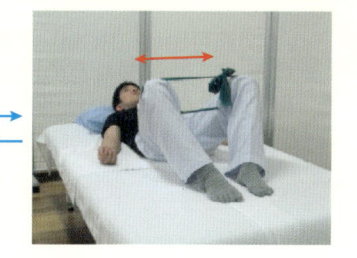

⑦ 脚を閉じる
　[運動する筋]
　　太ももの内側の筋肉（内転筋群）

・仰向けで膝を曲げる．膝を閉じる．
・両膝の間で束ねたタオルを挟む．挟む強さ，持続時間で強度調節．

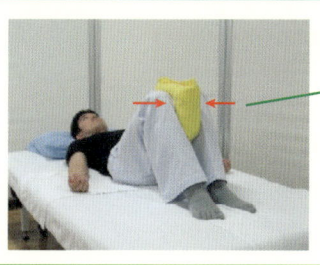

両膝でタオルを押しつぶす．

⑧ 体幹屈曲
　[運動する筋]
　　お腹の筋肉（腹直筋）

・仰向けで膝を曲げる．
・背中を丸めるようにして肩から上を起こす．
・動作の大きさ，持続時間で強度調節．

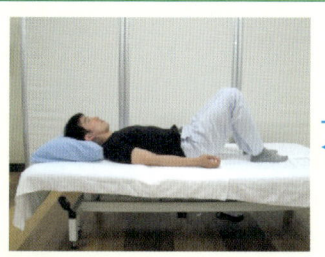

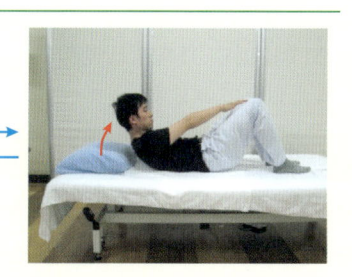

⑨ 足首を伸ばす
　[運動する筋]
　　ふくらはぎの筋肉（下腿三頭筋）

・仰向け．脚の裏にセラバンドを引っかけて，手で持つ．足首を伸ばす．
・セラバンド使用．

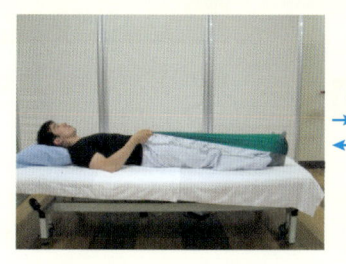

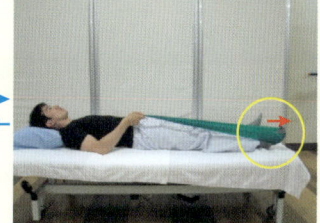

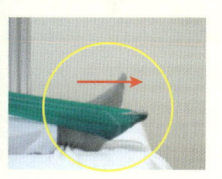

図2　筋力強化運動

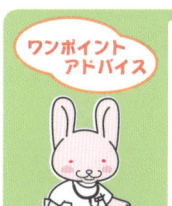

ワンポイントアドバイス

負荷する運動強度は，反復回数，セット数，週当たりの実施回数，重りの量で調節します．増量を考える際は，低負荷・頻回の原則に則り，反復回数，セット数のどちらか一つの要素を少しずつ増量するとよいでしょう．

参考文献

1) 後藤勝正：筋力増強のメカニズム．理学療法 24（7）：914-921，2007
2) 久野譜也 他：高齢者の筋特性と筋力トレーニング．体力科学 52：17-29，2003
3) 藤枝賢晴：スポーツ医学の立場から．"スポーツ指導の基礎—諸スポーツ科学からの発信—"永島惇正 編．北樹出版，pp220-244，2000
4) Kenny WL："運動処方の指針 第5版"南江堂，p69，1997

2章 一般的なアセスメント

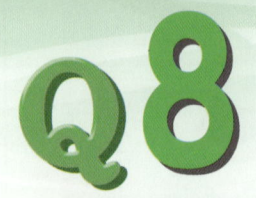

Q8 関節可動域制限（拘縮）の原因とは？

A 関節可動域（ROM）制限の中でも「拘縮」とは，皮膚や骨格筋，靱帯，関節包などの関節周囲軟部組織変化を原因とします．また，関節軟骨や骨といった関節構成体そのものが原因となるものを「強直」といいます．ROM制限因子によりアプローチの方法は異なります．

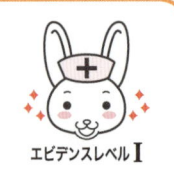

エビデンスレベルⅠ

回答者　渡邉絢子

1 関節可動域制限とは？

- 関節可動域（ROM）は，四肢や体幹の関節を自動的または他動的に運動させた可動範囲のことをいいます．
- ROMは，年齢，性別，関節の構造，周囲の組織などにより左右されます．
- ROM制限が，日常生活動作に及ぼす影響は大きいと考えられています[1]．

2 関節可動域制限の分類

- 皮膚や骨格筋，靱帯，関節包などの関節周囲軟部組織変化を原因とする「拘縮」と，関節軟骨や骨といった関節構成体（図1）そのものが原因となる「強直」に分けられます．

3 関節可動域制限因子について

- ROM制限因子は，主に以下のものが挙げられます．リハビリテーションを行ううえで，ROM制限が何によって起こっているかを知ることは重要です．

・骨折や靱帯損傷などの外傷によるもの，手術後などの急性発症
・ギプスやシーネなどの装具による長期の関節固定
・中枢性因子による痙縮や固縮
・結合組織疾患
・安静臥床の継続による廃用症候群
・疼痛を伴う場合

- また，ROMが正常範囲を超える場合もあり，この場合は脱臼・亜脱臼しやすくなります．

・関節弛緩・関節不安定性が生じている状態
・関節包や靱帯の損傷，先天性の結合組織疾患（マルファン症候群など）

4 関節可動域制限と日常生活動作（ADL）について

- ROM制限または過剰ROMは，上肢については日常生活動作（ADL），特に食事・排尿排便・整容・更衣・入浴といった身の回りの動作に影響します．
- 下肢のROM制限については，歩行障害や立ち上がり動作・立位の保持や起居動作，和式環境での正坐

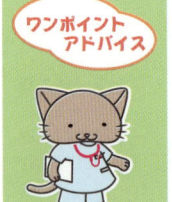

ワンポイントアドバイス

関節可動域（ROM）制限が起こっている患者さんがいたら，その制限因子を考え，ベッドサイドでの活動にどう影響しているかを考えることが重要です．

などに影響します．

●体幹のROM制限は，ADLに影響することはもちろん，上肢下肢のROMとの関係も密接です．

図1 関節構成体

- 関節頭（骨頭）
- 滑膜
- 関節腔
- 関節軟骨
- 関節包
- 関節窩
- 靱帯
- 骨膜

（文献2を参考に作成）

参考文献

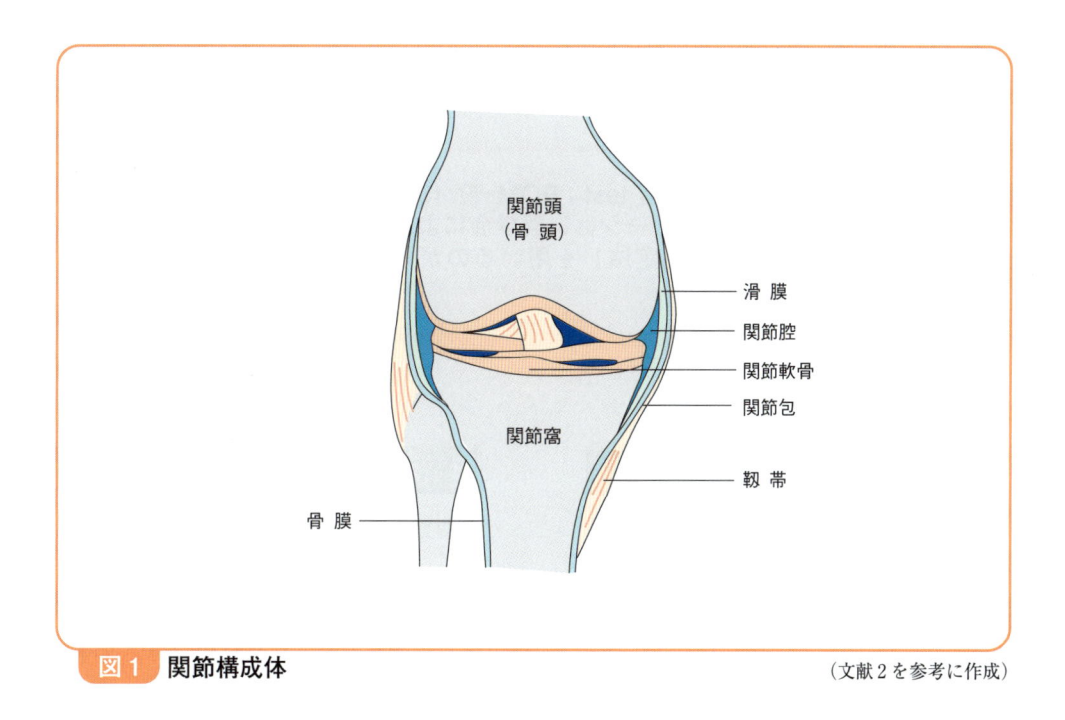

1) 細田多穂, 柳澤 健 編："理学療法ハンドブック 第3版第1巻 理学療法の基礎と評価" 協同医書出版社, p165, 2000
2) 落合慈之 監, 稲川利光 編："リハビリテーションビジュアルブック" 学研メディカル秀潤社, p224, 2011

2章 一般的なアセスメント

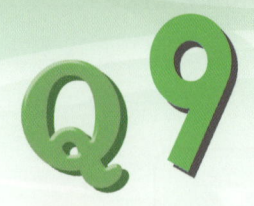

Q9 関節可動域の評価方法について教えてください

A 関節可動域測定（range of motion test：ROM-T）には，日本整形外科学会と日本リハビリテーション医学会によって決定された「関節可動域表示ならびに測定法」を用いるのが一般的です．

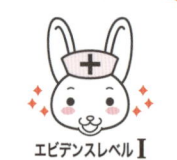

エビデンスレベルⅠ

回答者 渡邉絢子

1 関節可動域の測定について

- 関節可動域測定（range of motion test：ROM-T）とは，身体の各関節を自動的あるいは他動的に動かしたときの関節の運動範囲を測定することをいいます[1]．
- 関節可動域（ROM）は，角度を数量的に表示します．
- 現在は，日本整形外科学会と日本リハビリテーション医学会によって決定された「関節可動域表示ならびに測定法」が一般的になっています．

2 関節運動の表現

①**基本的立位姿勢**：基本的立位姿勢（基本肢位）は，立位で上肢を体側に下垂させ，手掌を体側に向けて，脚は平行にし，ややつま先を開いた姿勢のことをいいます[1]（図1）．

②**基本的運動方向**：矢状面での各関節運動範囲を屈曲・伸展，前額面では外転・内転，水平面では外旋・内旋を角度で表す方法が一般的です（図2）．

3 測定器具

- 関節可動域測定器具は，角度計（goniometer）といいます．角度計は，基本的に分度計のついているバー（基本軸）と，もう一方のバー（移動軸）があり，測定の際はどちらかのバーを固定して測定します．
- 分度計は，左右のどちらからも読み取れるように0〜180°の目盛がついています（図3）．

4 関節可動域の種類

- **自動運動と他動運動**：自動（active）は患者さんが自分の力で関節を動かした際に測定することをいい，他動（passive）は患者さんの関節を検者などが他動的に動かして測定することをいいます．

5 関節可動域の測定法

- 図4に一例を示します．ROMの測定法についての詳細は成書（文献3など）を参照してください．

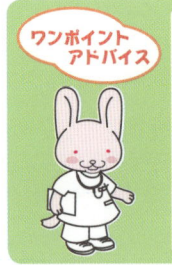

ワンポイントアドバイス
関節可動域（ROM）制限は，基本動作や日常生活動作における大きな阻害因子になります．制限があれば，正確に評価し，経過を追うことは，患者さんの身体を把握する意味でも重要です．まずは，その評価方法を知ることが必要です．

2 一般的なアセスメント

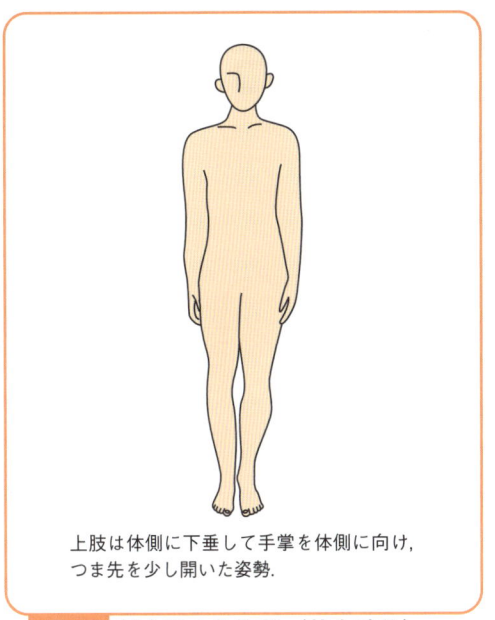

図1 基本的立位姿勢（基本肢位）
上肢は体側に下垂して手掌を体側に向け，つま先を少し開いた姿勢．

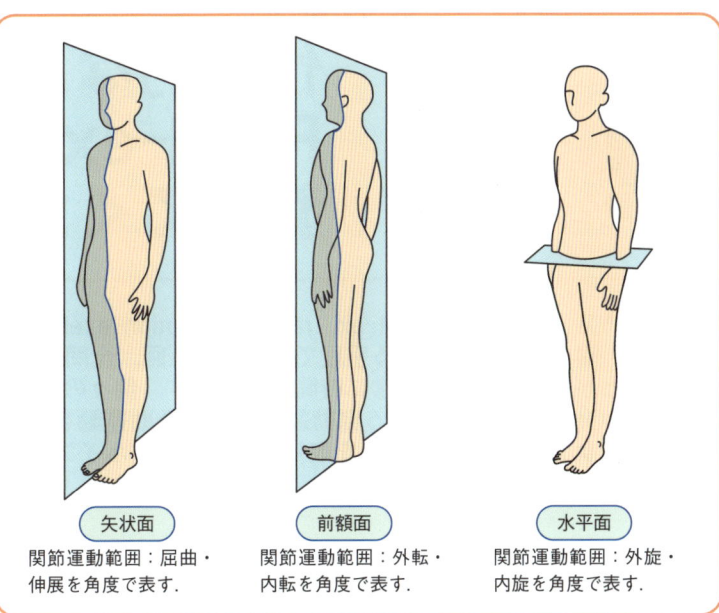

図2 基本的運動方向（矢状面・前額面・水平面）
- 矢状面：関節運動範囲：屈曲・伸展を角度で表す．
- 前額面：関節運動範囲：外転・内転を角度で表す．
- 水平面：関節運動範囲：外旋・内旋を角度で表す．

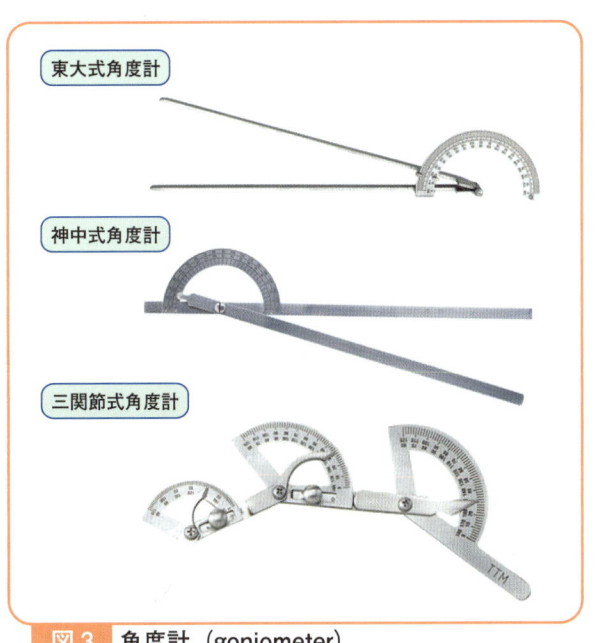

図3 角度計（goniometer）
- 東大式角度計
- 神中式角度計
- 三関節式角度計

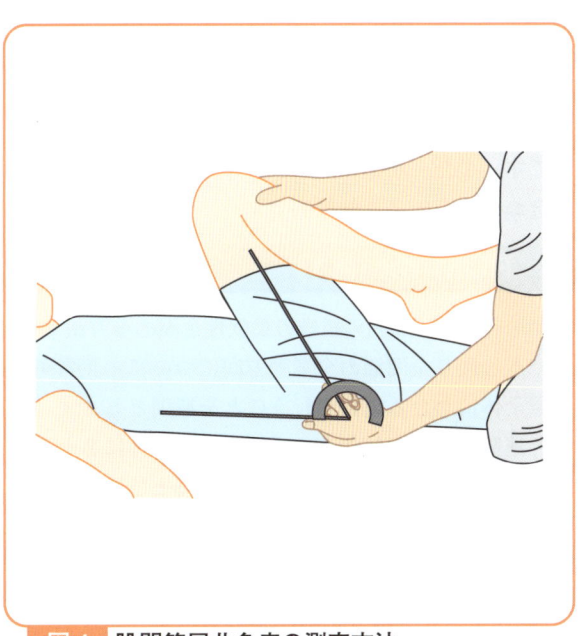

図4 股関節屈曲角度の測定方法

参考文献

1) 松澤 正："理学療法評価学 第2版"金原出版, p28, 2004
2) 落合慈之 監, 稲川利光 編："リハビリテーションビジュアルブック"学研メディカル秀潤社, 2011
3) 松澤 正："理学療法評価学 第2版"金原出版, pp33-38, 2004

入院中のリハビリテーション

2章 一般的なアセスメント

Q10 代表的なストレッチ方法やROM-exについて教えてください

A ストレッチやROM-ex（range of motion-exercise）は，拘縮を予防・改善する手段です．1日2回，全関節を対象とすることが基本ですが，非常に時間を要します．個々の状態に合わせて，ROM-exの一つである自動運動や自動介助運動を選択したり，日常のケアの中でROM-exを取り入れることがポイントです．

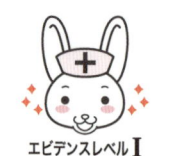

エビデンスレベルI

回答者 安井弥生

1 ストレッチ

- 筋線維の柔軟性を高める方法です．
- 短縮や痙性のある筋を10～20秒を1回とし，3回程度じんわり伸張します．
- 過度な伸張による疼痛は，反射性筋収縮をひき起こし効果が減ずるため，患者さんから疼痛程度を聴取する，患者さんの表情をうかがうなどの配慮が必要です．また，筋弛緩が起きる呼気時にタイミングを合わせると，より効果的です．

2 ROM-ex（図1）

- 関節内・関節周囲の組織の柔軟性を高める方法です．
- できる限り全関節の全運動方向について，正常可動域全体にわたる運動を行うことを原則とします．
- 各運動を3～10回を1セットとし，1日に2セット以上行えば，関節可動域を維持できるとされています．
- 他動運動，自動介助運動，自動運動に大別できます．
- ＊自動介助運動と自動運動は，方法の指導ができれば，患者さん自身に行ってもらうことが可能です．

a）他動運動

- 医療者が他動的に行う運動のことです．
- MMT（manual muscle test：徒手筋テスト）0～1程度の筋力低下や麻痺，意識障害，意欲低下，疼痛などのために随意運動が困難な場合が適応となります．
- 筋の作用が不十分で関節が不安定になっていたり，意識障害で疼痛や不快感を訴えられないことがあるため，過可動域運動により関節周囲軟部組織を損傷しないよう注意が必要です．

b）自動介助運動

- 医療者，または患者さん自身が健側で患側を支え，自動運動を介助しながら行う運動のことです．
- 滑車や重錘などの機器を用いての運動も，ここに含まれます．MMT 2程度の筋力低下や麻痺，自動運動で疼痛を伴う場合が適応となります．

c）自動運動

- 患者さん自身が自動的に行う運動のことです．
- MMT 3以上，意識障害や高次脳障害がなく，方法について理解の良い患者さんが適応となります．
- 正しい運動方向，正常可動域内で運動が行えているかを，時折チェックする必要があります．

3 日常のケアの中で行う拘縮予防

- ROM-exのために1日に何度も時間をとるのは容易なことではありません．そこで，日常のケアの中で患者さんに触れる機会を利用して，関節を動かすことをお勧めします．
  例）・おむつ交換時に膝立て位で股関節を外転・外旋させる
  　　・清拭時にしっかり手指を伸展させながら拭く など…
- また拘縮しやすい関節を把握しておくことで，効率良く可動域制限の有無をチェックすることができます（表1）．

4 患者さんに触れるときの注意点

- 過度な運動で関節や筋を傷めないよう，各関節の正常可動域を知っておく必要があります．

- 患者さんがリラックスしていないと，スムーズな運動は行えません．安心感を与えるために，手はあたため，手掌・指腹全体で触ります．また，運動方向の説明なしで急に動かしては力が入ってしまいますので，適宜声掛けも必要です．
- 動かす関節のすぐ近くに位置することで，医療者も楽に安定して運動することができます．患者さんの安心感にもつながります．

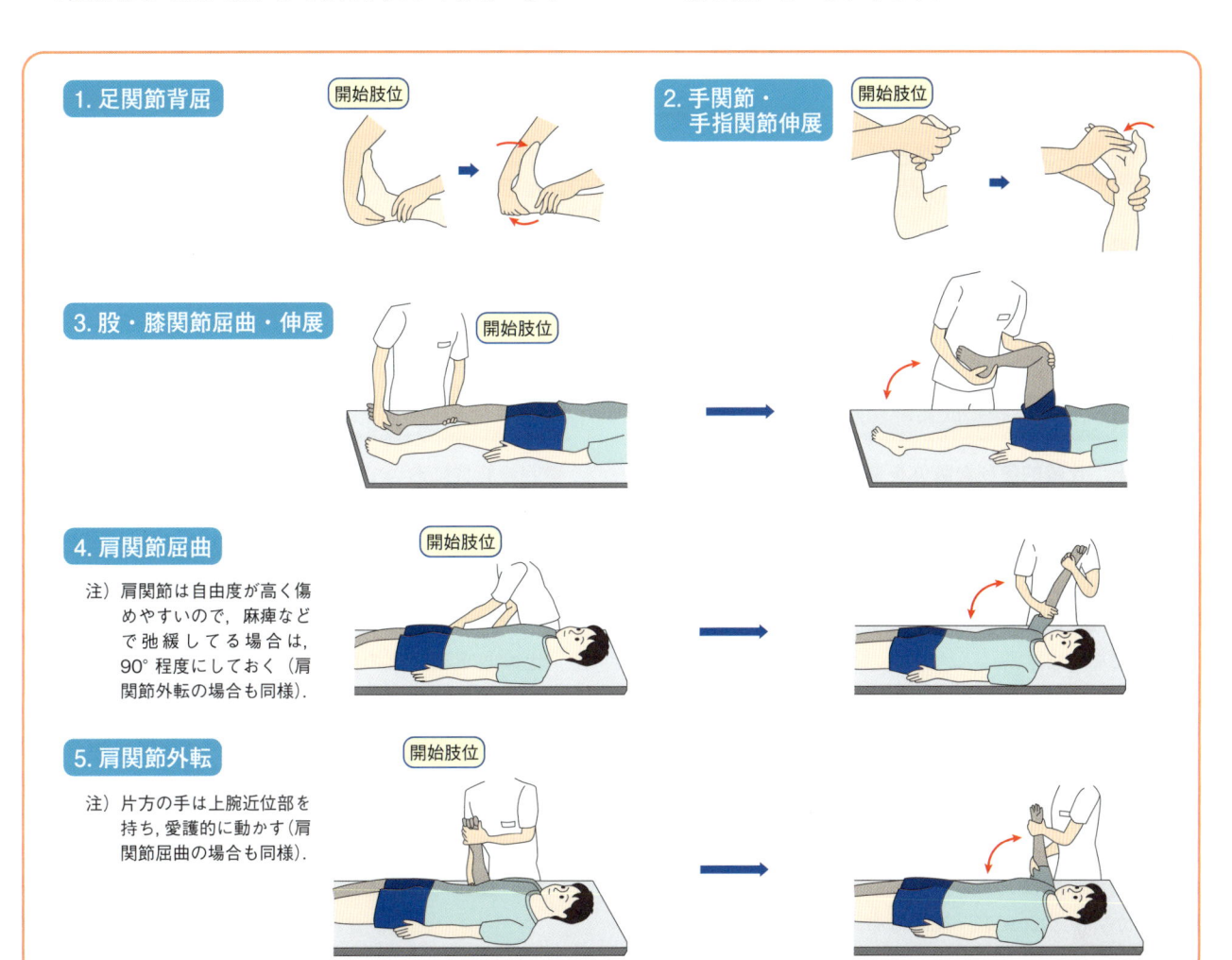

図1 代表的な ROM-ex（他動運動）の例

1. 足関節背屈　開始肢位
2. 手関節・手指関節伸展　開始肢位
3. 股・膝関節屈曲・伸展　開始肢位
4. 肩関節屈曲　開始肢位
   注）肩関節は自由度が高く傷めやすいので，麻痺などで弛緩してる場合は，90°程度にしておく（肩関節外転の場合も同様）．
5. 肩関節外転　開始肢位
   注）片方の手は上腕近位部を持ち，愛護的に動かす（肩関節屈曲の場合も同様）．

表1 拘縮しやすい関節

① 足関節底屈位
② 手指関節屈曲位
③ 手関節掌屈位
④ 膝関節屈曲位
⑤ 肩関節内転・内旋位
⑥ 肘関節屈曲位
⑦ 股関節屈曲・内転・内旋位
⑧ 胸郭挙上位
⑨ 頸椎伸展位
⑩ 腰椎前彎減少

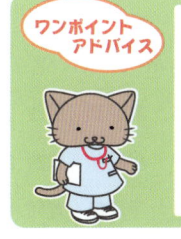

ワンポイントアドバイス
拘縮は起こしてしまってから矯正するよりも，予防することのほうが容易ですので，日々の看護の中で可動域をチェックし，可能な限り動かし，未然に防ぐことが大切です．

参考文献
1) 山田雪雄："脳卒中最前線 第3版" 福井圀彦 他 編．医歯薬出版，pp99-104，2003
2) 齋竹一子：拘縮の基本知識とかんたん予防法．月刊ナーシング 31（1）：44-48，2011

2章 一般的なアセスメント

Q11 拘縮を防ぐためのポジショニング方法について教えてください

A ポジショニングとは，拘縮や褥瘡，呼吸・循環障害などの二次的障害発生予防を目的とした体位・姿勢調整のことです（図1）．二次的障害は，同一肢位で長時間過ごすことで発生するため，各肢位の良肢位を一定期間保持したら変換させる必要があります．

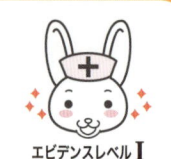

エビデンスレベルⅠ

回答者　安井弥生

1 良肢位とは

- 生活上，比較的便利な肢位を良肢位または機能的肢位といいます（表1）．やむをえず拘縮が起きても良肢位が保たれていれば，支障が少ないとされています．
- 良肢位は人により，あるいは職業や生活習慣などにより異なります．

2 用意するもの

①敷き布団またはベッドは，やや硬めで体が沈みこまないもの
②掛け布団は軽く柔らかいもの
③バスタオル数枚
④柔らかいクッション，枕，毛布，坐布団など

3 ポジショニングの基本

- どの肢位においても，
  ①脊柱の捻れ・傾きをなくすこと
  ②体とマットレス間の隙間を埋めること
  が基本となります．
- 不自然な姿勢は，疼痛をひき起こします．また，体とマットレスとの接触面が小さい肢位ほど不安定さが増強します．
- この疼痛や不安定な姿勢は筋緊張を亢進させる原因となり，拘縮へとつながりかねません．
- 患者さんがリラックスできる状態をつくるために，身体をあずけられるような枕やタオルなどを使用して，圧の均等化と接触面積の増大をはかります．

表1 代表的な良肢位

手が顔や頭に届く角度	肩関節	屈曲 30°，外転 60〜80°，外旋 20°
	肘関節	屈曲 90°，前腕回内外 0°
物が持ちやすい角度	手関節	背屈 10〜20°
	指関節	軽度屈曲位，拇指対立位（軽く筒を握るような形）
歩行，坐位がとれる角度	股関節	屈曲 15〜30°，外転 0〜10°，外旋 0〜10°
	膝関節	屈曲 10°
	足関節	底背屈 0°

背臥位

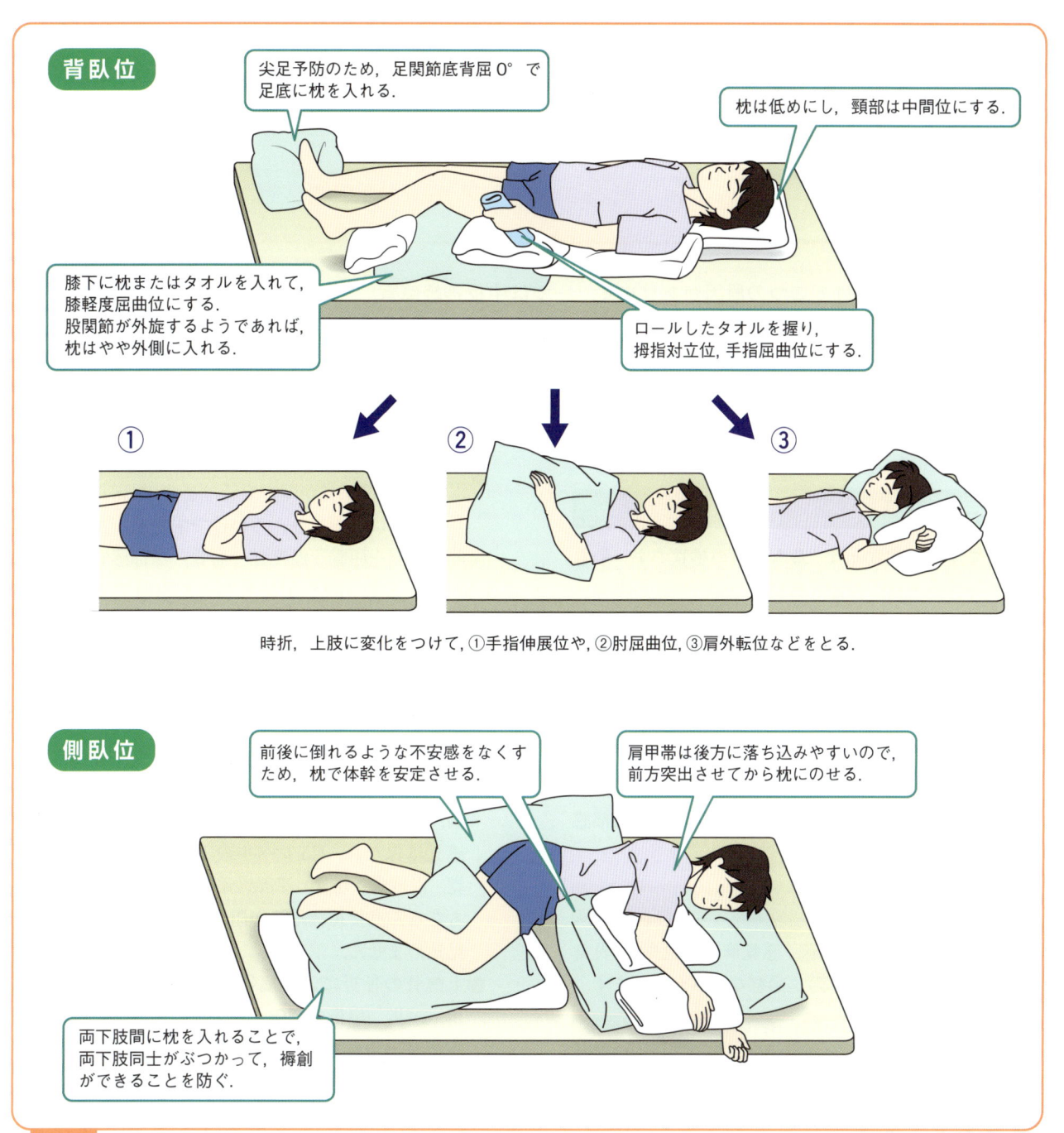

- 尖足予防のため，足関節底背屈0°で足底に枕を入れる．
- 枕は低めにし，頸部は中間位にする．
- 膝下に枕またはタオルを入れて，膝軽度屈曲位にする．股関節が外旋するようであれば，枕はやや外側に入れる．
- ロールしたタオルを握り，拇指対立位，手指屈曲位にする．

時折，上肢に変化をつけて，①手指伸展位や，②肘屈曲位，③肩外転位などをとる．

側臥位

- 前後に倒れるような不安感をなくすため，枕で体幹を安定させる．
- 肩甲帯は後方に落ち込みやすいので，前方突出させてから枕にのせる．
- 両下肢間に枕を入れることで，両下肢同士がぶつかって，褥瘡ができることを防ぐ．

図1 ポジショニングの例

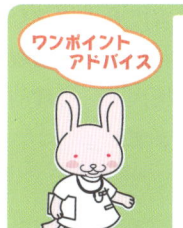

ワンポイントアドバイス　各肢位の図はあくまでも参考です．丸暗記するのではなく，実際に患者さんの関節を動かしながら，余計な力が入っている部分はないか，どこに枕やタオルを置けばリラックスできるのかを確認しながら，最適な姿勢をつくります．

参考文献

1) 大城昌平 他：ポジショニングと理学療法．理学療法 29（3）：251-256, 2012
2) 柳澤 健 他："理学療法学ゴールド・マスター・テキスト⑤"メジカルビュー社, pp49-50, 2009
3) 山田雪雄："脳卒中最前線 第3版"福井圀彦 他 編．医歯薬出版, pp99-104, 2003

2章 一般的なアセスメント

Q12 感覚障害の原因について教えてください

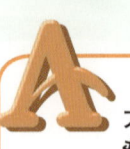

A 大きく分けて二つの原因があります．一つは中枢神経障害，もう一つは末梢神経障害です．

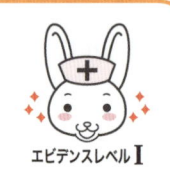

エビデンスレベルⅠ

回答者　森田将健

1　感覚とは

- ここで述べる感覚とは，最も狭義の感覚です．最も狭義の感覚とは，視覚，聴覚，味覚，嗅覚，内臓感覚，平衡感覚を除いたものを指します．
- つまり体性感覚のことですが，**体性感覚とは「身体の表層組織（皮膚や粘膜）や，深部組織（筋，腱，骨膜，関節嚢，靱帯）にある受容器が刺激されて生じる感覚」**です．
- そして体性感覚は，触覚，温度覚，痛覚などの皮膚感覚，筋や腱，関節などの運動器管に起こる深部感覚に分かれます[1]．

2　感覚障害とは

- 感覚障害には，感覚鈍麻，感覚麻痺（脱失），異常感覚（しびれや幻肢 等），過剰な痛みがあります．

3　感覚鈍麻，麻痺の原因

① 中枢神経障害は，脳梗塞，脳出血，脊髄損傷等の**中枢神経へのダメージによる感覚障害**です．中枢神経による感覚障害は，損傷の起こった脳部位や脊髄レベル以下に直接障害がみられます．

② 末梢神経障害では，**損傷のある神経レベルでの障害**がみられます．末梢神経障害は，末梢神経自体の切断や傷，圧迫により起こる感覚障害です．

4　障害部位と症状の一例（図1）

- 右視床出血であれば，視床に伝導路のある触圧覚，温痛覚，深部感覚が障害を受けます．視床以下のレベルすべてに影響を与えるわけですから，左半身全般的に触覚や圧覚，温度覚，痛覚，深部感覚の障害がみられます（図1-a）．もちろん出血ですから，出血が止まり，出血による圧迫が収まれば，直接阻害されていない神経線維は回復に向かうため感覚障害も改善していきます．しかし，直接阻害された神経線維は改善しないため，知覚再教育というリハビリが必要になります．

- C6レベルの脊髄完全断裂であれば，顔面の神経は橋，延髄レベルで三叉神経へ向かいますから顔面の感覚は保たれ，C5レベルの上腕付近まで触覚，圧覚，温度覚，痛覚，深部感覚は保たれます（図1-b）．もちろん直接神経線維が阻害されているため改善は見込めません．

- 上腕骨の骨折により橈骨神経麻痺が起きれば，拇指，示指，中指の背側から手背，前腕拇指側の感覚障害が出現します（図1-c）．末梢神経は再生されやすいので，物理的な障害が除かれれば感覚障害も改善される可能性が高いでしょう．

*　　*　　*

- 異常感覚や過剰な痛みなどの原因は，細かくなるので詳しく述べませんが，中枢神経障害でも末梢神経障害でも出現します．何が原因で異常な感覚が出現しているのかは，物理的な因子や環境因子，心理的な因子が絡み合い複雑な様相を呈します．

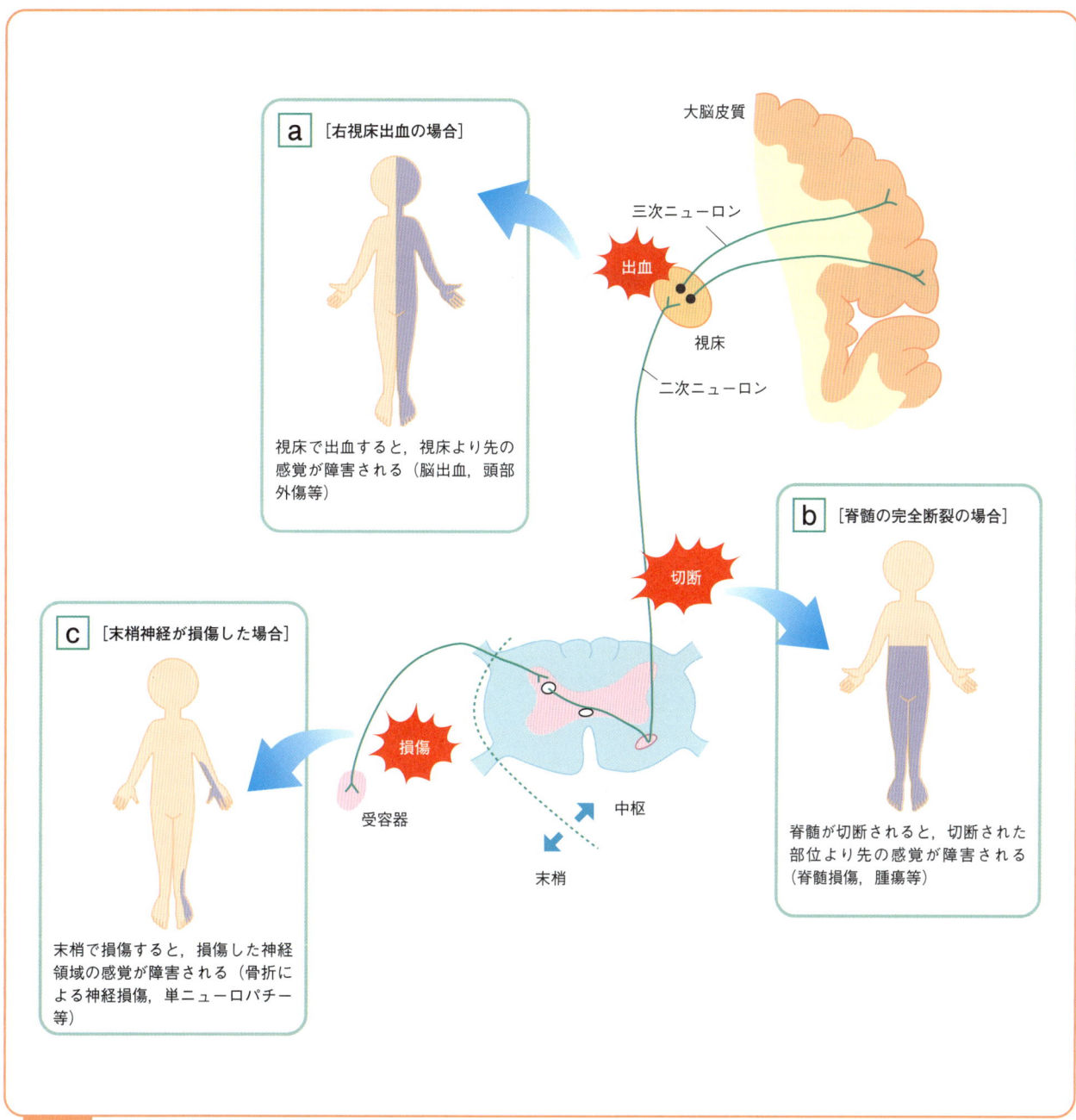

図1 症状と障害部位の一例

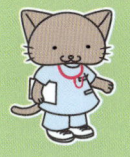

a [右視床出血の場合]
視床で出血すると，視床より先の感覚が障害される（脳出血，頭部外傷等）

b [脊髄の完全断裂の場合]
脊髄が切断されると，切断された部位より先の感覚が障害される（脊髄損傷，腫瘍等）

c [末梢神経が損傷した場合]
末梢で損傷すると，損傷した神経領域の感覚が障害される（骨折による神経損傷，単ニューロパチー等）

図中ラベル：大脳皮質／三次ニューロン／出血／視床／二次ニューロン／切断／損傷／受容器／中枢／末梢

ワンポイントアドバイス

臨床的には実際に損傷された神経と実際感じている感覚との乖離が多くみられます．損傷部位にこだわらずに，「いま」「どこ」に「どんな」感覚を感じているのかが重要です．

参考文献

1) 岩村吉晃："タッチ〈神経心理学コレクション〉" 医学書院, pp2-266, 2005
2) 松村讓兒："イラスト解剖学" 中外医学社, pp2-619, 1997
3) 中田眞由美：感覚は改善するか？"作業療法のとらえかた" 古川 宏 編. 文光堂, pp27-38, 2005

2章 一般的なアセスメント

Q13 感覚障害の評価方法について教えてください

A 中枢神経障害による感覚障害は，脳卒中のように全般的にみられる場合と，脊髄損傷のように分節性感覚分布（デルマトーム：dermatome, 図1）ごとに部分的にみられる場合があります．末梢神経障害も，デルマトームを目安にします．

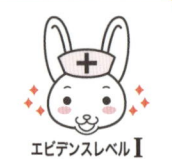

エビデンスレベルⅠ

回答者　森田将健

1 知覚評価の意義

- 知覚評価の意義（ここでいう知覚は，感覚と同意語だと思ってください）として，岩崎[1] は以下の項目を挙げています．
  ① 動作障害を知覚機能の面から評価する
  ② 損傷部位，障害の範囲，程度を調べる
  ③ 末梢神経では，神経損傷の推移と経緯を知る
  ④ 手の知覚機能の実用性を調べる
  ⑤ 知覚再教育の適応と治療計画を決定する
- 病棟では，評価をする意義として，②を知ることで①の動作障害にどのような影響が出るのかを考え，③で経過を知るのが良いでしょう．
- 脳卒中のような経時的に身体機能が改善する場合も，経過を把握するために行うべきでしょう．
- ④⑤については，主にセラピストの仕事となるでしょう．

2 評価方法

- 細かな評価方法は，研究を行うわけではないので，岩崎[1] がまとめたものを実際に病棟で簡便に行える方法として抜粋して表1にまとめました（静的感覚検査に使用するモノフィラメントを図2に，動的感覚検査に使用する音叉を図3に示します）．

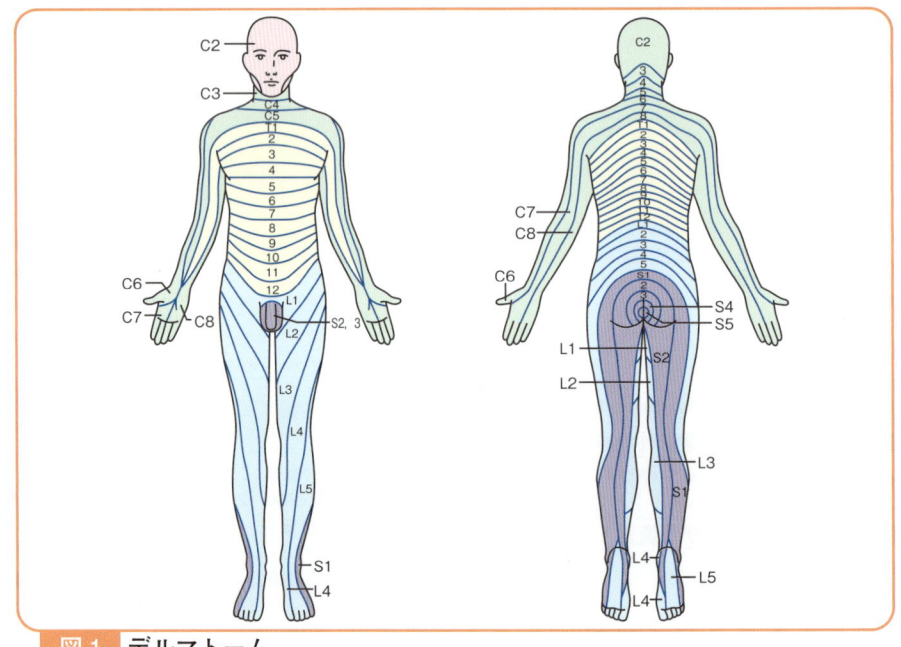

図1　デルマトーム

表1 感覚障害の評価

	痛覚検査	温度覚検査	静的触覚検査	動的触覚検査	関節定位覚検査
検査器具	定量型知覚針もしくは安全ピン	温覚計もしくは水とお湯	モノフィラメント	30cpsと256cpsの音叉	特になし
検査方法	10gの荷重で痛みを感じているかどうかを確認する．過敏に感じたら荷重を減らし，感じなければ20gまでの間で増やす．※安全ピンは荷重量が量れないため，痛みを感じるかどうか．	10℃と50℃に設定した温覚計（水とお湯）を1本ずつ用意し，各区画に1秒当てて温かいか冷たいか回答させる．感じない場合は0℃と60℃で行う．	皮膚に垂直にフィラメントを下ろし，たわむまで力を加える．（1.5秒かけて力を加えて1.5秒かけて戻す）2.83番を使用して大まかな領域をつかんでから，他の番号のフィラメントへすすむ．	振動を与える部分が動かないようにタオルなどを重ねて敷く．音叉を叩いて，柄の部分を当てて応答を聞く．わからない場合は先端を軽く当てて感知するかどうか．	拇指探しテスト 閉眼で検査者が拇指以外の手指を握って対象者がもう片方の手で拇指を探して握る．位置を繰り返しながら数回行って結果を総合して判断する．
判定基準	正常：10gの荷重で痛みを感じる． 鈍麻：10g以上で痛みを感じる． 過敏：8g以下でも痛みを感じる．	正常：10℃と50℃でわかる． 鈍麻：0℃と60℃でわかる． 脱失：0℃と60℃でわからない．	正常：2.36〜2.83番を感知． 鈍麻：3.22〜3.61番を感知． 防御知覚低下：3.83〜4.31番を感知． 防御知覚脱失：4.56〜6.65番を感知． 測定不能：6.65を感知できない．	正常：30cpsまたは256cps音叉の柄で感知できる． 鈍麻：30cpsまたは256cps音叉の先端で感知できる．	異常なし：円滑・迅速に拇指を捕まえる． 1度：数cmずれるか直ぐに矯正してつかめる． 2度：数cm以上ずれて拇指の周辺を探って伝うようにして拇指を握る． 3度：10cm以上ずれて到達しない．あきらめる．
注意事項	①刺激を痛みとして感じているのか，さわったことを感じているのか．②痛みの種類（鋭い痛み，鈍い痛み，放散痛）も記載する．	①温度覚と異なる感覚（ビリビリ感，痛みなど）で捉えていないか．②ある程度の広さをもって刺激をする．	①フィラメントを皮膚の上を滑らせない．②予測されないようにタイミングを変化させながら実施する．	振動覚と違う感覚（圧，温度など）で応答していないかを確かめる．	①最初にデモンストレーションを行う．②指-鼻試験，指-耳試験で正常運動が行えることを確認する．
表示法	鈍麻，脱失，過敏，異常知覚	鈍麻，脱失，過敏，異常知覚	正常，低下，防御知覚低下，防御知覚脱失	正常，鈍麻	異常なし，1度〜3度

（文献1より抜粋して引用）

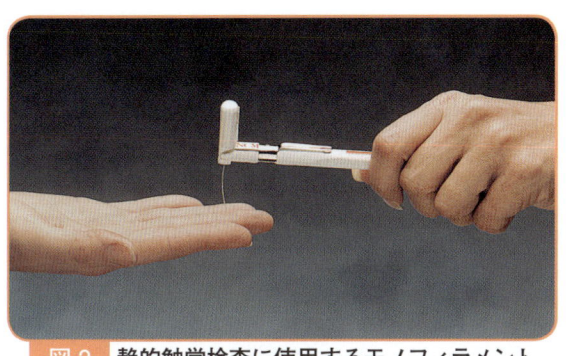

図2 静的触覚検査に使用するモノフィラメント
（写真提供：酒井医療）

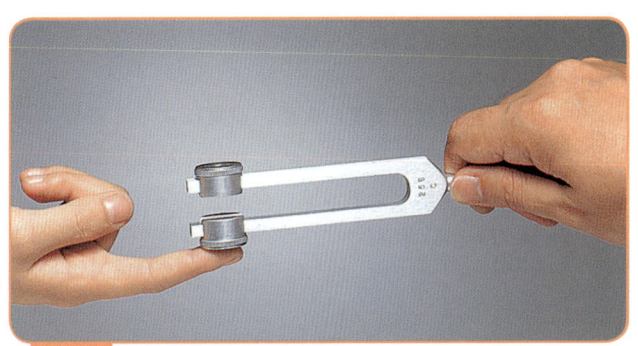

図3 動的触覚検査に使用する256cpsの音叉
（写真提供：酒井医療）

ワンポイントアドバイス

感覚障害は，どのような症状でも不快な症状です．「何でその症状が出ているのか」を突き詰めると，患者さんの心理的負担も大きくなります．原因を探るのも大切ですが，<u>今どうすれば患者さんが楽に生活を送れるのか</u>を一緒に探りましょう．

参考文献

1) 岩崎テル子：知覚検査．"標準作業療法学 作業療法評価学" 岩崎テル子 他 編．医学書院，pp121-135，2005
2) 岩村吉晃："タッチ〈神経心理学コレクション〉" 医学書院，pp2-266，2005

2章 一般的なアセスメント

Q14 感覚障害を伴う患者さんのADLで気をつけるポイントは？

A 防御知覚である痛覚，温度覚が障害されていることで，具体的にどのような傷害の危険性があるかを具体的に説明しましょう．また二次的に起こるであろう障害を予防し，安全に動作が行えるように，患者さん・ご家族と一緒に考えましょう．

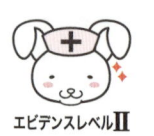

エビデンスレベルⅡ

回答者　森田将健

1　感覚を失うとどうなるのか

- 感覚だけが障害されたら，どのようになってしまうのでしょう？
- 「手は，それだけで一つの感覚器として機能している」といわれるほど，多数の皮膚感覚受容器が存在します．そのため，手で何かに触れたり操作すると，膨大な情報量が脳に送られていきます．
- つまり，そのような感覚のフィードバックが積み重なり学習された結果，健常に行われているような筋の細かな微調整を行っています．
- 感覚のフィードバックが行われないと，細かな筋収縮の微調整を行うことができずに**力が入りすぎたり，思ってもいないような勝手な動き・無駄な動き**をしたりします．
- そのため，筋収縮の調整のため，**視覚によって触覚の代償を行う**ことになります．しかし，知覚再教育の訓練を行っているときには，なるべく視覚で代償しないようにしているので，リハビリスタッフと話し合いながら，どのように行うかを決めていきましょう．

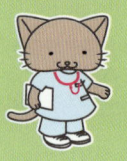

ワンポイントアドバイス
健常であれば，髪の毛1本でも手に触れればすぐに知覚できます．しかし，軽度に鈍麻している程度でも，手の使い方は不器用になってしまいます．軽度の障害でも，日常生活の中では不便を生じることを心にとめておいてください．

2　指導のポイント

- **表1**に，中田[1]が示した防御知覚障害に対する指導のポイントを挙げます．
- 病棟での生活や，自宅に帰った後の生活，いつ，どこでどのような危険があるのか，病棟のスタッフだけではなく家族に対しても，一緒にどうすれば回避できるのか，どのような手段を講じればよいのかを具体的に見つけ，習慣的に行えるように実施していきます．
- 神経線維の再生を促したり修復することはできませんが，皮膚からの刺激で脳の可塑的な変化を起こし，新たなネットワークを起こすことは可能だといわれています．ですから，入院中には変化がなくても，数年後には大きな変化を起こしているという方もおられます．

表1　防御知覚障害に対する指導のポイント
- 軽い圧迫でも長時間持続されると組織損傷を生じる可能性がある．
- 低温でも長時間の接触により低温熱傷を招く可能性がある．
- 摩擦によるストレスは，たとえ弱くても危険である．
- 長時間同じ道具を扱う場合には，握り方を変えたり小休止を入れる．
- 必要に応じて道具の選択，自助具の使用，手袋の装着を勧める．
- 毎日，水疱，発赤，浮腫，熱感などの徴候を観察する習慣をつける．
- 危険な徴候があれば，局所を安静にさせる．
- 皮膚の乾燥にはソーキングを指導する．

（文献1より引用）

参考文献

1) 中田眞由美：感覚は改善するか？"作業療法のとらえかた"古川宏 編．文光堂，pp27-38，2005
2) 岩村吉晃："タッチ〈神経心理学コレクション〉"医学書院，pp2-266，2005

2章 一般的なアセスメント

Q15 痛みの評価について教えてください

A 痛みは定量化が難しいといわれています．しかし，痛みの部位と程度と質を定期的に評価していくことが大切です．評価スケールを用い，患者さんの訴えを聞き，実際に痛みの場所を見て，触れて，反応を評価します．

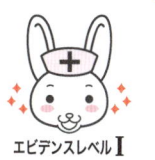

エビデンスレベルI

回答者 江原弘之

- 痛みの評価には，問診による患者さん自身の報告や，医療従事者による観察による測定，脈拍などを機器を用いて行う生理学的測定があります．
- 痛みは，主観的な経験のため，評価しにくくなっています．そのため様々な評価方法が考案されています．

1 代表的な評価スケール

a）視覚的アナログスケール（visual analog scale：VAS）

- 10 cm の直線を引いた紙を用意します．0 cm が全く痛みがない状態，10 cm が今までに経験した中で最も激しい痛みとして，直線上で現在の痛みに該当すると思われる位置に印をつける方法です（図1）．
- 強さは，0 の位置からの距離を測って評価します．例えば，0 cm のところから 7.9 cm のところに印がついていたら，そのときの痛みは 79/100 mm と表現します．
- 急性痛の評価で，信頼性が高いといわれています．

b）数値評価スケール（numerical rating scale：NRS）

- 0 から 10 の数値を等間隔で並べ，0 が痛くない，10 がこれ以上の痛みは耐えられないと設定し，現在の痛みの程度に見合う数字を選択させる方法です（図1）．
- VAS よりはイメージがしやすく，「一番強い痛みが10 だとすると，今いくつですか？」という質問で多くの方に答えてもらうことができます．

c）フェイススケール（faces pain rating scale）

- 1988 年に，Wong と Baker によって作られました．
- 痛みがなく幸せである表情から，これ以上考えられないほど強い痛みの表情まで，6種類の表情から現在の痛みの具合を選ばせる方法です（図2）．
- 小児や高齢者の痛みの評価に使用されることが多いです．

d）マギル疼痛質問表（Mcgill pain questionnaire：MPQ）

- 1975 年に，Melzack が作成しました．
- 痛みの感覚や情動などを表現した 20 のグループに分けられた言葉から，適切なものを選んでもらい点数化します．
- 痛みの表現が中心になっていますが，多面的に捉えることができる痛みの評価方法といわれています．

2 臨床的な評価方法

- リハビリテーション分野では，ADL に直接影響する動作や四肢の運動の痛みを評価することが多くなります．
- 臥位では痛みが 0 まで改善しても，離床し始めると増強することは稀ではありません．
- この場合は，医療従事者が患者さんの関節を動かしたときに生じる痛み（他動時痛），患者さんが自力で動かしたときの痛み（自動運動時痛），体重がかかったときの痛み（荷重痛），動き始めに痛みが出るが徐々に軽減していく痛み（開始時痛），起き上がりなどに伴う痛み（体動時痛），筋や軟部組織を押したり骨を叩いたりしたときの痛み（圧痛・叩打

痛），何もしていなくても感じる痛み（安静時痛・自発痛）など，どの状態に当てはまるかを評価します．

- また，痛みの部位だけではなく，**出現する時期（時間帯），頻度，痛みが強くなる要因，軽減する要因**も評価しておくと，痛みのアセスメントに反映させやすくなります．
- 体動時に伴う痛みは，聴取だけでなく，**実際に動作を行ってもらい評価する**ことが大切になります（図3）．

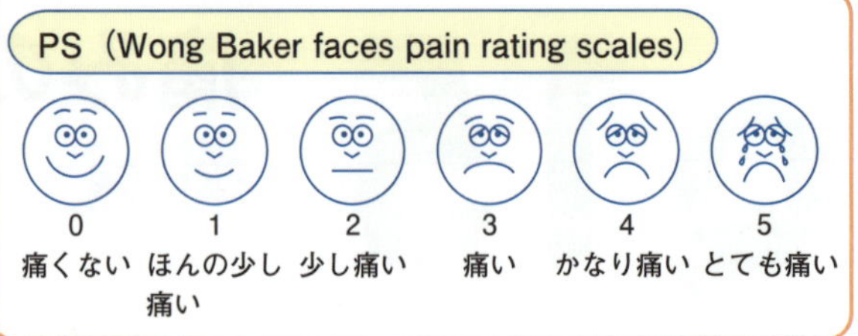

図2 フェイススケール（Wong-Bakerのフェイススケール）
自分が感じている痛みに合った表情の絵を選ばせる．小児や高齢者の痛みの評価に使用されることが多い．

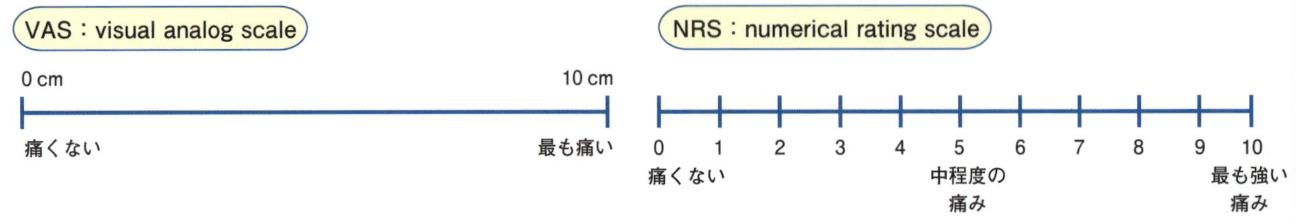

PS（Wong Baker faces pain rating scales）
0 痛くない　1 ほんの少し痛い　2 少し痛い　3 痛い　4 かなり痛い　5 とても痛い

VAS：visual analog scale
0 cm 痛くない ─ 10 cm 最も痛い
10 cm（100 mm）の線を示し，自分が感じている痛みに合った位置に印を付けてもらう．左端から計測した値を100分の何mmかで評価する．

NRS：numerical rating scale
0 痛くない　5 中程度の痛み　10 最も強い痛み
11段階に分けた線を示し，自分が感じている痛みに合った目盛りを示してもらう．

図1 視覚的アナログスケール（VAS）と数値的評価スケール（NRS）
両方とも，速やかに施行でき，感度も高く，再現性がある．

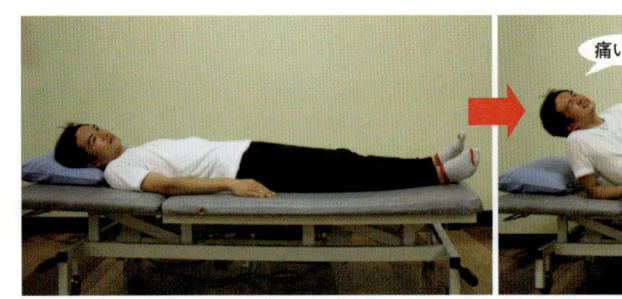

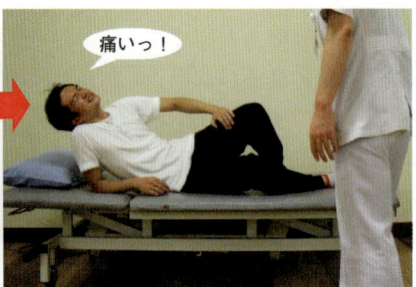

図3 動作時痛の評価
実際に動いてもらい痛みを評価しましょう．

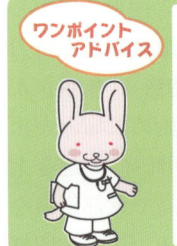

ワンポイントアドバイス
痛みは，感覚と感情によりつくられるといわれており，患者さんの性格や生活背景などにも影響を受けます．数値の変化だけでは測れない感情も伴っていることを理解し，検査の際には注意しましょう．痛みのある部位にしっかり触れ，患者さんの身になって評価をしてください．

参考文献
1) 細田多穂，柳澤 健 編："理学療法ハンドブック 第1巻 理学療法の基礎と評価"協同医書出版社，pp455-461，2000
2) 熊澤孝朗 監訳："ペイン―臨床痛み学テキスト"産学社，pp143-156，2007
3) 落合慈之 監，稲川利光 編：8 痛み．"リハビリテーションビジュアルブック"学研メディカル秀潤社，pp277-285，2011

3章 ADL (activities of daily living)

Q16 ADLとは？

A ADLとは，"activities of daily living"の略です．「日常生活活動」，「日常生活動作」と訳されています．日常の生活動作は，かなり範囲が広くなるので，毎日繰り返し行う基本的なADL〔起居動作，移乗，移動（歩行・階段），食事，排泄，入浴，更衣，整容〕のことを指します．

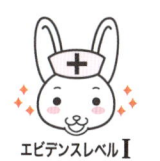

エビデンスレベルⅠ

回答者 森田将健

1 ADLの概念と範囲

- ADLの概念は，1945年DaeverとBrownによって提唱され，RuskやLawtonによって発展してきました．
- しかし，今現在でもADLの概念は明確になっていません．また範囲も，概念と同様，ADLにどのような活動を含むかの議論が多くなされています．
- 概念と範囲が明確でないと，評価における活動の範囲をどう標準化するかが問題となってきます．
- そのため，1976年に日本リハビリテーション医学会評価基準委員会（委員長：今田 拓）が評価におけるADLの概念を作成し，ADLの活動の範囲を規定しています（表1）[1]．
- 外里による分類（図1）[2] がわかりやすいと思いますので，ADLの分類として挙げておきますが，セルフケア（身辺処理）と移動動作を**誰もが毎日繰り返し行う基本的日常生活活動**とし，狭義の（基本的）ADLと呼ばれています．
- しかし，この基本的なADLの自立だけでは生活を維持することができません．
- 炊事や洗濯などの家事動作，服薬などの健康管理から，交通機関の利用や車の運転，仕事や金銭管理も必要です．
- また忘れてはならないのが，趣味活動や余暇活動，他者との交流も**その人らしい生活を維持するために必要な活動**でしょう．
- それが，広義の（拡大）ADLとなるAPDL「生活関連動作」やIADL「手段的ADL」，EADL「拡大ADL（extended ADL）」と呼ばれます．

2 ADLの背景

- 人間は，乳幼児期の身体的，心理的，社会的な発達により，その活動を広げていきます．家庭内で基本的な生活習慣を身につけ，友達や学校などの社会から相互的に影響を与えあいながら社会に適応していきます．青年期には自立し，老年期には様々な喪失を経験し，さらなる自己実現を求めていきます．
- ADLの遂行には，障害を受け病院で今みている身体機能，認知機能の他にも，生活環境，社会環境，今までの経験，ライフサイクルなど，様々な要因が**個人個人によって大きく異なります**．
- また，疲れているとき，充実しているとき，イライラしているとき等，心理的な変化に大きく影響を受けていることを忘れてはいけません．

3 観察のポイント

- 上述したように，ADLは個人個人の能力や，行っている環境で大きく異なります．病院で自立しているからといって，自宅で自立するとは限りません．
- 例えば，病院の整った設備の中でフラットな廊下を歩けても，自宅で敷居をまたぎながら歩けるとは限りません．
- できない理由というのは，個人因子や環境因子など，上記に示した様々な要因があります．その観察のポイントについては，細かなことを言えばきりがありません．
- 担当のセラピストと協同で評価するのが一番望まし

いと考えられますが，それができないのであればADLを行っている最中の患者さんが**楽に行っている**か，**無理矢理行っているのか**をポイントに評価してもよいでしょう．

表1　ADLの概念（日本リハビリテーション医学会・評価基準委員会）

「ADLとは1人の人間が独立して生活するために基本的な，しかも各人ともに共通に毎日繰り返される一連の身体動作群をいう．この動作群は食事，排泄などの目的をもった各作業（目的動作）に分類され，各作業はさらにその目的を実施するための細目動作に分類される．リハビリテーションの過程や，ゴール決定にあたって，これらの動作は健常者と量的，質的に比較され記録される」

註：
1. ADL評価の対象となる動作能力は，障害のある人間が，一定の環境において発揮しうる残された能力（ability）であり，評価に際して義肢，装具，生活用具，家庭環境の関与も考慮されなくてはならない．社会保障などの目的のために生物学的（解剖学的）レベルにおける障害，あるいは，社会的レベルにおける障害となる場合もあるが，これはリハビリテーション医学における本来の主旨ではない．
2. ADL評価の対象となる能力は，原則として身体運動機能であり，精神活動や意志交換能力が関与する場合もある．身体運動機能障害を伴わない他の独立した障害（精神，視力，聴力，言語などのみの障害）における日常生活動作あるいは生活機能に関する評価は別に考慮される必要がある．
3. ADLの範囲は家庭における身のまわりの動作（self care）を意味し，広義のADLと考えられる応用動作（交通機関の利用・家事動作など）は生活関連動作というべきであろう．
4. ADL評価の内容には前職業的あるいは職業的動作能力は含まないものとする．
5. ADL評価の実施者は動作をリハビリテーション医学的に吟味しうる知識をもつ者であることが望ましい．

（文献1より引用）

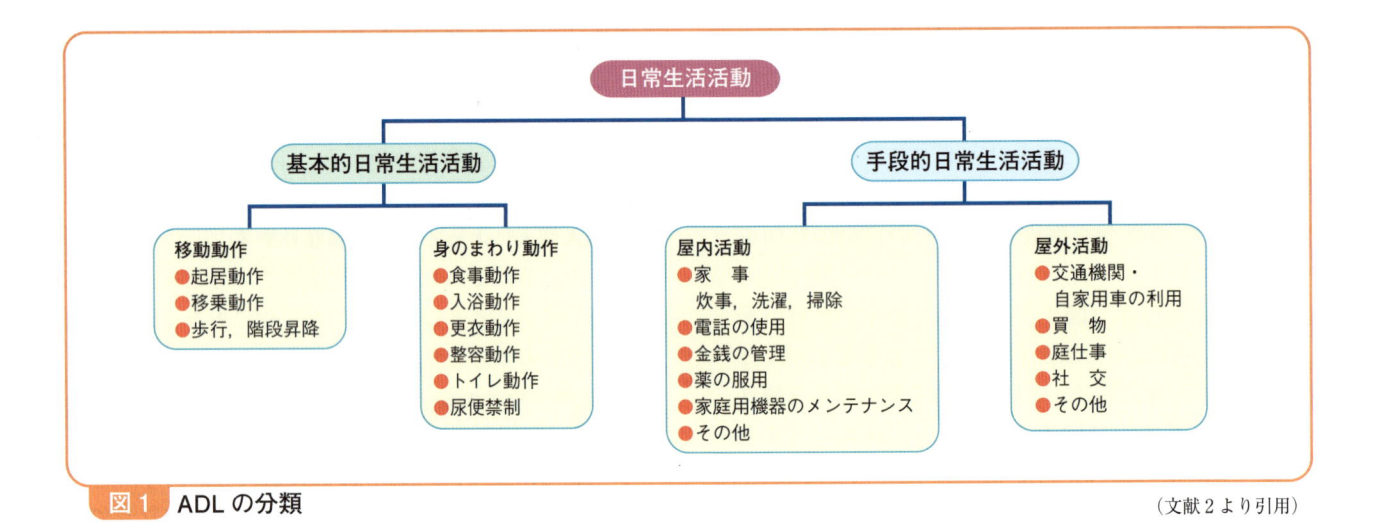

図1　ADLの分類

日常生活活動
- 基本的日常生活活動
  - 移動動作
    - 起居動作
    - 移乗動作
    - 歩行，階段昇降
  - 身のまわり動作
    - 食事動作
    - 入浴動作
    - 更衣動作
    - 整容動作
    - トイレ動作
    - 尿便禁制
- 手段的日常生活活動
  - 屋内活動
    - 家事
      炊事，洗濯，掃除
    - 電話の使用
    - 金銭の管理
    - 薬の服用
    - 家庭用機器のメンテナンス
    - その他
  - 屋外活動
    - 交通機関・自家用車の利用
    - 買物
    - 庭仕事
    - 社交
    - その他

（文献2より引用）

ワンポイントアドバイス

ADLは，一人ひとり全く異なり，思ってもいないような癖や習慣をもっている方も多くいらっしゃいます．自分が"普通"と思って，その人が行っているADLを否定せず，できるだけその人らしい生活を送れるように援助しましょう．

参考文献

1) 日本リハビリテーション医学会・評価基準委員会：ADL評価について．リハビリテーション医学13：315-320，1976
2) 外里冨佐江：日常生活活動評価．"作業療法評価学"岩崎テル子 他 編．医学書院，pp235-263，2005
3) 伊藤俊之：日常生活活動（ADL）の概念と範囲．"ADLとその周辺"伊藤俊之 他 編．医学書院，pp2-5，1994

3章 ADL (activities of daily living)

Q17 ADLの評価方法を教えてください

A ADLの評価には，数多くの評価方法があります．一般的にナースが病院で使用するのであれば，看護必要度一般B項目，FIM (functional independence measure), BI (Barthel index) が多いでしょう．

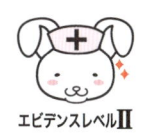

エビデンスレベルⅡ

回答者 森田将健

1 ADL評価の問題点

- ADLは，Q16でも述べたように，**個人個人によって大きく異なります．** そのため，ADLを一人ひとり評価するには大きな問題点がありました．
- 鎌倉[1]がADL評価の問題点を，次のように挙げています．
  ①日常生活を網羅しようとすると検査項目が多くなりすぎてしまい，誰も完全にその検査を実行し得ない．
  ②評価結果が数値処理に適していない．
  ③検査の環境や条件を定めて行わないと，第三者にとって情報価値が低い記録になってしまう．
  ④物理的環境の設定に限界があり，あらゆる場面を想定して行うことは不可能である．
  ⑤自発性，成功率，速度，反復性などは，現実の生活では重要な要素なのに，検査場面では抹消されざるを得ない．
- 以上のような問題点から，ADLをどのように行っているのかを評価するのではなく，「その人の置かれた環境内で」という条件つきで自立度を評価し，共通言語として使用できるBIやFIMが登場してきました（表1[2]，図1）．

2 評価の目的

- BIやFIMを使用して評価しても，その評価の目的は異なります．
- ADLの評価目的を，外里[2]が挙げています．
  ①ADL遂行能力の阻害因子を探る．
  ②ADL遂行能力を客観的な情報に書き換えてスタッフ間で情報を共有しやすくする．
  ③ADL遂行能力の実用性を知り，退院（所）先や時期を決定する資料とする．
  ④障害年金や障害者手帳，介護保険認定の基礎資料とする．
  ⑤臨床研究に使用する．
- リハビリテーション（以下リハビリ）の現場では，ほとんどの場合FIMやBIを使用しています．
- 一番の目的は，**スタッフ間で情報を共有しやすくするため**でしょう．リハビリに関わるスタッフは，医師や看護師，理学療法士，作業療法士，言語聴覚士だけではなく，ソーシャルワーカ，ケアマネージャー等，様々な職種が関連してきます．そのため，全員がある程度のADLの状態を把握する必要があるからです．

3 留意事項

- 注意しなければならないのは，BIやFIMは卓越した共通言語性をもってはいますが，実際にどのように行っているのか，なぜその動作が行えないのかは明らかにされないということです．
- 病棟でのADLは，昨日できたからといって今日できるものではありませんし，その日の体調，気分，周辺の物理的環境，対応する看護師やセラピストによっても大きく異なります．
- 何が原因で行えないのか，どうすれば解決するのかを考えるためにも，「できる・できない」，「介助・一部介助」とカルテに記入するだけではなく，どの

入院中のリハビリテーション

ような場面で，どのような介助・援助を行っているのか，どのような介助で行いやすくなるのかをカルテに記入する必要があります．
● 最近「ADLはナースが見る」と，いろいろな本で見かけます．確かに，1日の生活の中ではナースが関わる時間が多くあるでしょう．しかし，リハビリの時間は最低でも20分，長ければ1時間以上，常にセラピスト（作業療法士，理学療法士など）と1対1で密に関わっています．実際に行っているADLの状況と，できるはずのADLの乖離をなくすためには，実際の状況を見ているナースと，できる能力を把握しているセラピストとが協同していくことで，さらに患者さんのADLを改善していくことが可能だと思います．「ADLはナースが見る」のではなく，

表1 Barthel index のマニュアル

項　目	点数	判　定	基　準
1. 食　事	10	自　立	皿やテーブルから自力で食物を取って，食べることができる．自助具を用いてもよい．食事を妥当な時間に終える．
	5	部分介助	何らかの介助・監視が必要（食物を切り刻むなど）．
2. いすとベッド間の移乗	15	自　立	すべての動作が可能（車いすを安全にベッドに近づける．ブレーキをかける．フットレストを持ち上げる．ベッドへ安全に移る．臥位になる．ベッドの縁に腰掛ける．車いすの位置を変える．以上の動作の逆）．
	10	最小限の介助	上記動作（1つ以上）最小限の介助または安全のための支持や監視が必要．
	5	移乗の介助	自力で臥位から起き上がって腰掛けられるが，移乗に介助が必要．
3. 整　容	5	自　立	手と顔を洗う．整髪する．歯を磨く．髭を剃る（道具は何でもよいが，引出しからの出納も含めて道具の操作・管理が介助なしにできる）．女性は化粧を含む（ただし，髪を編んだり，髪型を整えることは除く）．
4. トイレ動作	10	自　立	トイレへの出入り（腰掛け，離れを含む），ボタンやファスナーの着脱と汚れないための準備，トイレット・ペーパーの使用，手すりの使用は可．トイレの代わりに差込便器を使う場合には，便器の洗浄管理ができる．
	5	部分介助	バランス不安定，衣服操作，トイレット・ペーパーの使用に介助が必要．
5. 入　浴	5	自　立	浴槽に入る．シャワーを使う．スポンジで洗う．このすべてがどんな方法でもよいが，他人の援助なしで可能．
6. 平地歩行（車いす駆動）	15	自　立	介助や監視なしに45m以上歩ける．義肢・装具や杖・歩行器（車付きを除く）を使用してよい．装具使用の場合には立位や坐位でロック操作が可能なこと．装着と取りはずしが可能なこと．
	10	部分介助	上記事項について，わずかな介助や監視があれば45m以上歩ける．
	5	車いす使用	歩くことはできないが，自力で車いす駆動ができる．角を曲がる，方向転換，テーブル，ベッド，トイレなどへの操作など．45m以上移動できる．患者が歩行可能なときは採点しない．
7. 階段昇降	10	自　立	介助や監視なしで安全に階段昇降ができる．手すり・杖・クラッチ杖の使用可．杖を持ったままの昇降も可能．
	5	部分介助	上記事項について介助や監視が必要．
8. 更　衣	10	自　立	通常つけている衣類，靴，装具の脱着（細かい着方までは必要条件としない：実用性があればよい）が行える．
	5	部分介助	上記事項について，介助を要するが作業の半分以上は自分で行え，妥当な時間内に終了する．
9. 排便コントロール	10	自　立	排便の自制が可能で失敗がない．脊髄損傷患者などの排便訓練後の坐薬や浣腸の使用を含む．
	5	部分介助	坐薬や浣腸の使用に介助を要したり，時々失敗する．
10. 排尿コントロール	10	自　立	昼夜とも排尿規制が可能．脊髄損傷患者の場合，集尿バッグなどの装着・清掃管理が自立している．
	5	部分介助	時々失敗がある．トイレに行くことや尿器の準備が間に合わなかったり，集尿バッグの操作に介助が必要．

（文献2より引用）

「ADLはチームで見る」ように心がけてください．
● 重要なのは，BIやFIMを使用して実際に病棟で「しているADL」を評価し，作業療法士や理学療法士と一緒に能力的に「できるADL」にどのように近づけるかであり，そのために**セラピストと十分にコミュニケーションをはかる**ということです．

レベル		介助者
	7. 完全自立（時間，安全性） 6. 修正自立（補装具使用）	介助者なし
	部分介助 　5. 監視 　4. 最小介助（患者自身：75％以上） 　3. 中等度介助（50％以上） 完全介助 　2. 最大介助（25％以上） 　1. 全介助（25％未満）	介助者あり

	入院時	退院時	フォローアップ
セルフケア			
A. 食事　箸／スプーンなど			
B. 整容			
C. 入浴			
D. 更衣（上半身）			
E. 更衣（下半身）			
F. トイレ動作			
排泄コントロール			
G. 排尿			
H. 排便			
移乗			
I. ベッド			
J. トイレ			
K. 風呂，シャワー　風呂／シャワー			
移動			
L. 歩行，車いす　歩行／車いす			
M. 階段			
コミュニケーション			
N. 理解　聴覚／視覚			
O. 表出　音声／非音声			
社会的認知			
P. 社会的交流			
Q. 問題解決			
R. 記憶			
合計			

注意：空欄は残さないこと．リスクのために検査不能の場合はレベル1とする．

©1990　Research Foundation of the State University of New York
慶應義塾大学医学部リハビリテーション医学教室FIM／UDS事務局　☎03-5363-3833／Fax：03-3225-6014

図1 機能的自立度評価法（FIM）—ニューヨーク州立大学研究センターによるFIM（1990年版）—

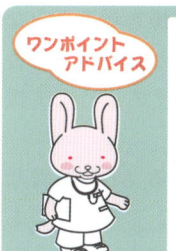

ワンポイントアドバイス
点数上は「自立」でも，無理矢理行っている動作で大変な思いをしているようでは，日常の生活自体が苦痛となりかねません．「自立だから大丈夫」と思わずに，行っている**動作の質を上げる**ことも，とても重要です．

参考文献
1) 鎌倉矩子：ADLの評価．"ADLとその周辺"伊藤俊之他編．医学書院, pp6-41, 1994
2) 外里冨佐江：日常生活活動評価．"作業療法評価学"岩崎テル子他編．医学書院, pp235-263, 2005

3章 ADL（activities of daily living）

Q18 応用動作とは，どのようなものがあるのですか？

A 応用動作とは，セルフケア（身辺処理）と移動動作の狭義のADLを除いた，広義の（拡大）ADLとなるAPDL「生活関連動作」やIADL「手段的ADL」と呼ばれるものです．

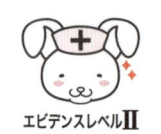

エビデンスレベルⅡ

回答者　森田将健

1　応用動作とは

- 外里[1]によるADLの分類（Q16の図1）にありますが，応用動作（手段的日常生活活動）は大きく分けて2つあります．**屋内動作と屋外動作**です．応用動作の一例を図1に示します．
- その人らしい生活を維持するために必要な活動ですから，ADLよりも個人個人による違いが著明に現れ，ライフスタイルによって大きく異なります．
- そのためAPDL，IADLは，前項（Q17）で述べたADLの評価の問題点がADL以上に浮き彫りにされます．

2　応用動作の評価

- ADL評価の結果が「自立」であればすぐに自宅での生活ができるかというと，それはまた別の問題です．
- 自宅で生活するということは，ADLの自立ができれば生活できるということではなく，APDL，IADLの範囲を広げ，自宅に帰っていかに安全に**その人らしい生活を維持するために必要な活動ができる**かということです．
- 頑張って無理矢理自宅で生活するのではなく，いかにその人らしい生活ができるかを念頭に置いて評価してください．
- またADLが自立していないからといって，APDL，IADLが広がらないと考えるのも誤りです．
- ADLが自立していなくても，いろいろな社会資源の活用により，自宅での生活をその人らしく行っている方も数多くいらっしゃいます．
- 応用動作を評価する一番の方法は，実際に行う場所で，行う時間に，介助する人や家族と実際に行ってみて，何が問題点で，どのような援助が必要だったのか，どのような援助方法で問題が解決されるかを検討することでしょう．
- そのためには前項（Q17）で述べたように，ナースだけではなく，セラピスト（作業療法士や理学療法士）と実際に評価を行うべきです．
- 実際の現場で評価を行うために，**家屋評価**（Q102参照）や，**外出評価**（公共交通機関の利用や買い物などに同行して評価する）を行っている病院も少なくありません．

3　応用動作の支援方法

- 実際に，どのような援助，介助が必要であるかを検討すると，必要な自助具，社会資源や団体（友の会など）の力を借りることになるでしょう．
- 身体障害者・精神障害者手帳，介護保険，生活保護や障害年金などの資金面，制度面での相談はソーシャルワーカの得意分野ですし，自助具や介助方法であればセラピストに聞くのが一番でしょう．
- 自らの知識を蓄え，いろいろ情報を得るために努力することも大切です．しかし，**他職種を巻き込みながら情報を得て協力をしてもらうことこそが**，患者さんの生活をより安全に，安楽に行えるような支援への近道です．
- 特に屋外動作は，病棟で行っているADLと異なり，実際に生活をする際に必要となるスキルであり，他者との交流が必要不可欠となります．

- 相手が医療職であれば何となくわかってもらえますが，実際の社会生活では周囲に理解されず困難に直面することが多く見られます．
- 純粋な身体機能の障害だけであれば，比較的周囲の方が助けてくれることも多いのですが，失語症や高次脳機能障害では外見上問題がないように見られるため，さらに困難を強いられることが多く聞かれます．
- 例えば，遂行機能障害の患者さんであれば，ADLは自立し，公共交通機関も利用できるのに，実際の仕事を行うと段取りが悪く，何度も確認が必要となり，上司や同僚，さらには家族にまで病気を理由にさぼっていると評価され，復職したけれども半年で辞めざるを得なくなった，家族の中でも浮いているという話は，実際に相談されることがあります．
- そうならないためにも，何が問題となりそうなのか，どのような支援が必要であるのか，困ったときに周囲にどのように説明すればよいのか，**「実際の生活を送るようになったら」**を常に想像しながら関わることが大切です．そのためには，患者さんに関わるスタッフと普段から積極的にコミュニケーションをとり，バックグラウンドを加味しながら，家族とも関係を築き上げておくことが必要となります．

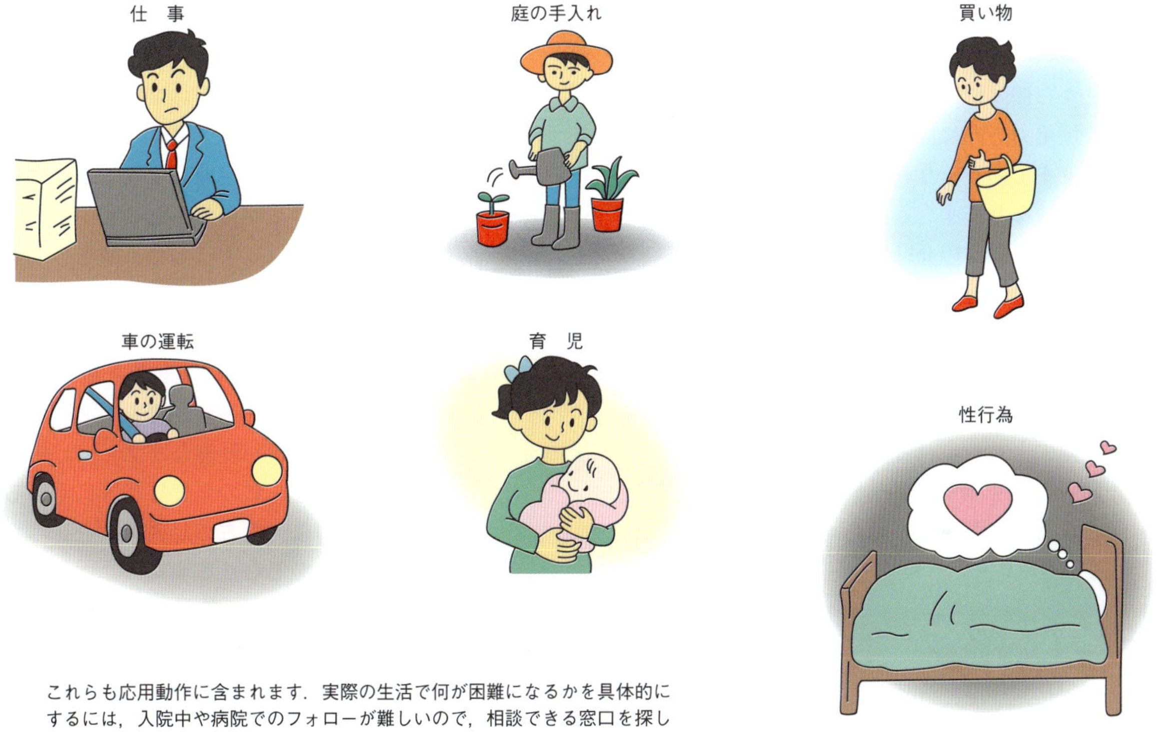

仕事　　庭の手入れ　　買い物

車の運転　　育児　　性行為

これらも応用動作に含まれます．実際の生活で何が困難になるかを具体的にするには，入院中や病院でのフォローが難しいので，相談できる窓口を探しておきましょう．

図1　応用動作の例

ワンポイントアドバイス 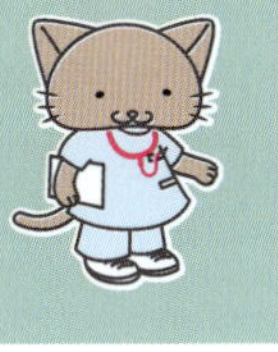
「歩けるから」と退院を考えていませんか？帰っても生活を送ることが困難な患者さんを退院させることは，無責任ではありませんか？本当に暮らしていけるのか，もう一度想像力を膨らませて考えましょう．退院できても，その人らしく暮らせないのであれば，生活自体が苦痛の連続となる可能性があります．

参考文献

1) 鎌倉矩子：ADLの評価．"ADLとその周辺"伊藤俊之 他編．医学書院，pp6-41，1994
2) 外里冨佐江：日常生活活動評価．"作業療法評価学"岩崎テル子 他編．医学書院，pp235-263，2005
3) 谷川正浩："覗いてみたい!?先輩OTの頭の中"三輪書店，pp1-145，2006

3章 ADL (activities of daily living)

Q19 寝返り・起き上がり・立ち上がりの介助方法について教えてください

A 介助を行う際に，対象者の障害像や能力を把握することが重要です．対象者の能力が最大限発揮できるように，最適な介助量で行う必要があります．

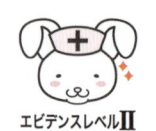

エビデンスレベルⅡ

回答者 中村祐太

1 寝返り動作

- 背臥位から側臥位までの寝返り動作は，体幹を水平面上で抗重力方向に回転させる活動です．側臥位から背臥位までの寝返り動作は，従重力方向に回転させる活動になります．
- 実際の寝返り動作の介助例を示します（図1）．
  ① 対象者を，寝返るほうとは反対側の側方に移動させます．
  ② 寝返る側の上肢を約45°外転させます．
  ③ 両側または寝返る側の反対側の膝を曲げます．
  ④ 反対側の上肢を寝返る側に移動させます．
  ⑤ 介助者は足を前後に開き，肩と骨盤を手で支え，重心を後方へ移動しながら対象者を90°側臥位にします．

2 起き上がり動作

- 起き上がり動作は，身体の質量比で大きな割合を占める頭部・体幹部を矢状面で抗重力方向に回転させる活動です．主動筋は腹筋群です．
- 急激な体位変換により，循環動態の急激な変化が起こる危険性があるため，ゆっくりと行います．
- ラインやチューブ類の巻き込みに，注意が必要です．
- バイタルサインが安定していない場合や，腹部に創痛がある場合は，ヘッドアップを経由して行う方法もあります．
- 実際の起き上がり動作の介助例を示します（図2）．
  ① 対象者を側臥位にします．
  ② 介助者は，対象者の前方に立ち，両足を広めに開きます．このとき，対象者の下側上肢を屈曲し，前方へ出しておきます．
  ③ 介助者は，手をできるだけ深く対象者の頸部から背部へ差し込み，上背部を保持します．同時に，対象者の両側下肢を屈曲して前方へ動かし，膝から先をベッドの端から下ろします．下肢に疼痛の訴えがある場合は，下ろした下肢を介助者が支えると，負担を軽減できます．
  ④ 肩の下へ差し込んだ手で体幹を起こし，腰を中心に回転するようにして対象者を起き上がらせます．下肢の重さを利用し，腰を中心に回転させると，介助者の負担が軽減します．
  ⑤ 対象者の体重が左右の坐骨に均等にかかる姿勢にします．その後，両方の足底全体をしっかり床につけ，端坐位をとらせます．

3 立ち上がり動作

- 立ち上がり動作は，体幹の重心を前上方へ移動させる活動です．重心を足部まで移動する動作（屈曲相）と，上方に移動する動作（伸展相）から構成されます．
- 起立性低血圧に注意が必要です．
- 実際の立ち上がり動作の介助例を示します（図3）．
  ① 対象者の両足を肩幅程度に開き，足底全体を床につけて，浅めに腰かけさせます．
  ② 介助者は，両手を対象者の腋窩から後方へ差し込み，対象者の体を前方へ傾けながら，対象者の**体重を前へ移す**ように誘導します．このとき，できるだけ対象者に近づき，下肢の力を利用して行います．

③対象者の体重が十分に両下肢にかかったら，さらに**前上方へ誘導**し，殿部を浮かせて立ち上がらせます．下肢の伸展筋力が不十分な場合には，介助者の膝を用いて固定します．

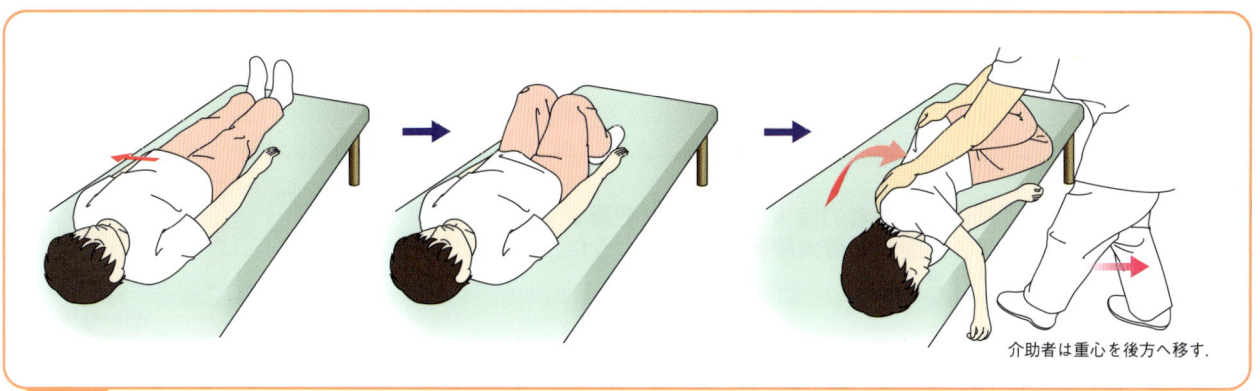

図1 寝返り動作の介助例（背臥位～側臥位）

介助者は重心を後方へ移す．

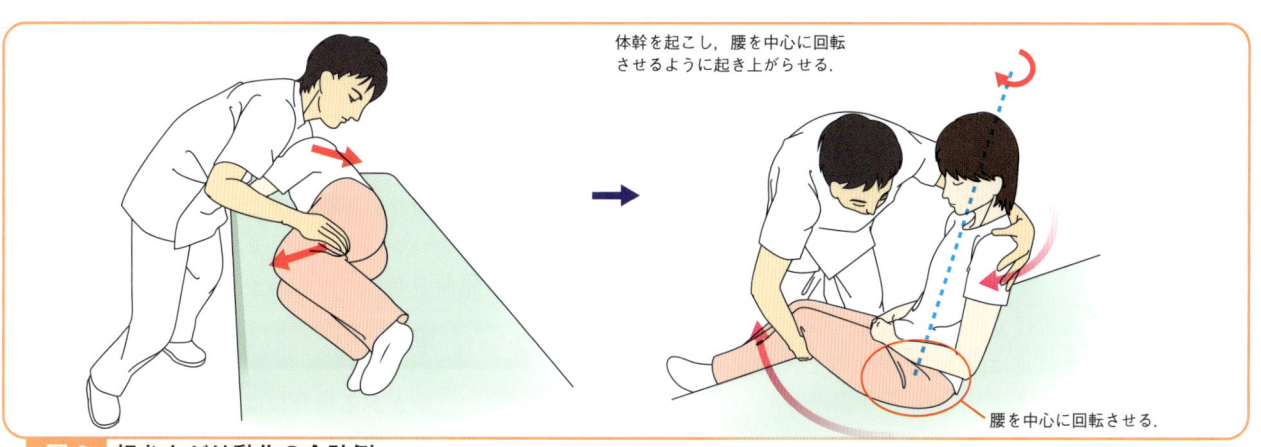

図2 起き上がり動作の介助例

体幹を起こし，腰を中心に回転させるように起き上がらせる．

腰を中心に回転させる．

①対象者は足底を床につけ，浅めに腰かける．
②対象者の体重を前方へ移すように誘導する．

※対象者の下肢の伸展筋力が不十分な場合には，介助者の膝を用いて固定し，立ち上がらせると良い．

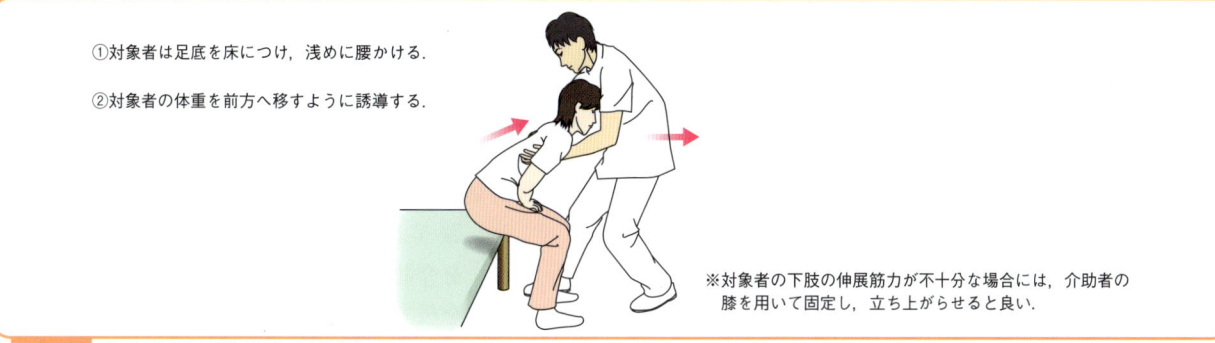

図3 立ち上がり動作の介助例

ワンポイントアドバイス　対象者と介助者の位置関係を考慮し，体重を利用することで，無理なく介助することが可能です．対象者の弱い部位（麻痺や筋力低下）を介助することもポイントです．

参考文献

1) 昌川　元　編："実践！早期離床完全マニュアル"慧文社，2007
2) 落合慈之　監，稲川利光　編："リハビリテーションビジュアルブック"学研メディカル秀潤社，2011

3章 ADL (activities of daily living)

Q20 車いすへの移乗方法について教えてください

A 介助を行う際に，対象者の障害像や能力を把握することが重要です．対象者の能力が最大限発揮できるように，最適な介助量で行う必要があります．

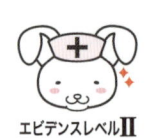

エビデンスレベルⅡ

回答者　中村祐太

1 移乗動作前の準備

- 循環器系への負担を軽減させるため，動作時に息を止めないように指導します．
- 対象者の障害，状態に適した車いすを選定します．頸部・体幹の支持性が低い場合や意識レベルの低い場合などは，バックレストが高くなっているものを選びます．
- ベッドに浅く腰掛けているか，足底は床についているか，肩幅程度に足は開いているかなど，対象者の姿勢を調整します．
- 車いすをベッドに対して45°の位置につけて，対象者を車いすと反対に斜め45°に座らせておくと，スムーズに移乗できます．一側下肢に障害を有している場合は，**非障害側**へ車いすをつけます．

2 部分介助での移乗動作

- 片麻痺の場合は，**非麻痺側**に車いすを設置します．
- 介助者は，一動作ごとに手順を説明し，残存能力の活用を促します．
- ルートトラブルをなくすため，あらかじめラインの確保，移動を行います．
- 実際の部分介助での移乗動作例を示します（**図1**）．
  ① 坐位の姿勢を調整します．
  ② 介助者は，車いすと反対側の足を前にして前後に開き，腋窩より介助を加えます．対象者の下肢の間に足を入れると，移動時に動きを阻害してしまうため，外側に足を置きます（図1-a）．
  ③ 対象者を立ち上がらせます．膝折れする危険性のある場合は，膝の固定を介助します．
  ④ 一度しっかり立位姿勢をとった後，**左右に重心を移動**させつつステップします（図1-b）．
  ⑤ 体を屈曲させつつ，ゆっくり坐ります（図1-c）．

3 全介助での移乗動作

- 膝折れの危険がある場合には，介助者の両膝関節の内側で対象者の膝を挟み込み，膝を固定します．
- 膝を伸展する力がある場合は，前後に足を開くと支持基底面が広くなり，安定します．
- 実際の全介助での移乗動作例を示します．
  ① 坐位の姿勢を調整します．
  ② 介助者は，車いすの反対側にある足を対象者の下肢の間に入れ，前後に足を開きます．
  ③ 対象者の体幹を前傾させて膝にもたれるようにし，覆うように殿部または下衣（ズボンの後ろ側）を介助します．
  ④ 重心を後方へ移し，対象者を引き上げます．
  ⑤ 介助者は腰を回転させて，対象者の殿部を車いすの上に移動させます．

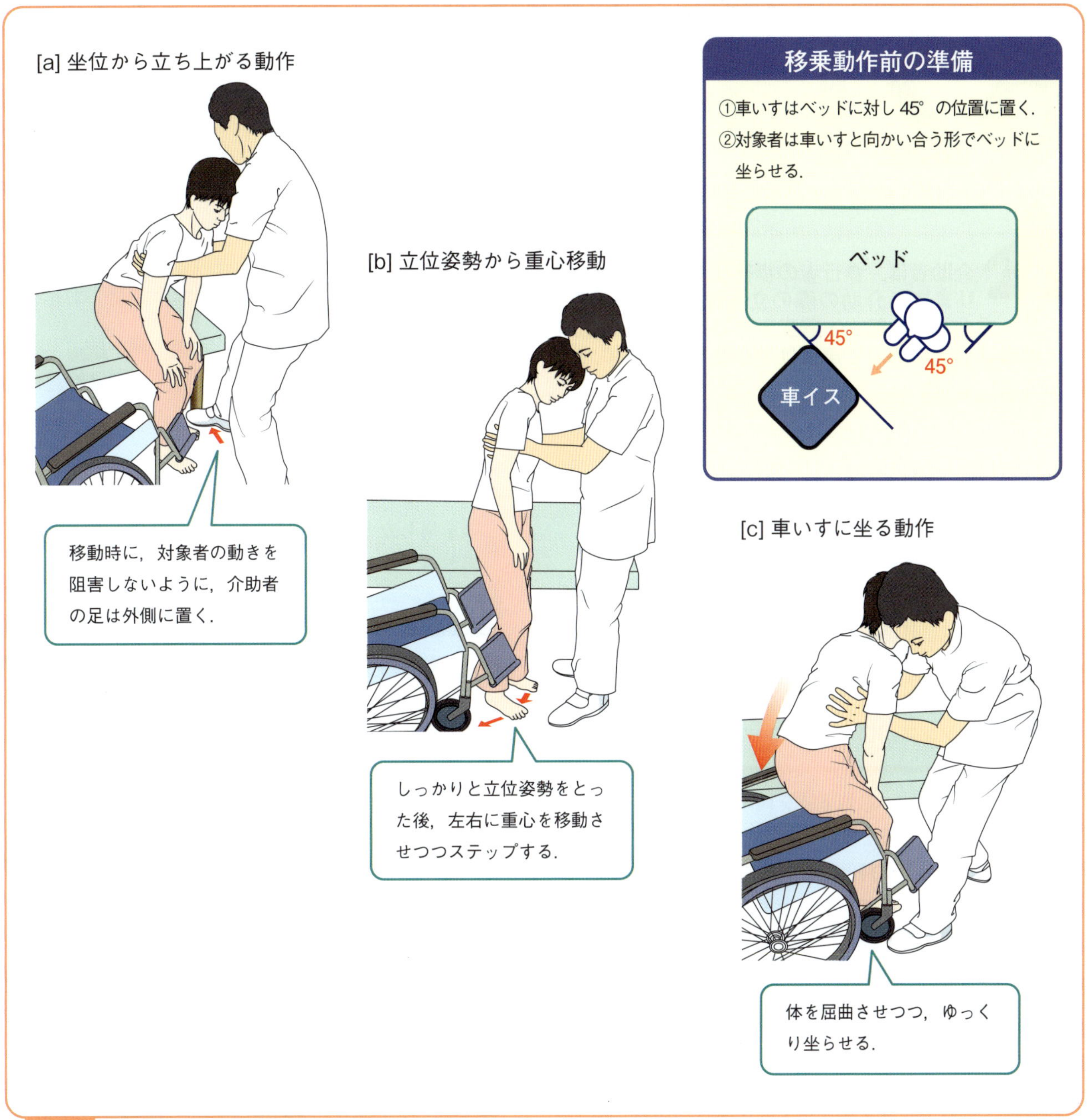

[a] 坐位から立ち上がる動作

[b] 立位姿勢から重心移動

移乗動作前の準備
①車いすはベッドに対し45°の位置に置く．
②対象者は車いすと向かい合う形でベッドに坐らせる．

[c] 車いすに坐る動作

移動時に，対象者の動きを阻害しないように，介助者の足は外側に置く．

しっかりと立位姿勢をとった後，左右に重心を移動させつつステップする．

体を屈曲させつつ，ゆっくり坐らせる．

図1 移乗動作の部分介助例

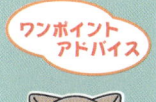

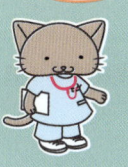

ワンポイントアドバイス
対象者と介助者の位置関係を考慮し，体重を利用することで無理なく介助することが可能です．対象者の弱い部位（麻痺や筋力低下）を介助することもポイントです．

参考文献
1) 曷川 元 編："実践！早期離床完全マニュアル"慧文社，2007
2) 落合慈之 監，稲川利光 編："リハビリテーションビジュアルブック"学研メディカル秀潤社，2011

入院中のリハビリテーション

3章 ADL (activities of daily living)

Q21 歩行介助を行う際のポイントは？

A 介助者は，歩行者の歩行リズムに合わせて歩行する必要があります．介助の際の立ち位置は，麻痺側や患側に位置します．方向転換や起立・着坐動作時にバランスを崩しやすいので，介助者は必要に応じて声掛けや介助を行います．

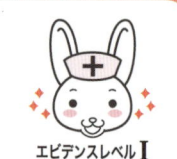

エビデンスレベルⅠ

回答者　瀧澤彰宏

1 杖歩行での歩行リズム：3動作歩行と2動作歩行（図1）

a）3動作歩行
- 順番としては，杖，患側下肢，健側下肢の順番に前方に出します．
- 杖と下肢の2点によって体重を支持することができるので，バランスが保たれやすいです．

b）2動作歩行
- 順番としては，杖・患側下肢を同時に前方に出します．続いて健側下肢を前方へ出します．
- 健側下肢での1点支持と，杖と患側下肢での2点支持との交互支持となり，歩行速度を速くしやすいです．

c）足を出す位置：揃え型と前型
- 揃え型は，患側下肢の支持性が不十分な場合，健側・患側下肢が常に杖より後方に置かれます．安定性に優れています．
- 前型は，患側下肢の支持性が十分な場合，健側・患側が常に杖より前方に振り出されます．歩行速度を速くしやすいです．

2 立ち位置（図2）
- 介助の際の立ち位置は，麻痺側や患側に位置します．
- 一方の手は背部などの介助，もう一方の手はバランスを崩したときなどに支えることができるようにしておきます．

3 方向転換
- 方向転換時には，バランスを崩しやすくなることがあります．
- 杖と下肢との位置関係に，注意が必要な場合があります．3動作，2動作，揃え型，前型のリズムを，方向転換時にも保たれるようにします．

4 起立・着坐
- 目標物との位置関係に注意します．
- いすやベッドに近づいてから着坐します．
- 着坐時には，足の動き，お尻・足の向きを回転させる動きが疎かになりやすいので，お尻は坐るほうへ，つま先は反対の方向へ向けて着坐します．

5 動作に集中して転倒の危険を防ぐ
- 一般的に，注意散漫な場合に，転倒の危険性は高まります．方向転換や着坐時には，動作に集中するようにします．

> **ワンポイントアドバイス**
> 歩行者の歩行リズムに合わせて，介助者は歩行する必要があります．歩行中に，歩行者の注意が他にそれて，歩行リズムが変わることがあるので注意が必要です．

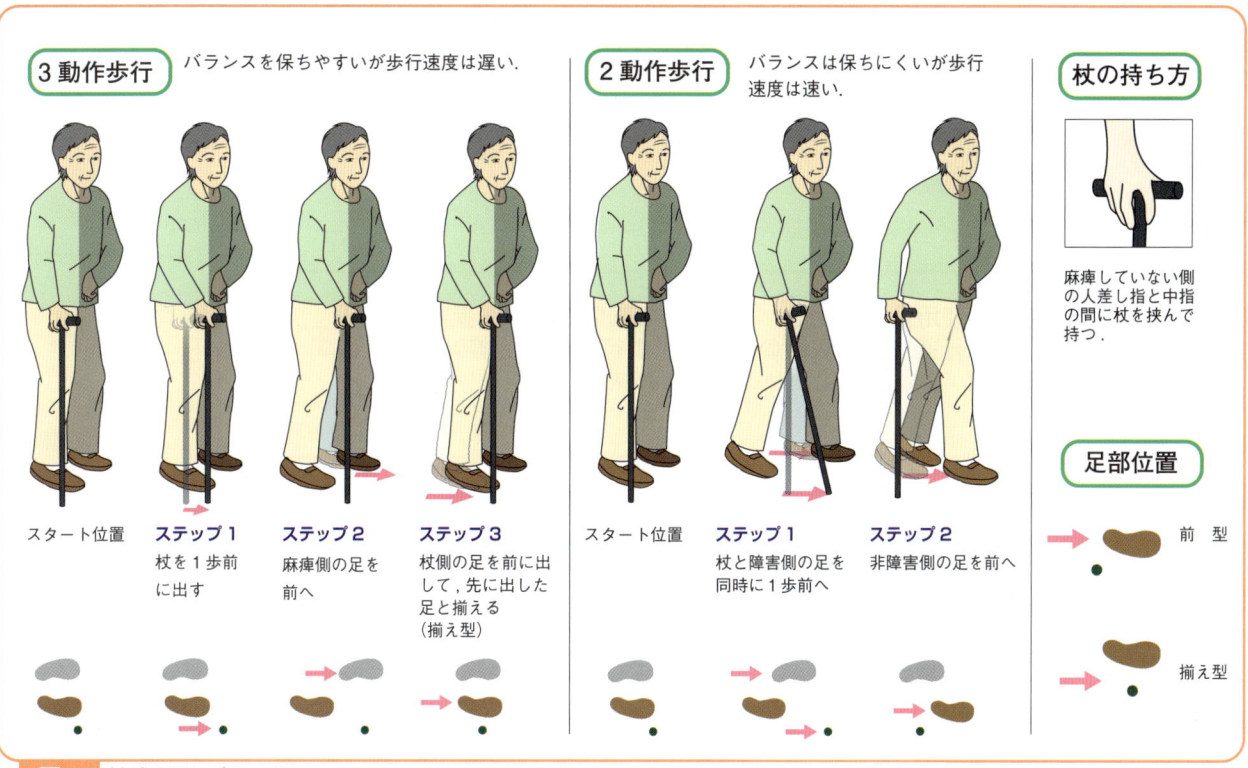

図1 杖歩行のパターン

3動作歩行 バランスを保ちやすいが歩行速度は遅い．

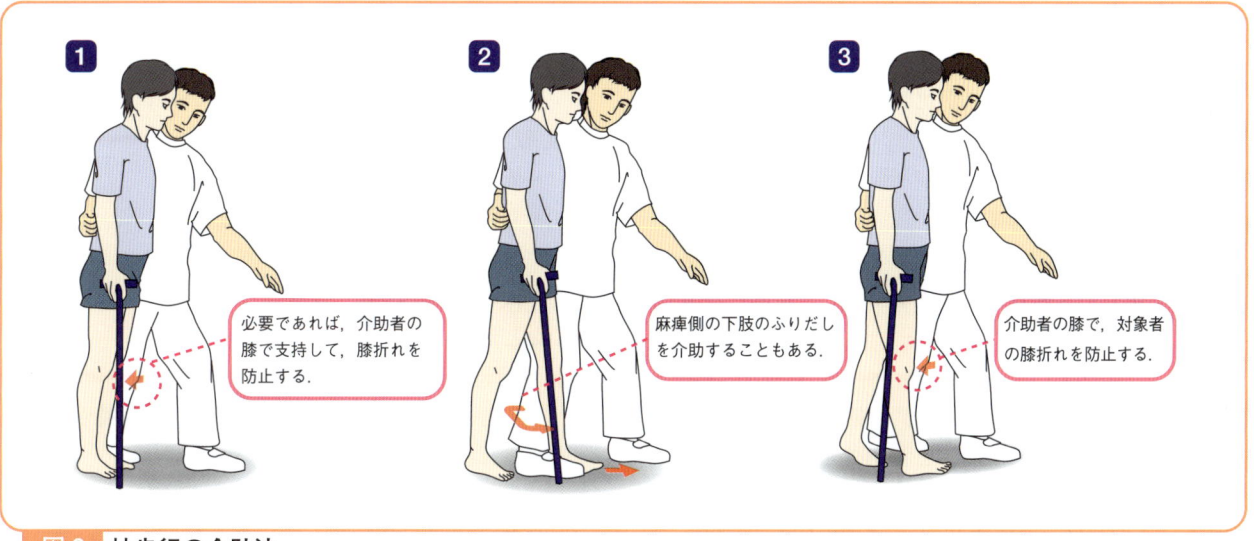

- スタート位置
- ステップ1：杖を1歩前に出す
- ステップ2：麻痺側の足を前へ
- ステップ3：杖側の足を前に出して，先に出した足と揃える（揃え型）

2動作歩行 バランスは保ちにくいが歩行速度は速い．

- スタート位置
- ステップ1：杖と障害側の足を同時に1歩前へ
- ステップ2：非障害側の足を前へ

杖の持ち方
麻痺していない側の人差し指と中指の間に杖を挟んで持つ．

足部位置
- 前型
- 揃え型

図2 杖歩行の介助法

1. 必要であれば，介助者の膝で支持して，膝折れを防止する．
2. 麻痺側の下肢のふりだしを介助することもある．
3. 介助者の膝で，対象者の膝折れを防止する．

介助者は患側に位置し，一方の手で患者の背部を介助，もう一方の手は患者がバランスを崩した際に支えられるようにしておく．

参考文献

1) 橋元　隆：杖・歩行補助具の種類と動作障害に応じた用い方の要点．理学療法 27：192-207, 2010
2) 斉藤　宏 他："新版 姿勢と動作—ADL その基礎から応用" メヂカルフレンド社, pp166-167, 2000

3章 ADL (activities of daily living)

Q22 杖や歩行器の選定方法について教えてください

A 杖・歩行器の使用目的として，①歩行時の転倒防止，②歩容の改善，③歩行速度・耐久性の向上，④歩行時の疲労軽減，⑤歩行時の疼痛軽減：患側下肢にかかる荷重を軽減，などが挙げられます．

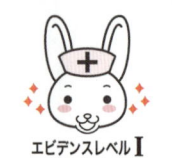

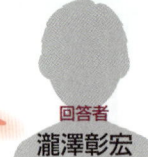

エビデンスレベル Ⅰ

回答者 瀧澤彰宏

1 歩行補助具の選び方（表1）

a）歩行器の選択
- バランス・上肢機能・使用場所などから，使用目的に合致したものを選びます．
- 歩行器は，上肢の力はあるがバランスが悪い場合に用いられます．
- 歩行車は，上肢の力は弱く，バランスも悪い場合に用いられます．体重を肘で支持することができます．

b）杖の選択
- 一本杖は，歩行バランスが比較的良い場合に用いられます．
- 多脚杖は，上肢の力はあるがバランスに多少不安がある場合に用いられます．
- ロフストランド杖は，歩行バランス，上肢の力が必要になります．握りから手を離すことが可能となります．

c）杖の長さ（図1）
- 上肢を体側につけ，肘関節30°屈曲位，手掌が床面に平行になるように手関節を背屈させた位置から足底までの長さにします．
- 大転子から足底（前外側15 cm）までの長さにします．
- 上肢を体側につけ，肘関節を伸展位としたときの，尺骨茎状突起から足底までの長さにします．

d）杖のつき方（図2）
- 原則としては，健側につきます．
- 健側に杖をつくことにより，支持基底面を広げることができます．
- 支持基底面の中心に重心を置くことで，立位の安定性が向上します．
- 立位の安定性が向上することにより，健側下肢を踏み出す際の患側下肢の庇護性が増します．荷重時の患側下肢の痛みを軽減することにつながります．

e）杖歩行に必要な身体機能
- 健側・患側下肢の支持性
- 立ち上がり・立位保持が可能
- 杖の操作が行える
- 杖の操作が理解できる

などが挙げられます．

f）歩行器歩行に必要な身体機能
- 歩行器の使用にて立ち上がり・立位保持が可能
- 歩行器の操作が行える
- 歩行器の操作を理解できる

などが挙げられます．

ワンポイントアドバイス

利用者の身体機能，使用場所，生活を考慮し，安全な歩行が行えるものを選択してください．

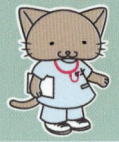

表1	様々な歩行補助具と特徴（一例）				
	一本杖	ロフストランド杖	多脚杖	歩行器	四輪型歩行車
	歩行バランスが比較的良い場合	上肢の力が必要握りから手を離すことが可能となる	上肢の力はあるが，バランスに多少不安がある場合	上肢の力はあるが，バランスが悪い場合	上肢の力は弱く，バランスも悪い場合体重を肘で支持できる

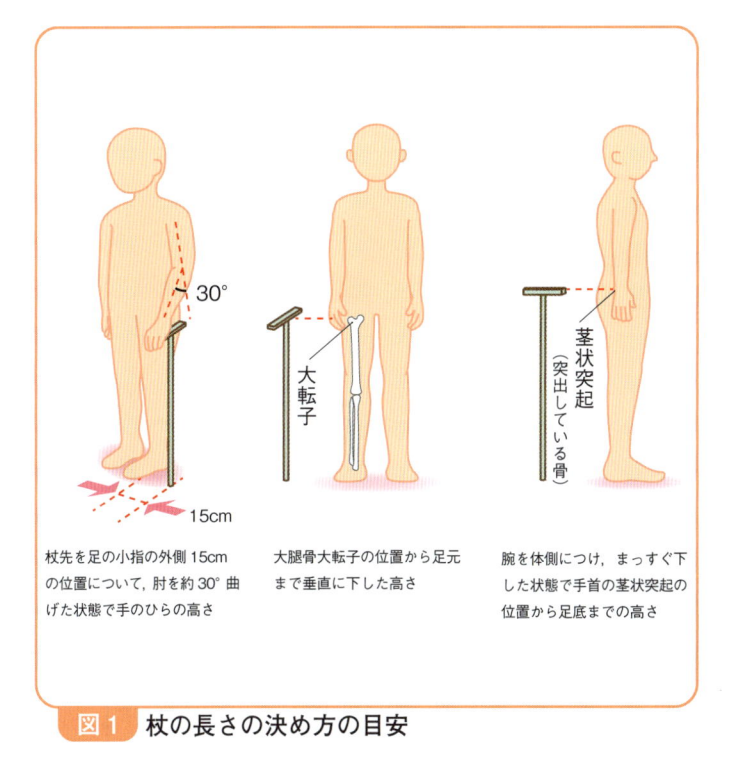

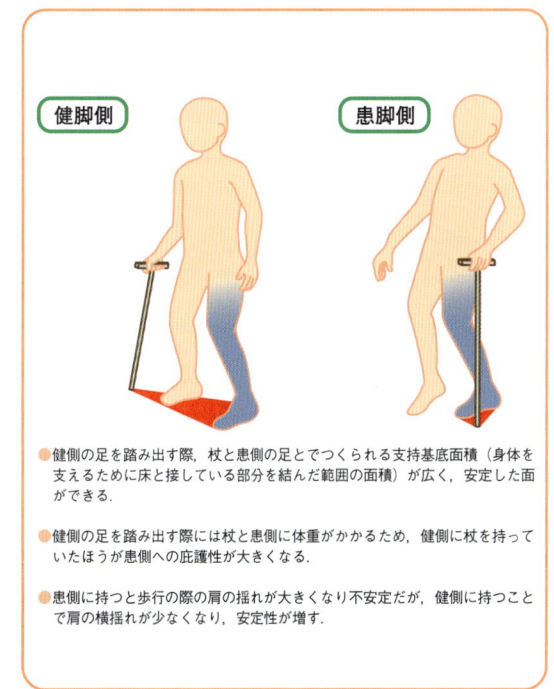

図1　杖の長さの決め方の目安

- 杖先を足の小指の外側15cmの位置について，肘を約30°曲げた状態で手のひらの高さ
- 大腿骨大転子の位置から足元まで垂直に下した高さ
- 腕を体側につけ，まっすぐ下した状態で手首の茎状突起の位置から足底までの高さ

図2　杖を健脚側につく理由

- 健側の足を踏み出す際，杖と患側の足とでつくられる支持基底面積（身体を支えるために床と接している部分を結んだ範囲の面積）が広く，安定した面ができる．
- 健側の足を踏み出す際には杖と患側に体重がかかるため，健側に杖を持っていたほうが患側への庇護性が大きくなる．
- 患側に持つと歩行の際の肩の揺れが大きくなり不安定だが，健側に持つことで肩の横揺れが少なくなり，安定性が増す．

参考文献

1) 服部一郎："リハビリテーション技術全書"医学書院，pp524-600，1974
2) 橋元　隆：杖・歩行補助具の種類と動作障害に応じた用い方の要点．理学療法 27（1）：192-207，2010

臨床に欠かせない1冊！

新刊

はじめて学ぶ "伝わる" プレゼンテーション

― 患者指導，カンファレンスから 学会・院内発表まで ―

埼玉県立大学保健医療福祉学部看護学科 教授
編著：國澤 尚子

B5判／本文124頁
定価（本体2,600円＋税）
ISBN978-4-88378-675-6

目 次

Chapter 1
プレゼンテーションをはじめる前に

Chapter 2
プレゼンテーションのキホン

Chapter 3
人前で上手に話すためのコツ

Chapter 4
学会発表，院内発表のための
プレゼンテーションのキホンとコツ

Chapter 5
カンファレンスや日々の申し
送りでのプレゼンテーション

Chapter 6
さらにプレゼンテーション
技術を高めるために

総合医学社
〒101-0061 東京都千代田区神田三崎町1-1-4
TEL 03(3219)2920 FAX 03(3219)0410 https://www.sogo-igaku.co.jp

3章 ADL (activities of daily living)

Q23 車いすの選定方法について教えてください

A 車いすは，使用目的や利用環境，身体的形態，駆動・移乗能力や坐位バランスを含めた身体機能，予後を考慮して選びます．場合によっては，坐面のクッションなどが必要になります．

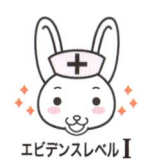

エビデンスレベルⅠ

回答者 中村沙織

1 選定方法

- 車いすには，大きく分けて**手動車いす**（自走用，介助用），**電動車いす**の2種類があります．
- 自走用車いすは，後輪（駆動輪）に付いているハンドリムを操作して自走することができます．自走用だけでなく，介助用としても用いられます．
- 介助用車いすは，基本的に介助者が操作するようにつくられています．後輪が小さく，自走用のハンドリムがないため幅が狭く小回りが利きます．そのため，狭い場所での使用には適しています．
- 最も一般的に使用されているものは，**普通型（標準型）車いす**と呼ばれます（図1）．既製品のため比較的安価です．
- 大きさにいくつか種類はありますが，操作性や坐り心地など個々の状態に合わない場合があり，公共施設や短時間の使用が向いています．
- 他に，**モジュール型車いす**があります．これは各部品を使用する人に合わせて組み立てることができる，いわばセミオーダーの車いすです．
- 車輪の大きさや坐幅，フットレストやアームレストなどの調整をすることができます．
- 体の大きさに合った車いすを使うと姿勢が安定します（図2）．
- 立位保持が困難で介助量が大きい場合は，スカートガードが取り外しできるものや持ち上がるもの（**跳ね上げ式**），スウィングアウト式フットレストのものを使用すると，介助量が軽減します（図3）．
- スカートガードを動かすと，坐面とベッドの間を平行移動できるため，立位をとらなくても**スライディングボード**を使うなどして殿部を横に滑らせながら移動ができます．
- 頸部や体幹が安定しない場合や，起立性低血圧を呈するときは，背もたれを倒すことができる**リクライニング型**の車いすを使用します．
- 電動車いすは，上肢の筋力やコントロールが低下し，ハンドリムの操作が困難な場合に使用します．
- 充電式のバッテリーで電動モーターを動かします．ジョイスティックなどの操作入力装置で操作するタイプや，手動兼用型もあります．
- 適応疾患は，筋力低下等のため上肢での車いす駆動が困難な場合に用いられます．頸髄損傷（C5以上の損傷），脳性麻痺，神経筋疾患，関節リウマチ，多肢切断，内部障害（呼吸器疾患，心疾患など）が適応になります．

2 操作方法のポイント

- 自分で動かすときは基本的にハンドリムの操作で駆動しますが，片麻痺がある場合は**片手片足駆動**，上肢での駆動が困難である場合は両足を使う方法もあります．小柄な体格であれば**低床型**の車いすを使用し，両足が地面に接地するものを選びます．
- 乗り降りや止まっているときは，**必ずブレーキをかけ**ます．
- 車いすを介助して段差を上がるとき，介助者は**ティッピングレバー**に体重をかけて足で押します（図4）．こうすると前輪が持ち上がり，段の上に乗ります．
- 段差から降りる際は，後ろ向きで後輪から降り，上

がるときと逆の動作を行います．自走の場合は，必要があればキャスター上げ（ハンドリムを勢いよくひいてキャスターを持ち上げる）の練習をします．
● 自走で方向転換を行う際は，**左右のハンドリムを前後逆に動かします**．例えば右に曲がるときは，右を後ろ，左を前に同時に動かすと，場所をとらずにその場で方向転換することができます．

- 後輪やキャスター，ネジ，シート，パイプなどの緩みやガタツキ
- タイヤの空気圧
- ブレーキは利くか
- 破損の有無

b）電動車いす
- バッテリー残量
- タイヤの空気圧
- 電源，コントローラーの作動状況
- 坐位姿勢
- 雑音の有無

3 点検方法

a）手動車いす
- 平らな床の上で後ろから軽く押した際に，まっすぐ走るか

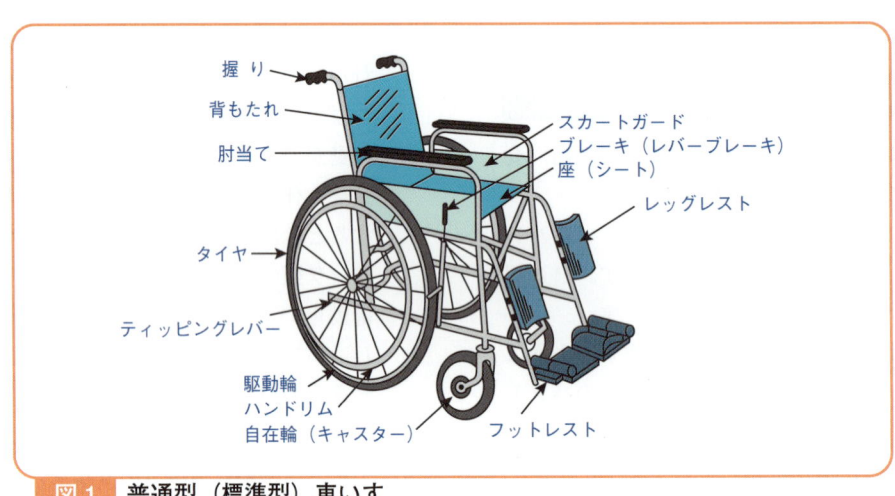

図1 普通型（標準型）車いす

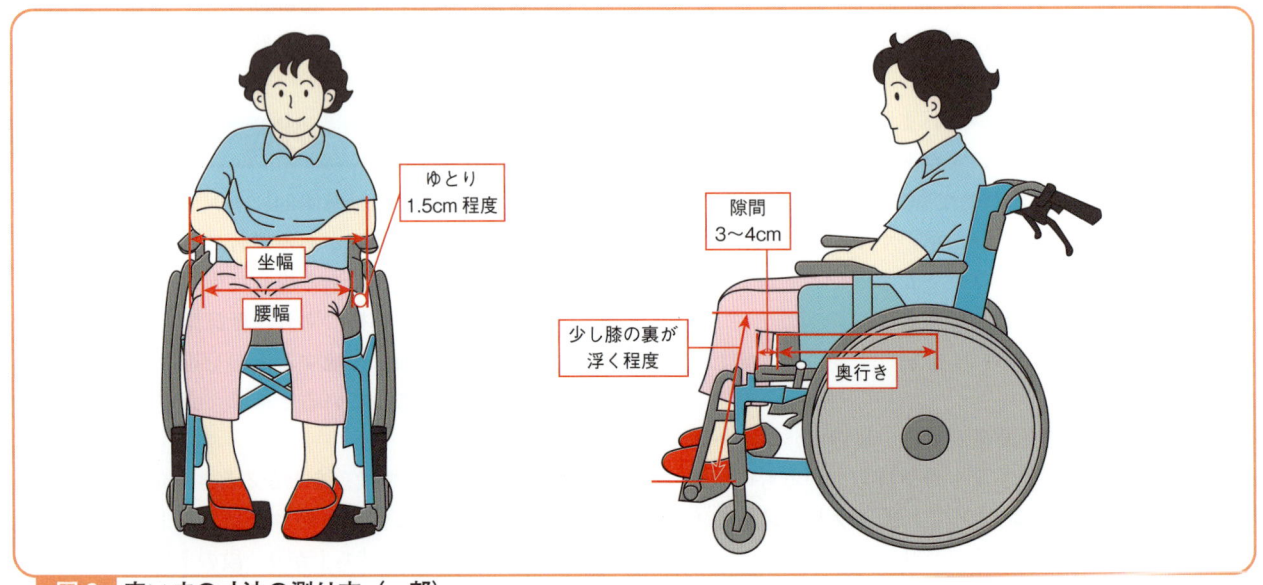

図2 車いすの寸法の測り方（一部）

入院中のリハビリテーション

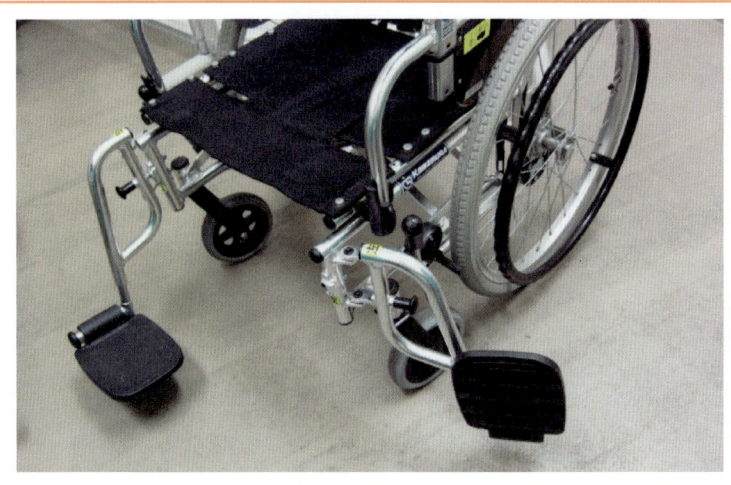

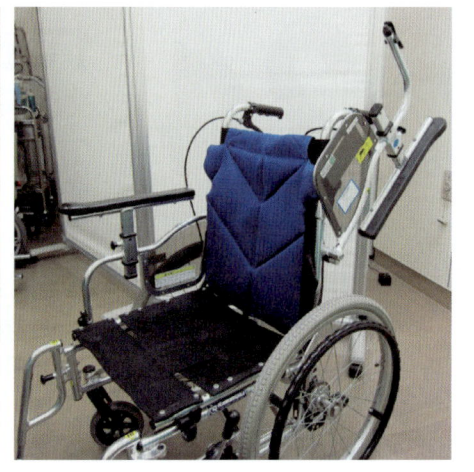

図3 スウィングアウト式フットレスト（左）とスカートガード跳ね上げ式の車いす
（左）フットレストが取り外せるようになっており，坐面とベッドが近づき介助しやすい．
（右）スカートガードが跳ね上げ式になっており，立たなくても殿部を横に滑らせて乗り降りできるため，介助量が軽減する．

ティッピングレバーにしっかり体重をかけて下に踏み込み，前輪を持ち上げる．

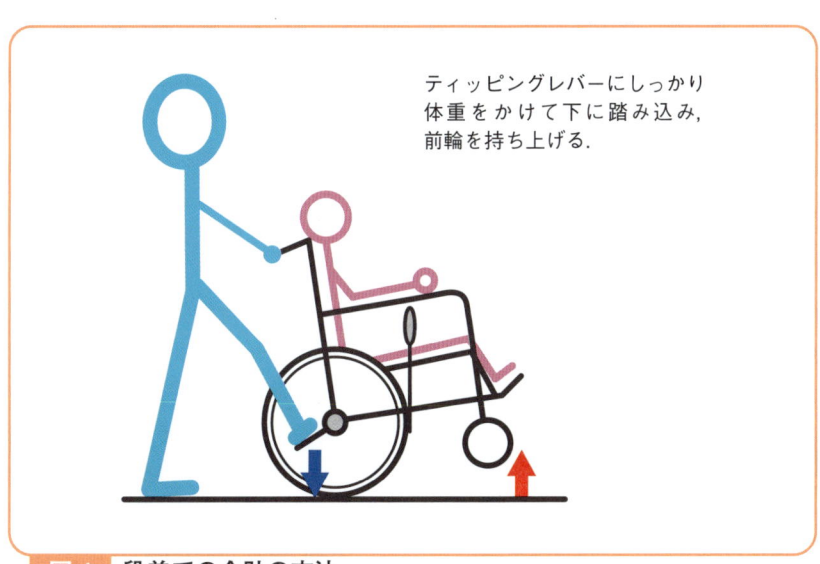

図4 段差での介助の方法

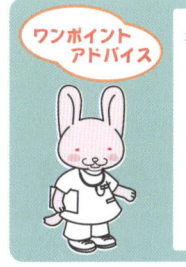

ワンポイントアドバイス
病院では既製品の車いすを使用することが多く，痩せて小柄な高齢者だと殿部に痛みが出たり，坐位が安定しないことがあります．その際は，クッションやタオルを使いポジショニングを行うことで坐位が安定し，疼痛を軽減することができます．

参考文献

1) 河村　宏 編："リハビリテーションマニュアル　18 電動車椅子適合・操作マニュアル" 国立身体障害者リハビリテーションセンター，2007

3章 ADL（activities of daily living）

Q24 代表的な装具について教えてください

A 装具は、四肢・体幹の機能を補うために使用されます。体重の支持や運動の補助、患部の保護、変形の防止と矯正を目的としています。大きく、上肢装具、体幹装具、下肢装具の3つがあります。

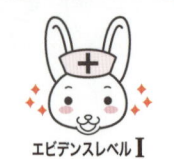

エビデンスレベルⅠ

回答者　中村沙織

1 上肢装具

- 肩から指先までの装具を指します。
- **対立装具**：**正中神経麻痺や尺骨神経麻痺**などに用いられます。拇指を良肢位に保持して、拘縮を予防します。手関節までを覆う長対立装具、手関節のコントロールが可能な場合は手部までの短対立装具を使用します。
- **把持装具**：手関節の動きを利用して、拇指と示指、中指での**つまみ動作を補助**します。
- **指装具**：槌指変形やリウマチ変形を呈した手指の、良肢位保持を行います。
- **肩装具**：**亜脱臼や肩関節腱板断裂術後**などの、良肢位での固定を行います（図1）。

2 体幹装具

- 代表的なものは、ダーメンコルセットと呼ばれる軟性コルセットです。椎間板ヘルニアや胸腰椎術後、脊椎圧迫骨折後などでよく用いられます。
- より固定性の高い金属フレームやプラスチックでできた**硬性コルセット**もあります。
- 頸椎術後などには、頸椎カラーが用いられます。

3 下肢装具

- 骨盤から足部までに用いられるものを総称して、「下肢装具」と呼びます。術後の固定や脳卒中による麻痺などに用いられます。
- 股関節を固定する装具や、大腿部までの長下肢装具がありますが、最も一般的に用いられるものは、膝下から足部までを固定する短下肢装具です。
- 特によく目にするものは、**プラスチック短下肢装具**と**金属支柱付短下肢装具**です。
- **プラスチック短下肢装具**（図2）：石膏で採型をしてつくります。継手がついていて足関節の背屈ができるものや、長さの短いものもあります。軽量なため、高齢や低体力でも使いやすいです。
  〈利点〉軽量、見た目が良い、汚れにくい、屋内でも使用しやすく上から靴が履けるなど
  〈欠点〉破損した場合の修理が困難、通気性が悪いなど
- **金属支柱付短下肢装具**（図3）：金属の支柱が靴に固定されており、継手部分で足関節の角度や可動範囲を調整することができます。プラスチック製の装具よりも支持性が高く、膝関節や足関節が安定します。痙性が強く**内反尖足**となってしまう場合に、ストラップを併用して足関節を固定することもできます。
  〈利点〉：強度があり破損しにくい、足関節の角度を調節できる、破損時に部品の交換が容易、通気性が良いなど
  〈欠点〉：重い、外見が悪い、継手が緩み角度が変わることがあるなど

　　　　　　　＊　　　＊　　　＊

- 装具は、使用する人の身体機能や年齢、ライフスタイルなどによって適応が違います。利点や欠点から、どの装具にするか選定する必要があります。また時間経過とともに、必要な装具が変わってくることがあります。頻回な作り直しは難しいため、**作製の時期や状態、予後などを考慮する**ことも大事です。

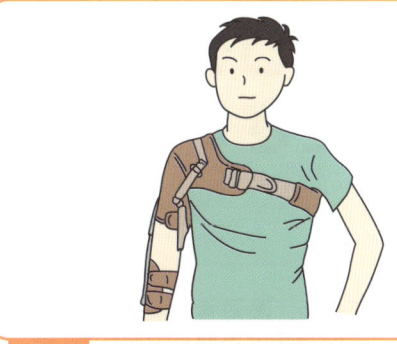

図1 肩関節装具（上肢懸垂用）

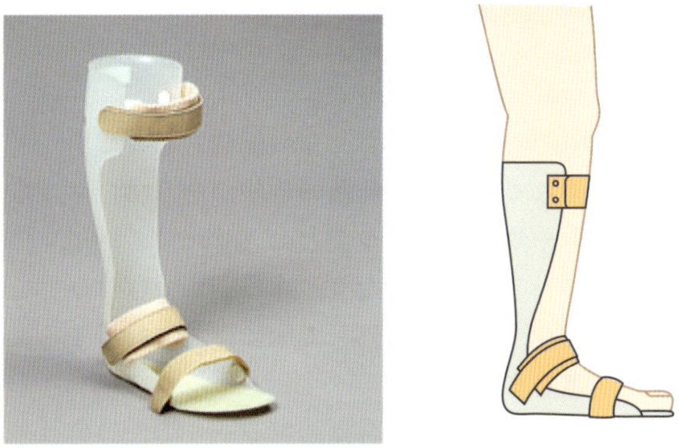

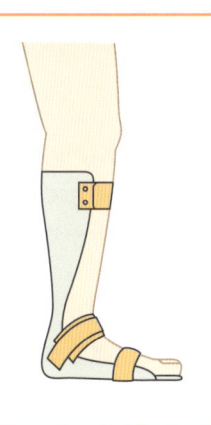

肩関節の亜脱臼などに用いられる．脳卒中による片麻痺で使用することが多い．

図2 プラスチック短下肢装具

プラスチック短下肢装具の利点と欠点

[利点]
- 軽量
- 見た目が良い
- 汚れにくい
- 屋内でも使用しやすく上から靴が履ける　など

[欠点]
- 破損した場合の修理が困難
- 通気性が悪い　など

（写真提供：澤村義肢製作所）

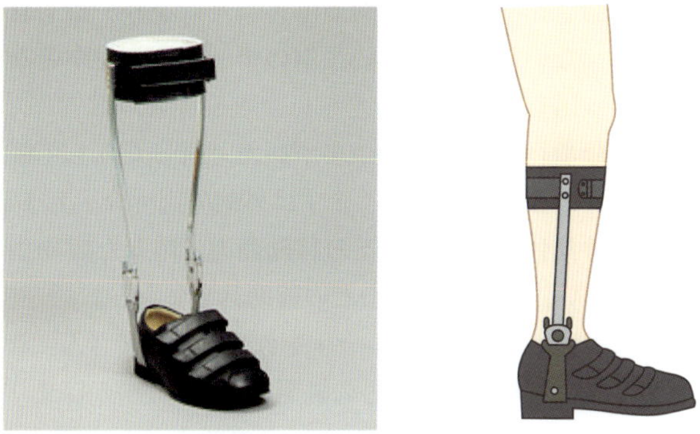

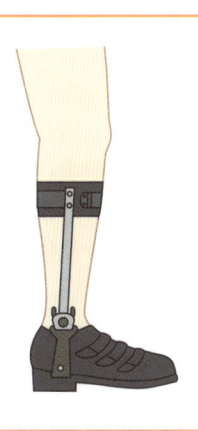

図3 金属支柱付短下肢装具

金属支柱付短下肢装具の利点と欠点

[利点]
- 強度があり破損しにくい
- 足関節の角度を調節できる
- 破損時に部品の交換が容易
- 通気性が良い　など

[欠点]
- 重い
- 外見が悪い
- 継手が緩み角度が変わることがある　など

（写真提供：澤村義肢製作所）

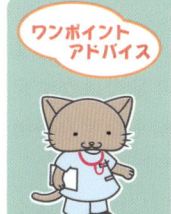

ワンポイントアドバイス

身体の形体に合わない装具を使っていると，褥瘡などの原因になります．特に，感覚障害がある場合は注意が必要です．体重の増減や浮腫でも足の大きさが変わるため，不適合が起こる可能性があります．骨突出部など圧迫されやすい部分は，皮膚の状態をチェックしましょう．

参考文献

1) 矢崎　潔：装具概論．"作業療法学全書［改訂第2版］　第9巻 作業療法技術論1"協同医書出版社，pp75-97，1999
2) 株式会社澤村義肢製作所ホームページ　http://sawamuragishi.jp/

入院中のリハビリテーション

3章 ADL（activities of daily living）

Q25 転倒予防について教えてください

A 転倒は，骨折，寝たきり，要介護，そして死亡に至る，高齢者にとって重大かつ深刻な事態を招来するため，その予防の重要性が強調されています．転倒は，多要因が複雑に絡み合って発生するため，多角的な評価を行い，個々に予防対策を立てることが大切です．

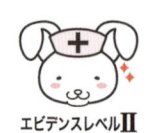

エビデンスレベルⅡ

回答者　佐藤一成

1　転倒の実態

- 転倒は，不慣れな入院1週間目に多くみられるため，転倒リスクの評価は入院直後から行います．
- 転倒しやすい状況としては，ポータブルトイレの利用を含めたトイレ前後の動作が最も多く，次いでベッドや車いすからの転倒・転落などが挙げられます．

2　転倒の原因

- 転倒の原因は，大きく，**内的因子**と**外的因子**に分けて考えるのが一般的です（**表1**）．
- 転倒の原因になる薬剤の副作用としては，眠気，ふらつき，失神，意識障害，めまいなどが挙げられます．
- このように，転倒は多要因が複雑に絡み合って発生すると考えられるため，転倒対策をとるためには多角的な評価が必要になります．

3　転倒予防のポイント

- 入院時に，転倒・転落評価シートを用いて分析・計画を立案するとともに，手術・ADL拡大時期・転倒をひき起こしやすい薬剤の開始時期など，イベントごとに評価や修正が必要です．
- ベッドサイドの場合は，床に落ちた物を拾おうとして転倒したり，眠気や意識障害，せん妄状態のままベッドから転落したりすることが多いです．
- 患者さんがベッド上でも不自由なく生活できるように整理整頓し，床に物が落ちたときなどは無理をせずナースコールを使うように促します．多忙な看護師を気遣ってナースコールを使わない患者さんも多いため，気を遣わせない配慮も必要です．
- それでも転倒・転落の危険がある場合は，離床マットやサイドコールなどセンサー類の活用，体幹抑制ベルトを使用したり，床に衝撃吸収マットを使用したり，ベッドを外して床に寝具を設置することも考慮します．
- 車いす乗車の場合は，ブレーキのかけ忘れやフットレストの上げ忘れによるものが多いため，まず患者さんに乗車時の注意点を説明し，スタッフも患者さんが安全に操作できているか注意します．
- 認知症や高次脳機能障害などにより一瞬も目が離せない場合は，車いす用のテーブルや安全帯などを使用します．
- 歩行の場合は，つまずいたり滑ったりして転倒することが多いため，まずは外的要因へ介入しましょう．
- 具体的には，個々の移動能力に応じた履物指導を行い，杖や歩行器などの補助具を整備します．補助具についてはパンフレットを作成し，患者さんに渡して安全に使用するための説明を行うと理解が深まります．
- また，夜間照明やポータブルトイレの適正な設置，尿などにより滑りやすくなった床の掃除，引っ掛かりを防止するためのコード類の整理などの**環境整備**をします（**図1**）．
- 内的要因への介入は，可能であれば，前かがみのまま歩いたりせず**良い姿勢で歩く**，すり足ではなく足が床から持ち上がるように意識して歩くなどの指導を行います（**図2**）．
- また，睡眠薬を服用する場合は，服用に伴うリスクを説明し，日中1人で安全にトイレに行ける場合で

も，夜間は看護師が付き添うなどの解決策を相談し，理解と協力を得ることが大切です．
● 頻繁に転倒する場合には，外傷を予防するために，ヒッププロテクターや頭部保護帽，衝撃吸収マットの使用を考慮します．

表1 転倒のリスク要因

内的要因		外的要因	
加齢変化	・視機能の低下（視野の暗化，狭まり） ・バランス感覚の低下（深部感覚，三半規管，小脳の機能低下） ・歩行状態の変調（歩幅の狭まり，つま先や踵の挙上の低下）　など	衣類や移動補助具など	・丈の長いズボンやスカート ・スリッパなど，踵のない履物 ・ほどけた靴ひも ・歩行器や車いす使用の誤用，調整不良　など
疾患・障害	・脳血管疾患による片麻痺や半側空間失認 ・一過性脳虚血発作 ・パーキンソン症候群 ・関節リウマチ ・白内障 ・認知症 ・せん妄　など	屋　内	・濡れた床 ・敷居や玄関の段差 ・照度不足 ・段差の大きな階段 ・玄関マットや電気のコードなど，つまずきやすい物の放置　など
薬物，治療	・精神安定薬 ・鎮静睡眠薬 ・抗うつ薬 ・降圧薬 ・利尿薬 ・縮瞳作用のある目薬 ・人工透析終了後 ・手術後　など	屋　外	・階　段 ・雨や凍結により滑りやすい路面や歩道 ・木の根などの障害物 ・人ごみ　など
		非日常的な環境	・入院や入所などの環境変化 ・ICUの利用 ・身体拘束の適用 ・ライン類を多用された治療状況　など

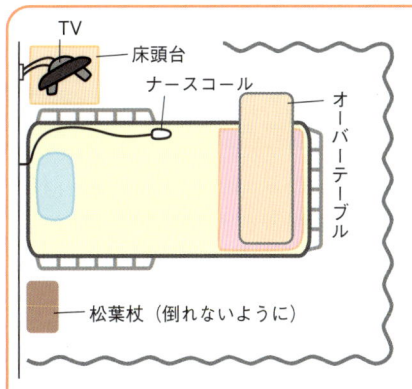

・オーバーテーブルには時計，ティッシュペーパー，TVのリモコンなど，よく使うものを置いておく．
・ベッド上は布団類も含め，整頓しておく．
・ナースコールは手の届く場所に置いておく．
・TVなどのコード類は，ベッドへの乗り降りをしない側にまとめておく．
・松葉杖使用の場合は，手の届く範囲に，倒れないように立てかけておく．

図1 ベッド周囲の環境整備　（文献4を参照して作成）

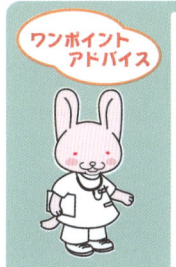

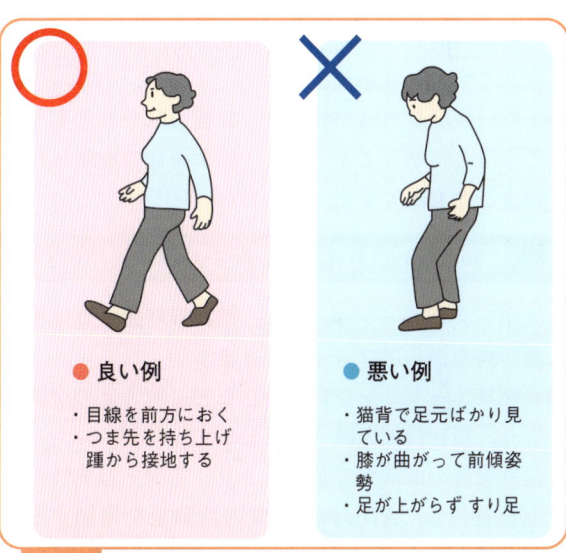

図2 歩行指導のポイント

● 良い例
・目線を前方におく
・つま先を持ち上げ踵から接地する

● 悪い例
・猫背で足元ばかり見ている
・膝が曲がって前傾姿勢
・足が上がらずすり足

ワンポイントアドバイス
患者さんの過信や遠慮が，転倒の引き金となることがあります．訪室した際に，最後に「他に何かありますか？ ご用がありましたら遠慮なくお呼びください」と声掛けを行うなど，ちょっとした一言で防止できることもあります．

参考文献
1) 上岡洋晴 他：転倒事故の予防と対策．おはよう21 22(3)：11-27, 2011
2) 山下容子, 松島元子：転倒を予防する！ 整形外科看護 10(4)：348-355, 2005
3) 武藤芳照："ここまでできる高齢者の転倒予防" 日本看護協会出版会，pp3-7, pp41-44, 2010
4) 伊藤静恵 他：杖使用中の「自分で動きたい」を支える方法．整形外科看護12(7)：661-669, 2007
5) 武藤芳照："転倒予防らくらく実践ガイド" 学研, 2009

3章 ADL（activities of daily living）

Q26 集団レクリエーションについて教えてください

A 集団レクリエーションは，社会的・精神的・身体的に刺激を加えることができ，ADLを向上させ，生活リズムを改善することができます．楽しみながら継続して行える内容が有効です．

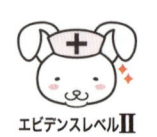

エビデンスレベルⅡ

回答者　荒木聡子

- 他者との関わりは，ADLを維持・向上するためにも大切なことです．
- 他者との関わりが少なくなり，社会的な刺激がなくなると，精神機能が低下します．
- 精神機能が低下すると，うつ傾向，集中力低下，見当識不良，知的活動低下が生じ，意欲・発動性の低下や，判断力，問題解決力が低下し，認知障害をひき起こすこともあります．
- また，生活リズムが狂うと，昼夜逆転やせん妄を起こすことがあります．また，転倒や他の危険行動を伴うこともあります．

1 集団レクリエーションの意義

- 集団レクリエーションでは，**精神機能面・身体機能面**の両方からアプローチできます．
- レクリエーションや自由会話など，他者との交流により，精神機能の賦活を促します．
- 精神機能の賦活ができることで，意欲・自発性の向上を目指し，ADLの場面での活動量を増加することができます．
- 身体機能面では，活動を継続して行えるような設定が必要です．過活動にならないように注意してください．
- 適度な運動は，脳血流の改善が期待できます．精神機能の改善もはかれます．
- バランス能力や協調性の向上ができ，坐位や立位での転倒のリスクが軽減できる可能性があります．
- 患者さんの興味や関心がもてる活動内容にするために，事前に趣味や普段の生活の様子などを聴取しておくとよいでしょう．能動的に活動できることが大切です．

2 臨床場面で行われる集団レクリエーションの内容（図1）

- 集団レクリエーションでは，転倒予防などで行われる筋力強化やバランス練習を主体とする運動の他，風船バレー，輪投げ，ラジオ体操，散歩などがあります．
- また，運動以外にも歌を歌ったり，自由会話を楽しむなどの活動もあります．

3 評価

- 患者さんが興味をもって，継続して行えるように，各々の趣味，普段の生活活動について聴取したり，身体能力に関しては事前に身体機能評価を行っておくことが必要です．
- 精神機能・身体機能の評価は，適宜行ってください（表1）．

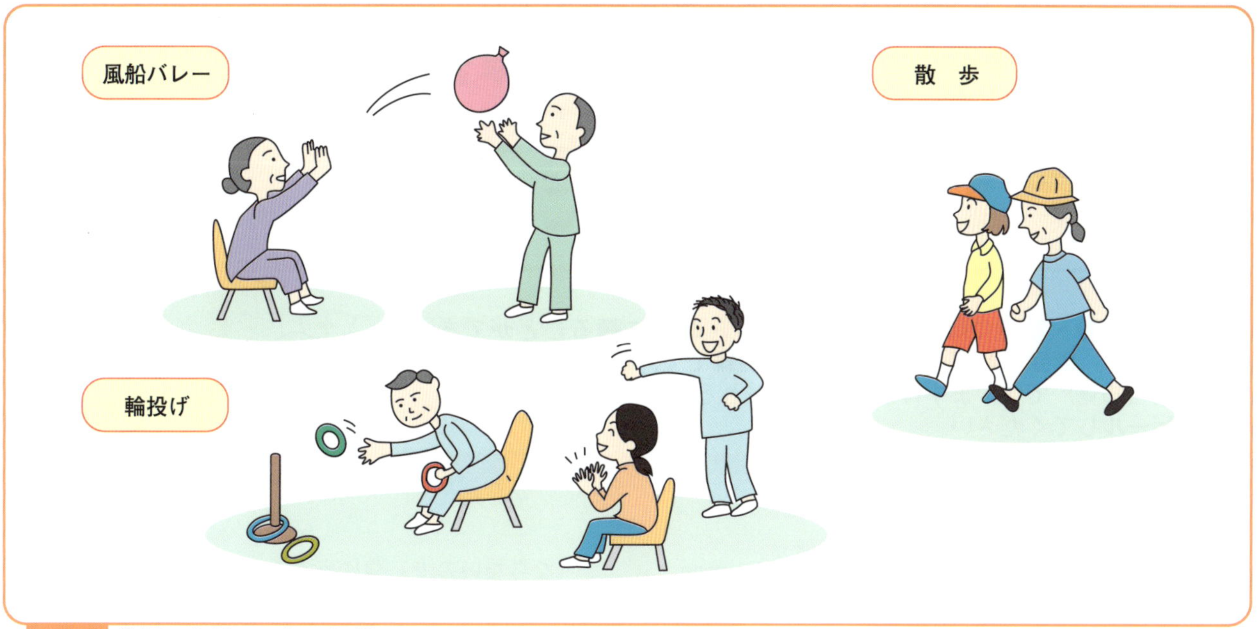

図1 集団レクリエーション例（風船バレー／輪投げ／散歩）

表1 事前評価

聴取内容	現病歴，疾病・障害名，生活歴，入院前のADL 趣味，社会活動の有無（ある場合はその内容）
精神機能	認知機能評価：長谷川式簡易知的機能評価スケール（HDS-R） 　　　　　　　ミニメンタルテスト（MMSE：mini mental state examination） 抑うつ：GDS（geriatric depression scale） 　など
基本動作能力	寝返り，起き上がり，立ち上がり動作
身体機能	**関節可動域（ROM），徒手筋力テスト（MMT）** **運動麻痺・感覚障害の有無**および部位 **協調性**（鼻指鼻テスト，膝打ちテスト，踵膝テストなど） **バランス機能**〔坐位・立位保持の可否，ロンベルグ試験，Mann肢位テスト，片脚立位，タンデム歩行，ファンクショナル・リーチ・テスト（Functional Reach Test），time up & go test（TUG）など〕 **歩行能力**（独歩，杖などの補装具の有無，介助の有無） **全身持久力**（6分間歩行，踏み台昇降など）

ワンポイントアドバイス

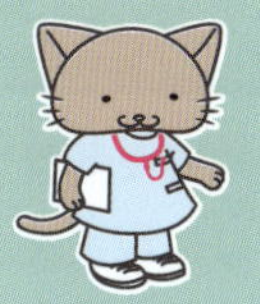

身体機能評価とともに，事前の生活歴や趣味などの聴取を行っておくと，集団リハビリテーションの導入がスムーズになります．集団行動が苦手な人もいますので，生活背景を知っておくと介入しやすいです．

参考文献

1) 落合慈之 監，稲川利光 編："リハビリテーションビジュアルブック"学研メディカル秀潤社，pp186-193, pp408-411, 2011
2) 征矢英昭："フリフリグッパー"ワニブックス，pp10-17, 2006

入院中のリハビリテーション

3章 ADL (activities of daily living)

Q27 視覚・聴覚障害者との関わり方について教えてください

A 視覚・聴覚に障害のある人は視覚・聴覚に頼ることができず，周囲の状況をつかむことが困難です．頼りになるのは，感覚（知覚）です．まずは患者さんに触れることで，自分の存在をアピールしてください．

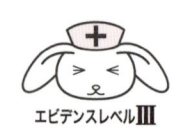

エビデンスレベルⅢ

回答者 森田将健

1 視覚・聴覚障害者とは

- 視覚障害者は，弱視者と全盲に分かれます．弱視は読んで字のごとく残存視力がありますが，全盲は全く見えません．
- 聴覚・言語障害者は，難聴者とろう者に分かれます．以前は聾唖（「聾」は聞こえないこと，「唖」は話せないこと）といっていましたが，最近は発話面での障害が少なくなっているため「ろう者」と呼ばれることが多くなりました．
- 目と耳に障害を併せもつ人のことを「盲ろう者」といいます．ここでは，全盲，ろう者との関わり方よりも，普段スポットの当たらない盲ろう者との関わり方をメインに説明します．どのくらいの割合なのかは，図1[1]を参照してください．

2 コミュニケーション方法

- 盲ろう者となる方の半数以上が，成年期以降に視覚と聴覚の障害が発症しています．脳腫瘍や交通事故によるものが多いようです．
- 見ることと聞くことができないので，**触ることが一番確実なコミュニケーション手段**となります．
- 主なコミュニケーション方法を5つ，以下に挙げます．
  ①手書き文字
  ②ローマ字式指文字
  ③指点字
  ④触手話
  ⑤点字筆記
- ②〜⑤までの方法は，それぞれ方法を覚えなければならないので，常に盲ろう者との関わりをもつ方以外では現実的ではありません．病院で働く人にとっては，手書き文字が一番簡単で現実的でしょう（図2）[1]．

3 コミュニケーションにおける配慮

- 「触れること」が，一番大切です．触れるだけで，静寂な暗闇の中で誰かが側にいるという安心感を与えることが可能となります．まずは触れて，手書き文字で構わないので会話をしてみましょう．
- 注意点を，以下に挙げます．
  ①自分の名前を伝える：まずは触れてから名前を告げて話しかけましょう．
  ②常に触れている：離れると，近くにいるのかすらわかりません．離れるときには，理由と時間を説明してから離れます．
  ③相づちを打つ：理解しているのかどうかを，相手に伝えてください．合図は，相手の手や肩を軽く叩いてあげます．
  ④話が通じているのか確認する：説明不足や読み取り違いで誤解されることがあります．表情を見ながら確認を行いましょう．
  ⑤声に出して話す：周囲の人には会話の内容が伝わらないので，声に出してコミュニケーションし，周囲の人とも話題を共有してください．

4 支援の方法

- 視覚や聴覚は，外界との関わりを司る重要な器管です．中途で受傷した患者さんは，すぐには現実を受け入れることができません．特に病院では，受傷直

後からの関わりをもつ可能性が高くなります．
- 現実を受け入れることができないのに，これからの生活のために役立つからと指点字や，点字を学ばせようとしても勉強しようとする気になるはずがありません．今の状態を把握することすら拒否する可能性もあります．
- まずは，現実の**今**をどのように**生活**しやすくしていくかが重要となるのは，片麻痺や脊髄損傷など他の障害と同じです．
- 情報量が極端に減り，自分の世界へと引きこもりがちになりやすいので，できるだけ外の世界からの情報を入手しやすくさせてください．
- 介助されるのも慣れていない状態で，いきなり触れられるだけでもびっくりするので，病室にいるのを確認するだけではなく，見かけたら少しの間でも手書き文字で話すなど，毎日の積み重ねを行っていきます．
- 他者から触れられることに慣れ，徐々に他の人とのコミュニケーションを行うに従い，関係性が築きあげられると，介助されるのにも恐怖感が減少していきます．
- いろいろな人と関わることで現実検討を行うようになり，新たなコミュニケーションツール，新たな世界との関わりを得ようと自ら目を向けていきます．

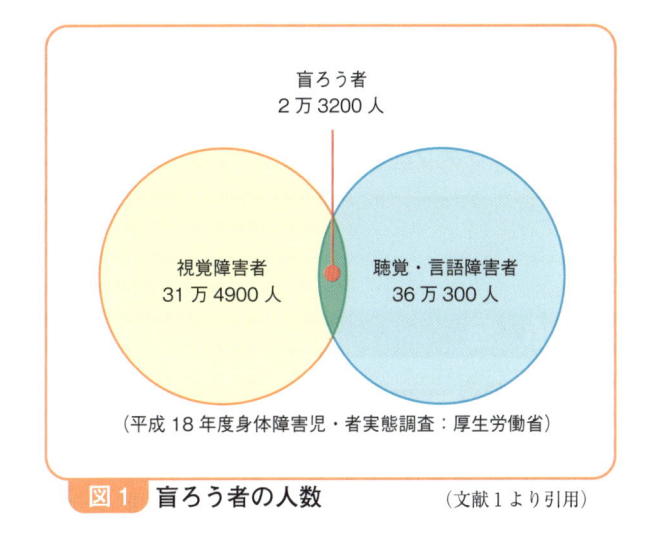

図1　盲ろう者の人数　（文献1より引用）

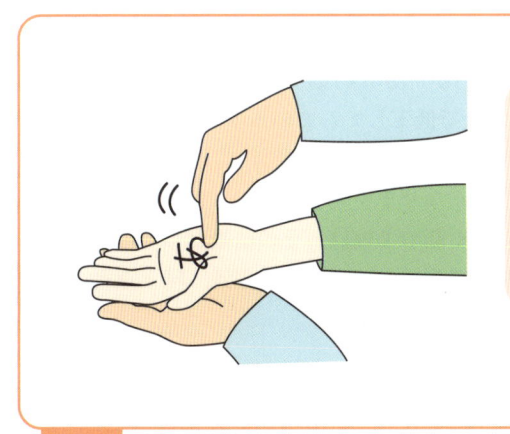

図2　手書き文字　（文献1を参照して作成）

盲ろう者の手のひらに指先等でひらがなやカタカナ，漢字等を書いて言葉を伝える方法です．盲ろう者の指をとり，机や手のひらの上に一字ずつ書いていくという方法もあります．多くの盲ろう者は手書き文字によるコミュニケーションをとることができます．

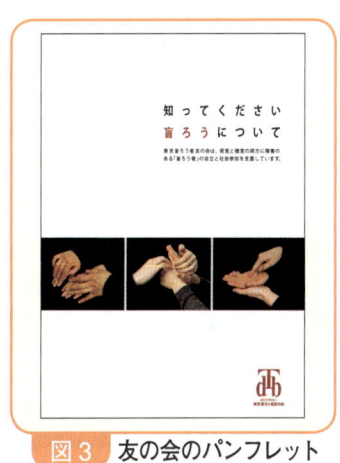

図3　友の会のパンフレット　（文献1より）

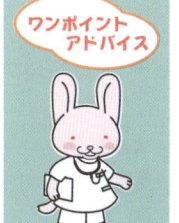

ワンポイントアドバイス

指点字や点字筆記，自助具の選定など専門的で，経験豊富なスタッフが病院にいることは少ないと思います．院内のスタッフとの連携はもちろんですが，病院の中に留まらず自ら周囲の支援拠点を探して電話をしたり院外へ働きかけることも重要です．日本全国に盲ろう者友の会があるので積極的に問合せをしてみてください（図3）[1]．

参考文献

1) 東京盲ろう者友の会パンフレット"知ってください盲ろうについて"協力：認定NPO法人　東京盲ろう者友の会　東京都盲ろう者支援センター

4章 嚥下障害と栄養

Q28 嚥下障害は、どのような原因で起こるのでしょうか？

A 臨床での嚥下障害は，様々な要因がありますが，最も多いのが脳梗塞などの**脳血管疾患**に伴う摂食・嚥下障害や，安静状態が長期にわたって続くことで寝たきり状態となり，機能低下を起こしてしまう**廃用症候群**です．

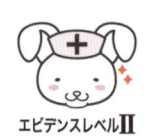

エビデンスレベルⅡ

回答者　矢島寛次郎

1　原　因

a）器質的原因
- 嚥下経路の構造などに問題があり，食物の通過が妨げられている場合です．
- 具体的には，舌や咽頭・喉頭・食道などの炎症，腫瘍やその術後，また外傷，先天的なものなどです．

b）機能的原因
- 構造物の形には問題がなくても，それを動かす神経・筋肉などに原因がある場合です．
- 具体的には，脳血管障害や神経筋疾患，加齢に伴う機能低下（廃用症候群など），薬の副作用などです．

c）心理的原因
- 摂食異常や嚥下困難があるも，器質的・機能的原因を認めない，心理的な原因が関与している場合です．
- 具体的には，心身症やうつ病などに伴う食欲不振などです．

2　機能的原因

- 次に，最も多い脳梗塞などの**脳血管疾患**や，安静状態が長期にわたって続くことで寝たきり状態となり，機能低下を起こしてしまう**廃用症候群**に伴う摂食・嚥下障害の原因を説明します．

a）脳血管疾患に伴う摂食・嚥下障害
- 脳血管疾患の摂食・嚥下障害は，顔面・舌・口腔・喉頭の麻痺によるものもありますが，一側性の障害では症状は軽微であり，両側性に障害されたとき（仮・偽性球麻痺）や延髄障害での球麻痺にて重度になります．
- 脳血管疾患において誤嚥や不顕微性誤嚥が多いのは，脳血管障害（大脳基底核付近）にてドーパミン産生とドーパミンにより促される**サブスタンスＰ**の産生不足をひき起こし，嚥下反射と咳反射の機能低下を招いてしまうことが要因となります[1]（図1〜3）．

b）廃用症候群に伴う摂食・嚥下障害
- 廃用症候群は，筋力の低下などの局所の機能低下に限らず，摂食・嚥下機能面にも影響してきます（表1）．
- 長期間の絶対安静の状態にて，抗重力筋を中心に**1週間で10〜15％の筋力低下**を生じ，**3〜5週間で50％まで低下**してしまいます．
- また，筋萎縮も並行して進行し，2ヵ月以内に，筋膜は半分になります[2]．
- 筋力低下や筋の萎縮は，その結果として嚥下運動に必要な神経筋活動の減弱化，遅延，嚥下運動の非効率化をもたらします．

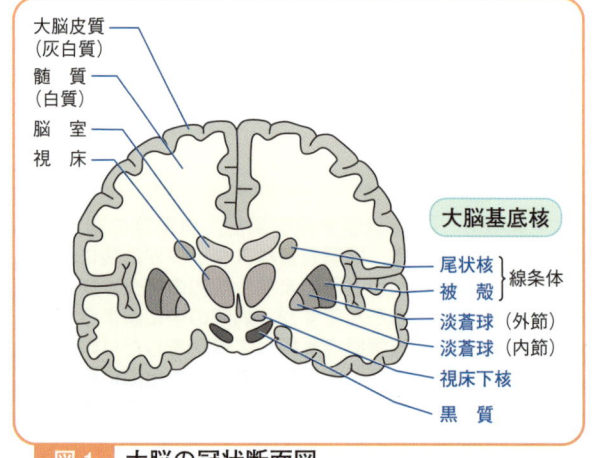

図1　大脳の冠状断面図

大脳皮質（灰白質）／髄質（白質）／脳室／視床／大脳基底核：尾状核・被殻（線条体），淡蒼球（外節），淡蒼球（内節），視床下核，黒質

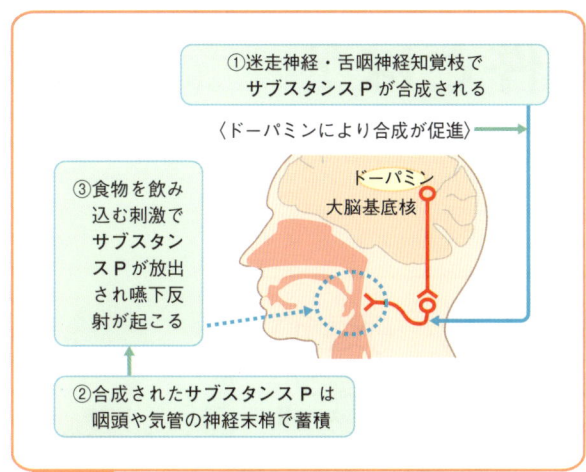

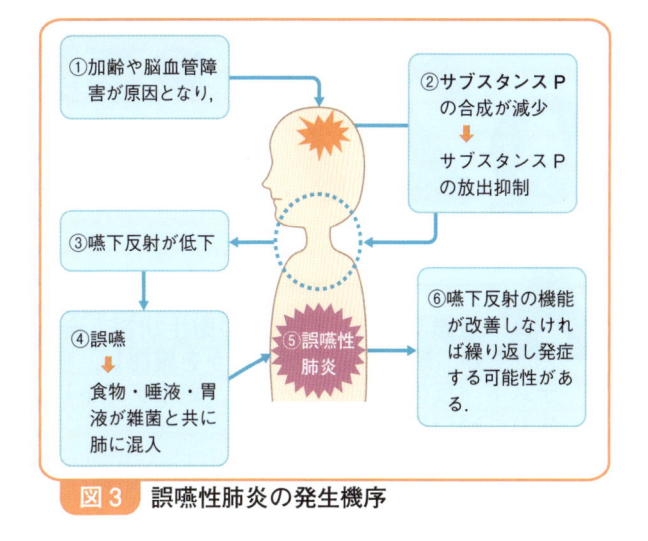

図2 サブスタンスPの合成・蓄積・放出

①迷走神経・舌咽神経知覚枝でサブスタンスPが合成される
〈ドーパミンにより合成が促進〉
ドーパミン
大脳基底核
③食物を飲み込む刺激でサブスタンスPが放出され嚥下反射が起こる
②合成されたサブスタンスPは咽頭や気管の神経末梢で蓄積

図3 誤嚥性肺炎の発生機序

①加齢や脳血管障害が原因となり,
②サブスタンスPの合成が減少 → サブスタンスPの放出抑制
③嚥下反射が低下
④誤嚥：食物・唾液・胃液が雑菌と共に肺に混入
⑤誤嚥性肺炎
⑥嚥下反射の機能が改善しなければ繰り返し発症する可能性がある.

表1 廃用症候群の症候

局所性廃用	関節拘縮	顎関節の拘縮	咀嚼機能低下による食塊形成不全
	筋萎縮による筋力低下	口輪筋・頰筋・舌筋群の筋力低下	食塊形成や送り込み不十分による口腔内残留や貯め込み 口腔内保持機能低下による流動物の早期咽頭流入 口腔内圧・軟口蓋挙上低下による嚥下圧低下（咽頭残留）
		舌骨上筋の筋力低下（喉頭挙上低下）	喉頭挙上低下による咽頭残留や嚥下反射の遅延による誤嚥リスクの増加
	心肺機能低下	安静・運動時の心拍増加（心拍出量減少） 臥床における横隔膜挙上や肋骨の圧迫	易疲労性や全身持久力低下 胸郭の可動性の低下による，誤嚥時の喀出力・咳反射の低下や痰絡み時の排痰困難
全身性廃用	サルコペニア（筋肉減少症）	嚥下や咀嚼に伴う筋力低下	嚥下反射の遅延 食塊形成不全
	代謝系・内分泌機能低下	基礎代謝低下による全身の脱調節機能	不活動が続けば最終的にADLや歩行障害に陥る
		脱水による唾液分泌不足，唾液嚥下回数減少や口腔乾燥，口腔内汚染	粘膜乾燥による咽頭知覚低下 衛生状態低下による肺炎リスクの助長
臥床によるもの	起立性低血圧	離床の妨げ	運動能力・ADL改善のリハビリ阻害因子
	消化管不使用による胃・腸管粘膜の萎縮	消化吸収の低下	食欲・食思低下
感覚・運動刺激不足によるもの	長期臥床による，姿勢・運動調節機能低下	摂食・嚥下時の良姿勢（アライメント）維持困難	不良姿勢での嚥下運動負荷増加による誤嚥リスクの助長
	経口からの感覚・刺激の低下	口腔・咽頭・喉頭の知覚低下	咀嚼機能低下による食塊形成不全 知覚低下による不顕微性誤嚥リスクの助長
中枢神経系	社会的孤立，活動性低下	抑うつ，情緒不安定 仮性認知症や高次脳機能減退	運動能力・ADL改善のリハビリ阻害因子 認知機能，注意機能低下による摂食時のペーシング障害
その他	経管留置（NG法）	喉頭蓋の圧迫 咽頭・喉頭の感覚低下	誤嚥リスクの増加
	経管栄養の長期化	口腔や舌，咽頭・喉頭の嚥下関連筋の筋力低下	食塊形成不全，送り込みや嚥下反射低下・遅延

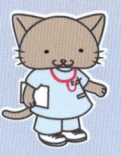

ワンポイントアドバイス

嚥下障害の改善の第一歩は，口腔ケアです．口腔ケアは，口腔内の細菌を減少させ，誤嚥性肺炎を予防するだけではなく，覚醒，ストレッチ，口腔運動，唾液嚥下などを促します．また嚥下反射を促す物質であるサブスタンスPの増加と，嚥下反射時間の短縮も認められています．

参考文献

1) Sekizawa K et al：ACE inhibitor and swallowing reflex. Chest 113：1425, 1998
2) 米本恭三 監："最新リハビリテーション医学 第2版" 医歯薬出版, p77, 2005

4章 嚥下障害と栄養

Q29 食事開始条件とは？

A 意識レベル，口腔内の衛生状態，全身状態が安定しているか，感染の徴候がないかを確認し，嚥下障害スクリーニングテスト（反復唾液嚥下テスト，飲水テスト）を実施します．クリアすれば経口摂取を開始します．

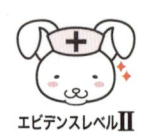

エビデンスレベルⅡ

回答者　鈴江璃野

- 嚥下障害スクリーニングテストをクリアしなかった場合でも，耳鼻咽喉科で嚥下内視鏡検査（VE）や嚥下造影検査（VF）といった嚥下機能検査を行ったり，言語聴覚士によるフードテストや口腔器官の評価を行って，口腔咽頭所見を確認した後であれば，食形態を調節して摂取できる可能性があります．

1　事前評価

- 意識レベルは，JCS：1桁以上，GCS：E4以上で，簡単な指示に応じることが可能かどうか確認します．
- 口腔内の衛生が保たれているか確認し，必要に応じて口腔ケアを行います．
- バイタルサインなど，全身状態が安定しているかを確認します．
- 発熱，WBCやCRPなど，採血データをチェックし，感染の徴候がないかを確認します．

2　嚥下障害スクリーニングテスト

a）反復唾液嚥下テスト（repertitive saliva swallowing test：RSST）

- 口唇・口腔内を冷水につけた綿棒などで湿らした後，30秒間に何回続けて唾液が飲めるかを測定し，嚥下反射の惹起性を推測します．**正常は3回以上**です．
- また，喉仏（甲状軟骨）を触って，嚥下運動時の喉頭挙上の状態（嚥下惹起状態や挙上速度，最大挙上位など）を同時に評価します．1回の嚥下運動は**0.5秒以下が正常**です．

b）飲水テスト（改訂水飲みテスト3mL，水飲みテスト30mLなど）

- 実際に患者さんに水を飲んでもらい評価します．
- 当病院では水飲みテストをアレンジし，**図1**で示した流れで行っています．
- 2回目以降に「むせ」を認めた場合は，テストを中止し，耳鼻咽喉科やリハビリテーション科で詳しく精査を行う必要があります．

3　その他の嚥下機能検査

a）嚥下内視鏡検査（videoendoscopic examination of swallowing：VE）

- 鼻腔より喉頭ファイバースコープを挿入し，咽頭・喉頭に異常所見がないかを確認します．
- 特に，梨状窩の唾液や食物残渣の喉頭流入，声門閉鎖，器質的異常の有無などを確認します．
- 次いで，着色水（とろみ付き・とろみなし）やゼリーを用いて，嚥下機能評価や誤嚥の有無を検査します．
- 被曝がなく，ベッドサイドでも行うことができます．
- また，喉頭知覚を確認できるため，不顕性誤嚥（silent aspiration）の評価が可能です．

b）嚥下造影検査（videofluorography：VF）

- X線透視下で，造影剤や造影剤入りの検査物を嚥下させ，嚥下状態や誤嚥・咽頭残留などを検査します．
- 外部からは確認困難な，口腔期から食道期までの一連の動作が検査可能です．
- 喉頭知覚は，詳細には検査できません．

4 言語聴覚士（ST）による評価

a）フードテスト
- テスト食品（スライスしたゼリー・プリンなど2～3g）を嚥下後，食物残渣が口腔内のどの部分にあるかを確認することで，口腔期の評価を行います．
- 数回テストし，「むせ」や湿性嗄声がなければ，ペースト食やとろみをつけた食事を摂取できる可能性があります．

b）口腔器官の評価
- 表1，図2に示した口筋群や咀嚼筋群，舌筋群の運動麻痺や顎関節の可動域と感覚障害を確認し，食べ物を口腔内に取り込み，咀嚼して食塊を形成できるかどうかを評価します．

c）その他
- 嚥下機能検査は，他に，頸部聴診法，筋電図（EMG），electroglottography（EGG），超音波検査，嚥下圧検査，咳テストなどがあります．

- ●意識レベル：JCS：1桁，またはGCS：E4以上　○Yes　○No
- ●前段階評価事項：嚥下の準備運動を兼ねて行う．
  - ・指示に従える　　　　　　　　　　　　　○Yes　○No　（　　　）
  - ・口腔内衛生　　　　　　　　　　　　　　○良好　○不良　（　　　）
  - ・口腔ケア自立度　　　　　　　　　　　　○自立　○要補助（　　　）
  - ・嗄声　　　　　　　　　　　　　　　　　○なし　○あり　（　　　）
  - ・開口制限（開口・閉口ができるか）　　　○なし　○あり　（　　　）
  - ・口唇閉鎖不全　　　　　　　　　　　　　○なし　○あり　（　　　）
  - ・頰ふくらませ　　　　　　　　　　　　　○可　　○不可　（　　　）
  - ・舌運動（挺舌：舌を前に出せるか）　　　○可　　○不可　（　　　）
  - ・舌運動（口角なめ）　　　　　　　　　　○可〔○右　○左　（両方にチェック可）〕○不可
  - ・咀嚼障害　　　　　　　　　　　　　　　○なし　○あり　（　　　）
- ●嚥下障害スクリーニング
  - ・反復唾液嚥下テスト（RSST）30秒間に何回，空嚥下（つば飲み）ができるか．
    - 3回以上　　　　　　　　　　　○可　　○不可（○0回　○1回　○2回）
    - ＊口腔内が乾燥しているとできないため，施行前に口腔ケアを行う．
    - ＊2回以下の場合は注意が必要．
  - ・飲水テスト　体位（0°　30°　45°　60°　坐位）を記録する
    1回目 3 mL（健常者でもむせることあり）
    ↓
    2回目 3 mL　むせあり⇒飲水テスト中止，主治医に報告
    ↓むせなし
    3回目 5 mL　むせあり⇒飲水テスト中止，主治医に報告
    ↓むせなし
    4回目 30 mL　むせあり⇒飲水テスト中止，主治医に報告
    ↓むせなし
    経口摂取開始　　　　　　耳鼻咽喉科　リハビリテーション科　コンサルト

  ＊チェック項目　3項目
  ①飲水前後の声の変化
  ②咽頭残留感
  ③頸部聴診にて飲水前後の呼吸音の変化

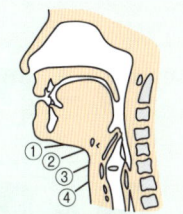

●反復唾液嚥下テスト（RSST）喉頭挙上の触診
喉頭周囲の筋緊張，喉頭挙上範囲，指示からのタイミング，喉頭挙上期間等に注意する．
①顎の下（舌根），②首の付け根（舌骨），③喉頭上部，④喉頭下部に，喉頭の動きを妨げないよう軽く，示指～小指を当てると，舌挙上～喉頭挙上～喉頭下降に至る一連の嚥下の動きが触診される．高齢者は喉頭と共に舌骨も下垂しており，触診しにくい．また肥満していると舌骨を触知しにくい．そのような場合は喉頭を中心に触診する．

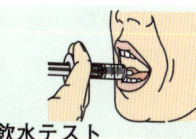

●飲水テスト
- 口腔内に投与した冷水のほとんどを吐き出してしまう場合は評価不能．
- 口腔内に冷水を投与しても反応がみられない場合は評価不能．
- 3 mLの飲水テストでも，呼吸数の変化，喘鳴，呼吸音の変化，湿性嗄声，SpO_2の有意な変化に注意する．

※補足
- 前段階評価では，口腔内の様子や嚥下動作に必要な最低限の状況を観察する．動きを評価するだけでなく，準備運動も兼ねている．評価時の状況記録であり，当然変動しうる項目である．
- 飲水テストの欠点は不顕性誤嚥（誤嚥しているのに咳が出ないこと）には有用でないこと．飲水テスト4回目30 mLと量が増えることで，潜在的な誤嚥を見落としにくくなる．
- チェック項目を確認することで，患者の嚥下障害の状態を推測できるようになる．

図1　嚥下障害スクリーニングテスト　　　　　　　　　　（文献3, p358を参照して作成）

表1 口腔器官の評価 (各器官の形態・運動範囲・筋力・速度を評価するため，自動運動と抵抗運動，単一運動と反復運動を観察する．)

器官	評価方法	検査する形態・運動	嚥下時の役割
歯		生歯数（特に臼歯），義歯適合の良否，義歯固定剤使用の有無	食物保持，咀嚼
軟口蓋		偏位・振戦・下垂の有無 挙上範囲・持続（/aː/，/ʃː/発声時）	鼻咽腔閉鎖，咽頭内圧の上昇
下顎	(1) 口を大きく開く → ぱっと閉じる（これを繰り返す）	下垂の有無，開口範囲，開閉速度	食物の取り込み・咀嚼・保持
口唇	(2) 唇を突き出す（"う"の形）→ 唇を横に引く（"い"の形）（これを繰り返す）	左右対称性，突出/横引運動，口唇破裂，/pa/音の反復	食物の取り込み，咀嚼時の密封・保持，口腔内圧の上昇
頬	(3) 唇を閉じる → 頬をふくらませる → 頬をへこませる（これを繰り返す）	筋緊張（張り），対称性，下垂の有無，ふくらませる/すぼめる	食物保持，食塊形成，口腔内圧の上昇
舌	(4) 口を大きく開ける → 舌を口の外に突き出す → 舌を口の中に戻す（これを繰り返す）	偏位・振戦・線維束攣縮・萎縮の有無，奥舌挙上，/ka/音の反復，突出/左右運動，舌尖挙上，/ta/音の反復	咀嚼時の食物保持，食塊形成，食塊移送
	(5) 口を大きく開ける → 舌を出して舌先を鼻に近づける → 舌先を下顎に近づける（これを繰り返す）		
	(6) 口を大きく開ける → 舌先を唇の右端につける → 舌先を唇の左端につける（これを繰り返す）		

注）間接的嚥下訓練の口腔運動としても用いることもできる．

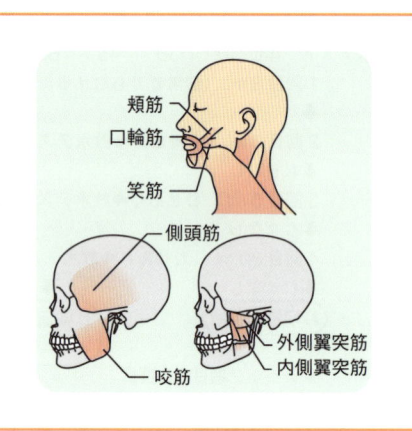

図2 口筋群と咀嚼筋群

	筋	働き	支配神経
〈口筋群〉 食物の取り込みや口腔内保持	口輪筋	口唇を閉じる	顔面神経
	頬筋	口角を外側に引っ張る	
	笑筋	口角を外側に牽引する	
〈咀嚼筋群・舌筋群〉 咀嚼，食塊形成	咬筋・側頭筋・内側翼突筋・外側翼突筋	下顎の上方・左右の動き，下顎の引き下げ	三叉神経
	内舌筋・外舌筋	舌の前後・左右・上下運動・突出・牽引	舌下神経

（文献3, p357 より引用）

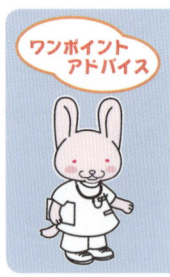

ワンポイントアドバイス

早期から口腔ケアを実施し，嚥下状態を把握しながら積極的に嚥下訓練を行っていくことが大切です．廃用による咽頭の機能低下を起こす前に，安全な形で経口摂取を開始することが必要です．

参考文献

1) 清水充子 編著："言語聴覚療法シリーズ15 摂食・嚥下障害" 建帛社，pp54-59, 2008
2) 金子芳洋，向井美惠 編著："摂食・嚥下障害の評価法と食事指導" 医歯薬出版，pp13-18, 2005
3) 落合慈之 監，稲川利光 編："リハビリテーションビジュアルブック" 学研メディカル秀潤社，2011

4章 嚥下障害と栄養

Q30 食事アップのタイミングは？

A 3食以上続けて，むせがなく飲み込みがスムース，食事時間が30分以内，摂取量が2/3以上，食事前後のバイタルサインが安定し疲労度が少ない，発熱・痰の著増・その他の感染所見がない場合に，食事アップを検討します．

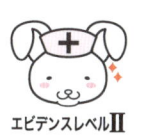

エビデンスレベルⅡ

回答者 鈴江璃野

1 段階的摂食訓練

- 段階的摂食訓練とは，①**食事形態**，②**一口量**，③**経口摂取回数**，④**経口摂取量**，⑤**摂食時の姿勢**，⑥**嚥下方法**などを，容易なものから難易度の高いものへ，段階的に変化させていく訓練方法です．
- 次の段階へのステップアップは，図1に示すような段階を踏んで進めることが理想的です．また，①〜⑥の要素を同時に変えず，一つずつステップアップし，安全を確認しながら行う必要があります．
- 危険な要因がみられたらステップダウンし，危険な要因の背景を探り，問題の解決をはかることが大切です．

2 段階の設定

a) 食事形態
- 嚥下のどの段階に障害があるかによってだけではなく，嗜好に合わせた食品を選択するなど，個々人に適した微調整が必要です（表1）．

b) 一口量
- 初めはティースプーンを使用し，2〜3gから開始します．ゼリーはスライス法が推奨されています．

c) 経口摂取回数
- まずは1日1食から，様子をみながら回数を増やしていきます．

d) 経口摂取量
- 摂取量に合わせて，補助栄養を併用します．

e) 摂食時の姿勢
①口腔移送不良，嚥下反射遅延➡30°リクライニング位＋頸部前屈
- 体幹をリクライニングさせて食道への送り込みをスムースにすること，頸部を前屈させ気道への流入を防ぐことがポイントです（図2）．
- この姿勢は自己摂取が困難であるため，介助による摂取となります．機能向上に応じてリクライニングの角度を徐々に上げていきます．

②咽頭通過障害，咽頭残留➡機能に応じたリクライニングの角度の設定＋機能の良い側を下にする姿勢をとる
- 左右差がある場合は，食物が機能の良い側を通るように姿勢を傾けること，介助する場合は，介助者は下側にした健側から介助することがポイントです．

＊検査結果や摂食時の観察から，それぞれの患者さんごとに適切な姿勢を選択することが大切です．

f) 嚥下方法
①**頸部回旋法**：患側へ頸部を回旋させて嚥下する方法です．食塊がスムースに健側の梨状窩を通り，咽頭残留が減少します．
- 咽頭の感覚や喉頭の運動に左右差があり，一方の梨状窩へ食物が残留する場合に有効です．

②**努力性嚥下**：舌を喉の奥に引き込むように嚥下する方法です．舌根部を咽頭方向へ押しつけることで嚥下圧が高まり，咽頭残留が減少します．
- 舌や咽頭の力が弱く，喉頭蓋に食物が残留する場合に有効です．

③**息こらえ嚥下（嚥下パターン訓練）**：深い呼気に続いて息を止め，息を止めた状態で嚥下し，嚥下直後に強い呼気または咳をする方法です．

・嚥下前誤嚥・嚥下中誤嚥がある場合に有効です．万が一誤嚥した場合でも，嚥下直後の呼気または咳によって誤嚥物の喀出が可能です．

＊患者さんに合った適切な方法を選択することが大切です．実際は，複数の方法を組合せて行うことが多いです．

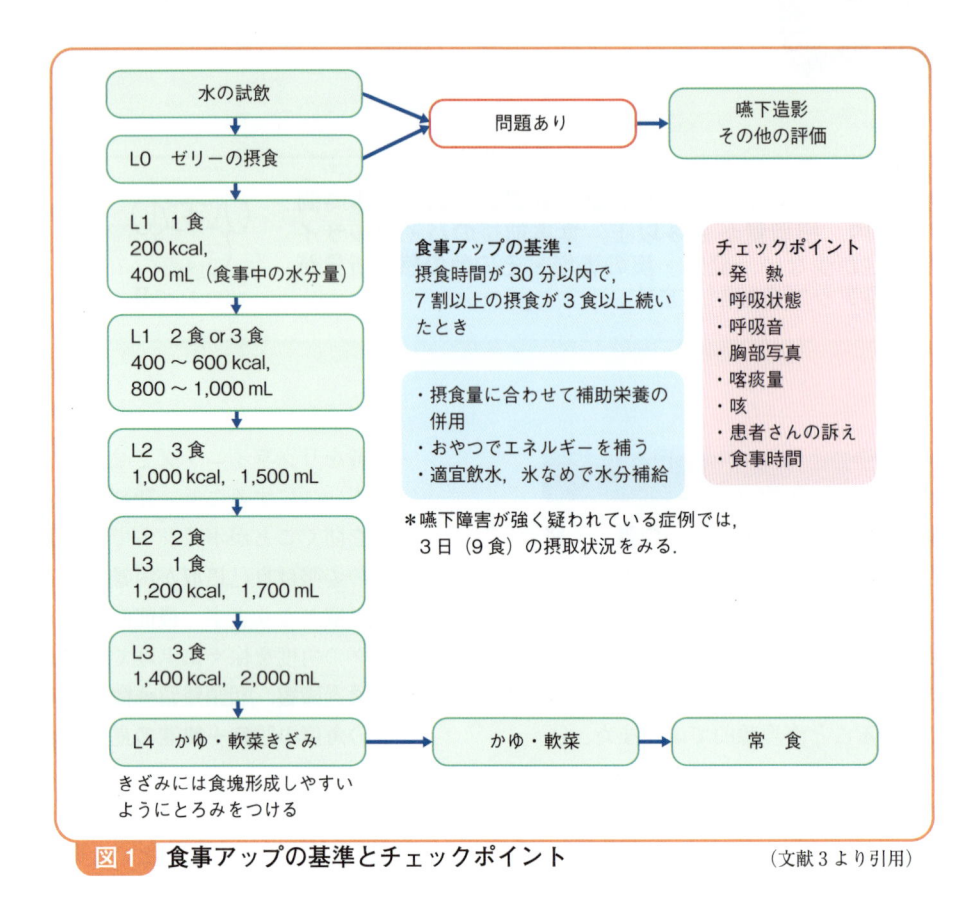

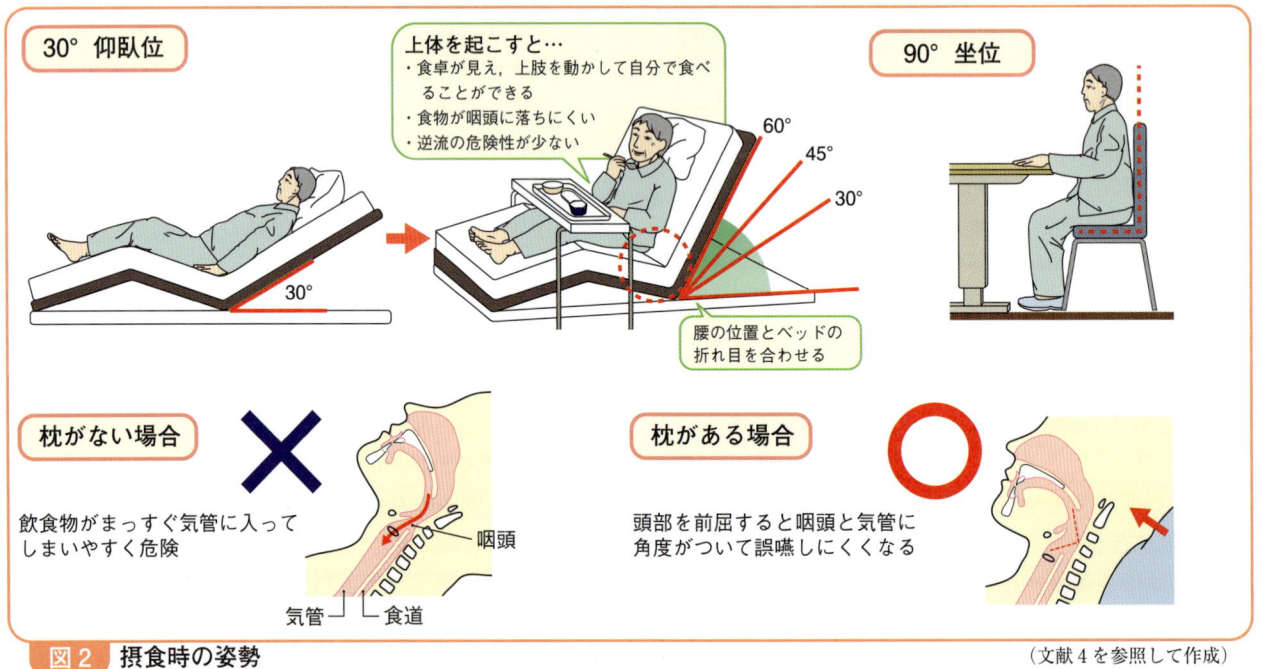

図1 食事アップの基準とチェックポイント　　　（文献3より引用）

図2 摂食時の姿勢　　　（文献4を参照して作成）

表1 障害の段階と好ましい食事形態

嚥下の過程	どの段階に障害があるか	好ましい食事形態
【認知期】食物を認知し，口まで運ぶ．	色，味，固さ，におい，テクスチャーを認知する過程の障害．	食品の選択，色，温度，味，テクスチャー（レオロジー）に留意する．食器の選択・盛り付け・スプーンの選択に気をつける．
【口腔期】口腔から咽頭へ食塊を送る段階．	口への取り込み障害，咀嚼と食塊形成障害．	液体・低粘度で半流動食がよい．ペースト状かゼリー状．とろみ材の選択．
【咽頭期】嚥下反射により食塊を咽頭から食道入口部へ送る時期．軟口蓋が挙上して鼻腔との交通を遮断，舌骨・咽頭が前上方に挙上し，食道入口部が開大すると同時に声門は閉鎖し，誤嚥を防止する．	咽頭への送り込み障害．	切れのよさ，粘度に気をつける．ペースト状かゼリー状．とろみ材の選択．
【食道期】食道から食塊を送り込む蠕動運動の過程．	食道通過障害．	流動食，液体．とろみ材の選択と濃度の選択．

ワンポイントアドバイス
食事アップは，摂食ペースやむせなどの摂食状況について細かく観察し，医師や言語聴覚士と連携して行っていくことが大切です．

参考文献

1) 清水充子 編著："言語聴覚療法シリーズ15 摂食・嚥下障害"建帛社，pp74-89，2008
2) 金谷節子 他 著，江頭文江 他 編著："嚥下ピラミッドによる嚥下食レシピ125"医歯薬出版，pp20-24，2007
3) 藤島一郎："脳卒中の摂食・嚥下障害 第2版"医歯薬出版，1998
4) 落合慈之 監，稲川利光 編："リハビリテーションビジュアルブック"学研メディカル秀潤社，p360，2011

臨床に欠かせない1冊！

はじめて学ぶ！

好評発売中

脳神経外科のキホンとケア

― ベテランドクターによる，最もシンプルな講義 ―

柴田　靖 筑波大学附属病院 水戸地域医療教育センター脳神経外科　教授

目　次

Part1　脳神経の解剖生理
1. 神経系
2. 脳の解剖

Part2　病態生理
1. 意識障害
2. 失語
3. 構音障害，構語障害
4. 嚥下
5. 失行
6. 失認
7. 呼吸障害
8. 頭蓋内圧（脳圧）　頭蓋内圧とは
9. 髄膜刺激症状
10. 頭痛

Part3　検査
1. 頭部放射線検査の種類
2. 脊髄放射線検査の選択
3. 各種検査の特徴
4. CT読影のコツ

Part4　疾患別対応とケア
1. 脳内出血，くも膜下出血，出血性脳血管障害
2. 脳梗塞
3. 頭部外傷
4. 脳腫瘍

Part5　脳神経外科における術前・術後ケア
1. 脳神経外科におけるケア
2. 脳神経外科の術前ケア
3. 脳神経外科の術後ケア

B5判／本文 164 頁
定価（本体 2,600 円＋税）
ISBN978-4-88378-670-1

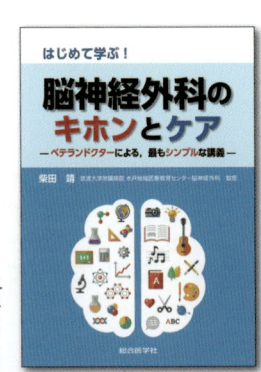

総合医学社　〒101-0061　東京都千代田区神田三崎町 1-1-4
TEL 03(3219)2920　FAX 03(3219)0410　https://www.sogo-igaku.co.jp

4章 嚥下障害と栄養

Q31 ベッドサイドでできる摂食・嚥下リハビリテーションは？

A 嚥下機能の回復のために行う訓練は，間接的嚥下訓練，直接的嚥下訓練の2つに大別されます．嚥下訓練を開始する前に，ベッドサイドでまず行うべきことは，口腔ケアです．口腔内が汚れていると，細菌も一緒に誤嚥してしまい，誤嚥性肺炎に罹患しやすくなります．

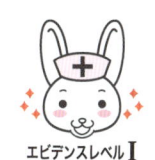

エビデンスレベルⅠ

回答者 鈴江璃野

1 口腔ケア

- 口腔内に食物残渣や痰などの汚れが残っていると，細菌が繁殖しやすく，嚥下訓練の前後には必ず口腔ケアを実施する必要があります．
- 経口摂取が困難で，経鼻経管栄養や胃ろうを使用している患者さんは，口腔内が乾燥しやすく口腔内衛生状態が不良になりやすい傾向にあります．そのため，しっかりと口腔ケアを行い，誤嚥を予防することが必要です．また，口腔ケアを行うことで口腔器官の刺激にもつながります．
- 口腔ケアは，ベッドサイドでできる重要な摂食・嚥下訓練の一つといえます．

2 間接的嚥下訓練

- 間接的嚥下訓練は，**食物を用いないで行う訓練**です．意識レベルの低下，全身状態が安定していない患者さんには間接的嚥下訓練から実施することが多いです．
- 以下に主な方法を紹介しますが，患者さんの状態に合わせて適宜組合せや工夫をして訓練を行います．

a）頸部・肩・口腔器官の運動（図1）
- 全身や頸部の嚥下筋のリラクセーションになります．また，覚醒を促すことにもつながります．
- 次の①〜⑨を1セットとして実施することが多いです．
  ① 口すぼめ深呼吸
  ② 首の回旋運動
  ③ 肩の上下運動
  ④ 両手を頭上で組んで体幹を左右側屈（胸郭の運動）
  ⑤ 頬をふくらませる，引っ込める
  ⑥ 舌を前後に出し入れする
  ⑦ 舌で左右の口角に触れる
  ⑧ パ，タ，カの発音訓練
  ⑨ 口すぼめ深呼吸をする
- これ以外にも患者さんの状態に合わせ，組合せや方法を工夫して行います．

b）のどのアイスマッサージ（図2）
- 凍らせた綿棒を冷水に浸し，口唇，頬の内側，咽頭を触ります．その後，空嚥下（つばを飲む）を促します．その際，喉頭の挙上を確認します．
- これを患者さんの状態に合わせて，10回程度繰り返します．

c）メンデルソン手技（図3）
- 咽頭残留が多い患者さんや，食道入口部の開きが悪い患者さんが対象です．
- 嚥下を指示し，喉仏が一番高い場所で喉頭を挙上したまま数秒間保持するように指示します．
- はじめは訓練者が手を添えて喉頭挙上を介助すると，理解を得やすいです．

d）頭部挙上訓練（シャキア訓練）（図4）
- 舌骨上筋群を強化して，喉頭の前上方運動を改善して食道入口部の開大を改善させることを目的に行います．
- 仰臥位で肩をつけたまま，足のつま先を見るように頭部のみを挙上させます．挙上したまま1分間保持し，1分間休みます．これを3回繰り返します．
- 同じく，仰臥位で頭部の上げ下げを30回繰り返します．

入院中のリハビリテーション

e）息こらえ嚥下（嚥下パターン訓練）（図5）

- 飲み込むタイミングが合わない患者さんが対象です．
- 鼻から大きく息を吸って止め，空嚥下をします．その後，咳払いまたは息を吐き出します．
- 呼吸と嚥下のパターンを調節することが目的です．

③ 直接的嚥下訓練

- 直接的嚥下訓練は，実際に食物を用いて行う訓練です．食事中や食後の湿性嗄声の有無や痰が増えていないかなど，肺炎の徴候や全身状態の確認も行う必要があります．
- 誤嚥を防ぐための体位や肢位，代償的嚥下法，食物形態の工夫，一口量の調節，ペースなどの代償方法を用いることで，安全に訓練を行っていきます（表1）．

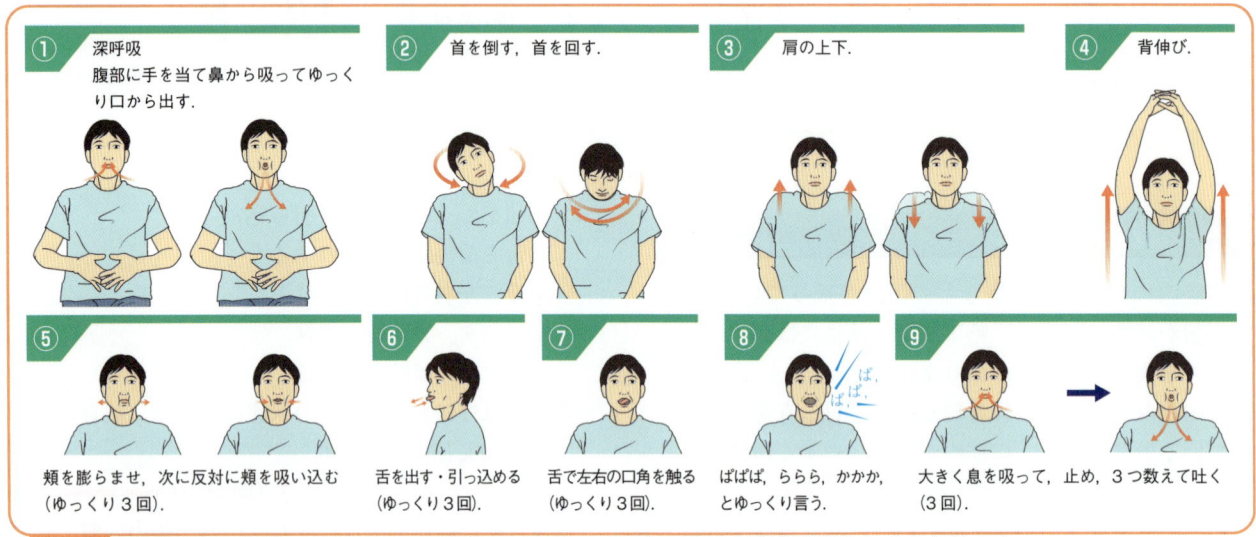

① 深呼吸　腹部に手を当て鼻から吸ってゆっくり口から出す．
② 首を倒す，首を回す．
③ 肩の上下．
④ 背伸び．
⑤ 頬を膨らませ，次に反対に頬を吸い込む（ゆっくり3回）．
⑥ 舌を出す・引っ込める（ゆっくり3回）．
⑦ 舌で左右の口角を触る（ゆっくり3回）．
⑧ ぱぱぱ，らららら，かかか，とゆっくり言う．
⑨ 大きく息を吸って，止め，3つ数えて吐く（3回）．

図1 間接的嚥下訓練　頸部・肩・口腔器官の運動　※摂食・嚥下の準備体操としても有効です．

綿棒を氷水にさっと浸けて水気をしっかり切る

※市販されている「マウスクリーン」（ハクゾウメディカル）は，液体入り綿棒で，これを凍らせて使用してもよい．あるいは「マウスピュア」などの口腔ケア用綿棒を水につけて凍らせておき，ほんの少し水に浸すことですべりをよくしてから使用する方法もある．

軟口蓋／咽頭後壁／前口蓋弓／奥舌〜舌根部

● : K-point. 臼後三角のやや後方内側

● アイスマッサージと嚥下反射誘発部位

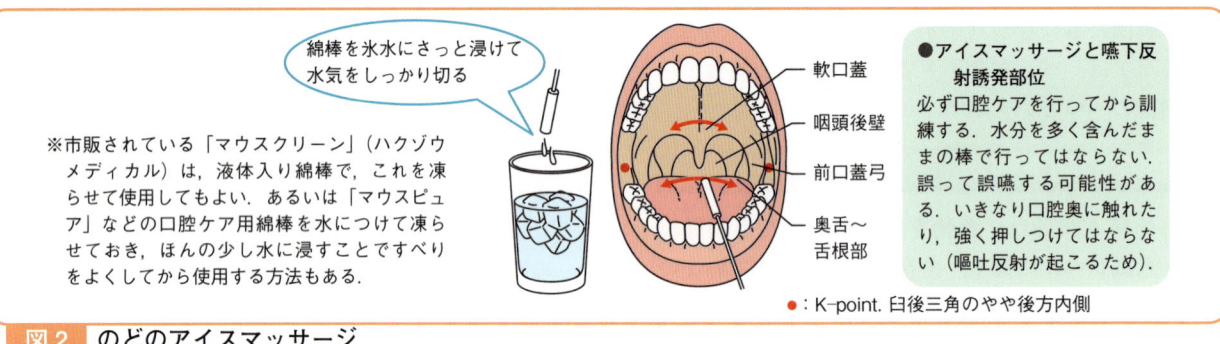

必ず口腔ケアを行ってから訓練する．水分を多く含んだままの棒で行ってはならない．誤って誤嚥する可能性がある．いきなり口腔奥に触れたり，強く押しつけてはならない（嘔吐反射が起こるため）．

図2 のどのアイスマッサージ

【目 的】

嚥下時に喉頭をしっかりと挙上させ，食道入口部を開かせる．

嚥下をすると喉頭が挙上する．外見からは甲状軟骨の挙上が見られる．嚥下時に甲状軟骨の下部を指で押さえ，数秒間その状態を保たせる．

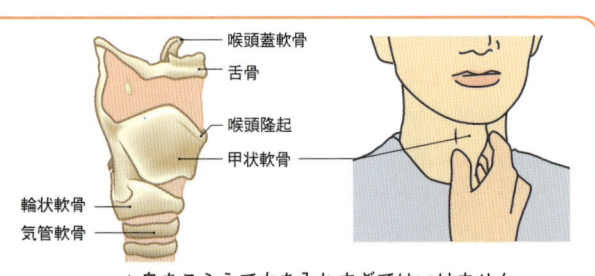

喉頭蓋軟骨／舌骨／喉頭隆起／甲状軟骨／輪状軟骨／気管軟骨

＊息をこらえて力を入れすぎてはいけません．血圧や脈拍が変動するので危険です．

図3 メンデルソン手技

図4 頭部挙上訓練（シャキア訓練）

目的：食道入口部を開きやすくする．　　つま先を見るようにして頭部のみを上げる．

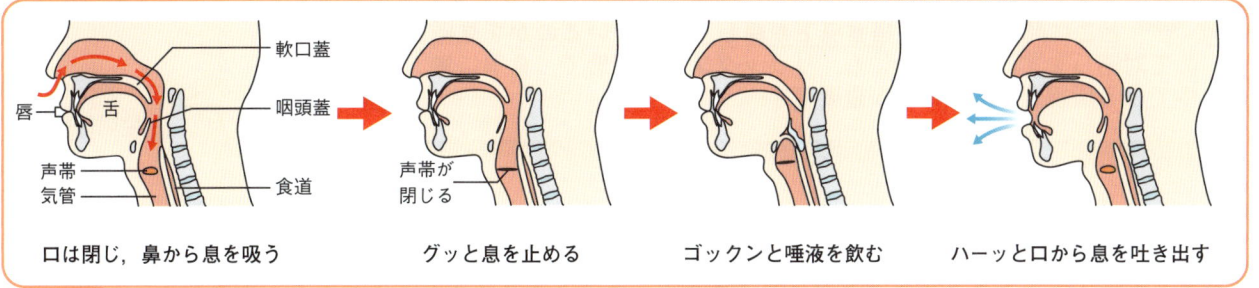

図5 息こらえ嚥下

口は閉じ，鼻から息を吸う → グッと息を止める → ゴックンと唾液を飲む → ハーッと口から息を吐き出す

（軟口蓋，咽頭蓋，唇，舌，声帯，気管，食道／声帯が閉じる）

表1 嚥下過程の障害と代償方法

嚥下過程の障害	代償・補助方法
取り込み困難	食器の工夫，補助具，K-point刺激法など
咀嚼障害	食物形態の工夫，義歯調整など
食塊形成困難	食物形態の工夫
送り込み困難	食器の工夫，食物形態の工夫，姿勢の工夫
口腔内保持困難	食物形態の工夫，Supraglottic swallow
嚥下反射惹起の遅延 タイミング不良	刺激（味・温度・圧力など）の利用，頸部角度の調整，一口量の調整，ペーシング，健側の利用（頸部回旋，姿勢の工夫），食物形態の工夫
喉頭挙上不全	努力性嚥下，メンデルソン法，食物形態の工夫
咽頭残留	努力性嚥下，交互嚥下，複数回嚥下
気道閉鎖障害	頸部角度の調整，姿勢調整，Supraglottic swallow，努力性嚥下，食物形態の工夫
食道入口部開大不全	メンデルソン法，頸部回旋，頸部前突，一口量の調整，食物形態の工夫
食道蠕動運動障害	食物形態の工夫，食後の体位
その他	環境調整，介助者指導，嚥下の意識化

（文献4より引用）

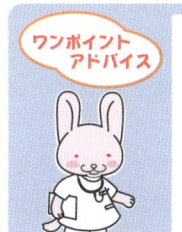

ワンポイントアドバイス

ベッドサイドケアを行う看護師さんのこまめな口腔ケアが，誤嚥性肺炎の予防に効果的です．また，摂食・嚥下障害患者の病態と経過についての情報提供は，チームアプローチにおいてとても重要です．

参考文献

1) 才藤栄一 他 編著："摂食・嚥下リハビリテーション 第2版"医歯薬出版，pp180-210，2007
2) 鎌倉やよい 編著："嚥下障害ナーシング フィジカルアセスメントから嚥下訓練へ"医学書院，pp2-7，2009
3) 落合慈之 監，稲川利光 編："リハビリテーションビジュアルブック"学研メディカル秀潤社，2011
4) 清水充子 編著："言語聴覚療法シリーズ15 摂食・嚥下障害"建帛社，p78，2008

4章 嚥下障害と栄養

Q32 摂食時のポジショニング方法について教えてください

A 摂食時の最適な姿勢は，個々の状態によって異なります．どこに問題があって摂食嚥下が難しくなっているのかを見極めて対応します．どの場合にも，**リラックスした状態**で，食事に集中できる環境をつくることが重要です．

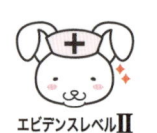

エビデンスレベルⅡ

回答者　金場理恵

1 自力での摂食の場合（図1, 2）

- **少しうつむき加減**のほうが嚥下には良いので，テーブルが高くなりすぎないよう調節します．体幹が安定していないと，食事への集中が削がれたり，姿勢を保つのに必要以上に疲労が増したりするので，枕やタオルを使って安定させます．坐位の場合，足の底が床につくようにすることで，腹部に過剰な力が入るのを防ぎ，食事動作に要する上肢の動きを引き出します．
- 必ずしも坐位やベッドアップ90°が良いとは限りません．摂食嚥下に最大の力が発揮できるように，**リラックスできる姿勢**をつくる視点が大切です．特に円背の場合，ベッドを起こしすぎると顔を上げようとして頸部が後屈し，**食道が狭まり気道が大きく開く姿勢（気道確保の状態）となり危険です．**

2 介助下での摂食の場合（図1, 3）

- 体幹を安定させ，リラックスした姿勢に整えることは，自力摂食の場合と同様です．
- 食塊の咽頭への送り込みが困難な場合は，ベッドアップ30〜60°の姿勢が有効です．身体を後ろに傾けることで，食道が気管よりも下になるので，重力を利用して滑り台のように食塊を食道へ送り込む効果が期待されます．
- 舌や唇，頬，咽頭の麻痺がある場合は，**頭と身体を麻痺のない側に少し傾けます**．食塊が健側を通過することを期待した方法です．また咽頭や喉頭の麻痺がある場合は，**頸部を麻痺のある側に回旋**させて嚥下させます．これも咽喉頭の健側を食塊が通るように期待した対応方法です．先の方法と併せると，体幹を傾けた方向と逆の方向に頭を捻る姿勢になりますので，負担のかからないようタオルや枕でポジショニングを工夫することが大切になります．
- 介助者が立ったままだと，食事をする人は自然と視線が上がり，頸部が伸展してしまうため，気道が大きく開き，摂食には最も不適切な姿勢となってしまいます．**介助者は，必ず視線の高さが合うよう横に並んで坐ります．**

3 どこで，どのように食べるか

- 疲労の度合いは，介助で摂食させるか，自力で摂食させるかの指標になります．一方で，少量でも自力摂食することがQOL向上につながる場合もありますので，経口摂食の確立（摂食量の確保）を目指しているのか，QOLや覚醒度の向上を目指しているのかなど，何を目的とするのかを明確にしたうえで，摂食場所や摂食方法（自力か介助か，一部介助か）を選択することが大切です．例えば，坐位保持自体が疲労をもたらす場合は，体力や耐久性が回復するまでベッド上で安楽な姿勢で食事を摂るようにしたり，坐位で介助にて摂食したりします．
- 食事への集中が保てず，それにより摂食量の不足や誤嚥が危惧される場合は，周囲からの刺激を極力低下させるよう環境調整を行います．カーテンで間仕切りをしたり，食事の楽しみは減りますが壁を向いて食べてもらったり，テレビやラジオを消したりして，食事に集中できるような環境をつくります．
- 摂食嚥下障害は，様々な要因が複合して出現することが多いので，その原因と姿勢の変換により得られる効果を推測して，最適なポジショニング方法を探ることが重要です．

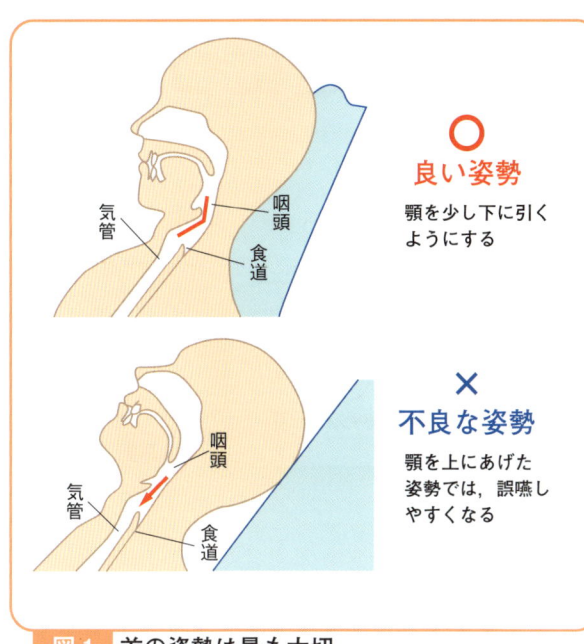

図1 首の姿勢は最も大切

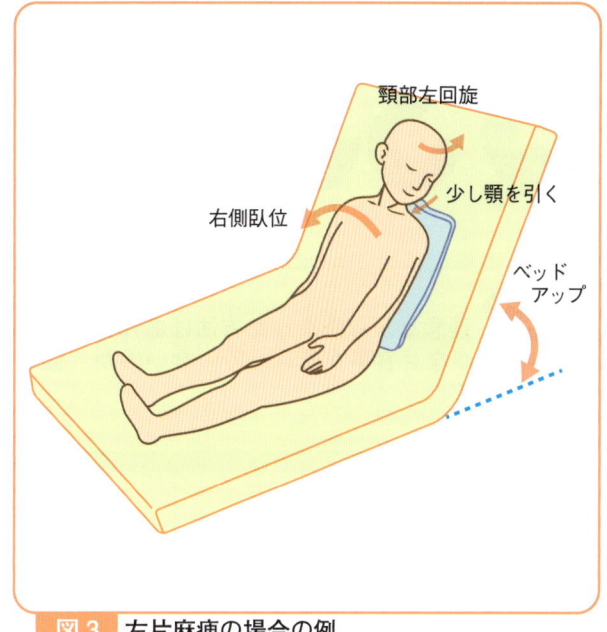

○ 良い姿勢
顎を少し下に引くようにする

× 不良な姿勢
顎を上にあげた姿勢では，誤嚥しやすくなる

図3 左片麻痺の場合の例
※右片麻痺の場合は逆になる．

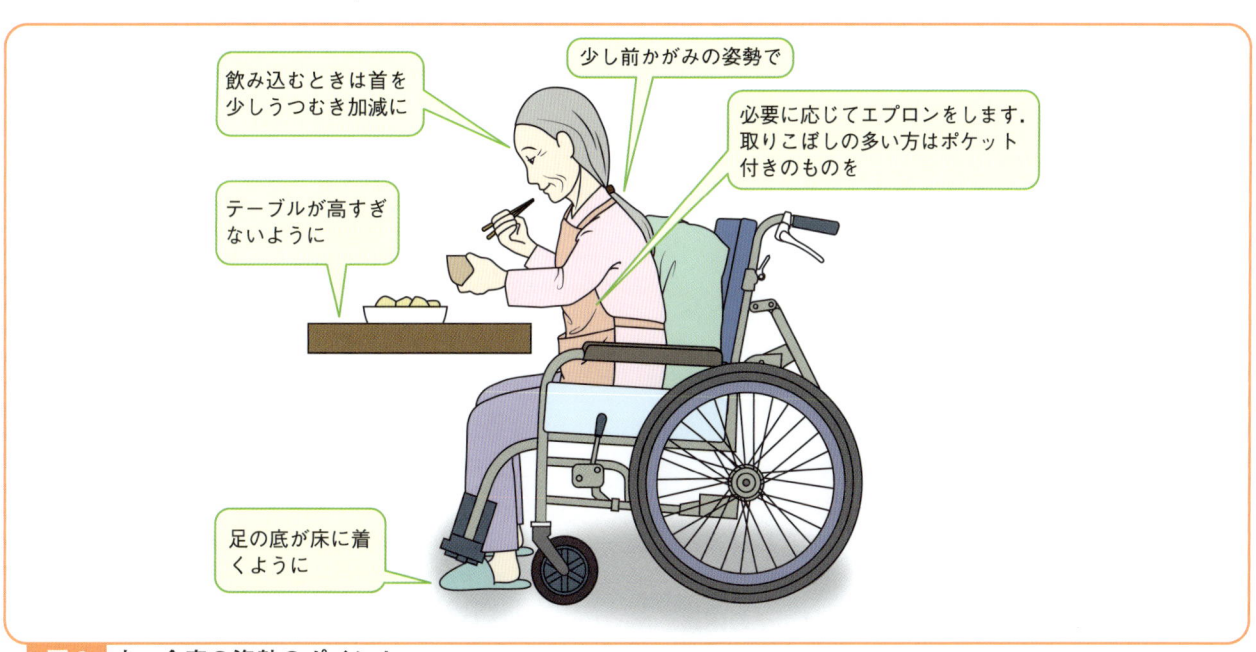

- 頸部左回旋
- 右側臥位
- 少し顎を引く
- ベッドアップ

図2 良い食事の姿勢のポイント

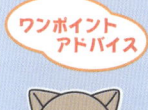

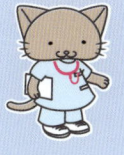

- 飲み込むときは首を少しうつむき加減に
- 少し前かがみの姿勢で
- 必要に応じてエプロンをします．取りこぼしの多い方はポケット付きのものを
- テーブルが高すぎないように
- 足の底が床に着くように

ワンポイントアドバイス
ベッド上で食べる場合，ずり落ち防止のために下肢を挙上させますが，腹部が圧迫されることにより食思が低下したり，吐き気を誘発したりすることがありますので，下肢部分をベッドアップする代わりに，膝下にタオルやクッションを入れて対応します．

参考文献

1) 西尾正輝："摂食・嚥下障害の患者さんと家族のために 第1巻 総合編" インテルナ出版，2008
2) 宮野佐年 他 編："MEDICAL REHABILITATION No.57 摂食・嚥下リハビリテーション実践マニュアル" 全日本病院出版会，2005

4 嚥下障害と栄養

入院中のリハビリテーション

4章 嚥下障害と栄養

Q33 食事の際の環境設定について教えてください

A 残念ながら決まった方法はありません．そのため，患者さんがなぜ食事を楽しめていないのか，観察と分析をすることが必要です．

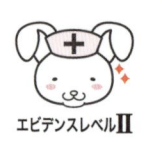

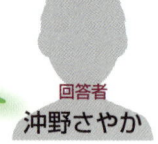

エビデンスレベルⅡ

回答者 沖野さやか

1 食事という活動

- 食事は，食べ物を噛んで・味わって・飲み込むことが主となる活動です．しかし，それは口や手の動きだけでなく，様々な要素が相互に依存しあうことで成立しています（図1）．

2 評価する

- 食事場面を観察し，まずは全体的な印象をとらえます．
  - ・何だか，必死に食べている感じがする．
  - ・そわそわと落ち着きなく，食事に集中できていない感じがする．
- 印象をとらえたら，「どうして自分がそう思ったのか」一歩踏みこんで観察します．
  - ・身体がのけぞっているから．
  - ・肩や手にやたらと力が入っているから．
  - ・スプーンにたくさん物がのっているのに口に入っていないから…など．
- 食事がスムーズに食べられない対象者は，**その困難を身体全体で表現しています**．患者さんの無言の「困った！」を解決するためには，この2つの作業がとても重要です（図2）．

3 介入する

- 評価の際に感じた問題が何によってひき起こされているのか，ポイントごとにみて，介入します．
  [介入の一例]
  ①対象者の気持ち（食思があるか）→食形態や食事場所を変えてみる
  ②机といすのタイプ，それらの高さや距離はどうか．食器の種類やそれらの配置はどうか．→いす・テーブルの変更・調整
  ③②に対して効率良く頭頸部-上肢-体幹を動かせる機能的坐位がとれているか→坐位のポジショニング
  ④箸やスプーンなどの道具の操作はどうか→自助具の導入
  ⑤手と口の協調的な動作が行えているか→専門的になるのでセラピストに相談
  ⑥嚥下機能はどうか→専門的になるのでセラピストに相談
- 介入後にもう一度全体を観察し，最初にもった印象が改善されていれば良い介入ができていると思われます．

ワンポイントアドバイス
対象者を客観的に評価する方法を主に紹介しましたが，評価・介入する中で患者さん本人から意見を頂くことも非常に大事な情報となります．
食事介入で目標とするところは，対象者自身が「安全に」「楽に」「楽しみながら」食べられることです．

図1 正常な食事動作 （文献3より引用）

図2 評価から介入の流れ

参考文献

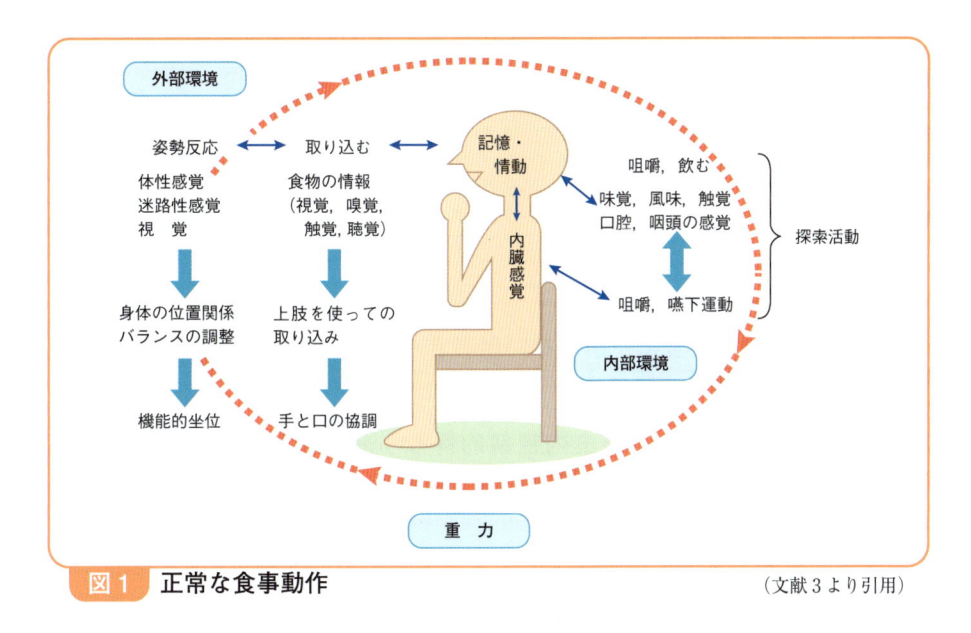

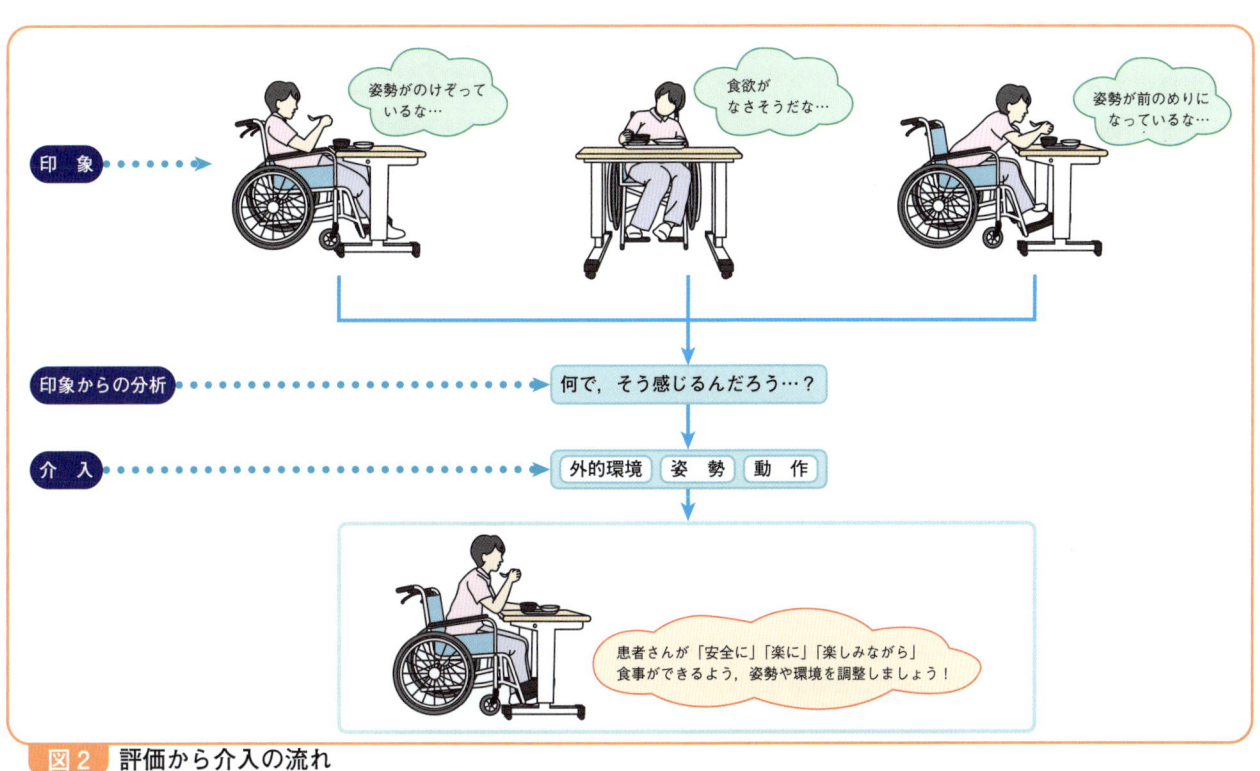

1) 谷川正浩，一宮禎美："リハと看護の協働―22のコツ" 三輪書店，pp8-12，2012
2) 柏木正好："環境適応―中枢疾患系障害への治療的アプローチ―" pp155-160，pp189-198，2008
3) 河野千穂：口腔内の知覚・探索．環境適応講習会「食事」2012年1月29日

Q34 PEGについて教えてください

4章 嚥下障害と栄養

「胃ろう造設」は，口から食事が摂れない患者さんに対して行う対策であり，直接胃に栄養を入れるために，腹壁表皮と胃の内腔間に筒状の出し入れ口（ろう孔）をつくることです．内視鏡的にこのろう孔をつくる手術を，経皮内視鏡的胃ろう造設術（percutaneous endoscopic gastrostomy：PEG）といいます．

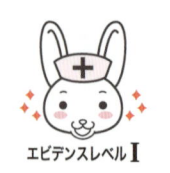

エビデンスレベルI

回答者 稲川利光

1 PEG ≒ 胃ろう

- PEGは「経皮内視鏡的胃ろう造設術」のことであり，本来，胃ろうをつくるための術式を指すものですが，最近は胃ろうそのものをPEGと呼ぶようにもなっています（図1）．
- PEGの適応と禁忌を，表1，2に示しました．胃全摘出術の既往や胃がんの合併，腹水貯留などでは胃へのアプローチが困難となり，食道にろう孔をつくる「経皮経食道胃管挿入術：PTEG」や，小腸にろう孔を造る「腸ろう」を選択する場合があります．
- 胃ろうをつくる患者さんの多くは，重度の嚥下障害がありますが，その適応に関しては嚥下障害の程度を十分に評価し，今後の予測をもとに慎重に判断するべきです．嚥下訓練を積極的に続ければ経口摂取が可能となるにもかかわらず，安易に胃ろうをつくることは避けねばなりません．しかし，逆に経口摂取にばかり捉われすぎて造設の期を逸するのも問題です．嚥下障害が重度であるのに，経口摂取にこだわりすぎて，低栄養の進行や肺炎の併発などを招き，著しい衰弱に陥ってしまうこともあります．

2 胃ろうと経口摂取

- 胃ろうにより栄養状態を改善させながら嚥下訓練を続けることで，何らかの形で経口摂取が可能となるケースは多く，**胃ろうはあくまで嚥下障害を改善するための一手段として位置づけ，継続したフォロー**が必要です．

3 胃ろうカテーテルの種類

- 胃ろうカテーテルは，胃の中のストッパーの種類により「バンパー型」と「バルーン型」に，体表の固定板の形状によって「ボタン型」と「チューブ型」に分けられます（図2）．患者さんの状態・療養の形態などに応じて，適切な胃ろうカテーテルを選択します．

4 胃ろう造設後の注意

- ろう孔は造設後2週間で完成するといわれていますが，患者さんの栄養状態や年齢，感染の有無などで異なります．ろう孔が完成した以後の慢性期の管理に関しては，ろう孔周囲のスキンケアが重要です．入浴やシャワーを励行して**皮膚の清潔**を心がけます．
- 胃ろう造設後，胃食道逆流，便秘，下痢，ろう孔からの栄養剤の漏れなど，種々のトラブルが発生することがあります．投与時の体位や投与時間の調整，使用する栄養剤の変更，整腸剤の使用など，状態に応じた対策が必要です．その他，**微量元素の欠乏や電解質の異常**，低栄養や栄養過多などにも注意します．

5 胃ろうの事故（自己）抜去について

- ろう孔が完成していない時期の胃ろうチューブの事故抜去は，胃内容物が腹腔内に漏れて腹膜炎などを起こすため非常に危険で，緊急的な処置が必要となります．ろう孔が完成している場合では，抜けたままで5～6時間も経過すると，ろう孔は胃の粘膜側で縮小してしまいます．そうなる前に**迅速な再挿入**が必要です．在宅などでの事故抜去に関しては，「すぐに来院できない場合は，抜けたチューブをハサミなどで斜めに切って先端を差込みやすい形状にして，ひとまずろう孔に差込んでテープなどで固定しておくように」と家族に指導します（図3）．その後，速やかに来院し（あるいは往診を頼み），新しいカテーテルと交換します．

図1 PEGとは

Percutaneous
Endoscopic
Gastrostomy

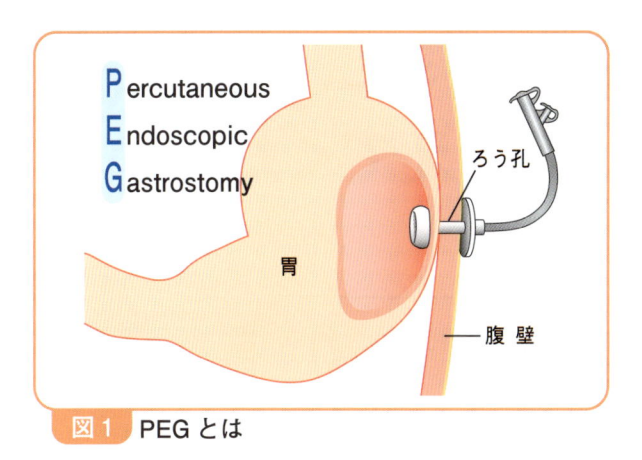

胃／ろう孔／腹壁

表1 PEGの適応

- ● 経腸栄養のアクセス
  - ・脳血管障害，認知症などのため，自発的に摂取できない例
  - ・神経筋疾患などのため，嚥下不能または困難な例
  - ・頭部，顔面外傷のため摂食困難な例
  - ・喉咽頭，食道，胃噴門部狭窄例
  - ・食道穿孔例
  - ・長期成分栄養を必要とするクローン病症例
- ● 誤嚥性肺炎を繰り返す例
  - ・摂食できてもしばしば誤嚥する例
  - ・経鼻胃管留置に伴う誤嚥
- ● 減圧治療
  - ・幽門狭窄
  - ・上部小腸狭窄
- ● その他の特殊治療

(文献4より引用)

表2 PEGの禁忌

絶対禁忌	相対禁忌	
・通常の内視鏡検査の絶対禁忌 ・内視鏡が通過不可能な咽頭・食道狭窄 ・胃前壁を腹壁に近接できない状況 ・補正できない出血傾向 ・消化管閉塞（減圧ドレナージ目的以外の場合）	・腹水貯留 ・極度の肥満 ・著明な肝腫大 ・胃の腫瘤性病変や急性胃粘膜病変 ・胃手術，その他の上腹部手術の既往 ・横隔膜ヘルニア ・出血傾向	・妊娠 ・門脈圧亢進 ・腹膜透析 ・がん性腹膜炎 ・全身状態不良例 ・生命予後不良例 ・非協力的な患者と家族

(文献4より引用)

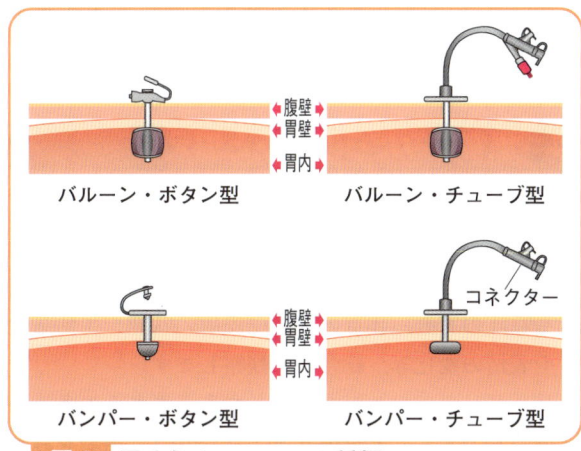

図2 胃ろうカテーテルの種類

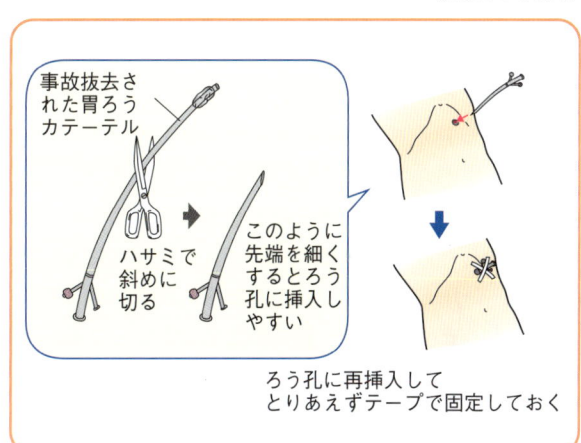

バルーン・ボタン型／バルーン・チューブ型／バンパー・ボタン型／バンパー・チューブ型

図3 カテーテル事故抜去時の応急処置

事故抜去された胃ろうカテーテル／ハサミで斜めに切る／このように先端を細くするとろう孔に挿入しやすい／ろう孔に再挿入してとりあえずテープで固定しておく

(文献2より引用)

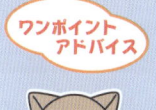

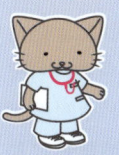

ワンポイントアドバイス

どんなに重度の嚥下障害がある患者さんであっても，「食べられるのではないだろうか？」という期待をもちながら，最善のアプローチを続けていくことは私たちの使命だと思います．そこには，一口でも食べられたときの喜びを分かち合えるスタッフの連携が欠かせません．おいしいものをおいしく食べる幸せを一人でも多くの患者さんに味わっていただくことを願いながら，その連携の輪を広げていきたいものです．

参考文献

1) 岡田晋吾 監：胃ろう（PEG）のケアQ＆A．照林社，pp48-55, 2005
2) 稲川利光：介護者のための脳卒中リハビリと生活ケア―急性期から終末期までのトータルサポート―．雲母書房，2010
3) 落合慈之 監，稲川利光 編：リハビリテーションビジュアルブック．学研メディカル秀潤社，2011
4) 日本消化器内視鏡学会 監：消化器内視鏡ガイドライン 第3版．医学書院，pp310-323, 2006

4章 嚥下障害と栄養

Q35 栄養とリハビリテーションの関係について教えてください

> 「栄養なくしてリハビリなし」といわれます．低栄養の状態で体力や筋力が低下していては，リハビリテーションはうまくいきません．栄養状態の改善は，リハビリテーションの基盤となる重要なアプローチです．
>
> エビデンスレベルI
>
> 回答者 稲川利光

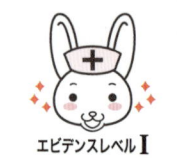

1 疾病と低栄養

- 何らかの疾患（基礎疾患）があると，その疾患の病状に応じて栄養状態は悪くなります．加えて，不必要な安静や安易な栄養管理が続くと，患者さんの筋力や体力は低下します．体力や筋力が低下すると，嚥下の機能も悪くなり，栄養状態はさらに悪くなります．

2 不必要な安静や安易な絶食は避けること

- 患者さんが「肺炎で熱が高い！」といったとき，誤嚥が疑われたら，「とりあえず安静で絶食とし，点滴をしながら抗生剤で様子をみる」ということになりがちです．この安静臥床と絶食が，患者さんの体力を著しく低下させます．
- また，臥床した状態では十分な咳も出ないので痰の喀出もうまくできず，肺炎の治癒はかえって長引くことにもなります．
- 肺炎の患者さんは，早く起こして，呼吸が楽にできるようにしてあげなくてはなりません．

3 NST（栄養サポートチーム）について

- 入院中の患者さんで低栄養の方は，たくさん見られます．当院の調査では，リハビリテーションを必要とする患者さんの8割近くが，血清アルブミンが3.5 mg/dL以下の低栄養状態でした．特に，嚥下障害のある患者さんは低栄養が顕著です．
- 当院のNSTは，栄養サポートチームと嚥下サポートチームに分かれており，両者は連携して栄養と嚥下の両面から患者さんのQOLの向上を目指しています．各病棟にはリンクナースを配置し，NSTの活動が患者さんの病棟生活に浸透するように努めています．
- また，当院のNSTには歯科医師や歯科衛生士がメンバーに加わっており，看護師と一緒になって患者さんの口腔ケアや義歯の調整などを徹底します（図1）．口腔内の環境を整えることは，口腔内乾燥の予防，味覚の正常化，肺炎の予防，咀嚼や嚥下機能の改善，意識レベルの賦活，食欲の増進などにつながります．

4 患者をみたら低栄養と思え！

- 患者さんの栄養状態に関しては，血液のデータ以上に日々の患者さんの変化を観察することが大切です．食事の摂取状況，食後の咳や発熱の有無，下痢や嘔吐の有無，体重の変化や皮膚の状態，生活意欲や表情の変化等，総合的に観察します．
- リハビリテーションを必要とする患者さんの多くが低栄養であることを思うと，私たちは「**患者をみれば低栄養を疑う**」という習慣が大切です（表1）．

5 生活再建の輪 —疾病管理と栄養管理，そしてリハビリテーション—

- 低栄養となる背景には原疾患の影響が大きいものの，心不全の併発や薬物の副作用，食事の内容や味覚，食事中の姿勢や周囲の環境，嚥下や咀嚼の障害，義歯の不適合など，様々な要因が複雑に絡み合っていますので，それらを一つずつ解きほぐしていくような関わりが求められます．

- 患者さんが元気にならない原因は低栄養にあることが多く，低栄養の原因は治癒が遷延する慢性的な疾患にあることが多いようです．疾病と低栄養とで，患者さんの廃用が進みます．患者さんの生活再建の鍵は，疾病の**治療と栄養管理，そしてリハビリテーションの輪**がつくられることです（図2）．

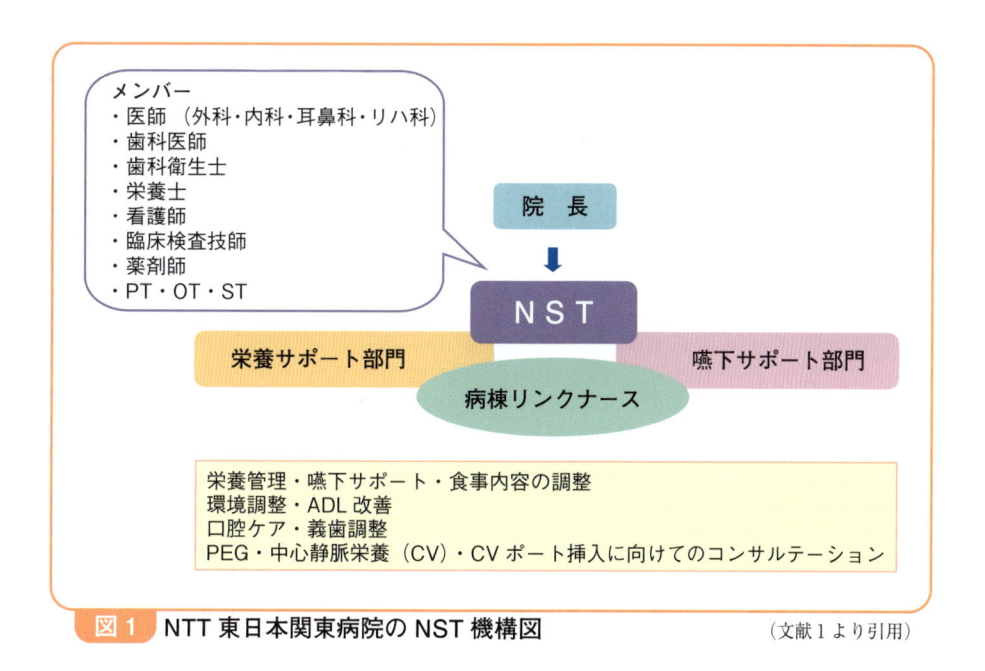

図1 NTT東日本関東病院のNST機構図 （文献1より引用）

メンバー
・医師（外科・内科・耳鼻科・リハ科）
・歯科医師
・歯科衛生士
・栄養士
・看護師
・臨床検査技師
・薬剤師
・PT・OT・ST

院長 → NST
栄養サポート部門　嚥下サポート部門
病棟リンクナース

栄養管理・嚥下サポート・食事内容の調整
環境調整・ADL改善
口腔ケア・義歯調整
PEG・中心静脈栄養（CV）・CVポート挿入に向けてのコンサルテーション

表1 病院での栄養評価の要点

1. 入院時より低栄養を疑うこと
2. 低栄養があればその原因と対策を考えること
3. 基礎疾患および合併症に関しては，その病態や治療の方針など，主治医や担当看護師からの情報を得ること
4. 現状の栄養状態でリハビリが可能かどうかを判断すること
5. 栄養状態やその改善に合わせてリハビリの内容を検討すること
6. 食事内容と食事環境に配慮すること
7. 栄養管理の目標を患者のADLやQOLの改善におくこと

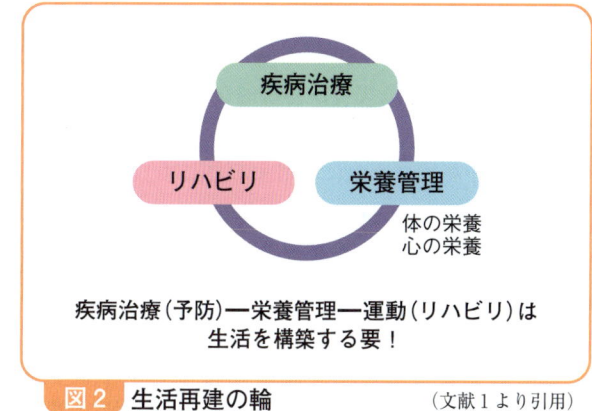

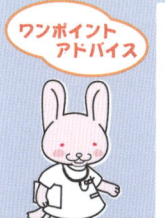

図2 生活再建の輪 （文献1より引用）

疾病治療―リハビリ―栄養管理（体の栄養・心の栄養）

疾病治療（予防）―栄養管理―運動（リハビリ）は生活を構築する要！

ワンポイントアドバイス

栄養管理について一言付け加えておきます．それは，栄養といえば，蛋白質や脂肪，糖質など「体の栄養」を指しますが，もう一つ，「心の栄養」も大切だということです．
こちらからのちょっとした声かけや笑顔，そっと手を添えるときの心づかいが患者さんの元気につながることがあります．「心の栄養」は目に見えないものだけに大切にしたいものです．

参考文献

1) 稲川利光：リハビリの心と力―かかわりが自分を変える，地域を変える―．学研メディカル秀潤社，2011
2) 落合慈之 監，稲川利光 編：リハビリテーションビジュアルブック．学研メディカル秀潤社，2011
3) 稲川利光，齊竹一子 編：QOL向上につなげる ベッドサイドリハビリテーション実践ガイド．学研メディカル秀潤社，2012

4章 嚥下障害と栄養

Q36 褥瘡患者のポジショニングについて教えてください

> **A** 褥瘡の治療には，圧迫回避など体圧の分散が必要となります．体圧分散だけをとれば，褥瘡部位を除圧して臥床しているのが一番ですが，それではADLの低下が進んでしまいます．除圧しながらも臥床を減らす環境づくりが，ケアのポイントとなります．
>
> エビデンスレベルⅡ

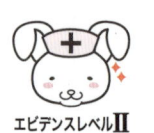

回答者 竹内新治

1 褥瘡の定義

- 身体に加わった外力は，骨と皮膚表層の間の軟部組織の血流を低下，あるいは停止させます．この状況が一定時間持続されると組織は不可逆的な阻血性障害に陥り，褥瘡となります（日本褥瘡学会の定義）．
- つまり褥瘡とは，一定以上の圧力により阻血性の壊死が生じて発症した皮膚の潰瘍をいいます．

2 褥瘡の原因

- 直接的な原因としては，持続的な圧力や，ずれ力によるものです．
- 圧力とは，組織に垂直に作用する力に対して生ずる圧縮応力のことで，一般的には身体の重みから生じます．
- ずれ力とは，組織と支持面の間に生じる引っ張り応力・剪断応力で，一般的にはギャッチアップ坐位でずれるような，斜めや横方向の力学的ストレスをいいます．
- 間接的な原因は，低栄養，やせ（るいそう），活動性の低下，知覚の低下，皮膚の汚染・過度な湿潤等が挙げられます．

3 リハビリテーション

- 臥床時や坐位において，仙骨など骨突出部位にかかる持続的な圧迫を自力で除圧できるようにするための動作改善が重要です．
- 関節拘縮は，寝返りなどの動作能力の低下や局所の圧迫増大など褥瘡のリスクが高まるため，寝たきりであっても関節可動域訓練などで**拘縮の予防**に努めることが大事です．

4 ポジショニング

- 基本原則は，創部の除圧と適切な姿勢保持の両方を保つことです．
- 除圧する部位の周りにクッション等を用いますが，ポイントとしては点でなく**面で除圧**することが大事です．またアライメント*を整えることで，不良姿勢や苦痛を軽減することが必要です．

*アライメントとは，頭・体幹・四肢の体軸や関節の位置関係を表す用語で，体幹や上下肢を適切な位置に調整することを「アライメントを整える」と表現します．

5 臥位での姿勢

a）半側臥位（図1）
① 背臥位では仙骨部が圧迫されるため，骨盤が30°以上傾くように枕・クッションを入れます．
② 骨盤付近だけ傾くと，体幹にねじれが生じ，不良姿勢となるため，背部の高さを調整し，頭部の位置を整えます．

b）側臥位（図2）
① 頭部の高さを整えます．
② 上に位置する上下肢（図では左側）が下垂しないように，高さを調整します．
③ 仰向け方向に転がる場合は，背部にクッションをあてがいます．

c）ベッドアップ（図3, 4）
① 仙骨部の荷重が集中しないように，殿部から大腿部

に荷重が分散するよう大腿部に傾斜をつけます．
②体幹が側方に傾く場合は，体幹両側にクッション等を設置します．

③円背が強い場合は，姿勢に合わせて枕の高さを調整します．

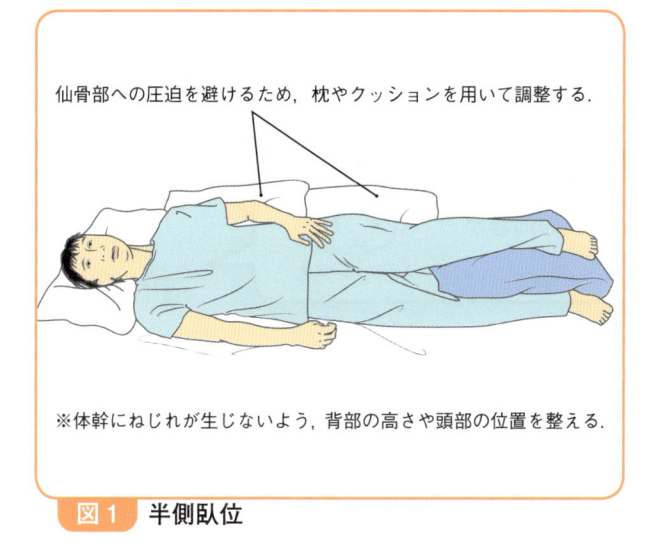

仙骨部への圧迫を避けるため，枕やクッションを用いて調整する．

※体幹にねじれが生じないよう，背部の高さや頭部の位置を整える．

図1　半側臥位

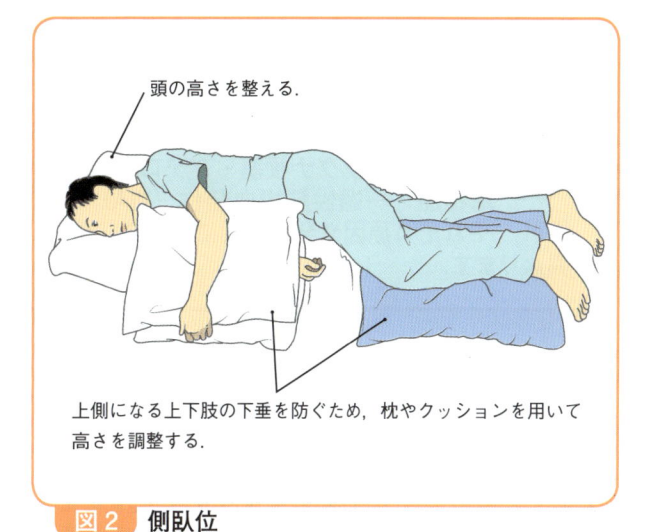

頭の高さを整える．

上側になる上下肢の下垂を防ぐため，枕やクッションを用いて高さを調整する．

図2　側臥位

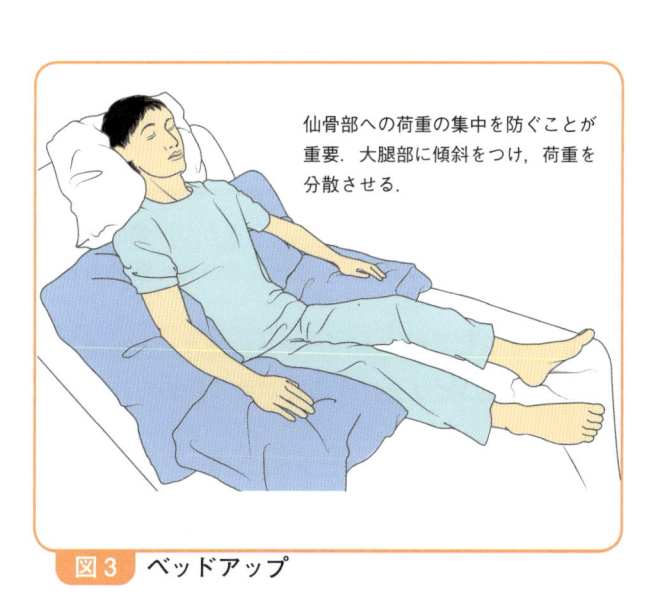

仙骨部への荷重の集中を防ぐことが重要．大腿部に傾斜をつけ，荷重を分散させる．

図3　ベッドアップ

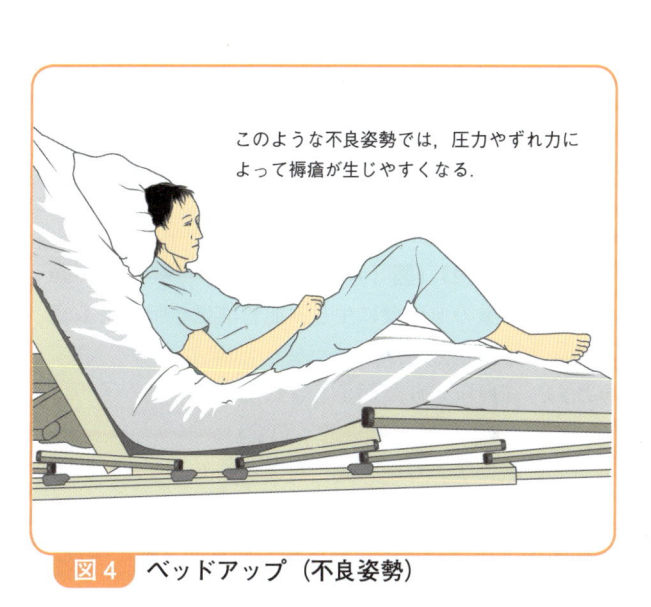

このような不良姿勢では，圧力やずれ力によって褥瘡が生じやすくなる．

図4　ベッドアップ（不良姿勢）

ワンポイントアドバイス
枕やクッションを適切な位置に置いたつもりでも，除圧ができていないことがあります．適切なポジションとなったときに，除圧ができているか手で確認することが大切です．患者さんに断って，除圧部位に直接手を入れて圧を確かめる習慣をつけるとよいと思います．

参考文献
1) 落合慈之 監，稲川利光 編：褥瘡とポジショニング．"リハビリテーションビジュアルブック"学研メディカル秀潤社，pp413-416, 2011

5章 脳血管障害

Q37 脳梗塞の原因とリハビリテーションについて教えてください

A 脳梗塞は，ラクナ梗塞・アテローム血栓性脳梗塞・心原性脳塞栓症・一過性脳虚血発作（TIA）・その他の脳梗塞に分類され，それぞれ原因や発症時期によってリハビリテーションの内容が異なります．

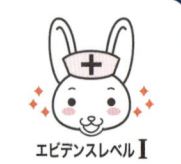

エビデンスレベルI

回答者 中村祐太

1 脳梗塞の原因

- 高齢化に加えて，食生活の欧米化や運動不足で，糖尿病と脂質異常症が増えたため，かつて日本人に多かったラクナ梗塞が減り，心原性脳塞栓症とアテローム血栓性脳梗塞が増える傾向にあります．
- その他の脳梗塞には，血管解離・もやもや病・凝固異常症・膠原病・悪性腫瘍に続発するもの・抗リン脂質抗体症候群・くも膜下出血後の血管攣縮で発生するものなどがあります．

a) ラクナ梗塞・BAD (branch atheromatous disease)（図1）

- 穿通枝動脈の血管壁に生じる血管壊死や脂肪硝子変性により閉塞します．
- 加齢，高血圧が危険因子とされています．

b) アテローム血栓性脳梗塞（図2）

- 主幹動脈のアテローム硬化病変が原因とされています．
- 危険因子は，高血圧，糖尿病，脂質異常症，喫煙，加齢などが挙げられます．
- 発生機序により，**動脈原性**，**血行力学性**，**血栓性**に分類されます．

c) 心原性脳塞栓症（図3）

- 心臓内でできた血栓が頸動脈を経て，脳動脈を通って血管を塞ぐことで発症します．
- 血栓が形成される原因は，心房細動，心筋梗塞後，人工弁置換術後，感染性および非感染性心内膜炎，心筋症，心臓腫瘍などがあります．
- その中で最も多いのは，**高齢者の非弁膜症性心房細動（NVAF）**です．
- 卵円孔開存などの右左短絡を介して，下肢静脈血栓が右心系から左心系に侵入する場合を奇異性脳塞栓症といいます．

2 脳梗塞のリハビリテーション

- 一般に脳卒中リハビリテーション（以下リハビリ）の流れは，急性期，回復期，維持期に分けられます．

a) 急性期

- 十分なリスク管理のもとに，できるだけ**発症後早期から積極的なリハビリ**を行うことが強く勧められています．
- 脳卒中ユニット（SU）などの組織された場で，**集中的なリハビリ**を行うことが強く勧められています．
- 良肢位保持（ポジショニング）により，褥瘡・関節拘縮・異常筋緊張・異常姿勢を予防します．
- **四肢のmobilization**（図4）により，関節拘縮・筋短縮・筋萎縮・痙縮の予防，筋緊張の適正化，局所循環の改善，覚醒水準の改善，固有受容器の刺激を行います．
- **早期離床**（段階的坐位〜歩行）により，体幹機能の改善，非麻痺側筋力の維持，麻痺側への荷重感覚促通，動作能力の早期再獲得をはかります（図5）．
- ラクナ梗塞では，**診断確定日から離床および訓練を開始**します．**BADの場合は，症状が進行する危険性が高く，慎重に離床**を行う必要があります．
- アテローム血栓性脳梗塞では，**血圧変動に伴い神経**

症状の増悪を認める場合があるため，増悪がないことを確認してから開始することが勧められています．
- 心原性脳塞栓症では，左房内血栓や心不全を認める場合があり，離床開始前には，これらの徴候がないことを確認します．心不全徴候がなければ，左房内血栓の有無に関係なく離床および訓練を開始しますが，血栓遊離の危険性を個別に検討し，血圧や脈拍の急激な変動に配慮する必要があります．
- 摂食・嚥下訓練，言語訓練，高次脳機能訓練を行います．
- 病棟内ADL指導により，食事・整容・更衣・移乗・排泄動作を改善します．

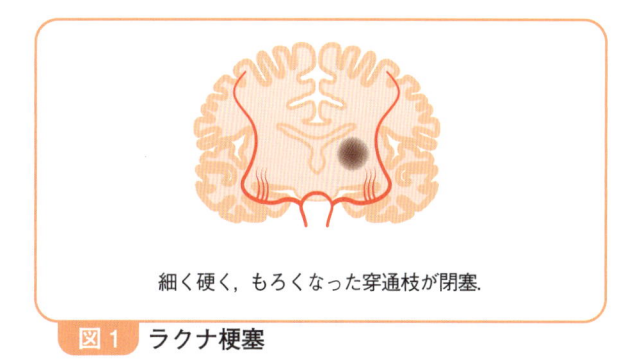

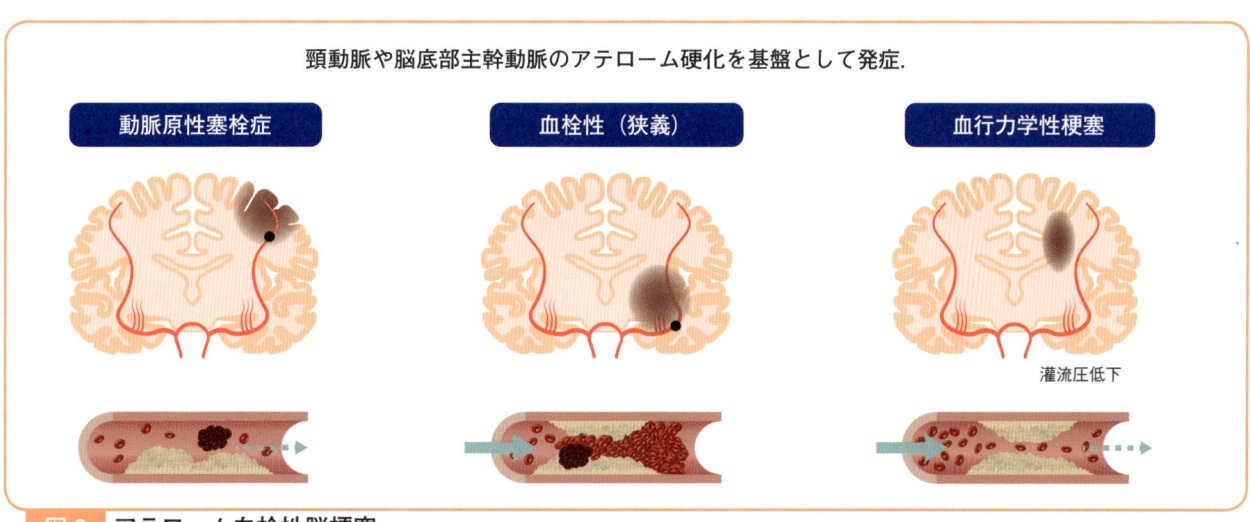

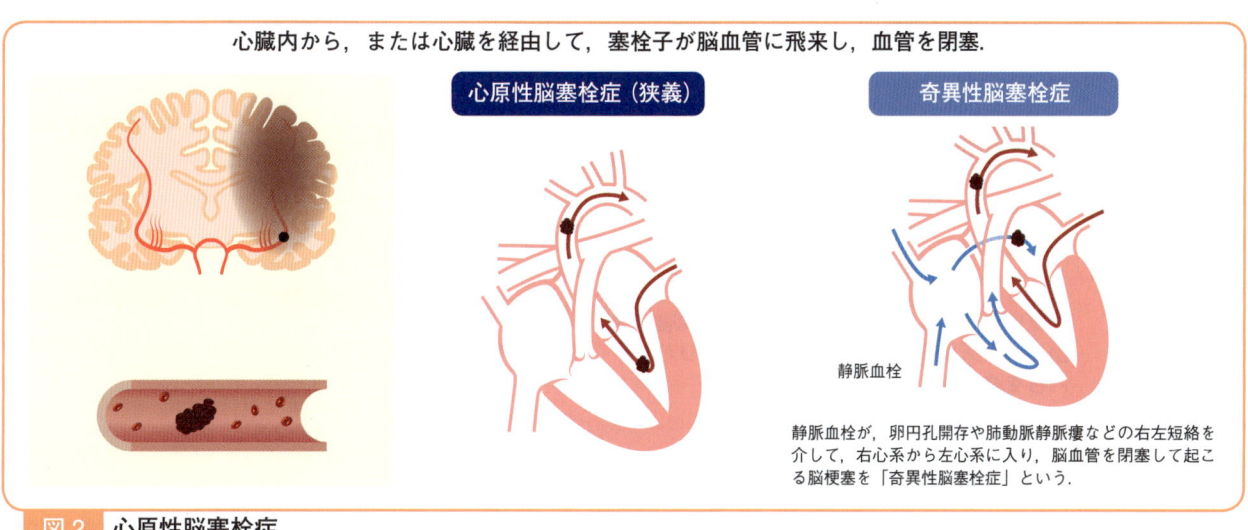

細く硬く，もろくなった穿通枝が閉塞．

図1 ラクナ梗塞

頸動脈や脳底部主幹動脈のアテローム硬化を基盤として発症．

動脈原性塞栓症　　血栓性（狭義）　　血行力学性梗塞

灌流圧低下

図2 アテローム血栓性脳梗塞

心臓内から，または心臓を経由して，塞栓子が脳血管に飛来し，血管を閉塞．

心原性脳塞栓症（狭義）　　奇異性脳塞栓症

静脈血栓

静脈血栓が，卵円孔開存や肺動脈静脈瘻などの右左短絡を介して，右心系から左心系に入り，脳血管を閉塞して起こる脳梗塞を「奇異性脳塞栓症」という．

図2 心原性脳塞栓症

b) 亜急性期～回復期

- 移動・セルフケア・嚥下・コミュニケーション・認知などに障害が残存した例では，より専門的かつ集中的に行う回復期リハビリを実施することが勧められています．
- 1回の活動量を上げながら，身体機能と活動機能の改善を行います．
- 麻痺側機能回復訓練により，学習された不使用（learned nonuse）の予防，麻痺側随意運動の促通を行います．
- 基本動作訓練により，寝返り・起き上がり・坐位・起立動作・立位能力の改善をはかります．
- 歩行訓練により，歩行能力の改善，生活範囲の拡大をはかります．必要に応じて装具を使用します．
- 摂食・嚥下訓練，言語訓練，高次脳機能訓練を行います．
- ADL訓練により，身辺動作（セルフケア），手段的日常生活動作（IADL）の改善をはかります．

c) 維持期

- 慢性期脳卒中患者に対して，筋力・体力・歩行能力などを維持・向上させることが勧められています．そのために，訪問リハビリや外来リハビリ，地域リハビリについての適応を考慮します．
- 心肺持久力・筋力・柔軟性の改善など，体力維持・向上をはかります．
- 生活支援，社会資源の活用，住環境整備を行います．

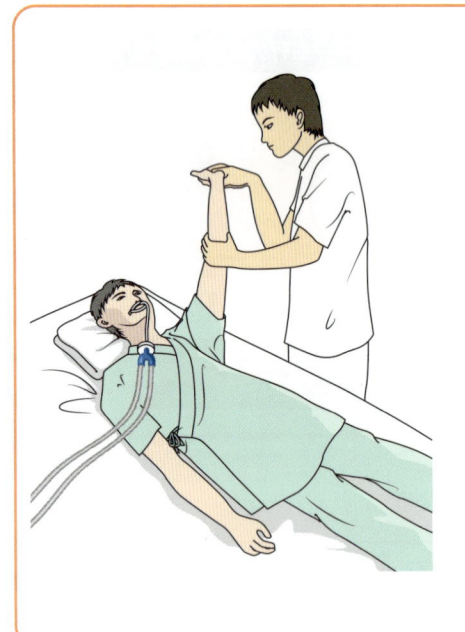

mobilizationとは，細かな運動を繰り返し与えて筋骨格の可動域を拡大させたり触れる，動かすことで刺激を与え，神経系の活動を回復させるための徒手療法．図では，前腕の運動を示す．

図4　四肢のmobilizationの一例

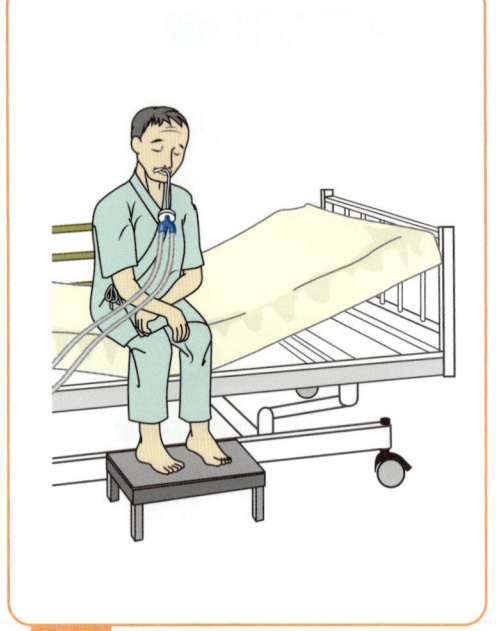

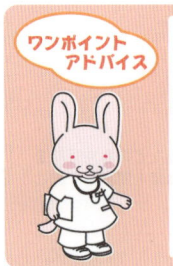

図5　早期坐位練習の一例

ワンポイントアドバイス　梗塞部位や梗塞巣の大きさなどにより障害像や重症度が異なるため，患者さんごとにリハビリ内容を検討する必要があります．

参 考 文 献

1) 篠原幸人 他 編："脳卒中治療ガイドライン2009"協和企画，2009
2) 落合慈之 監，稲川利光 編："リハビリテーションビジュアルブック"学研メディカル秀潤社，2011

5章 脳血管障害

Q38 脳出血の原因とリハビリテーションについて教えてください

A 脳出血の原因は，高血圧性が最も多く，他に脳動静脈奇形，アミロイドアンギオパチーなどがあります．出血量により外科的治療か保存治療が行われますが，いずれにしても医師の指示のもと，早期のリハビリテーションが必要です．

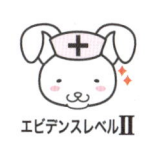

エビデンスレベルⅡ

回答者　荒木聡子

- 脳出血は，脳卒中の18％を占め，脳梗塞と比べると患者数は少ないですが，死亡率は17％と，くも膜下出血の23％に次いで高く，発症7日以内の死亡率は66％といわれています．
- 脳出血の場合，経過中の**再出血率**も高く，意識障害や片麻痺などの神経症状が悪化することがあります．

1 脳出血の原因

- 脳出血の多くは，**高血圧性脳出血**ですが，その他は，アミロイドアンギオパチー，脳動静脈奇形，海綿状血管腫，もやもや病，脳動脈瘤破裂などがあります．
- 高血圧性脳出血は，持続的な高血圧によるストレスで血管が脆くなり，小動脈瘤を形成し，それが破裂すると考えられています．
- 一方，アミロイドアンギオパチーは高齢者に多いとされています．高齢者の皮質下出血の場合，皮質枝へのアミロイド沈着によって血管の脆弱性が増加して破綻すると考えられています．
- 高血圧性脳出血の好発部位と頻度は，**被殻**，**視床**が30％以上，**脳幹**，**皮質下**，**小脳**が約10％と穿通枝領域に出血が多い傾向にあります．

2 臨床症状

- 初発の身体所見では，突然の**頭痛**，**嘔吐**が多く，神経症状では片麻痺が最も多いです．次いで，意識障害や構音障害，感覚障害，失語，痙攣などが挙げられます．
- 神経症状は，出血部位や出血量によって異なります（図1）．
- 血腫周辺の脳浮腫のため，**数日〜1週間程度は症状が悪化**することがあります．

3 リハビリテーションの流れ

- リハビリテーションは，脳出血に限らず，脳梗塞を含む脳卒中において，発症早期から**急性期**，**回復期**，**維持期（生活期）**にわたって，一貫した流れで行うことが必要です．
- 急性期においては，発症直後から開始され，**廃用症候群の予防とセルフケアの早期自立**を最大の目標とします．リハビリテーションは，Japan Coma Scale 1桁で，運動の禁忌となる心疾患や全身合併症がないこと，神経症候群の増悪がないことを確認してから可及的早期に開始することが勧められています（表1）．
- 回復期では，チームによる集中的かつ包括的なリハビリテーションを行い，セルフケア，移動，コミュニケーションなど，能力の最大限の回復と早期社会復帰を目指します．
- 維持期（生活期）では，リハビリテーションで獲得した能力をできるだけ維持することと，社会生活の再構築が目標となります．

4 脳出血後のリハビリテーション

- 脳卒中後の離床開始時期については，**離床基準（表2）**を原則とし，医師の指示に従い実施します．
- 保存治療の場合，発症後に再出血や血腫の増大，急性水頭症がなければ，24〜72時間以内に離床します．

- 血腫除去術を施行した場合，術後のCT検査で問題がなければ，翌日から離床します．
- 脳室ドレーンを留置中の場合，看護師と理学療法士（PT）や作業療法士（OT）が連携し，ドレナージ管理を行いながら離床します．

5 病棟でのリハビリテーション

- 脳卒中患者の多くは，リハビリテーション室で過ごす時間以外はベッドで過ごすことが多いため，病棟内での時間を活用してリハビリテーションすることが重要です．
- 特に業務の多い看護師にとって，関節可動域練習や筋力増強練習のために時間を割くことは困難です．そのため，**日常のケアである食事，更衣，清拭，排泄，移乗などの動作場面でリハビリテーションをします**．動作場面で過介助せず，患者さんの動きを引き出すことが大切です．
- 動作のアセスメントをしたうえで，介助方法や介助量など，わからないことがあれば，理学療法士や作業療法士に相談するとよいでしょう．

6 リスク管理

a）血圧管理
- 再出血予防に必要です．
- 頭蓋内圧亢進時，ベッドアップ30°（上半身挙上）します．
- 坐位や立位では血圧の低下を伴うことがあります．血圧の変動に注意してください．

b）呼吸管理
- 舌根沈下，チェーンストークス呼吸，クスマウル大呼吸など，呼吸の異常に注意してください．
- $PaCO_2$の上昇は頭蓋内圧亢進をひき起こすため，$45±5$ mmHgで管理します．
- 意識障害や呼吸障害を伴う場合，気道確保や人工呼吸管理の実施が望ましいです．

c）循環管理
- 脳卒中では，不整脈を伴う場合があります．不安定な場合，モニタによる管理が必要です．

---

① 被殻出血
被殻出血は，麻痺などの症状は軽度で機能予後は良く，小さなものならば，症状なく経過することもある．大きな血腫では，内包や視床または側頭葉に進展し，重度の麻痺や感覚障害，意識障害，失語などを呈する．

② 視床出血
被殻出血に比べると脳室穿破しやすく，水頭症を合併しやすく，意識障害を生じることがある．ほとんどの場合，片麻痺が生じ，重度の感覚障害が起こりやすい．また，錯語や言語理解が障害されても復唱は保たれるなど，特有の失語が生じることがある．

③ 橋出血
橋出血では，大きくなると発症早期から高度の意識障害や四肢麻痺，脳神経障害に加え，呼吸障害などによりバイタルが不安定となり予後不良となることがある．その他，除脳硬直を呈することもある．特徴的な眼球運動障害（pinpoint pupil, ocular bobbingなど）がある．出血量が少量の場合は，反対側の運動麻痺を生じる．

④ 皮質下出血
発症場所によって症状は様々である．多くは頭頂葉に発症し，病巣と反対側の麻痺や感覚障害がある．側頭葉では視野障害，感覚性失語，後頭葉では同名半盲，前頭葉では上肢優位の麻痺や高次脳機能障害を呈する．

⑤ 小脳出血
頭痛や嘔吐などの症状が出現し，病巣と同側上下肢の運動失調を生じる．血腫が増大すれば脳幹を圧迫し高度の意識障害が生じ，バイタルが不安定になることがある．眼球は病巣と反対側へ向き，小脳性の言語障害（断綴性言語）を生じることがある．

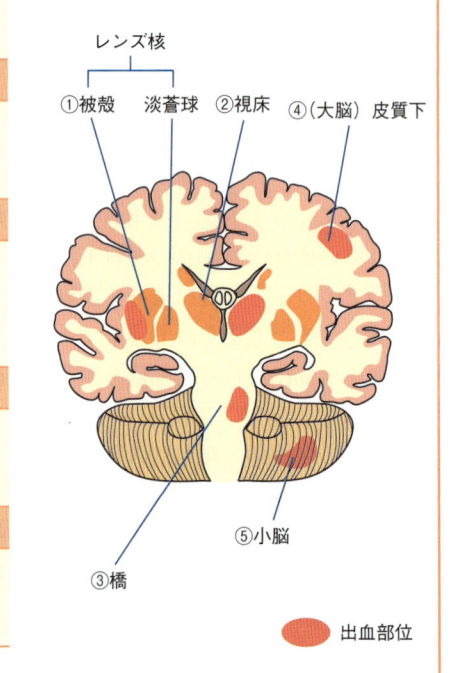

図1 高血圧性脳出血の好発部位と症状

d) 意識レベル

- 急性期は，特に血腫の圧迫が強く，脳循環が不安定で，意識レベルが変化しやすい状態です．呼吸や瞳孔などの特徴的な変化を，一緒に観察してください．
- 再出血のリスクが高いため，変動には注意してください．

7 予後予測

- 脳卒中ガイドライン 2009 では，リハビリテーションのプログラムを実施する際に，日常生活動作（ADL），機能障害，患者属性，併存疾患，社会的背景などをもとに，機能予後，在院日数，転帰先を予測し参考にすることが勧められています．
- 半側空間失認や認知障害などの阻害因子の程度により，ゴールレベルが低くなることもあります．

表1 急性期リハビリテーション

目的	廃用症候群など安静による合併症を防ぎ，効果的なリハビリテーションを行うために，できるだけ早期からリハビリテーションを開始することが大切である．
内容	早期坐位・立位，装具を用いた早期歩行練習，摂食・嚥下訓練，セルフケア練習など
開始時期	●医学的に可能ならば，発症から24～48時間以内に，寝返り，坐位，セルフケアなどの自動運動を開始する． ●全身状態不良で，坐位が開始できない患者さんにも，関節可動域練習，良肢位保持，体位変換など他動的運動を行う．
運動量	練習の量は，中等度以上の機能障害を認める患者さんに対し，早期から1日あたりの練習をより多く行うと早期離床につながり，脳卒中発症後3ヵ月後の機能障害やADLを改善させる．
注意事項	●昏睡，神経徴候の進行，くも膜下出血，脳内出血，重度の起立性低血圧，急性心筋梗塞がある場合には，リハビリテーションの開始を遅らせる． ●急性期には，血圧の変化に注意し，心電図をモニターするなど，医師の監視下でリスク管理をしながらリハビリテーションを行うことが望ましい． ●急性期には，高血糖，低栄養，痙攣発作，中枢性体温上昇，深部静脈閉塞症，血圧の変動，肺炎，麻痺側の無菌性関節炎，消化管出血，褥瘡，尿路感染症などの合併症が起こりやすく，生命または機能予後に影響を与えることがある．

表2 脳卒中急性期離床基準

1. 意識障害が重篤でないこと（JCSで1桁）
2. 麻痺などの症状の進行・増悪がないこと
3. 脳循環病態の評価ができており，重篤な問題がないこと
4. 循環器系の重篤な合併症がないこと
5. 収縮期血圧が，脳梗塞では200～220mmHg以下，脳出血では，160mmHg以下にコントロールできていること

＊離床開始については，この基準を原則としつつ，脳卒中カンファレンスにおいて患者さんの病態を確認して決定される．

（文献3より引用）

ワンポイントアドバイス

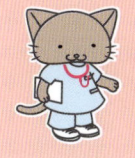

脳出血の急性期では，意識レベルや神経症状の悪化を生じることがあります．患者さんの状態を常に確認しながら，早期離床を促し，廃用症候群の予防とADL自立をリハビリテーションのセラピストとともに目指しましょう!!

参考文献

1) 田中耕太郎 他 編："必携 脳卒中ハンドブック 改訂第2版"診断と治療社，pp89-94，2011
2) 篠原幸人 他 編："脳卒中治療ガイドライン2009"協和企画，pp272-338，2009
3) 落合慈之 監，稲川利光 編："リハビリテーションビジュアルブック"学研メディカル秀潤社，pp14-19，2011

5章 脳血管障害

Q39 くも膜下出血の原因とリハビリテーションについて教えてください

A くも膜下出血とは，脳を覆うくも膜と脳の間に出血する病気です．原因の多くは，脳動脈瘤破裂によるものです．それぞれ原因や発症時期によって，リハビリ内容が異なります．

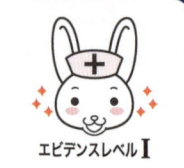

エビデンスレベルI

回答者 中村祐太

1 くも膜下出血の原因

- くも膜下出血の原因は多数知られており，脳動脈瘤破裂，脳動静脈奇形からの出血，硬膜動静脈瘻からの出血，脳腫瘍からの出血や原因不明の出血などが挙げられます．
- 原因の85％は，脳動脈の一部が嚢状に膨らんだ**脳動脈瘤破裂**です（図1）．
- 高血圧，喫煙，過度の飲酒は，脳動脈瘤破裂のリスクを高めます．

2 くも膜下出血の合併症

a) 脳血管攣縮（スパズム）

- 発症4～14日後に起こる合併症として，中大脳動脈や前大脳動脈などの主幹動脈に強い狭窄が起こる現象を**脳血管攣縮**といいます．
- 強い攣縮が起これば，脳血流の低下が著明となり，脳梗塞に陥ります．

b) 正常圧水頭症

- 慢性期（発症後1～2ヵ月）には，髄液循環，特に吸収能力が障害され，脳室に髄液が貯留する正常圧水頭症が出現してくることがあります．

3 くも膜下出血のリハビリテーション

- Q37「脳梗塞のリハビリテーション」の項を参照．
- くも膜下出血においては，離床の時期を個別に検討することが勧められています．
- 離床開始時期は，スパズム期を過ぎた発症後15日以降に行います．

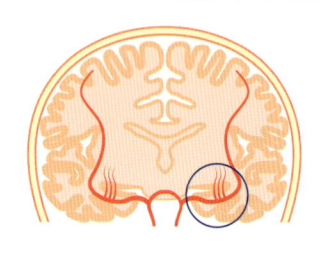

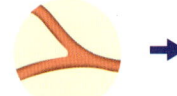

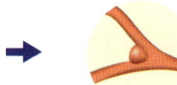

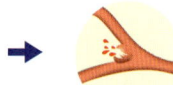

血液に押され，二股になった弱い部分が膨らんで動脈瘤となる．

動脈瘤の破裂により出血し，くも膜下腔に沿って広がり頭蓋内圧を上昇させる．

図1 くも膜下出血の模式図

ワンポイントアドバイス 出血部位や大きさ，合併症の有無などにより障害像や重症度が異なるため，患者さん個々にリハビリ内容を検討する必要があります．

参考文献

1) 篠原幸人 他 編："脳卒中治療ガイドライン2009" 協和企画，2009
2) 落合慈之 監，稲川利光 編："リハビリテーションビジュアルブック" 学研メディカル秀潤社，2011

5章 脳血管障害

Q40 脳卒中患者で筋緊張異常はなぜ起きるのでしょうか？

A 筋緊張は，①大脳皮質（運動野），②基底核，③網様体，④小脳，⑤脊髄，⑥神経-筋系の，6つの機能レベルにより調節されています（図1）．脳卒中では，運動中枢の上位運動ニューロン（①~④錐体路）が障害されるため，急性期には筋緊張が低下した弛緩性麻痺となりますが，時間が経つと筋緊張が亢進した痙性麻痺となることが多いです．

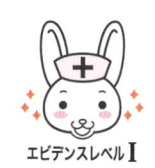

エビデンスレベルⅠ

回答者 **室井真樹**

1 筋緊張異常の種類

- 骨格筋は，絶えず不随意的にわずかな緊張をしており，この筋の持続的な弱い筋収縮を筋緊張といいます．筋緊張異常には，筋緊張亢進と低下の状態があります．亢進は痙直（痙性），硬直（強直）に分かれ，低下には弛緩があります．
- **痙　直**：錐体路障害により出現する，筋緊張が亢進した状態です．関節を他動的に勢いよく屈伸させると，はじめは抵抗が大きく，ある所まで動かすと急に抵抗が減少する**折りたたみナイフ現象**が生じます（図2）．上肢では屈筋群，下肢では伸筋群に出現しやすく，主な原因疾患は，上位運動ニューロン障害，錐体路障害（脳血管障害，脳腫瘍，脳性麻痺など）です．
- **硬　直**：錐体外路障害により出現する，筋緊張が亢進した状態です．他動的に関節運動を行うと，はじめから終わりまで一定の筋抵抗を感じる状態（**鉛管様現象**）です（図3）．パーキンソン病では鉛管様現象に振戦を伴う歯車様現象が遠位部➡近位部に出現し，腱反射は出にくくなります．主な原因疾患は上位運動ニューロン障害，錐体外路障害（パーキンソニズム，アテトーシス）です．
- **弛　緩**：筋腹を触ると柔らかく感じる状態です．関節を他動的に動かすと，伸長される筋の抵抗力は消失または低下，動作時の姿勢の崩れなどがみられ，筋緊張，腱反射ともに低下していますが，環境の違い〔姿勢変化，外的刺激（音，光，抗重力等）など〕により筋緊張の亢進がみられることがあります．主な原因疾患は，脳血管障害急性期，小脳疾患，下位運動ニューロン障害です．

2 検査・評価方法

- 安静時・運動時筋緊張検査，麻痺筋を伸長させて行う被動性検査，筋緊張低下をみる伸展性検査，筋硬直の検査があります．
- 安静時筋緊張検査は，ある姿勢を保持させた状態（臥位・坐位・立位など）での筋緊張を視診・触診します（表1）．
- 運動時筋緊張検査では，運動時（起居・立ち上がり動作，歩行など）に観察される筋緊張をみます．
- 安静時・運動時筋緊張検査以外は，臨床的には四肢，頭頸部の各関節などを他動的に動かして，そのとき受ける抵抗の強弱で判断します．
- 被動性検査の客観的検査方法として，修正アシュワーススケール（MAS）を用います（表2）．

3 アプローチ

- 筋の伸長（ストレッチ），良肢位保持（ポジショニング），動作練習などを行います．
- 筋伸長の方法は，腱を伸長させながら各関節をゆっくりと愛護的にストレッチする方法で，筋緊張の緩和や関節の拘縮予防を目的に行います．
- 褥瘡・関節拘縮予防のために，良肢位保持は重要です（図4，5，6，表3）．
- 動作練習は，各動作時の筋緊張亢進，低下による姿

勢の崩れを修正するもので，動作時の異常筋緊張を緩和し，各動作を行いやすくすることを目標としています．

図1	筋緊張調節機構

①大脳皮質（運動野）
②基底核
③網様体
④小脳
錐体路
⑤脊髄
⑥神経-筋系 γ線維／Ia線維／α線維

（文献1より引用）

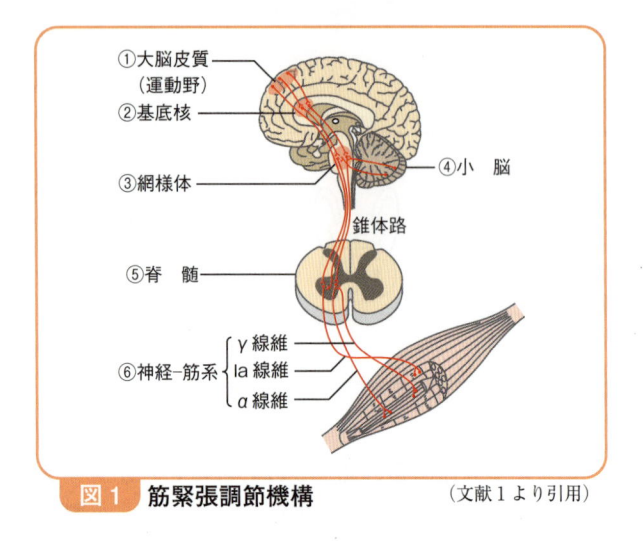

表1	視診・触診の仕方
視診	背臥位で精神的な緊張も除外し，可能な限り全身の筋を弛緩させた状態にする．筋緊張が低下している場合は扁平様にたるみがあるようにみえる．筋緊張が亢進している場合は筋が膨隆しているようにみえる（ただし，視診のみで筋緊張を判断することは難しく，触診で実際に筋緊張の状態を把握することが重要である）．
触診	被検筋を皮膚上から手指全体で軽く圧迫し，硬さを調べる．緊張が低下している筋は柔らかく筋弾性を感じない．緊張が亢進している筋は硬く筋弾性を感じる．

（文献1より引用）

強い抵抗 → 急に抵抗が少なくなる

関節を他動的に勢いよく動かそうとすると強い抵抗がみられるが，あるところから急に抵抗が減少する．

図2 背臥位で上肢他動時の抵抗（痙直）（折りたたみナイフ現象）

一定の筋抵抗が続く

他動的に関節運動を行うと筋抵抗が一定している．

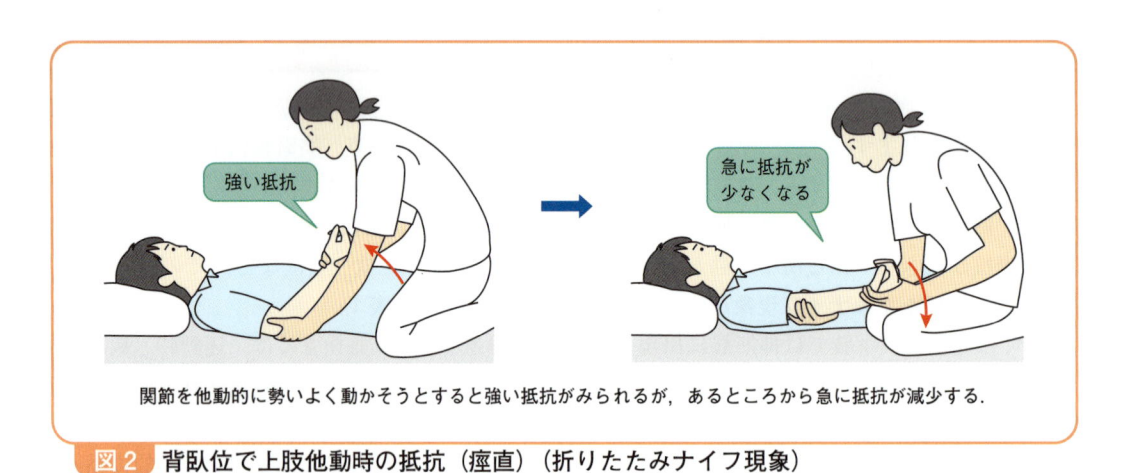

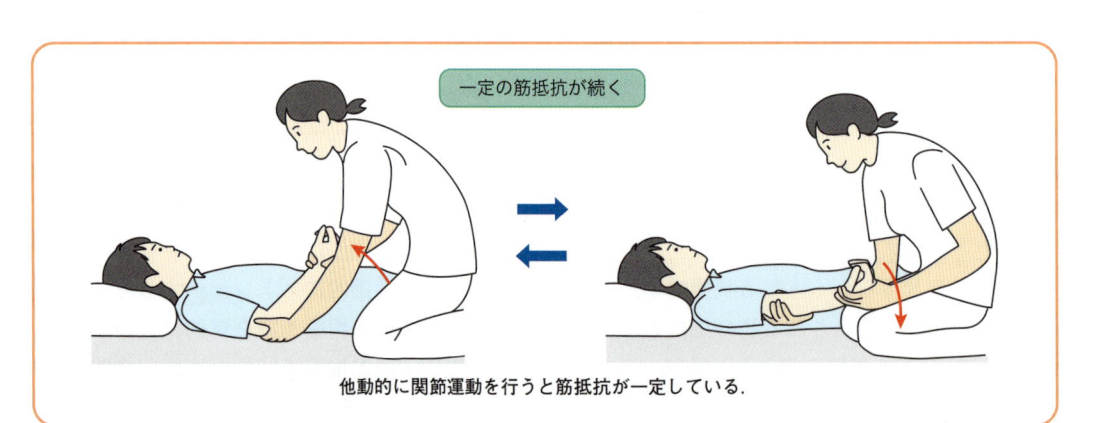

図3 背臥位で上肢他動時の抵抗（硬直）（鉛管様現象）

表2 修正アシュワーススケール

	修正アシュワーススケール
0度	筋緊張の亢進なし.
1度	四肢を屈伸したときに引っかかるようなわずかな筋緊張の亢進がみられるが,その後は筋緊張の亢進は消失,または可動域の終わりにわずかな筋緊張がみられる.
1+度	可動域の1/2以下の範囲では引っかかるような軽度の筋緊張の亢進がみられ,その後はわずかな筋緊張がみられる.
2度	1度よりも筋緊張は亢進するが,四肢は容易に屈伸可能.
3度	著明に筋緊張が亢進し,屈伸困難.
4度	四肢が硬く,屈曲/伸展できない.

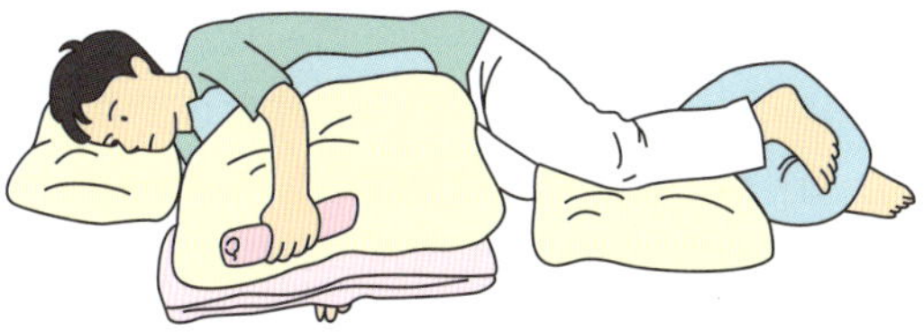

図4 背臥位での良肢位

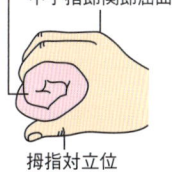

〈上 肢〉 肘関節を軽く曲げ,大きめの枕などを上肢全体で抱えるようにする.手にはハンドロールを握らせる,または手指軽度屈曲位とする.

〈下 肢〉 股関節および膝関節は屈曲位,足関節は底背屈中間位となるようにする.両脚の間にクッションなどを入れて股関節の内転位を防ぐ.

図6 ハンドロール

[手指の拘縮予防]
筋緊張が強く,手指の屈曲位が続く場合などに有効なのが,ハンドロール.丸めたタオルを握らせることで筋緊張亢進で生じる拘縮を起こしにくくする.

タオルを丸めて握らせる
中手指節関節屈曲
拇指対立位

図5 背臥位での良肢位

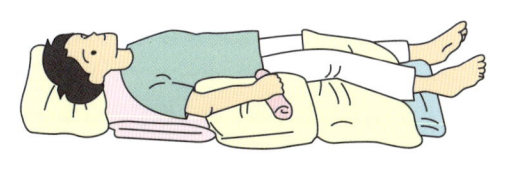

〈上 肢〉 肩関節は30〜60°外転となるよう調節.肘は軽く曲げる.手関節は軽く背屈となるようにし,ハンドロールを握らせる,または手指を軽く曲げて枕やクッションにのせる.

〈下 肢〉 膝関節は軽い屈曲位とし,膝窩にクッションなどを入れて下肢伸筋群の緊張亢進を防ぐ.

表3 良肢位の参考値

肩	60〜80°外転,30°屈曲,20°外旋(肩の下に枕やタオルを入れて肩甲帯は前に出す)
肘	90°屈曲(肘,前腕の下に枕を入れて少し高いところに手を乗せる)
手	10〜20°背屈,やや尺屈
指	軽くボールを握るよう軽度屈曲位
股	15〜30°屈曲,0〜15°外転,0〜10°外旋
膝	10°屈曲
足	底背屈中間位

(文献1より引用)

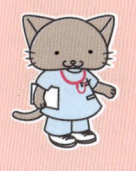

ワンポイントアドバイス
体位交換やオムツ交換時など,筋緊張異常のある患者さんを急に動かすと筋緊張が亢進して,筋組織を傷めたり,関節の脱臼,骨折の危険性があるため,ゆっくりと愛護的に行いましょう.

参考文献

1) 落合慈之 監,稲川利光 編:"リハビリテーションビジュアルブック"学研メディカル秀潤社,2011
2) 柳澤 健:"理学療法学ゴールドマスターテキスト1 理学療法評価学"メジカルビュー社,2010
3) 田崎義昭,斎藤佳雄 著:"ベッドサイドの神経の診かた 15版"南山堂,2000

5章 脳血管障害

Q41 脳卒中片麻痺患者のケアで気をつけるポイントは？

A

麻痺側の上肢・下肢の保護を意識した介助と，早期離床です．麻痺側上下肢への機械的ストレスをかけやすいため，介助時は注意します．ADL場面では，残存機能を生かした最小介助により，動作自立に近づけます．

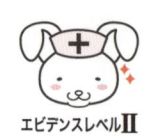

エビデンスレベルⅡ

回答者 江原弘之

1 脳卒中片麻痺患者の障害とケア

- 脳卒中の片麻痺患者では，急性期では麻痺側上下肢の運動麻痺・感覚障害によるADLの低下が生じます．
- その他，視野障害や高次脳機能障害が合併します．
- また，二次的な合併症に，うつ状態などの精神疾患や浮腫，起立性低血圧や，肩関節亜脱臼に伴う痛みなどがあり，心身の障害が複合した状態になります．
- 病棟での生活では，起居動作介助時，離床時，食事時，排泄動作時，更衣動作時などのケアが，ADL拡大に大切な要素です．
- 一日のうち長い時間を過ごす病棟での生活の変化は，回復への達成感にもつながります．
- 寝返り動作は，最も基本的な動作であり[2]，排泄動作ではポータブルトイレへの移乗が自立できると自宅退院率も高まるとの報告もあり，早期からのケアで特に重要となります[3]．

2 ケア場面で気をつけること

a) 虫様筋つかみ

- 寝返りや起き上がり介助時など，患者さんの体を把持するときは，「虫様筋つかみ」と呼ばれる方法が，患者さんに負担が少なく適切です．介助者の手指を伸展させたまま挟むように把持する方法です（図1）．
- 脳卒中患者は，肩手症候群の血管運動障害により生じる麻痺側上肢の浮腫様変化や，低栄養によるスキントラブルを起こしやすい状態にあります．
- スキンケアと並行しつつ，介助時の皮膚へのストレスを少なくするために，把持するときも指を立ててつかむことがないように注意します．

b) 点ではなく面で介助する

- 虫様筋つかみとも関連しますが，起き上がりや立ち上がりなど，患者さんの自重が大きくかかる介助のときは，**介助者が支える部分をできるだけ大きくとると，患者さんは安心して動作を行うことができます**（図2）．

c) リハビリを意識した動作の最小介助

- 主に排泄動作のケアから，動作の自立について考えてみます．
- 排泄動作の介助は，介助者にとっては負担感が大きく，患者さんにとっては自尊心を傷つける動作といわれています[3]．したがって，おむつや尿カテーテルを使用していてもポータブルトイレを使用することが，患者さんの心身に好影響を与え，介助者の負担を減らすことにつながります．
- この場合のケアでは，おむつ交換時は膝を立てた状態で，殿部を持ち上げる運動を患者さんに協力してもらい，同時に股関節開排の関節可動域練習を行うなどリハビリ要素を加え，自発的な運動を入れていきます．
- 起き上がりや坐位が可能となったら，ベッドにL字手すりとベッドサイド用ポータブルトイレを設置し，移乗をして排泄します．
- 坐位のほうが，腹圧がかかりやすく排泄しやすくなります．
- 移乗時に一度立位姿勢をとり，10秒間立位保持するなど，リハビリ要素を入れても良いでしょう（図3）．
- 動作には，意欲や達成感など心理的な要素も大きく影響するため，**患者さんがどのくらい動けるのか不明な場合は，担当のセラピストと相談して病棟での介助方法を決めると良いと考えます**．

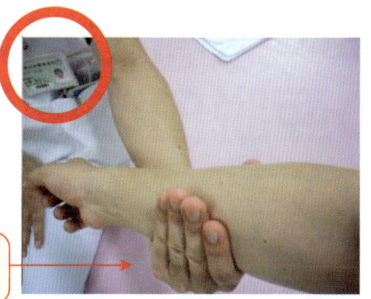

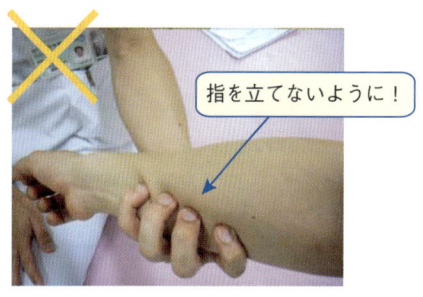

図1 虫様筋つかみ

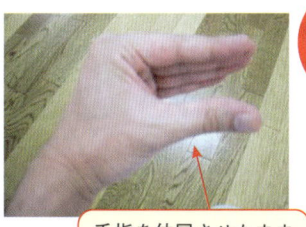

手指を伸展させたまま挟むように把持する

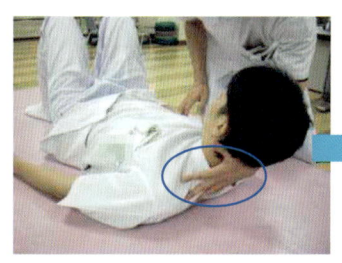

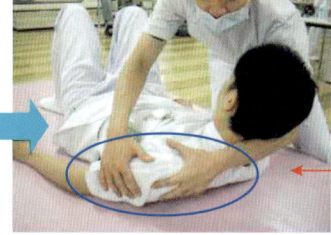

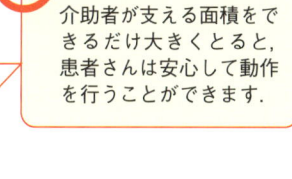

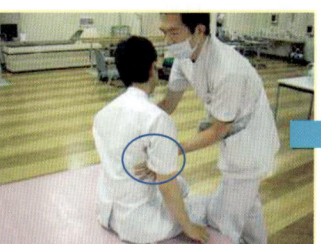

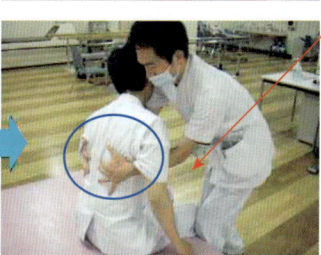

指を立てないように！

図2 患者さんに対して介助者の接触面を大きくする

介助者が支える面積をできるだけ大きくとると，患者さんは安心して動作を行うことができます．

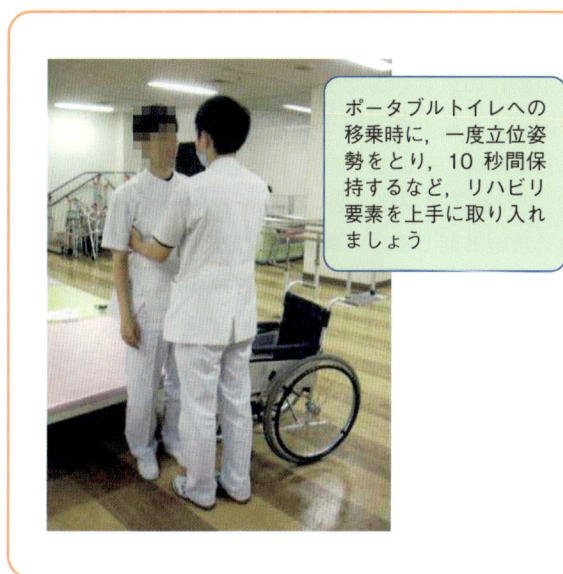

図3 移乗動作時の立位練習

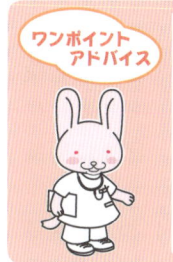

ポータブルトイレへの移乗時に，一度立位姿勢をとり，10秒間保持するなど，リハビリ要素を上手に取り入れましょう

ワンポイントアドバイス

脳卒中により突然手足が動かなくなった喪失感により，患者さんは悲しみや怒りの感情を見た目以上にもっています．より良い方法を行うことも大切ですが，患者さんの個別性を把握し，患者さんの身になって考え，ケアするよう心がけてください．

参考文献

1) 落合慈之 監，稲川利光 編："リハビリテーションビジュアルブック"学研メディカル秀潤社，pp364-388，2011
2) 二木 立：脳卒中リハビリテーション患者の早期自立度予測．リハビリテーション医学 19：201-223，1982
3) 近藤克則 編："脳卒中リハビリテーション—早期リハからケアマネジメントまで"医歯薬出版，pp132-145，2000

5章 脳血管障害

Q42 脳卒中患者における肩の亜脱臼の原因と対処法について教えてください

A 脳卒中後の片麻痺により，弛緩した筋・腱・靱帯が上肢を固定する機能を失い，上腕骨頭が関節窩から離開されることで，亜脱臼を発症します．発症した場合，適切な対処を行うことで亜脱臼の助長を防ぎ，痛みを軽減させることが必要です．臨床での一時的な対処法として，<u>三角巾保護</u>や<u>上肢固定装具</u>等を用いています．

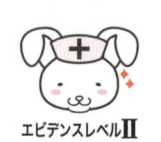

エビデンスレベルⅡ

回答者 安原佑子

1 亜脱臼と麻痺

- 脳卒中発症後の重症片麻痺患者（Brs：上肢Ⅰ〜Ⅲ前半）ほど，**二次的障害**として発症から2〜3ヵ月の時期に生じやすく，30〜50％と比較的高い頻度で亜脱臼を合併します．
- 麻痺の改善がない場合，亜脱臼は固定し，麻痺の改善がある場合はBrsⅢの後半〜Ⅳに移るに従って改善に向かいます．
- 発症早期から，進行予防をはかることが必須です．

2 亜脱臼のメカニズム

- 肩甲上腕関節の運動時に主体となる三角筋や棘上筋は，通常，肩の安定化をはかるべく上腕骨を引き上げ，固定する役割を担っています．しかし，麻痺によりその機能を失うことで，筋・腱・靱帯は弛緩し，重い上肢は重力に引かれて下垂し，その際に生じる関節のズレが亜脱臼となります．図1に肩関節の機能を示します．
- 亜脱臼を起こすと，肩甲上腕関節部分に視診や触診でわかる特有の凹みがみられます．この凹みが亜脱臼そのもので，その診断方法は，徒手的に肩峰下端と上腕骨頭の間を触知して判断し，「○横指」と表記します．

3 亜脱臼と痛み

- 亜脱臼を生じると，肩の痛みを伴うことが多いですが，亜脱臼そのものに何らかの別の疾患が加わらない限り，痛みや可動域制限は起こりません．痛みの原因としては，肩の関節包炎や肩関節周囲炎，インピンジメント症候群（挟み込み現象）が主とされています．
- 痛みが長引くと，ADLに留まらずQOLにも多大な影響を及ぼすため，早期からの適切な対処と予防策が必要となります．

4 亜脱臼の対処方法

- 対処法には，病院や施設により様々な方法があり，賛否両論あります．ここでは，一般的な対処法と当院で用いている装具について述べます．

a) 三角巾（図2）

- 三角巾で麻痺側の上肢を包み，肩甲骨を押さえ，前腕が三角巾に収まっているのを確認してから背面で結びます．要領を得れば，結んだままの状態で，片手動作の患者さんでも着脱が可能になります．
- 図のように上肢が収まっていない場合は亜脱臼の進行を招くので，巻き直しをします．

b) アームスリング（図3）

- 三角巾と同じく，上腕骨骨頭を正しく関節窩に保持したうえで，翼状肩甲や手関節の拘縮を起こさないよう配慮する必要があります．
- 装着は，原則として歩行時のみですが，亜脱臼の程度により異なるため，スリングの選定は慎重に行わなければなりません．

c) 上肢懸垂用肩関節装具（図4）

- 麻痺側上肢を，タスキ掛け状にして懸垂する上肢装具です．肩関節外旋位，肘関節軽度屈曲位，前腕回外位のポジショニングを行う構造になっており，肩

関節の運動を妨げずに日常的に装着が可能です．

5 亜脱臼の予防策

a）関節可動域訓練
- 弛緩性麻痺の場合は，他動運動が中心となります．可能な範囲で，上肢挙上と浮腫の除去を行います．
- なお，随意収縮がみられる場合あるいはみられ始めた場合は，自動運動と併せながら行うことも効果的です．

b）ポジショニング
- 亜脱臼は日頃の姿勢により，発症や進行を防ぐことが可能で，特に臥位時には，麻痺側上肢が肩関節外旋位，肘関節軽度屈曲位，前腕回外位となるよう，クッションや枕などを用いて，適切な安静肢位を保つことが必要とされます．

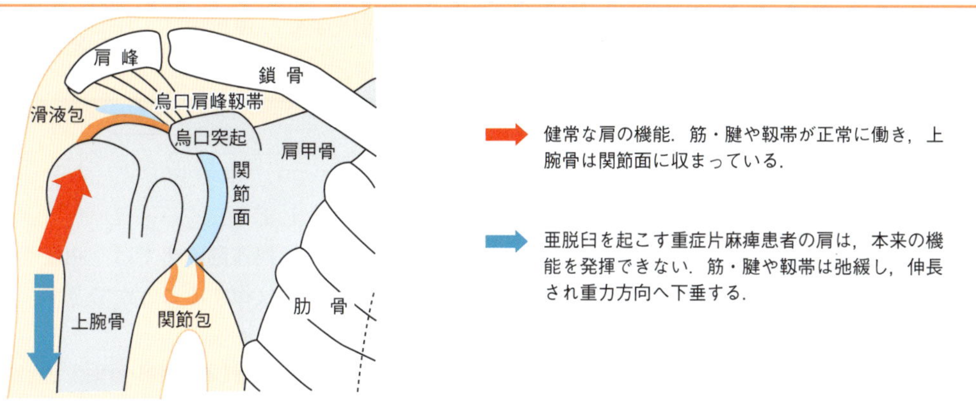

図1 肩関節の機能

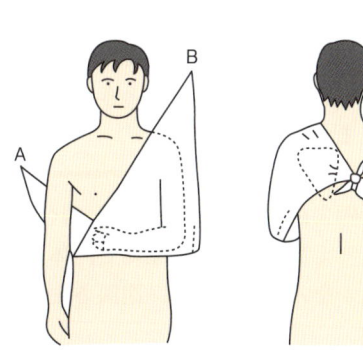

→ 健常な肩の機能．筋・腱や靱帯が正常に働き，上腕骨は関節面に収まっている．

→ 亜脱臼を起こす重症片麻痺患者の肩は，本来の機能を発揮できない．筋・腱や靱帯は弛緩し，伸長され重力方向へ下垂する．

図2 三角巾の装着
麻痺側上肢を包んで肩甲骨を押さえ，前腕が三角巾に収まっていることを確認したら，AとBを背側で結ぶ．

図3 アームスリング
装着は原則として歩行時のみ．翼状肩甲や手関節の拘縮を起こさないよう注意．

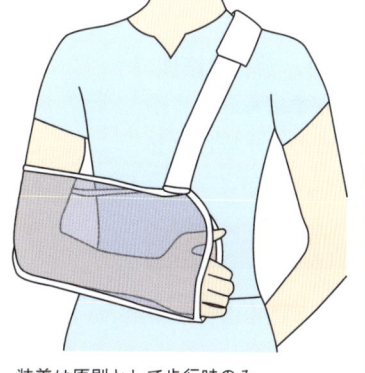

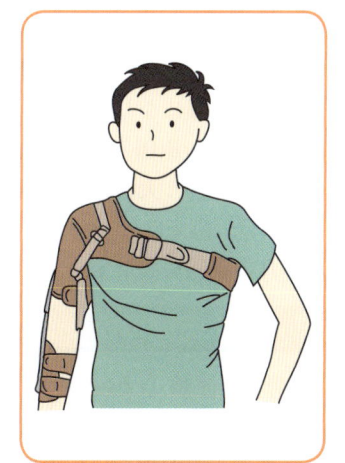

図4 上肢懸垂用肩関節装具（オモニューレクサ：Ottobock JAPAN社）

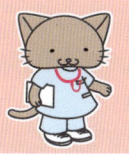

ワンポイントアドバイス
片麻痺患者の三角巾装着には，一般的に骨折患者によくみられる首で結び目をつくり，上肢を吊り上げる方法がありますが，首で結ぶ方法は上肢固定という本来の役割を果たせないため，装着方法に留意しなくてはなりません．

参考文献
1) 近藤克則, 大井通正："脳卒中リハビリテーション 第2版" 医歯薬出版, pp222-224, 2006
2) 福井圀彦 他編："脳卒中最前線 第3版" 医歯薬出版, pp353-356, 2003
3) 多々良大輔 他：肩の痛みとその対策は．理学療法 26（7）：882-889, 2009

5章 脳血管障害

Q43 運動失調とはどのようなものですか？

A 運動失調とは，協調性運動障害の一つであり，小脳性や脊髄性などの原因により，目的に合った運動を円滑に調節することが困難になることで，これにより筋力低下とは関係なく，運動時に振戦やふらつきが出現します．

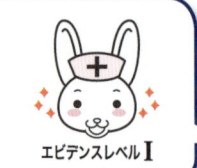

エビデンスレベルⅠ

回答者　山本泰治

1 運動失調とは

- 運動失調とは，協調性運動障害の一つです．
- 協調運動とは，運動を円滑に行うために，多くの筋肉が調和を保って働くことをいい，運動系と感覚系の協調によって行われています．
- 運動失調の場合，**筋力低下や筋緊張亢進などの運動系そのものの問題ではなく，運動系の制御を行っている中枢機能や感覚系の問題により，円滑な運動の調和が困難**になります．
- 運動失調の原因として，脊髄後索性，前庭迷路性，末梢運動性，大脳性，小脳性などが挙げられますが（図1），臨床的に一番よくみられるのは小脳性と脊髄性の運動失調です．

2 運動失調の診かた

a）鼻指鼻試験（nose-finger-nose test）（図2）
- 上肢の運動失調の有無を調べます．
- 患者さんの示指を自分の鼻先に当てさせ，指先で自分の鼻と検者の指先を速やかに反復して触るように指示します．
- 示指の動き方，振戦の出現，鼻先に正確に達しない場合，失調ありと判断します．

b）膝打ち試験（knee pat test）
- 上肢の運動失調の有無を調べます．
- 坐位にて，患者さんの膝を手掌および手背で交互に素早く叩かせます．最初はゆっくりと行い，徐々に速度を上げ，できるだけ速く行わせます．
- 検査中は，前腕の回内・回外の自動運動も観察しましょう．
- 転換運動障害では，相反する方向への運動を速やかに反復することができず，動作が遅く不規則で安定しません．

c）踵膝試験（heel-knee test, heel-shin test）（図3）
- 下肢の運動失調の有無を調べます．
- 仰臥位にて，一方の踵を反対側の膝の上に乗せるように指示します．このとき，小脳障害では測定障害がみられます．
- 次に，膝に乗せた踵を脛に沿って足背までもっていき，元の位置まで戻させます．このとき，企図振戦がないか注意します．

d）ロンベルグ試験（Romberg test）
- 静的立位時の運動失調（static ataxia）を調べます．
- 開眼で両足をそろえ爪先を閉じて立たせ，体が安定しているかどうかをみます．次に，閉眼させて身体の動揺をみます．
- 閉眼にて体の動揺が著明になる場合を，ロンベルグ徴候陽性といいます．深部感覚障害で出現します．

3 運動失調の動作練習

- 小脳が障害された場合，残存する正常な小脳で障害された機能を代償するか，障害された小脳で行える範囲で効率的な運動プログラムを作成することが必要です．
- 固有感覚系が障害された場合は，運動結果の情報の感知が障害されるため，残存する他の固有受容器や感覚系で代償することが大切です．
- 運動プログラムを構成するためには，感覚系と運動

系の相互作用が重要です．
- 正しい感覚情報を得るためには，環境と目的に合わせた姿勢の定位が重要になり，特に筋緊張の異常は，動作の遂行を阻害するだけでなく，体性感覚系が適切な感覚情報を受け取りにくくする要因となるため注意が必要です．
- 運動課題は遂行可能なもので，ほどよい集中で行える課題を選択します．
- 患者さんに課題に対して意識を集中し，認知させ，正確な運動パターンに基づいて行うよう促します．課題を成功させるために，必要に応じて介助，誘導を行ってください．
- 簡単な課題から，段階的に複雑な課題へと移行していきましょう．

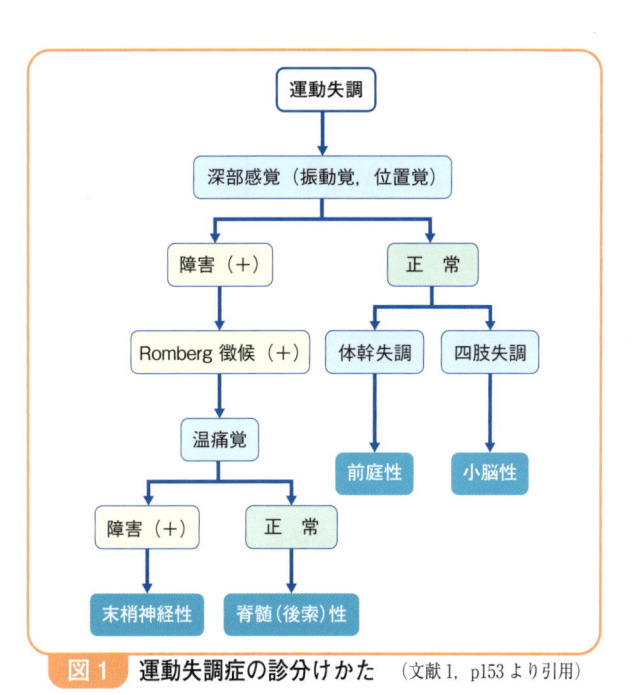

図1 運動失調症の診分けかた （文献1，p153より引用）

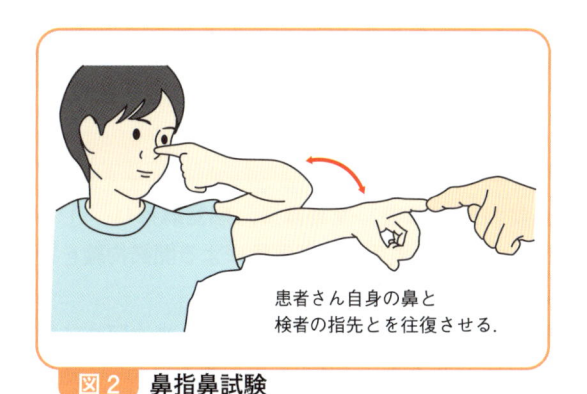

図2 鼻指鼻試験

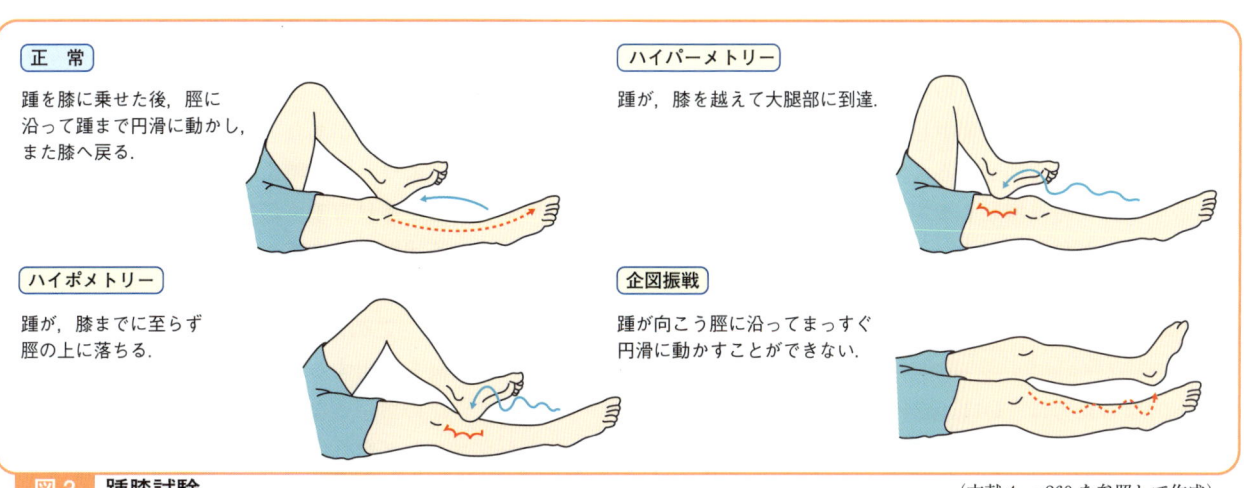

図3 踵膝試験 （文献4，p260を参照して作成）

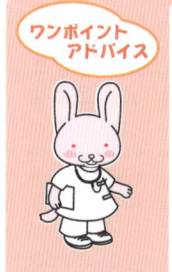

ワンポイントアドバイス
運動学習における情動系の関わりも示唆されており，段階的な難易度の設定が重要です．運動課題は，ゆっくりとした運動から次第に速い運動へ，局所的な運動から全体的な運動へと移行していきましょう．

参考文献
1) 田崎義昭，斎藤佳雄："ベッドサイドの神経の診かた 第15版"南山堂，pp139-154，1994
2) 石川 齊，武富由雄 他 編："理学療法技術ガイド"文光堂，pp180-185，1997
3) 落合慈之 監，稲川利光 編："リハビリテーションビジュアルブック"学研メディカル秀潤社，pp252-259，2011
4) 杉浦和朗："イラストによる神経検査法の理解"医歯薬出版，1993

5章 脳血管障害

Q44 関節拘縮のある脳卒中患者のポジショニング方法を教えてください

A 関節拘縮は，急性期からの対応により予防することが理想です．しかし，脳卒中患者は特に拘縮をひき起こす因子が多く，それに伴い褥瘡や異常姿勢筋緊張の増悪などが生じると，後の動作獲得にも影響を及ぼします．分圧や緊張抑制，さらには姿勢反射・反応への配慮も含めたポジショニング方法が求められます．

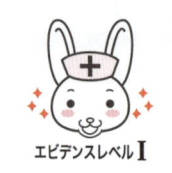

エビデンスレベル I

回答者　安井弥生

1 脳卒中患者の関節拘縮の原因

- 重度の意識障害，運動麻痺，感覚麻痺は，①不動性，②過用・誤用性，③痙性による関節拘縮をひき起こします．
- その他に姿勢反射障害，感覚障害，高次脳機能障害などは，患者さんに体の不安定感をもたらし過度な力を入れさせます．これがいわゆる**異常姿勢筋緊張**であり，**緊張状態の持続により拘縮へとつながります**．
- 異常姿勢筋緊張による姿勢や，すでに拘縮が起きてしまった姿勢は，身体圧のバランスも不均等となります．そのため，圧が集中している部分は褥瘡ができやすく，疼痛を回避するようにさらに異常姿勢筋緊張や不良姿勢は増悪します．つまり，脳卒中患者は症状一つが負の連鎖の引き金となるため，非常に拘縮が起きやすいといえます．

2 脳卒中患者のポジショニング方法

- 基本的な考え方は，Q11（p24参照）と同様です．
- すでに拘縮が起きている場合は，臥位や車いす坐位で明らかに支持基底面と身体の間に隙間ができているので，その隙間をなくすようにクッションやタオルを利用して身体を支え，不安定感をなくすと同時に褥瘡予防に努めます．
- 脳卒中患者の特徴的な姿勢にWernicke–Mann肢位というものがあります（図1）．この姿勢を覚えておくと，早期より，今後どこの筋緊張が高まり拘縮が起きる可能性があるか見当をつけておくことができます．
- たとえ見た目の拘縮はなくても，日々の看護の中で患者さんの関節を動かし，筋緊張が高くなってきていることを感じたら，緊張を緩めるようにポジショニングを行う必要があります．
- 脳の障害により，健常時よりも反射・反応が出現しやすいことがあります．この反射・反応の出現が持続している状態も，拘縮へとつながります．
- 代表的なものに，手指の把握反射や下肢の陽性支持反応があり，この場合，手指でタオルを握らせたり，足底板を使用することは，より反応を促進させてしまうため禁忌となります．
- ポジショニングを行う際は，筋緊張のチェックの他に，こうした反射の評価も必要となります．

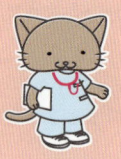

ワンポイントアドバイス
後遺症が重度であると，姿勢はすぐに崩れてしまうので，まめに調整する必要があります．良いポジショニングは拘縮予防・改善だけでなく，感覚刺激入力や坐位・立位での姿勢の安定，褥瘡予防など，全身状態や機能予後の改善にも役立ちます．

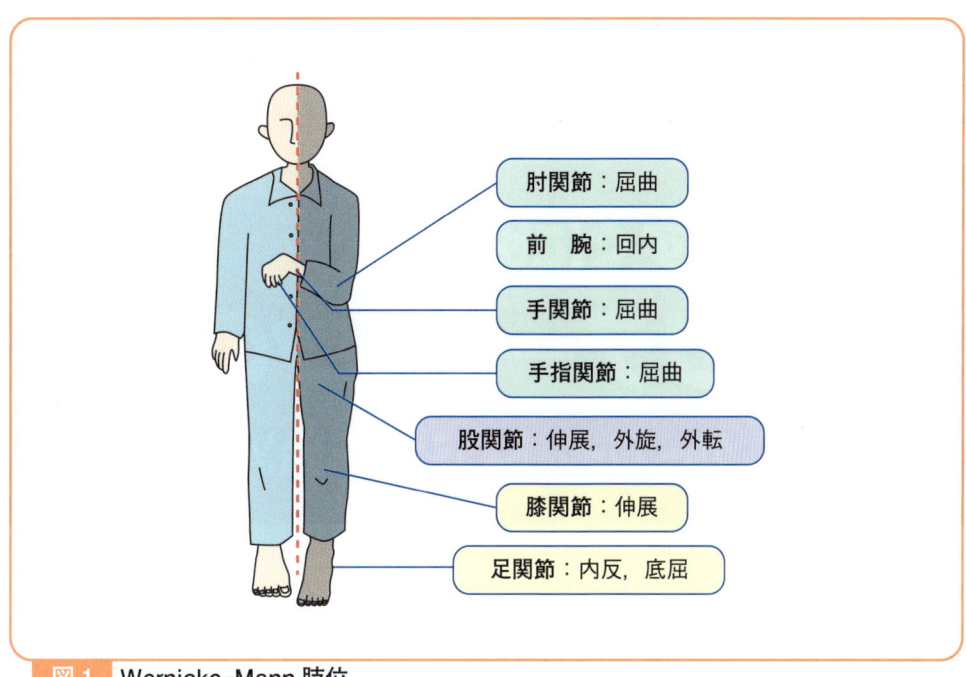

図1 Wernicke–Mann 肢位

- 肘関節：屈曲
- 前腕：回内
- 手関節：屈曲
- 手指関節：屈曲
- 股関節：伸展，外旋，外転
- 膝関節：伸展
- 足関節：内反，底屈

参考文献

1) 山田雪雄："脳卒中最前線 第3版"福井圀彦 他 編. 医歯薬出版, pp99-104, 2003
2) 柳澤 健 他："理学療法学ゴールド・マスター・テキスト⑤"メジカルビュー社, pp49-50, 2009
3) 高井浩之 他：脳卒中におけるポジショニング. 理学療法 29（3）：257-263, 2012

臨床に欠かせない1冊！

好評発売中

看護現場ですぐに役立つ
ファシリテーションの秘訣
―カンファレンス，グループワーク，日常コミュニケーションの現状改善のために―

著　國澤尚子・大塚眞理子

ファシリテーションは看護の現場で起こる問題・課題を改善する切り札です！

- 会議，カンファレンスの雰囲気が活性化されます！
- グループワークがよりスムーズに遂行されるようになります！
- 多職種との連携，患者・家族とのコミュニケーション力が向上します！

CONTENTS

- **Chapter1** ファシリテーションは現状改善の切り札
- **Chapter2** ファシリテーションスキルの基本
- **Chapter3** 看護実践に活用するファシリテーション
- **Chapter4** ステップアップファシリテーション
  ―看護師が実践する多職種連携と
  　教育のためのファシリテーション―

＊各 Chapter に事例を入れ，場面を想定しながらファシリテーションが学べます

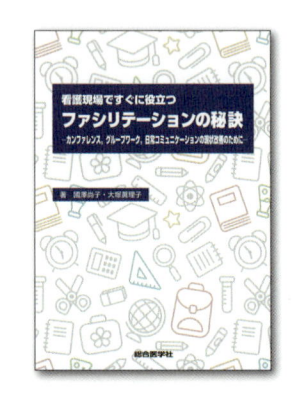

B5判／本文132頁
定価（本体2,400円＋税）
ISBN978-4-88378-655-8

総合医学社
〒101-0061　東京都千代田区神田三崎町1-1-4
TEL 03(3219)2920　FAX 03(3219)0410　https://www.sogo-igaku.co.jp

5章 脳血管障害

Q45 平衡機能障害とはどのようなものですか？

A 平衡機能障害は，平衡機能の反射と中枢の連携障害，体平衡系の異常によって起こる現象です．これには，内耳を含めた末梢神経系の障害と，中枢神経系の障害があります．姿勢を調節する機能の障害であり，四肢・体幹には異常がありませんが起立や歩行に異常をきたします．症状としては，身体の動揺とめまい，眼振があります．

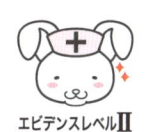

エビデンスレベルⅡ

回答者 小田陽子

1 平衡機能障害とは

- 平衡機能を司るのは，三半規管と前庭です．三半規管で回転刺激などの角加速度を感受し，前庭では重力や位置変化といった直線加速度を感受します．これらの機能によって神経や筋組織を支配し，視覚，深部感覚，小脳と連携して身体の運動や頭位を正常に保持しています．
- 末梢前庭系の障害には，急性期の発症では反復性のめまいとともに，方向一定性眼振，耳症状が伴います．主に，内耳障害，メニエール病，突発性難聴などがあります．
- 中枢神経系の障害では，注視方向性眼振や他の神経症状を伴います．主に，小脳や脳幹など体平衡に関係する部分に脳血管障害などの循環障害や，変性疾患，腫瘍などがあります．これらの疾患に認められるめまいは軽症ですが，持続性となります．

2 検 査（表1）

- 平衡機能検査は，主に眼振，眼球運動検査と体平衡機能検査に分けられ，体平衡機能検査には静的体平衡機能検査と動的体平衡機能検査があります．
  ① 両脚直立検査：Romberg（ロンベルグ）立位保持（開眼/閉眼）
  ② 片脚立位検査：（開眼/閉眼）
  ③ マン検査（Mann test）：（開眼/閉眼）
  ④ 継ぎ足歩行検査（tandem gait test）
  ⑤ 斜台検査

表1 直立検査の基準〔日本めまい平衡医学会（旧 日本平衡神経科学会）による〕

検査名	方法および記載	判 定
両脚直立検査	●閉脚位で前方を見ながら30秒間直立姿勢を保つ ●開閉眼時の身体動揺の有無，程度および方向，転倒の有無および方向をみる	●開閉眼で動揺，転倒を認めたものを異常とする ●閉眼時に動揺が増強するものをロンベルグ陽性とする
マン検査	●両足を前後の一直線上で，踵とつま先を接して直立位をとり，正面を見る ●30秒以上観察して身体動揺，転倒の有無および方向をみる ●前後に置く足を変えて同様にみる ●開閉眼，右足前および左足前における保持時間を測定する	●開閉眼とも30秒以内に転倒するものを異常とする
単脚直立検査	●姿勢を正して他方の足を軽く挙上して単脚で直立する ●30秒間観察し，接床，転倒の有無を観察し，保持時間，接床回数を測定する ●開閉眼，右足および左足挙上で行う	●単脚直立姿勢保持時間，開眼30秒以下，閉眼10秒以下を異常とする ●30秒間の単脚直立で，開眼で接床するもの，閉眼で3回以上接床するものを異常とする

入院中のリハビリテーション

⑥重心動揺検査
⑦ functional reach test（動的バランス検査）
⑧ timed up & go test（機能的移動能力検査）
⑨ functional balance scale（Berg balance scale）
（バランス機能評価）

3 バランストレーニング（図1）

- 立位・歩行時の不安定性に対して実施するものには，歩行中の方向転換（振り向く），不安定な状態での歩行，不安定な状態で姿勢をコントロールさせる，などがあります．

4 平衡運動指導の方法

- ADLと平衡機能検査で把握した能力低下に対し，検査（図2）の中から選択して運動指導項目として実施する方法もあります．高齢者には頭部運動は脳循環不全が起こることがあるため，ゆっくり実施するなど注意する必要があります．また，ふらつきが強いときには物につかまって開始し，症状を悪化させない程度に実施します．原則として簡単なものから難易度を上げ，速度はゆっくりなものから速く，強度は弱いものから順に程度を上げていきます．

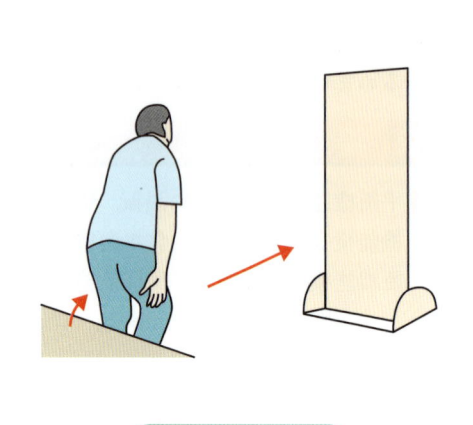

臥位からの起き上がり
臥位から起き上がり目標物に向かって歩くことにより，視覚と前庭との協調性を高める．

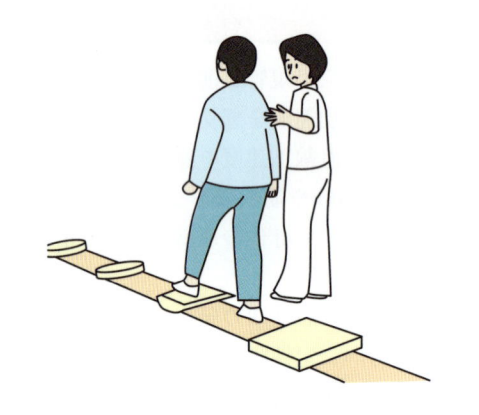

足元が不安定な状態での歩行
図のように不安定板やマットを置き，足元が不安定な状態での歩行練習をする．

図1　バランストレーニング

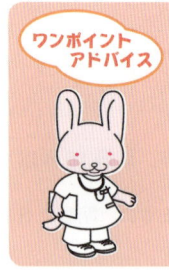

ワンポイントアドバイス　めまいやふらつきが強い場合，病室ではベッドからの起き上がりやトイレ歩行時の転倒に注意しましょう．めまいが強いと，嘔吐も出現することがあります．

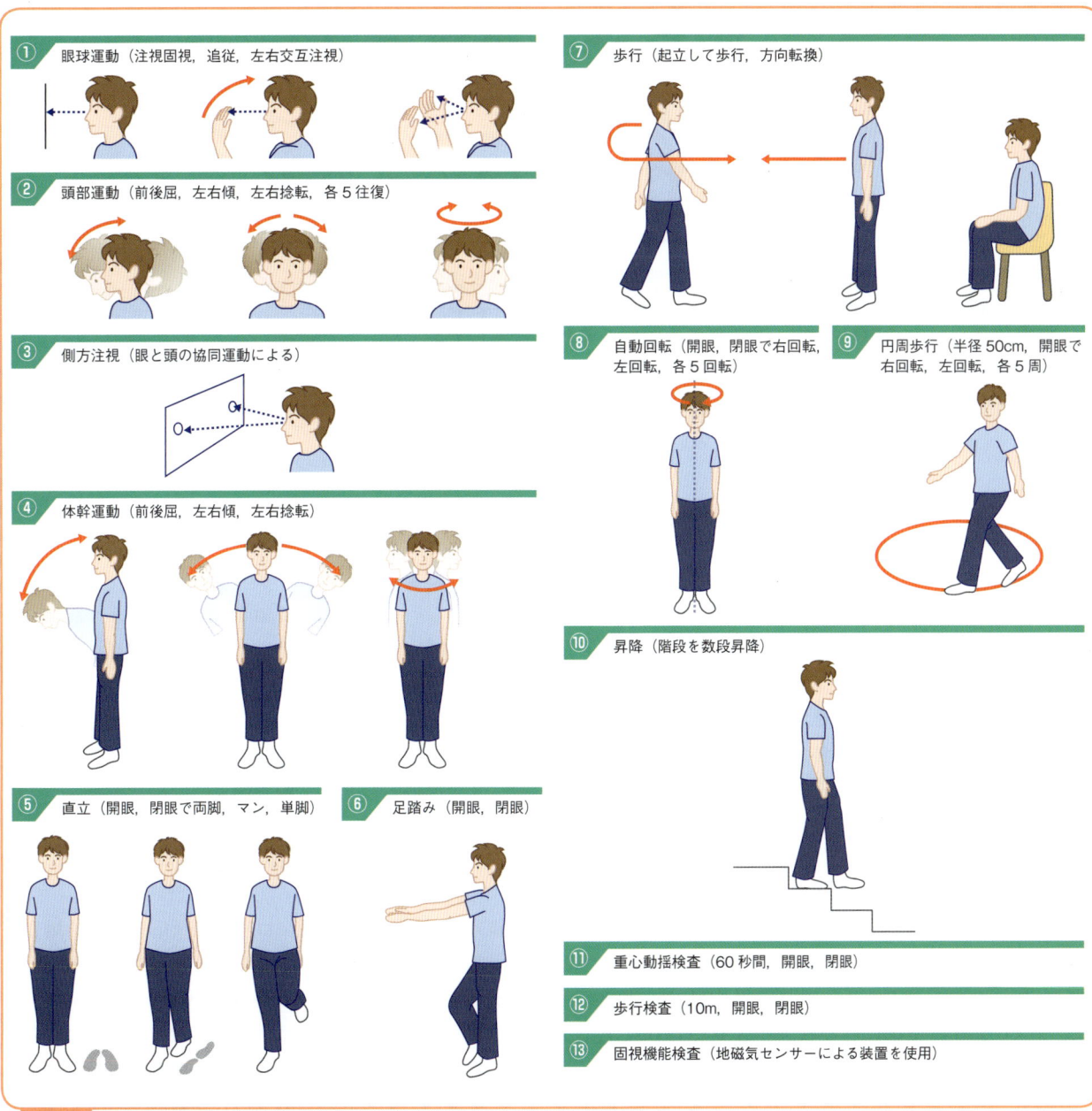

① 眼球運動（注視固視，追従，左右交互注視）

② 頭部運動（前後屈，左右傾，左右捻転，各5往復）

③ 側方注視（眼と頭の協同運動による）

④ 体幹運動（前後屈，左右傾，左右捻転）

⑤ 直立（開眼，閉眼で両脚，マン，単脚）

⑥ 足踏み（開眼，閉眼）

⑦ 歩行（起立して歩行，方向転換）

⑧ 自動回転（開眼，閉眼で右回転，左回転，各5回転）

⑨ 円周歩行（半径50cm，開眼で右回転，左回転，各5周）

⑩ 昇降（階段を数段昇降）

⑪ 重心動揺検査（60秒間，開眼，閉眼）

⑫ 歩行検査（10m，開眼，閉眼）

⑬ 固視機能検査（地磁気センサーによる装置を使用）

図2 能力低下把握のための平衡機能検査

（文献4を参照して作成）

参考文献

1) 浅井友詞 他：前庭機能障害によるめまいと平衡異常に対する理学療法．理学療法 28（4）：571-578, 2011
2) 五島史行：めまいの診断と治療の概要．理学療法 28（4）：543-552, 2011
3) 宮田英雄：第3部 姿勢調節の病態 第6章 前庭障害による姿勢調節障害 4）治療（2）リハビリテーション．"姿勢調節障害の理学療法 第2版"奈良 勲，内山 靖 編．医歯薬出版，pp147-149, 2012
4) 宮田英雄 他：リハビリテーション．"新図説耳鼻咽喉科・頭頸部外科講座 第1巻 内耳"八木聰明 編．メジカルビュー社，p241, 2000

5章 脳血管障害

Q46 脳卒中の食事動作は,どのようにセッティングすればよいですか?

> **A** 決まった形式はないため,個々に評価し介入していきます.評価の流れは,Q33でお伝えしたとおりですが,脳卒中患者は障害により**特有の陥りやすい反応**があるため,それを理解しておく必要があります.
>
> エビデンスレベルⅡ
>
> 回答者 沖野さやか

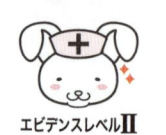

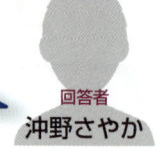

1 片麻痺

a) 障害像と陥りやすい反応

- 非対称の姿勢となるため,坐っていること自体が安心できない状態となります.そのため,頭頸部や非麻痺側は姿勢が崩れることを恐れ,**なるべく動かないよう固定しようとする働き**が生まれます.
- しかし,食事動作は身体全体が食べ物へ近づく必要があります.そのため,顎だけ突き出すような姿勢をとることになり,この姿勢が食べこぼしの増加や嚥下に影響します.
- 自身の姿勢保持に努力が注がれるため,**外界からの刺激**(坐っている坐面から感じる重力,握っているスプーンから感じる食物の感触など)は**認識されにくく**なります.そのため,食具の操作は食べ物を突っつくように稚拙に行われ,かき集めたり量を調節するといった探索的な操作は困難になります(図1).

b) 対策

- **食べ物に対して正面から向き合い,顔が先行して身体全体で食べ物へ近づいていける姿勢と運動**を促すことが目標です.そのため,**動くことに恐怖を感じさせない安定した坐位姿勢**をつくることがポイントとなります.
- 殿部や足底は,しっかり床や坐面などの「面」に接しているか,それらの面において重心のかかり方に大きな偏りがないか,両腕を机上にのせ,殿部・足底以外にも身体と「面」が接している部分を確保できているかなどを確認し,なるべく患者さんと「面」を広く偏りなくフィットさせるようポジショニングしていきます.
- 評価および治療はセラピストも行っているので,わからないことがあれば相談してみましょう.

2 半側空間無視

a) 障害像と陥りやすい反応

- 一側方(病巣の反対側)の刺激に対して発見したり,反応したり,その方向を向いたりすることが障害されるため,食事場面では一側方の食器の見落とし,食器内でも一側方の食べ残しがみられます(図2).
- 非無視側からの刺激には容易に反応しやすい場合があり,他患の食事に手をつけてしまうことがあります.

b) 対策

- 食事を含め生活上では,無視症状そのものよりも**無視していることに対する無関心さ**が問題となることが多いです.そのためリハビリの治療場面では,あえて失敗がわかりやすい作業を選び,失敗から無視に対する気づきを促し,自己探索(確認作業)ができるようつなげていきます.
- 治療的な意味を込めて介入するならば,一度ご自分で食べていただいた後にお盆ごと回転させ食べ残しに気づいていただくとか,飲み物や調味料など,食事中時々必要になる小物を無視側へ置き,探していただくよう促すといった方法があります.
- ただし患者さんは,リハビリを含め,生活上でうまくいかないことを何度も経験するので,ストレスが蓄積しやすいです.食事は一日の中の楽しみの時間

でもあるので，患者さんの精神面も考慮しながら介入しましょう．

3 全般性注意障害

a）障害像と陥りやすい反応
- 注意のコントロールが困難となるため，食事をすることに限定かつ持続して注意を向けることが難しくなります．
- 今すべきことではなく，刺激量が多いほうに注意が向いてしまうため，周囲の環境や行う作業により介助量は変動します．

b）対　策
- 自ら注意の目標（今すべきこと）を定めることができず散漫になってしまうため，なるべく不必要な刺激を取り除き，作業へ取り組める環境をつくります．患者さんによって不必要な刺激（＝容易に反応しやすい刺激）は異なるため，日々の観察で評価が必要です．
- また，注意の持続（集中力）に関しては，リハビリの治療場面ではごく短時間で結果のわかりやすい作業を選び，独力で作業を完結させることで一時的な集中を促します．
- そのため，食事介入初期は患者さんの意欲が得られることにポイントを絞って独力で取り組んでいただき，その他は介助量を多めに介入することが望ましいです．
- 注意障害患者は疲労しやすいので，無理に多くを独力で取り組ませることは勧められません．

4 観念失行

a）障害像と陥りやすい反応
- 運動麻痺や筋力低下，コミュニケーション能力の低下や不注意では説明のつかない物品の使用障害です．
- **頭では理解されているのに行動が伴わず**，食事場面では食具を櫛のように使う，使用せず手づかみで食べる，皿ごと口へ運ぶといった場面がみられます．

b）対　策
- 頭で理解されていることと動作とを，正しく結びつけることが目標となります．困難な作業はなるべく簡易にし，正しく行える段階から開始していきます．**誤学習をさせない**ことがポイントです．
- 食事場面では，箸の使用が困難であればフォークにするとか，食具自体の使用が困難であれば手づかみから始めるなどの段階づけと能力の見極めが必要です．誤反応がみられた際は，手を添えて修正します．

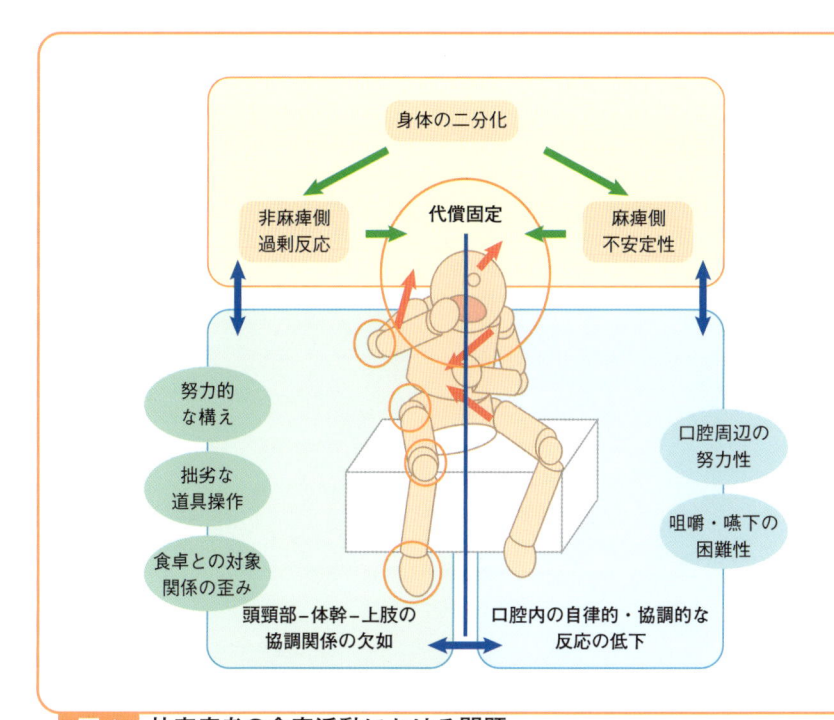

図1　片麻痺者の食事活動における問題

（文献1，p48より引用）

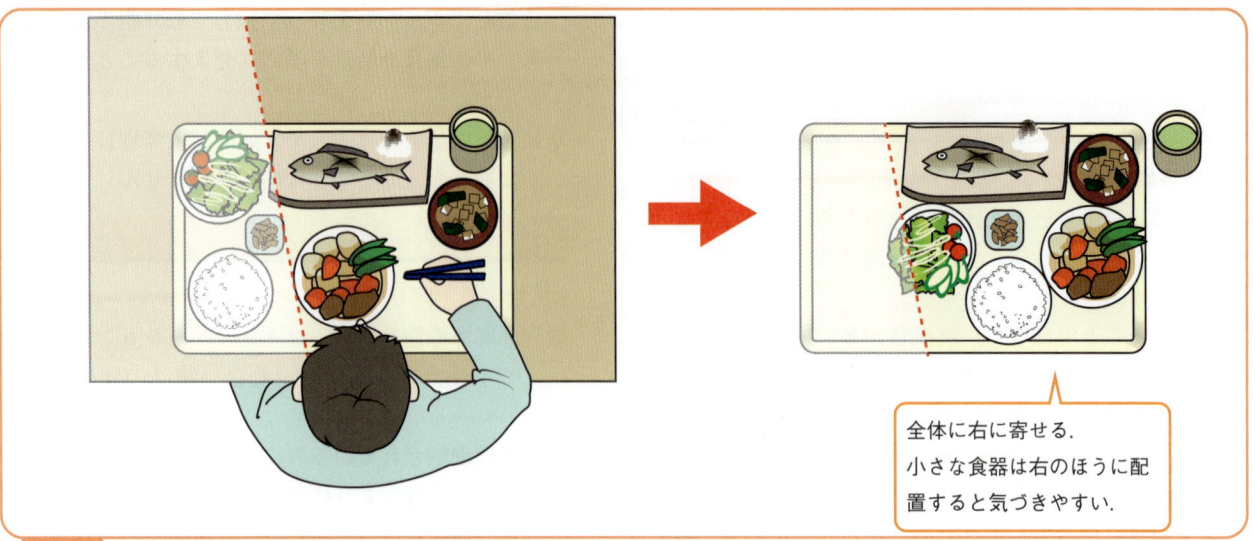

図2 左半側空間無視患者における食事の見え方のイメージ

全体に右に寄せる．
小さな食器は右のほうに配置すると気づきやすい．

(文献4より引用)

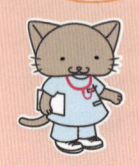

ワンポイントアドバイス

脳卒中で起こる片麻痺や注意の障害は食事以前に「いすに坐っている」ことを困難にしてしまいます．食事を「仕事」と感じさせないよう，なるべく早期から介入し，ストレスを蓄積させないようにしましょう！

参考文献

1) 日本作業療法士協会学術部 編："作業療法マニュアル 36 脳血管障害に対する治療の実践" 日本作業療法士協会, pp47-51, 2009
2) 染谷 彰, 鈴木美穂：右半側空間無視・片麻痺のある患者の食事．ブレインナーシング 28：148-151, 2012
3) 小西海香 他：注意障害の評価とリハビリテーション．老年精神医学雑誌 22：295-301, 2011
4) 澤田雄二："考える作業療法 活動能力障害に対して" 文光堂, p103, 2008

5章 脳血管障害

Q47 脳卒中の更衣動作は、どのように練習すればよいですか？

A 脳卒中患者は，運動麻痺や感覚障害，姿勢保持，高次脳機能障害など，様々な障害が重なり，生活動作の支障となります．特に更衣動作は，無理のない安定した姿勢保持が不可欠です．しかし，更衣は日々行われるものですから，機能の回復を待つわけにはいきません．病棟では，能力を最大限に生かした更衣動作方法で，早期から練習を開始しましょう．

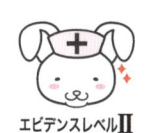

エビデンスレベルⅡ

回答者 沖野さやか

1 能力別の更衣動作方法
―基本動作の獲得状況の視点から―

●ギャッチアップ坐位レベル：30分程度坐位で過ごすことができるようになったら，多少の介助をすることで前開き着の着脱が可能です．着衣の際は，麻痺側上肢から袖に通します．その後ベッドから背を離して長坐位をとり，非麻痺側上肢で後身頃を背に羽織るように回し，もう一方の腕を袖に通します（図1）．この時期，無理に独力で行わせようとせず，適宜介助をして成功体験を蓄積することが最も大切です．

●起居動作訓練レベル：上衣はかぶり着の着脱が行えるようになります（図2）．下衣についても，起居動作や長坐位訓練と並行して，着脱訓練を始められます（図3）．下衣の着脱ができれば，長坐位で靴下の着脱も可能です．

●端坐位～立位訓練レベル：ベッド上端坐位またはいすに腰掛けて行います（図4）．坐位バランスが十分ではないと判断される場合は，車いす坐位から開始するとよいでしょう．靴下・靴・アクセサリーなどの小物の着脱は，動的坐位バランスの強化にもつながります．立位保持が十分可能となったときには，下衣の着脱も立位で行います．

2 脳卒中患者の陥りやすい反応と対策

a) 片麻痺
●陥りやすい反応（図5）
・非対称の姿勢となり，坐っていること自体が安心できない状態となるため，手を離して更衣動作に取り組む間は，さらに不安定な状態を強いられることになります．
・非麻痺側は固定を強め，頭頸部や体幹は姿勢が崩れないよう後退するため，動作は全般に非麻痺側上肢で力まかせに服を引っ張って行う傾向があります．

●対 策
・四肢体幹を自由に動かせる姿勢の安定を確保することがポイントとなります．そのため，ベッド上長坐位の練習段階では，なるべく身体が沈み込まない敷き布団に換えるとよいと思われます．
・また，痛みがなければ両膝を曲げてあぐら坐位がとれると，体重を支える面（支持基底面）が広がるため安定します．

b) 認知や行為の障害（左半側空間無視や失行など）
●陥りやすい反応
・服の裏表・左右の区別がつかなかったり，袖が発見できないことがあります．
・麻痺側の作業が終わらないうちに，次の作業に移ってしまうことがあります．

●対 策
・服の認知に問題がある場合は，左右・前後・裏表が認識しやすい服を選び，必要があれば手を加えます．
・例えば，全体柄の服よりも胸部分にポイントで模様がついている服のほうが前後がわかりやすいですし，タグが付いている服のほうが裏表がわかりやすいはずです．

入院中のリハビリテーション 107

- また，服を広げた状態で提供するなど，服のセッティング次第でも理解が得られやすくなる場合があります．
- 動作に問題がある場合は，更衣動作の工程を細分化します．細分化した工程の最後まで介助し，残りの一動作を患者自身が行うなど，徐々に介助量を減らします．**誤学習をさせないことがポイントです**．

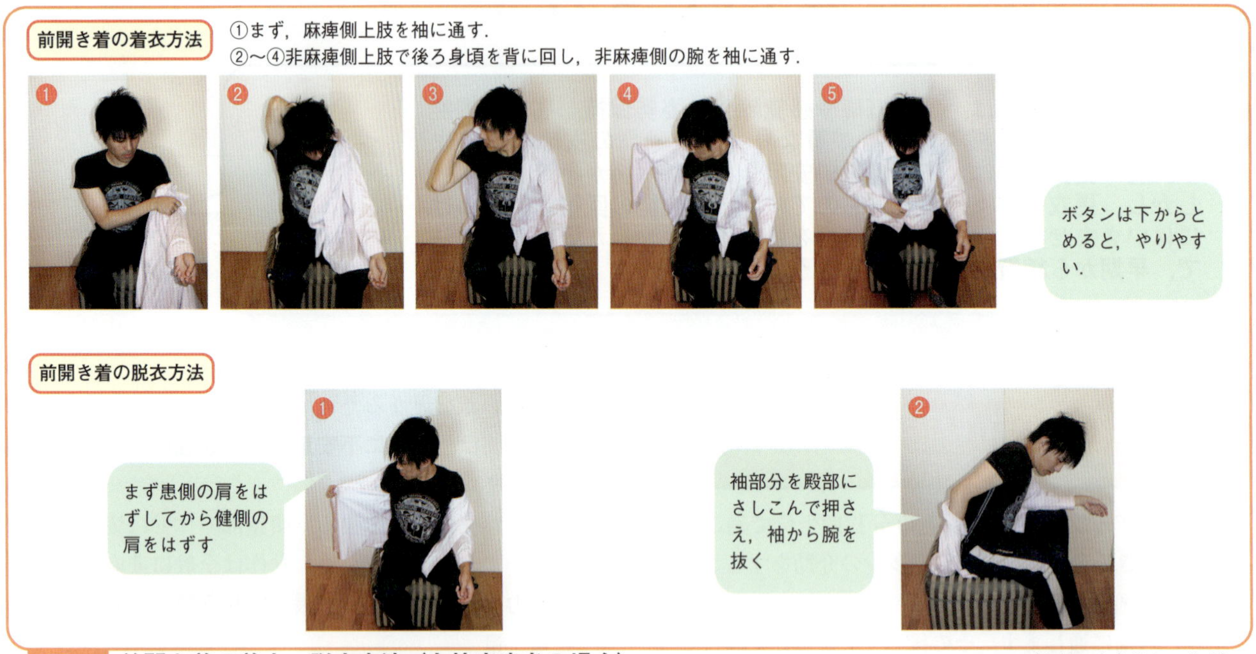

図1 前開き着の着衣方法
①まず，麻痺側上肢を袖に通す．
②〜④非麻痺側上肢で後ろ身頃を背に回し，非麻痺側の腕を袖に通す．

ボタンは下からとめると，やりやすい．

前開き着の脱衣方法

まず患側の肩をはずしてから健側の肩をはずす

袖部分を殿部にさしこんで押さえ，袖から腕を抜く

図1 前開き着の着衣・脱衣方法（左片麻痺者の場合）　　　（文献1を参照して作成）

①麻痺側の腕を袖に通し肩まで引き上げる．
②③非麻痺側の袖を通したら，後ろ身頃を持ち上げて体を前に倒すようにして頭を入れる．
④全体を整える．

この方法では，動的坐位バランスが十分獲得されていないとバランスを崩しやすいので注意する．

麻痺側の腕を通したら頭を入れ，最後に健側の腕を通す．体幹の前傾は上段の方法より少ないため，より安全に更衣動作ができる．

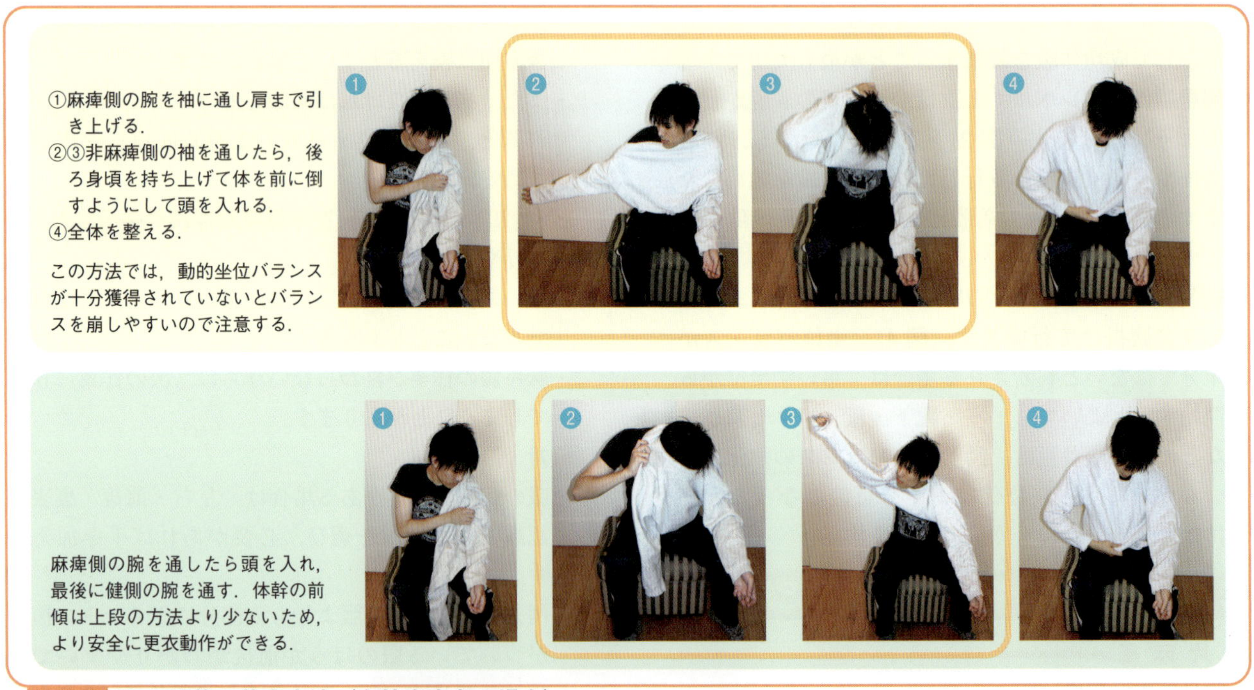

図2 かぶり着の着衣方法（左片麻痺者の場合）
〔上段・下段の①④は共通，②③の手順が異なる〕
　　　　　　　　　　　　　　　　　　　　　　　（文献1を参照して作成）

108　入院中のリハビリテーション

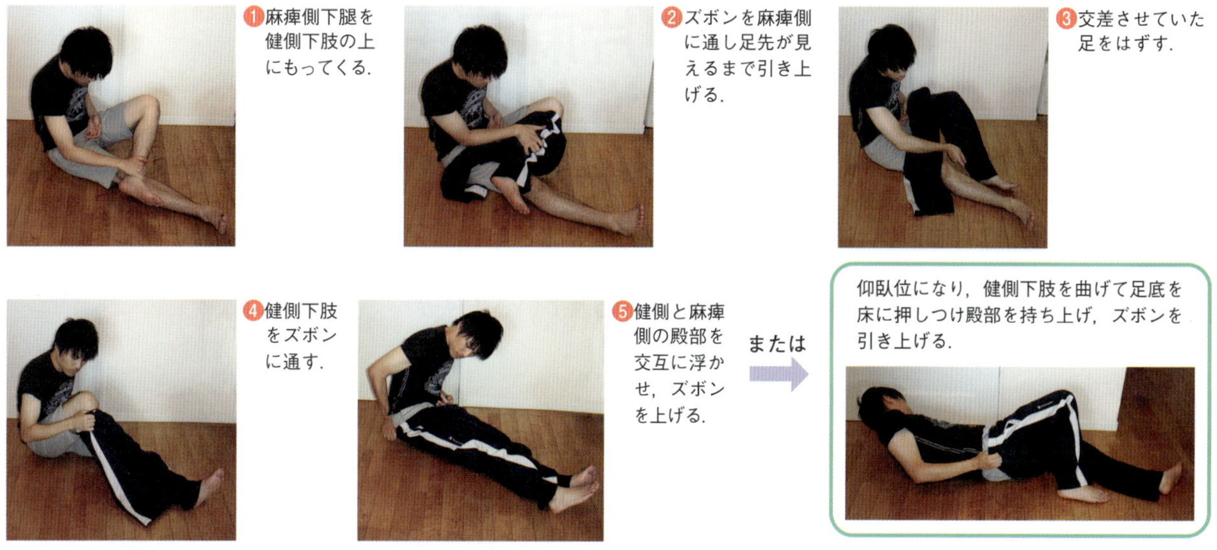

❶ 麻痺側下腿を健側下肢の上にもってくる．
❷ ズボンを麻痺側に通し足先が見えるまで引き上げる．
❸ 交差させていた足をはずす．
❹ 健側下肢をズボンに通す．
❺ 健側と麻痺側の殿部を交互に浮かせ，ズボンを上げる．

または

仰臥位になり，健側下肢を曲げて足底を床に押しつけ殿部を持ち上げ，ズボンを引き上げる．

図3 長坐位でのズボンの着衣方法（左片麻痺者の場合）　　　（文献1を参照して作成）

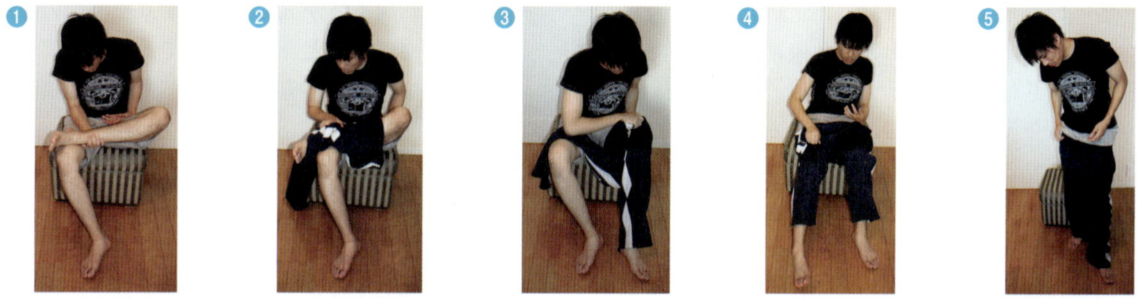

②では，健側下肢の膝関節を股関節より高い位置にすることがポイント！
高さのあるいすを使う場合は，健側下肢をつま先立てて患側下肢のずれ落ちを防ぐとよい．

立位でズボンを引き上げ整える．

図4 端坐位でのズボンの着衣方法（左片麻痺者の場合）〔①～④の手順は図3に準じる〕　（文献1を参照して作成）

不安定な（固定的な）坐位保持
↓
非麻痺側上肢の
リーチ範囲の狭小化
↓
非麻痺側手の知覚探索活動の低下
麻痺側上肢の自律的反応の低下
↓
非対称姿勢の増強：
麻痺側身体の後退
↓
非麻痺側代償活動の増強および
麻痺側上下肢の痙性の亢進

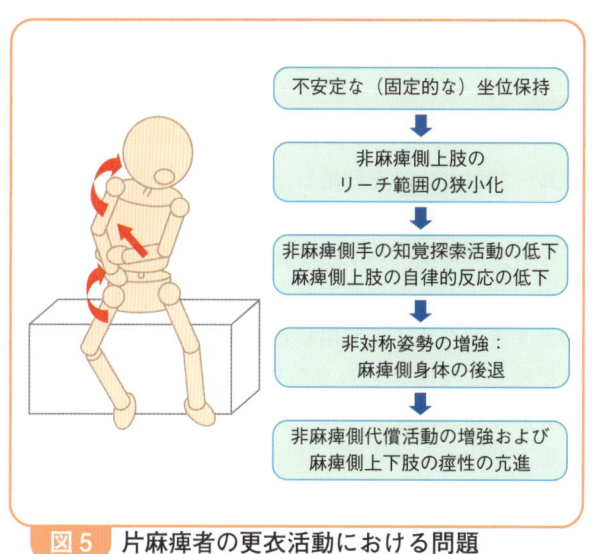

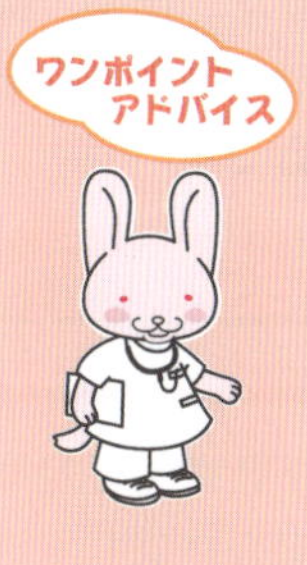

図5 片麻痺者の更衣活動における問題
（文献2，p38 より引用）

ワンポイントアドバイス

今までできていたことが突然できなくなり介助を受けることは，誰にとっても非日常的です．それが続くことは病人意識を高め，<u>自分で自分のことをするという基本的な意欲まで失わせてしまいます．早期から「できることは自分で」という関わりをすることは，今後の患者さんの生活を考えるうえでも非常に大切です</u>．

参考文献

1) 澤田雄二 編：" 考える作業療法　活動能力障害に対して " 文光堂，pp81-95，2008
2) 日本作業療法士協会学術部 編：" 作業療法マニュアル 36 脳血管障害に対する治療の実践 " 日本作業療法士協会，pp38-41，2009

5章　脳血管障害

Q48 脳卒中片麻痺患者の入浴・洗体方法について教えてください

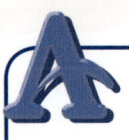

A 浴槽の出入りおよび洗体には，一般的に行われている方法がいくつかあります（図1）．

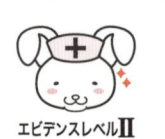

エビデンスレベルⅡ

回答者　沖野さやか

1 入浴という活動と介入の考え方

- 入浴動作は，すべてのADL動作を複合した活動です．居室から脱衣場への移動に始まり，浴室内移動，洗髪・洗体，浴槽の出入りと複雑多岐にわたる工程で構成されています．
- そのため，介入にあたっては，まず一連の動作を観察し，自立できる動作，監視が必要な動作，部分介助が必要な動作，全介助が必要な動作と分類します．そして，できない工程ではなく，監視および部分介助の動作から着手し，独力で行える工程を増やしていきます（図2）．
- また，工程全体を通し，**自己の安全管理ができている**かも重要なポイントです．例えば，お湯の温度を確認してからシャワーを利用しているか，洗髪・洗体が終わった後，立ち上がる前に床や手すりの泡を流しているか，といった**状況判断能力**です．

2 浴槽の出入り方法

a) またぐ
① **壁を支えて立位のまま行う方法**：両下肢機能と足底感覚，立位バランスが保たれている場合に適しています．

② **片手または両手で浴槽の縁を支えながら行う方法**：前傾姿勢になることで重心が低くなるので，①よりも安定します．麻痺側下肢が随意的に膝関節屈曲できる場合は，後方から回して浴槽に入れます．

③ **浴槽縁やバスボードに腰掛けて行う方法**：手すりを使用して片足立ちが困難な場合に適しています．

b) 入る
- 浴槽内に両下肢が入ったら手すりや浴槽の縁をつかんで，ゆっくりと身体を下げてしゃがむ姿勢になります．片足ずつ前方に伸ばして殿部を浴槽の底につけます．

c) 浴槽内でのバランスを保つ
- 浴槽内では浮力により坐位バランスを崩しやすくなります．浴槽の短辺に入り，足部を前方の壁にしっかり接地させるか，浴槽内に台を置き，背中を壁に着けることで安定させます．

d) 立ち上がる
- 非麻痺側上肢で浴槽の縁を支え，体幹を前上方へ動かし，しゃがむ体勢になります．上肢でプッシュアップし下肢の伸展で立ち上がります．

3 洗体方法

- **ループ付タオルを利用した方法**：洗体タオルの両端に紐を縫い付けた自助具です．ループに麻痺側手をかけ，麻痺側のわずかな動きと非麻痺側上肢の動きで，背中や非麻痺側上肢を洗うことができます．
- **たすき型タオルを利用した方法**：洗体タオルを1本半輪にして縫い合わせた自助具です．身体を通し，非麻痺側上肢でタオルを前方へ引き出すように回すと，背中や非麻痺側上肢を力強く洗うことができます．

立位で浴槽をまたぐ（図は左麻痺の場合）

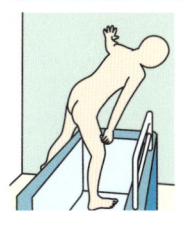

① 浴槽の壁（あれば手すり）で支えながら，健側の足から浴槽の縁をまたぐ．
② 浴槽内は滑りやすいので，慎重に体重をかけ，重心を移していく．
③ バランスを崩さないよう注意しつつ，麻痺側の足を浴槽内に入れる．

両手で浴槽の縁を支えてまたぐ（図は右麻痺の場合）

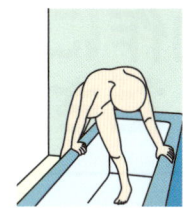

① 浴槽の手前側の縁に両手をつき，浴槽外の麻痺側の足との3点で身体を支えながら，まず健側の足を上げて浴槽をまたぐ．
② 健側が完全に浴槽内に入り底に足が着いたら，同じ側の手を向かい側の浴槽の縁について身体を支え，麻痺側の足を浴槽内に入れる．

バスボードを利用する（図は右麻痺の場合）

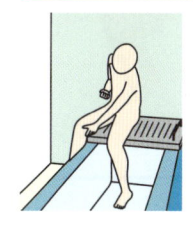

① バスボードや浴槽の縁に腰かけて健側の足から浴槽内に入れる．
② 次に患側の足を入れるが，この際，麻痺のない側の腕で麻痺のある足を支えて浴槽をまたぎ浴槽内に入れる．
③ 麻痺のない側の手足を支えにバスボード上を浴槽中央まで横移動したうえで，浴槽内に身体を入れる．

浴槽内での姿勢保持

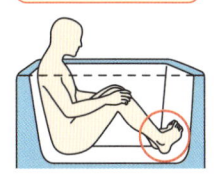

・浴槽の短辺に入ると，前方の壁に足をつけて安定した姿勢をとりやすい．
・浴槽の長辺に入る場合，足が前方の壁に届かないときには浴槽内に台を置き，その台に足をつけて安定させるとよい．

ループ付タオルを使った洗体法

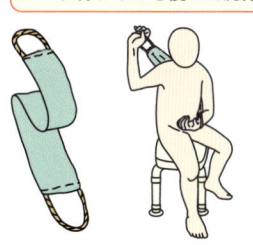

タオルの両端に紐をつけた自助具．麻痺側の手にループをかけて麻痺のない側を動かすことで背中などを洗う．

たすき型タオルを使った洗体法

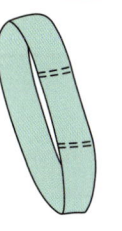

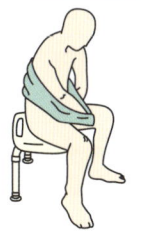

タオル1本半を縫い合わせて輪にした自助具．輪の中に体を通し，麻痺のない側の腕で前方へ引き出すようにして背中などを洗う．

図1　入浴動作と洗体方法　（文献1を参照して作成）

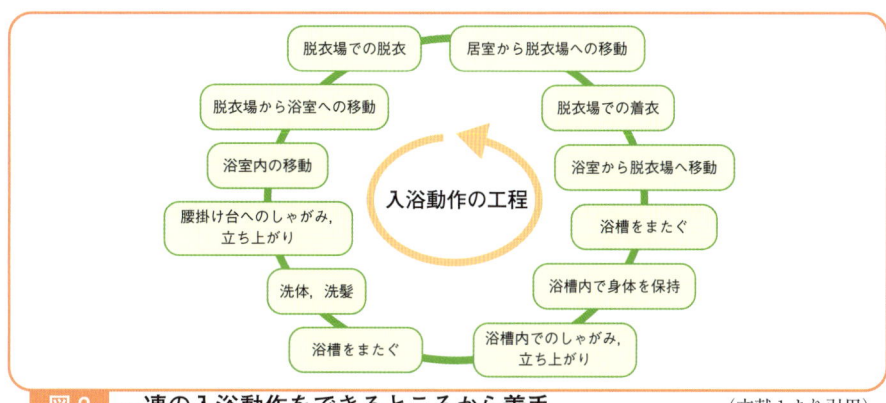

図2　一連の入浴動作をできるところから着手　（文献1より引用）

入浴動作の工程：居室から脱衣場への移動／脱衣場での脱衣／脱衣場から浴室への移動／浴室内の移動／腰掛け台へのしゃがみ，立ち上がり／洗体，洗髪／浴槽をまたぐ／浴槽内でのしゃがみ，立ち上がり／浴槽内で身体を保持／浴槽をまたぐ／浴室から脱衣場へ移動／脱衣場での着衣

ワンポイントアドバイス

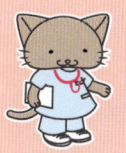

患者さんが衣服を身につけていないことや，足下が悪いことから，患者さんや介助者が危険を伴う場合があるので，介入に慣れていなければ，患者さんに了承を得て，担当セラピストなどとともに行いましょう．

参考文献

1) 澤田雄二 編："考える作業療法 活動能力障害に対して" 文光堂，pp64-77，2008
2) 澤潟昌樹 他：ADL障害のポイントとアプローチ 排泄・入浴動作を中心に．OTジャーナル 45：223-229，2011

5章 脳血管障害

Q49 脳卒中片麻痺患者のトイレ動作について教えてください

A

患者さんやその家族から,「トイレは一人で行きたい（行けるようになってほしい）」という希望はよく聞かれます．しかし，狭い空間での窮屈な活動となるため，脳卒中患者は代償固定を強め，自らが動きにくい状態をつくってしまう傾向があります．トイレ動作は，生命維持機能として重要なだけでなく，一日の中でリラックスできる時間でもあります．可能な限り早期から介入し，自立を目指しましょう．

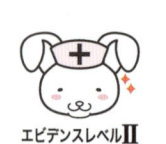

エビデンスレベルⅡ

回答者 沖野さやか

1 排泄という活動

- 起居から立位保持までの姿勢変換と保持能力，それに加え状況理解・判断能力を要される活動です（図1）．
- まずは一連の動作を観察し，どこに困難があるのかを把握することから始めます．

2 脳卒中患者の陥りやすい反応

- 狭い空間での作業となるため，非麻痺側上肢は手すりや壁などの支持物に頼り，非麻痺側半身は全体的に姿勢保持（固定）に働きます（代償固定）．しかし，同時に動作も同側で行われるため，その動作は非常に努力的となります．
- その影響で麻痺側は連合反応を強め，ますます動作はゆとりをなくします．周囲からの感覚情報は入りづらくなるので，動作の努力性はさらに強まります（図2）．

3 対策の例

- 環境に対して自身の位置関係を明らかにすることで，不要な努力を軽減し，姿勢の安定と共に自然な動作を促します．
- まず，トイレへ入室した際は，手すりや便器，立ち位置などを目で確認します．その後，手すり，便器に触れながら周囲の環境と自身の位置関係を確認し便器へ坐ります．
- このように物に触れながら目的の場所へアプローチしていくことで，緊張を高めず環境に適応した動作を促すことができます．

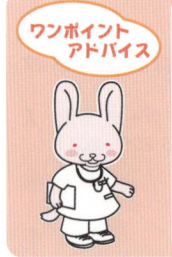

ワンポイントアドバイス

排泄に関して人の手を借りることは，誰にとっても嫌なことです．トイレ動作に関してはそのことを念頭におき，心理面への配慮を心がけて介入しましょう．

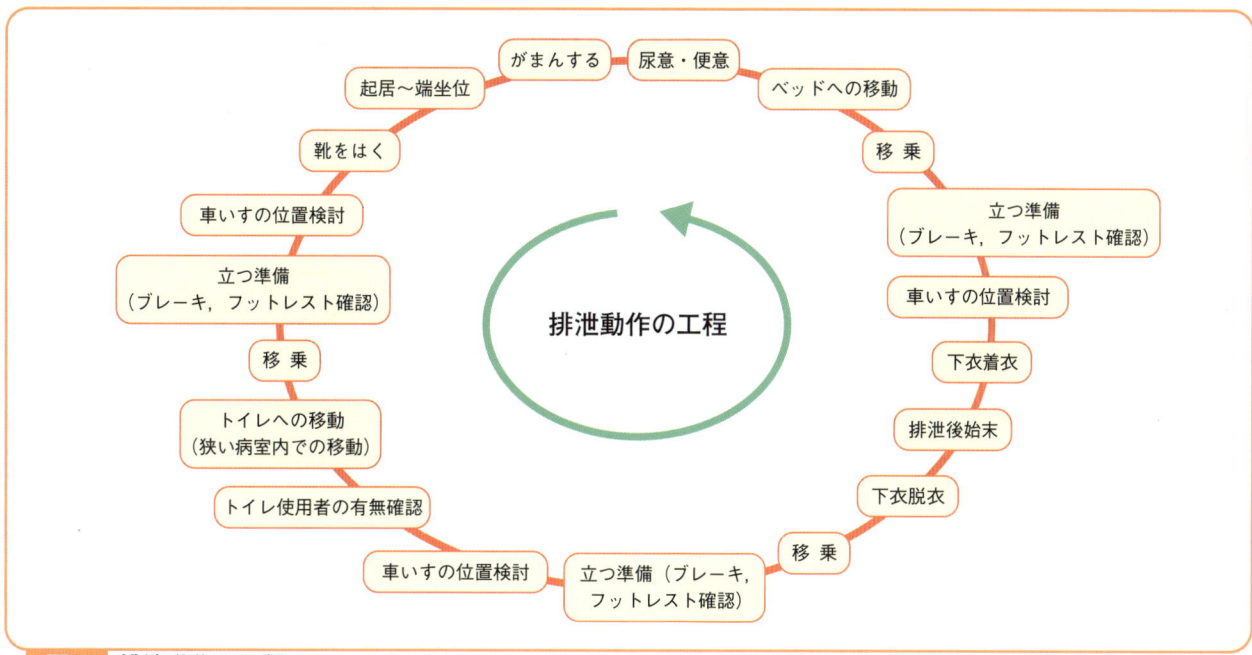

図1 排泄動作の工程

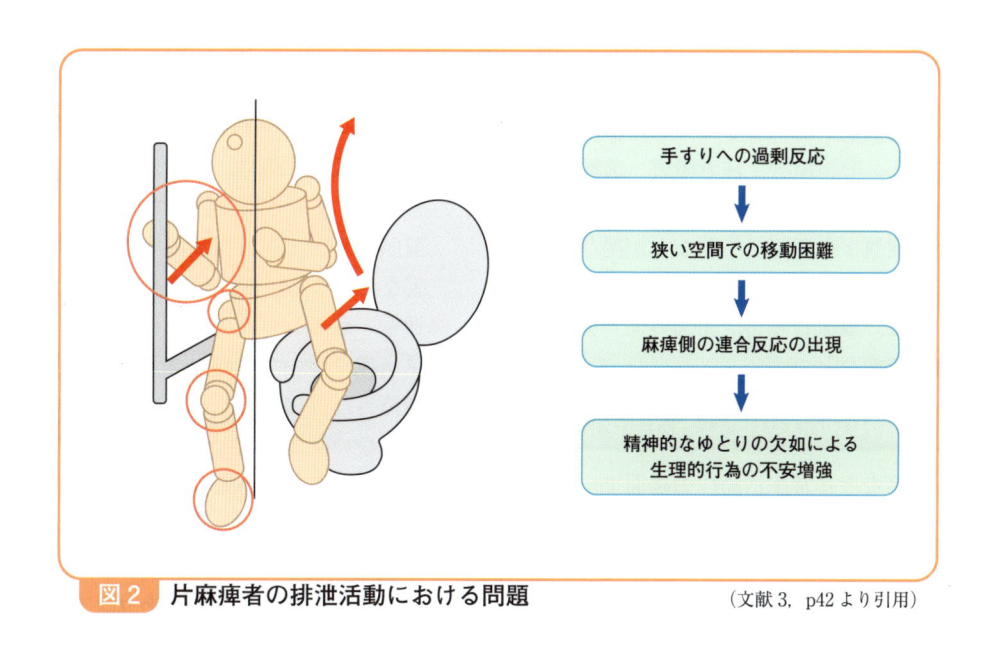

排泄動作の工程:
尿意・便意 → ベッドへの移動 → 移乗 → 立つ準備(ブレーキ,フットレスト確認) → 車いすの位置検討 → 下衣着衣 → 排泄後始末 → 下衣脱衣 → 移乗 → 立つ準備(ブレーキ,フットレスト確認) → 車いすの位置検討 → トイレ使用者の有無確認 → トイレへの移動(狭い病室内での移動) → 移乗 → 立つ準備(ブレーキ,フットレスト確認) → 車いすの位置検討 → 靴をはく → 起居〜端坐位 → がまんする → (尿意・便意へ戻る)

図2 片麻痺者の排泄活動における問題

手すりへの過剰反応
↓
狭い空間での移動困難
↓
麻痺側の連合反応の出現
↓
精神的なゆとりの欠如による生理的行為の不安増強

(文献3, p42より引用)

参考文献

1) 木村奈保美 他:重度片麻痺患者におけるトイレ動作への関わり—スムーズな自排尿につながるトイレ環境への適応とは. 臨床作業療法 9:103-109, 2012
2) 澤潟昌樹 他:ADL障害のポイントとアプローチ 排泄・入浴動作を中心に. OTジャーナル 45:223-229, 2011
3) 日本作業療法士協会学術部 編:"作業療法マニュアル36 脳血管障害に対する治療の実践"日本作業療法士協会, pp41-43, 2009

5章 脳血管障害

Q50 高次脳機能障害を疑うのはどんな場面ですか？

A 病棟での生活場面で，いつも右側を向いていて視線が合わない，ナースコールが押せない，言葉がうまく出ない，伝えたことを忘れている，道に迷う，促されないと何もしない，禁止事項が守れない，といった自立した日常生活の妨げとなる症状がうかがわれる場合です．

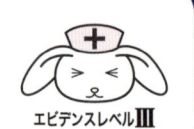

エビデンスレベルⅢ

回答者　新貝尚子

1　高次脳機能障害とは

- 言語，行為，認知，記憶，注意，遂行機能など，より高次な脳機能が，脳血管障害や頭部外傷など脳の器質的な損傷によって障害された病態です（**表1**）．
- 1つの病態を指すのではなく，様々な認知機能障害を含みます．
- 具体的には，大脳皮質の巣症状としての失語症，失行症，失認症に加え，記憶障害，注意障害，前頭葉障害，遂行機能障害，社会的行動障害といった，大脳皮質だけでなく皮質下や間脳，小脳などが関与した脳機能の障害が含まれます．
- 原因疾患で多いのは，脳血管障害，頭部外傷，脳腫瘍，脳炎，低酸素脳症などです．

2　高次脳機能障害の症状の現れ方（表2）

- 食事，着替え，整容など日常生活動作の場面で，麻痺や感覚障害などでは説明できない"おかしな"行為が観察される（左側の皿を食べ残す，左手を袖に通さない，髭剃りがうまく使えない），コミュニケーションがうまくいかない（言葉が思い出せない，歯ブラシをハサミと言い間違う，質問とずれた返答が返ってくる，何度も聞き返される），服薬の管理がうまくできない，検査やリハビリの場所や時間を把握できない，病院内の移動が一人でできない，といった病棟や病院内での自立した日常生活の支障となる症状があったら，何らかの高次脳機能障害が疑われます．
- こういった症状を見逃すと，転倒や離棟・離院などのリスクにつながります．
- 知能障害（認知症）を伴わないでこれらの症状が発現することが多く，できないことの自覚がある場合も多いので，患者さんの感情や気持ちに配慮した対応が必要です．

3　高次脳機能障害を判断するときの注意点

- 高次脳機能障害は，周囲からそれと気づかれない場合があります．脳の後部で起こる失語症や記憶障害，前頭葉障害・遂行機能障害では手足の麻痺や感覚障害などがなく，歩行ができる場合が多いからです．
- 通常，意識レベルの評価に用いる日付や場所などの見当識について確認しますが，答えられないのは意識障害だけによるものではありません．意識障害を伴わない記憶障害でもみられますし，失語症で質問が理解できなかったり，言葉が思い浮かばずに答えられなかったりする場合もあります．前頭葉障害によって見当識が把握できない場合や，知能全般の障害である認知症の場合もあります．
- 一人でトイレや売店に行ってはいけないといった病棟内での禁止に関する指示に従えない場合，失語症で指示が理解できなかったり，記憶障害のために覚えていられなかったり，あるいは前頭葉性の行動抑制障害である場合があります．
- ナースコールが押せない患者さんは，失語症で押す状況や指示を理解できない，失行症で使い方がわからない，記憶障害や認知機能の低下で押すと言われたことを忘れてしまう，などの要因が考えられます．

● 対処の仕方はそれぞれ異なりますから，何が原因であるか見極めるには病棟生活での細かな観察や医師やリハビリテーションスタッフ（PT，OT，ST）との情報交換が重要です．

表1 高次脳機能障害の種類と定義

高次脳機能障害の定義：より高次な能力が，脳の器質的損傷によって障害された状態．

失語症	主に左半球の言語野の損傷で，いったん獲得した「聴いて理解する」「話す」「読む」「書く」などの言語様式が障害された状態．道具としての言葉をうまく使えない．純粋には認知機能や記憶は保たれる．
失行症	麻痺や感覚障害に帰すことのできない，行為や行動ができない状態．物品を誤って使う，指示された運動を間違って行う．
失認症	対象（物，顔，絵，音声，空間など）を正しく認識できない．視覚や聴覚などの個々の感覚には異常がなく，見えたり聞こえたりしているのに，それが何かわからない状態．
半側空間無視	脳の病巣とは反対側に提示された視覚，触覚，聴覚刺激に気づかず，注意や反応ができない状態．多くは脳の右半球の損傷で，右空間にばかり注意が向き，左側を無視する状態．
半側身体失認	自己の身体を認識できない状態．身体部位の空間的位置関係の障害と一側半身全体に及ぶ障害がある．
道順障害	建物や風景はわかるが，よく知った目的地までの道順や方向がわからなくなる状態．
街並失認	よく知っている街並（建物や風景）がわからなくなる状態．
記憶障害	見当識や近時記憶，遠隔記憶の障害で，作話や病識不良を伴うものもある．純粋には即時記憶や知的機能が保存され，意識障害，注意障害，認知症は伴わない．
注意障害	1つの刺激に注意を向けられず散漫になったり，持続できない．多くの刺激の中から1つあるいは複数を選択できない，転換できない状態．
前頭葉障害	前頭葉の損傷により自発性や集中力，記憶障害，遂行能力などが障害された状態．（下記の遂行機能障害と同様の症状も生じるが，イコールではない）
遂行機能障害	主に前頭葉損傷で，自分で目標を設定し，そのために一連の行為を効率的に行う総合的な能力の障害．日常生活の様々な場面で臨機応変な対処ができない．
社会的行動障害	脳の損傷により，欲求や感情を抑制したりコミュニケーションをとる能力・意欲が低下し，退行・依存，固執，意欲・発動性低下，抑うつなどの行動や状態になること．

表2 観察される症状から疑われる高次脳機能障害

観察される症状	疑われる高次脳機能障害の種類
言ったことが理解できない 言い間違いが多い・字が読めない	失語症
箸の使い方がおかしい 洋服をうまく着られない	失行症 着衣障害
視力はあるのに目の前にあるものが何かわからない 家族の顔がわからないが声を聞くとわかる	視覚失認 相貌失認
顔がいつも右向き 左側のものを食べ残す	半側空間無視
患側の手を忘れる・体の下に敷いている 患側の手を誰かの手という	半側身体失認
道に迷う・右にしか曲がれない トイレから部屋に戻れない	半側空間無視 道順障害・街並失認
何度も同じ質問をする 事実と違う話をする	記憶障害
不必要に動き回る・ぼんやりして指示が入らない 集中できずきょろきょろしている	注意障害
時間に合わせた行動がとれない 自分から行動できない	前頭葉障害
1日のスケジュールを立てられない 献立を考えて段取りよく料理できない	遂行機能障害
子どもっぽい言動，怒りっぽい 1つのことにこだわる	社会的行動障害

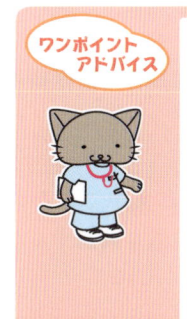

ワンポイントアドバイス

患者さんの日常生活上の問題に最も気づきやすいのが，病棟の看護師さんです．いち早く障害に気づき，症状の理解，適切な対処，必要な声掛けや確認を行っていくことが重要です．

参考文献

1) 原　寛美 監："高次脳機能障害　ポケットマニュアル" 医歯薬出版，2005
2) 落合慈之 監，稲川利光 編："リハビリテーションビジュアルブック" 学研メディカル秀潤社，2011

入院中のリハビリテーション

5章 脳血管障害

Q51 高次脳機能障害患者のケアで気をつけるポイントは？

A 高次脳機能障害として現れる様々な症状をしっかり理解したうえで，どのような場面で病棟生活に支障をきたしているかを観察・評価し，患者さんの感情や気持ちを尊重しつつ，チームアプローチで適切に対処することです．

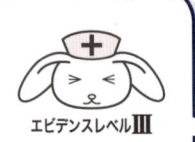

エビデンスレベルⅢ

回答者　新貝尚子

1 高次脳機能障害の患者さんへの対応

- 看護師が，患者さんの実際の生活場面での問題に最も気づきやすいと思われますので，注意して観察する必要があります．気がついたら看護師間で情報を共有し，対応の方針を決めます．

a）ADL（日常生活動作，食事・整容・更衣・排泄動作・移動・移乗など）

- 右半球損傷による左半側の空間や身体への無視は，出現頻度が高く，ADLを阻害します．
- 左側に置かれた皿，またトレイや皿の左側のものを食べ残していたら，左への注意を促す声掛けをしたり，皿を右側に移動させたりする．ベッド上で患側の左手を体の下に敷いていたら，体の前に持ってきて右手で抑えるようポジショニングをする，などの工夫をします．
- 注意散漫で食事や課題や行為に集中できない場合は，周囲からの音や視覚的な刺激を調節するなどの環境調整が有効です．

b）コミュニケーション能力

- 失語症だけでなく，記憶障害や左半側空間無視など右半球障害によるコミュニケーション障害，発動性低下などの前頭葉障害，退行や抑うつなどの社会的行動障害によっても阻害されます．
- 表1に示したように，それぞれの場合に応じた適切な対応を心がけます．

c）病棟内や院内での行動

- 表2に示すものが挙げられます．特に，部屋がわからなくなる，離棟・離院する可能性がある患者さんには，なるべく早く気づいて対処する必要があります．

d）心理的側面

- 今までできていたことが脳卒中などの突然の発症によりできなくなってしまうので，患者さん自身が混乱し不安になっています．ご家族も，症状が理解できなくて受け止められない場合もあります．
- 高次脳機能障害は，周りからそれと気づかれにくいので，周囲の配慮が必要です．

2 看護師の役割

- 高次脳機能障害がADLの自立に影響を与えている場合，患者さんが行っているADLの場面をよく観察し，具体的に問題点を挙げます．
- ADLはどこまでなら自力でできるか，どこから介助するか，どのような働きかけが有効か，どんな種類の高次脳機能障害か，などについて病棟内およびリハビリテーションスタッフ（PT，OT，ST）との情報交換を密に行います．
- コミュニケーション障害がある場合は，有効なコミュニケーション手段についてリハビリスタッフ（ST）との情報交換を行います．
- 転倒や帰室困難，離棟・離院など，病棟生活における危険行動が予測できる場合には，病棟内で周知し，対策をとる必要があります．また，これら危険行動が実際に起こった場合は確実に申し送り，病棟内での意識統一をはかります．
- 病棟生活の観察から，自宅復帰あるいは復職した際に問題となることを予測し，転帰について医師やコ

メディカル（PT，OT，ST，SW）と情報交換をします．
- 家族に丁寧に情報提供を行い，症状の理解を促します．
- 患者さん自身の症状に対する不安や，そこから生じる心理的ストレスを把握し，症状についての正しい理解を促し，心理面のサポートをすることも重要です．

表1　コミュニケーション障害に対する対応

コミュニケーション障害	対応の留意点
失語症	理解障害に対しては，ゆっくり短い言葉で話す，文字を書いて説明する．漢字のほうが理解されやすい．発話障害に対しては，たどたどしく話す人に対しては時間をとって聞く態勢をとる，答えやすい質問の仕方をする，多少の言い間違いがあっても疎通がはかれるなら誤りの指摘をしない．言葉自体が思い浮かばないので50音表は使わないほうがよい．
記憶障害	少し前のことを覚えていられないので，大切なことは紙に書いて渡す，メモや手帳に控えてもらう．忘れやすいという自覚がないことが多いので，何回も伝える努力も必要．
右半球障害	多弁であったり，要点をまとめて話すことや比喩やたとえなどを理解することが難しい場合がある．患者さんの視野に入り，視線を合わせて，あまり話し続けないよう注意を向けてもらう．
発動性低下	自分から話し出すことが難しいので，こちらからこまめに話しかけたり，話し出しやすいように手助けをする．
社会的行動障害	退行や抑うつ，感情面の抑制困難，固執性などで周囲とのコミュニケーションがうまくとれない．症状を理解し，感情的に傷つけないよう配慮することが必要．

表2　病棟での問題行動と，原因と考えられる高次脳機能障害

問題点	考えられる高次脳機能障害
自力で帰室できない	左に曲がれず右にばかり曲がる（左半側空間無視） 目印はわかるがどちらの方向に行っていいかわからない（道順障害） 風景や景色が認識できない（街並失認） 病室の場所や階，あるいはここが病院であることを覚えられない（記憶障害）
勝手に離院して帰宅してしまう	病院にいる病識がない（記憶障害） 行動を抑制できない（前頭葉障害）
自発的な行動がない	自発性・発動性が低い（前頭葉障害） はっきり覚醒していない（軽度意識障害） 1日のスケジュールが把握できていない（記憶・遂行機能障害）
ナースコールを押せない	押せば看護師が来ることがわからない（失語症，認知症） 押し方がわからない（失行症） ナースコールを見つけられない（左半側空間無視）
ナースコールを押し続ける	行動を抑制できない（前頭葉障害） 固執性，依存性，感情コントロールの低下（社会的行動障害）
指示が守れない	言語の聴覚的理解が悪い（失語症） だめと言われたことを忘れてしまう（記憶障害） 行動の抑制ができない（前頭葉障害）

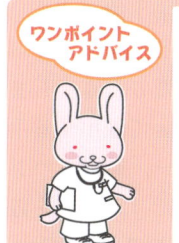

ワンポイントアドバイス
できないことばかりでなく，できることや，どう働きかければできるようになるかなどの点に注目して，ご本人やご家族の理解を促すようにします．認知症とは異なりますので，患者さんを子ども扱いせず，敬意をもって接することが必要です．

参考文献

1) 原　寛美 監："高次脳機能障害 ポケットマニュアル"医歯薬出版，2005
2) 落合慈之 監，稲川利光 編："リハビリテーションビジュアルブック"学研メディカル秀潤社，2011

5章 脳血管障害

Q52 失語症の方へのコミュニケーションはどのようなことに気をつけたらよいですか？

A 失語症単独では，元々の人格や知能などは損なわれません．一人の成人として，**尊厳をもって接すること**が重要です．また，ゆっくりと時間をとることが大切です．**五十音表は失語症の人には適しません**ので注意が必要です．

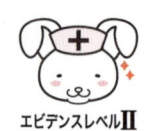

エビデンスレベルⅡ

回答者　金場理恵

1 失語症とは（図1）

- 失語症とは，脳血管障害によって起こる言語障害です．言葉を聞いて理解する，伝えたいことを言葉にして話す，文字を読んで理解する，書きたいことを文字で書くことが難しくなります．脳損傷の部位や範囲によって，理解（聞く，読む）がより困難なタイプと，表出（話す，書く）がより困難なタイプに大別されます．数字は言葉の一つに含まれますので，計算も難しくなります．また記憶する力が損なわれることはありませんが，言語化して覚えることが難しくなるため，発症初期には何度も同じことを聞いてしまうことがあります．
- 特に急性期においては，突然の発症により，患者さんは自身に何が起こったのか理解できず混乱しがちです．加えて，難聴や認知症のように扱われることで，不満や絶望感は増強し，さらに孤独感や疎外感を生み出します．ゆっくりと時間をとって，必要なら何度でも状況を説明することが大切です．

2 失語症の人の気持ち（図1）

- 円滑なコミュニケーションが難しくなることで，日常の些細な活動から人生の方針に至るまで，自己決定権が蔑ろにされる場面が少なくありません．言語能力が損なわれても，話したい，会話の輪に入りたい，自分のことは自分で決断したいとの気持ちは変わりません．**自己決定する能力は十分に保たれています**．理解するのに多少時間はかかりますが，真摯な態度で説明し，本人からあらゆる方法で表出される意思を汲み取り，可能な限り**本人の意思を尊重する**姿勢が大切です．

- 失語症者の言いたいことが「わからない」場面は多々あります．そのようなときは，「話を聴きたいと思っている」こと，でも「どうしてもわからない」こと，それに対して「申し訳なく思っている」ことを伝えます．また懲りずに次の機会も「伝えてほしい」旨を伝えます．**話を聴く姿勢があることを伝える**ことが，孤独感や疎外感の軽減にもつながりますし，そこまで努力したことについて，たとえ意思は伝わらなかったとしても，会話した事実が満足感を与えます．**わかったふりはいけません**．

3 会話技術（会話の工夫）（図2, 3）

- **ゆっくり，わかりやすい言葉**で話します．早口で長い文章は，理解を難しくします．
- 言葉に添えて，**話の要点を漢字で書いて示す**とより理解されやすくなります．絵や身振りを言葉に添えるのも効果的です．相手が話題を理解しているか，こまめに**確認しながら話を進める**ようにします．
- 言葉が出てくるまでに時間がかかりますので，応答を急かさないで**ゆっくり待つ**ようにします．答えを選べるように**選択肢を示す**ことも有効です．また「**はい・いいえ**」で答えられるような質問にすることも，日常の小さな決定の確認には効率的です．
- 身近に紙と鉛筆を用意しておくと，要点を書いて示したり，絵や数字を書いて確認できたりと重宝します．また，失語症者が文字や絵を書いて表出する手助けにも使えます．地図やカレンダー，時計，パンフレットや写真なども指差しで伝えたり，内容を確認したり，話を理解しやすかったりするので，便利です．

図1 コミュニケーションのスロープ

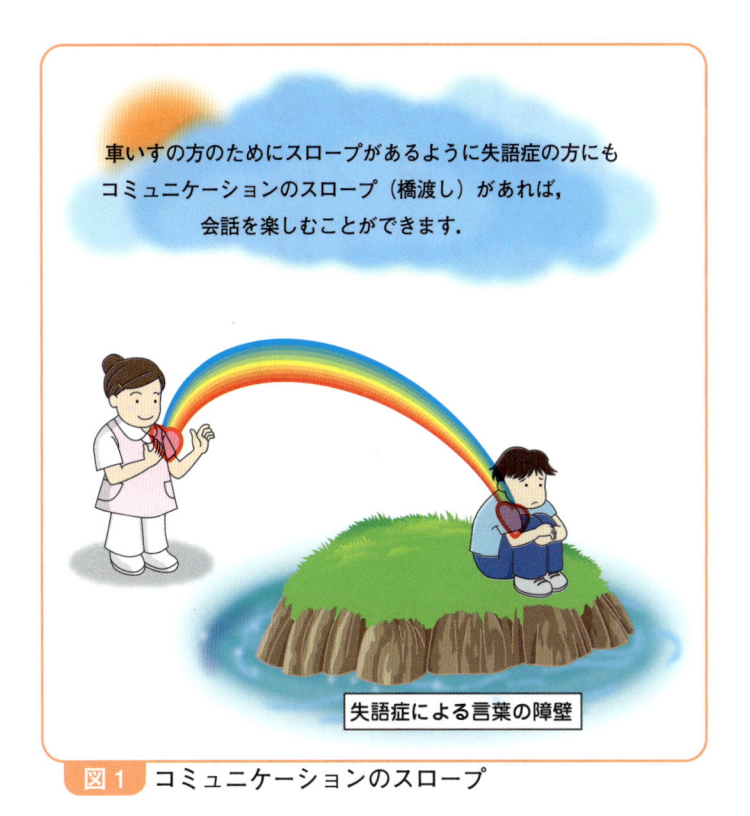

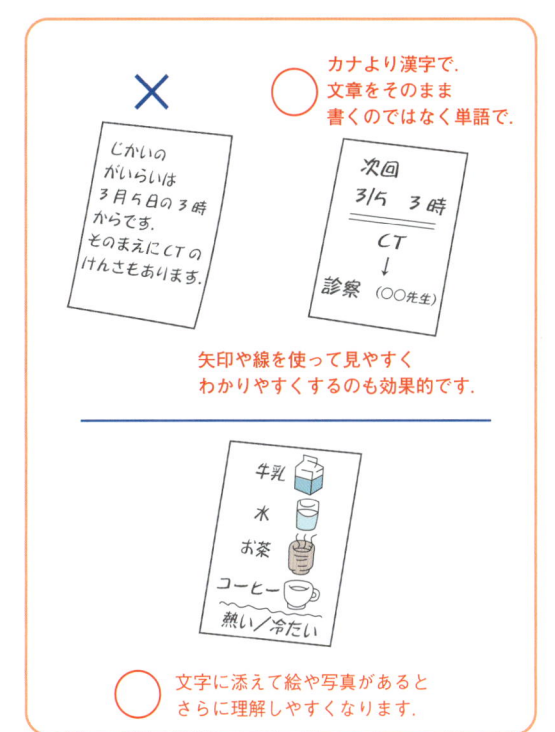

車いすの方のためにスロープがあるように失語症の方にもコミュニケーションのスロープ（橋渡し）があれば，会話を楽しむことができます．

失語症による言葉の障壁

図2 会話技術の例

カナより漢字で．
文章をそのまま書くのではなく単語で．

矢印や線を使って見やすくわかりやすくするのも効果的です．

文字に添えて絵や写真があるとさらに理解しやすくなります．

（NTT東日本関東病院 院内広報紙「もしもし」vol.46 より）

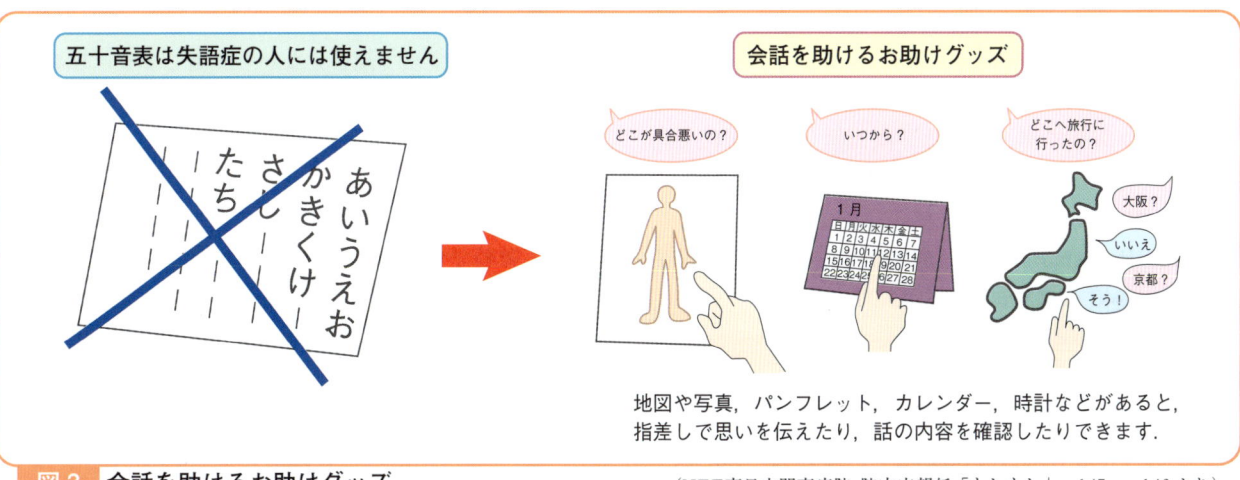

図3 会話を助けるお助けグッズ

五十音表は失語症の人には使えません

会話を助けるお助けグッズ

地図や写真，パンフレット，カレンダー，時計などがあると，指差しで思いを伝えたり，話の内容を確認したりできます．

（NTT東日本関東病院 院内広報紙「もしもし」vol.45，vol.46 より）

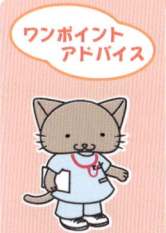

ワンポイントアドバイス

話しかけるときは，相手の視界に入り，**目を合わせ**，伝えたいことがある旨を相手が認識して**から用件を切り出す**ことが大切です．声をかけながらであっても，背後から肩を叩いた場合，突然叩かれたと誤解され気分を害したり，怒り出したりしてしまうことがあります．

参考文献

1) 言語障害者の社会参加を支援するパートナーの会 和音 編："失語症の人と話そう―失語症の理解と豊かなコミュニケーションのために" 中央法規出版，2004
2) 福元のぼる，福元はな："マンガ家が描いた失語症体験記―高次脳機能障害の世界―" 医歯薬出版，2010
3) Nina Simmons-Mackie: Social approaches to aphasia intervention. "Language Intervention Strategies in Aphasia and Related Neurogenic Communication Disorders (fourth edition)" Lippincott Williams & Willkins, pp246-267, 2001

5章 脳血管障害

Q53 顔面神経麻痺に対するリハビリテーションは、どのようなものですか？

A 顔面神経麻痺のリハビリでは，麻痺側の表情筋の筋力強化をはかり，後遺症としての機能異常を防ぐことを目的とします．具体的には，温熱療法やストレッチなどの維持的なものや，機能回復を目的とした運動（CIセラピー・バイオフィードバック）などが挙げられます．

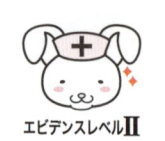

エビデンスレベルⅡ

回答者 矢島寛次郎

1 顔面神経麻痺とは

- 顔面神経麻痺は，顔を動かす筋肉（表情筋）を支配する神経が，中枢性（脳血管障害）や末梢性（ベル麻痺，帯状疱疹，先天性，聴神経腫瘍，耳下腺腫瘍の摘出術，外傷）などの様々な原因により障害された状態をいいます．

2 評価法

- 顔面神経の麻痺の程度を評価する方法は，大きく分けて二つあります．一つは「顔面全体の評価法」，もう一つは「顔面部位評価法」です．
- 現在臨床でよく使われている顔面全体の評価法は，House–Brackmann法[1,2]（表1）であり，顔面部位評価法は40点柳原法[1,2]（図1）です．

3 温熱療法

- 低周波（電気）治療は避けます[3,4]．
- ベル麻痺の急性期（特に最初の1～2週間）は，蒸しタオルなどで1日2回（5分程），温めます．
- 顔面の血液循環の促進を目的に実施します．
- ただ，帯状疱疹などのウイルスの感染による顔面神経の炎症が確認される場合には，局所を温めることで炎症を悪化させる可能性もあるので注意が必要です．

4 ストレッチ/マッサージ

- 顔面神経麻痺による表情筋拘縮などの予防や，リンパ流の促進を目的に実施します．
- 顔面神経麻痺により拘縮した筋肉を伸張させるために，できれば1日2回（10分程），縮んだ筋肉を伸ばすように，ストレッチを中心としたマッサージを行います．
- 強くさすったりせず，筋肉を伸ばすように，ゆっくりと軽くマッサージすることが重要です．

5 運動療法（CIセラピー/バイオフィードバック）

- 下記は，すべて鏡を見ながら実施します（思いどおりに動かせているか，脳に覚え込ませることが重要です）．
- 回数は，各20回前後を，3セット/日です．
- 額の皺寄せ：額に皺が寄らないので，寄るようにする運動です．健側の額が一緒に挙上しないよう，健側の手で額を押さえたまま，天井を何度も見るようにします．患側の額にシワが寄るよう行います．
- 軽閉眼/完全閉眼：健側の瞼（眼輪筋）を手で押さえておいて，患側の眼を何度も何度もつぶる運動です．
- 瞬き：健側の瞼を手で押さえておいて，患側のウインクを何度も行う運動です．
- 口角引き：口角を引っ張りながら「イー」と言います．このときも健側の頬と口角を手で押さえ，患側の口角を外側へ「イー」と引っ張るのと同時に，患側眼は真上の天井を見上げる運動です．
- CGex（ガム噛み運動）：顔面神経麻痺に対して簡易的に実施可能な訓練法です[5]．CGexは，患側にてガムを噛み，三叉神経支配の咀嚼筋運動を利用し，口角引きや閉眼運動を意識することで，患側の顔面

筋を強制使用・健側の運動制限を誘発するCIセラピー（麻痺していない側の運動を制限し麻痺した側を強制的に運動させて改善をはかる療法）や，個別運動にて病的共同運動を抑制するバイオフィードバックの原則を取り入れた訓練法です．

- バイオフィードバック法：他動的に手を添えて運動を介助して動かす方法と自分で運動する方法があり，目と口が一緒に動かないようにゆっくり，軽く動かすことが基本です．また鏡を見ながら，あるいは手で触れて動かないことを確認しながら行う方法です[6]．

表1 House–Brackmann法

麻痺グレード	顔面神経麻痺	症状
I	正常	正常
II	軽症の麻痺	安静時正常・動作時に軽い非対称あり
III	中度の麻痺	閉眼は可能であるが，非対称あり・軽度の共同運動あり
IV	やや強い麻痺	閉眼は不可能，明らかな非対称・共同運動あり
V	強い麻痺	動きは軽度しか見られない，明らかな非対称
VI	完全麻痺	動きが全く見られない

40点柳原法の評価対象となる顔面運動

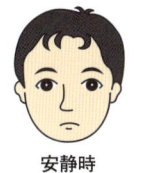

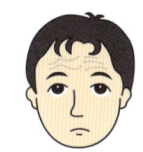

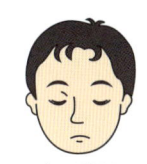

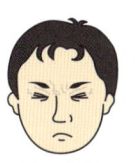

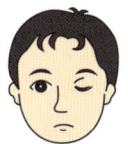

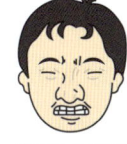

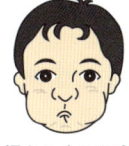

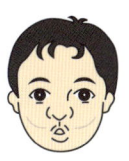

安静時　額のしわ寄せ　軽い閉眼　強い閉眼
片目つぶり　鼻翼を動かす　頬をふくらます　口笛
イーと歯を見せる　口をへの字に曲げる

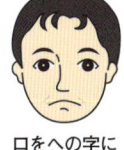

40点柳原法の判定基準

項目	ほぼ正常	部分麻痺	高度麻痺
安静時非対称	4	2	0
額のしわ寄せ	4	2	0
軽い閉眼	4	2	0
強い閉眼	4	2	0
片目をつぶる	4	2	0
鼻翼を動かす	4	2	0
頬をふくらます	4	2	0
口笛	4	2	0
イーと歯を見せる	4	2	0
口をへの字に曲げる	4	2	0

40点法は，柳原氏が提唱した顔面神経麻痺の部位評価法で，38点以上は正常で8点以下を完全麻痺とする．

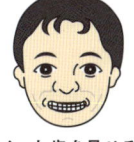

図1 40点柳原法

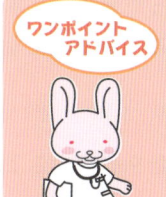

ワンポイントアドバイス
中枢性麻痺では，急性期からストレッチ/マッサージとともに運動療法も並行して実施しますが，末梢性麻痺の場合は，急性期からストレッチ/マッサージなどにて神経の回復を待ち，運動療法は約1ヵ月後（顔の筋肉が動き始めたら開始）より徐々に実施します（神経が回復しない段階での運動は，病的共同運動を強調させてしまいます）．

参考文献

1) 柳原尚明 他：顔面神経麻痺程度の判定基準に関する研究．口耳鼻 8：799-805，1977
2) 本多伸光：表情運動の評価—評価法（40点法とHouse–Brackmann法）．Facial N Res Jpn 20：5-7，2000
3) 柏森良二：顔面拘縮と病的共同運動のリハビリテーション．Facial N Res Jpn 18：14-16，1998
4) 柏森良二：顔面神経完全麻痺のリハビリテーション・アプローチの検討．Facial N Res Jpn 25：67-69，2005
5) 矢島寛次郎 他：CGex（CIセラピー応用）実施後の末梢性顔面神経麻痺の改善効果について．PT-OT-ST Channel Online Journal Vol.2 No.1 A5（Jan. 25, 2013）
6) 柏森良二：顔面神経麻痺の電気診断学とリハビリテーション．リハ医学 38：131-139，2001

6章 神経筋疾患

Q54 パーキンソン病の病態と機能的予後について教えてください

A パーキンソン病は，大脳基底核の黒質にあるドーパミン産生ニューロンの変性と脱落が原因で起こります．50～60歳代以降に発症し，振戦，固縮，無動，姿勢反射障害の4大徴候や，精神症状，自律神経症状などを呈し，緩徐に進行します．

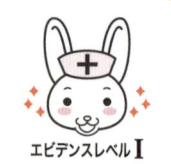

エビデンスレベルⅠ

回答者 中村沙織

1 パーキンソン病の発症機序

- 大脳基底核は，錐体外路系の中継核です．錐体外路系は，運動が円滑にできるよう体の調節をしていて，大脳皮質や小脳などとつながり，筋緊張や不随意運動（意志と関係なく起こる運動）を調整する役割を果たします．
- この大脳基底核の黒質にある神経細胞は，ドーパミンという神経伝達物質をつくり，同じく大脳基底核の一部である線条体へ送ります．
- パーキンソン病では，黒質にあるドーパミン産生ニューロンが変性，脱落して，ドーパミン量が減少してしまいます．このため，筋緊張や不随意運動の調整が困難になります．
- 現在の治療法は，不足しているドーパミンを補うために，その前駆体である**L-ドーパ**を投与する薬物療法が主流です．

2 パーキンソン病の主症状

- 多くは，**片側上肢または下肢の安静時振戦や固縮から発症**します．数年で，対側にも症状が出現します．症状には左右差があり，発症側に優位です．
- 運動性症状は，**振戦，固縮，無動，姿勢反射障害の4大徴候**があります（図1）．
- 非運動性症状は，**精神症状，自律神経障害，睡眠障害**などが挙げられます．

a）運動性症状

- 振　戦：安静時振戦は，動かずにいると四肢に振戦が出現し，動き出すとふるえが止まったり少なくなります．1秒間に4～6回程度の粗大なふるえです．特徴的な手指の振戦に「**丸薬丸め運動**」（指先で丸薬を丸めるような動きの振戦）があります．
- 固　縮：固縮とは，筋緊張の異常の一つで，手足のこわばりを起こします．錐体外路系障害に特徴的な症状です．筋を他動的に伸長した際，持続的な抵抗を感じる**鉛管様固縮**，ガクガクと歯車が回るような抵抗感のある**歯車様固縮**があり，発症初期には手関節や肘関節でよく出現します．進行すると頸部や体幹などにもみられ，回旋運動が阻害されるため，動作時には全身が一塊となったような動きになります．
- 無　動：動作緩慢で，動き始めるのに時間を要する状態をいいます．手指の巧緻動作が困難となり文字を書いたときに字が小さくなってしまう**小字症**，**仮面様顔貌**や**小声**，歩行時の**すくみ足**を呈します．
- 姿勢反射障害：通常，ある姿勢を保持したり歩行などの動作を行うときには，種々の姿勢反射が働き，身体が倒れないように調整をしています．この姿勢反射が障害されると，倒れそうになったときに一歩足を出す，バランスをとるといったことが困難になり，転倒しやすくなります．
- 特徴的な歩行障害：
    - 小刻み歩行…歩幅が小さくなり，足を引きずるような歩行です．
    - すくみ足…初めの一歩が踏み出せず，歩き始めることが困難になります．
    - 加速歩行…足よりも重心が前にいってしまい，だんだんと歩行速度が速くなります．
- 呼吸機能低下や摂食・嚥下機能の低下も起こります．

b）非運動性症状

- **精神症状**：抑うつとなったり，不安を強く訴えることがあります．時に，**幻覚**や**妄想**が出現します．REM 睡眠行動障害，むずむず脚症候群，日中の過剰な眠気など睡眠障害もみられます．
- **自律神経症状**：便秘，起立性低血圧，食事性低血圧，脂顔などを起こします．
- これらの症状は，ADL を低下させる一因ともなります．適切に対処していく必要があります．

3 パーキンソン病の経過・予後

- パーキンソン病は，**緩徐に進行**の経過をたどります．
- 薬物治療などにより，寿命は一般平均と同等程度といわれています．どの薬も病気を根本的に治療するものではありませんが，複数の薬を組合せて症状の軽減を得られます．
- 臨床症候の重症度分類で代表的なものには，Hoehn–Yahr 分類（表1）があります．
- 治療期間が長くなると薬物の有効時間が1〜3時間に短縮され，症状が悪化する日内変動がみられることがあります．薬物の血中濃度に依存したものを **wearing-off 現象**，血中濃度には関係なく症状の変動がみられるものを **on-off 現象** といいます．

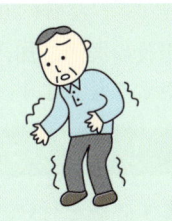

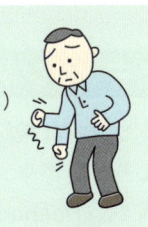

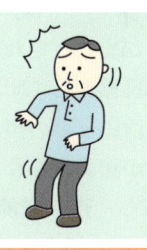

図1 パーキンソン病の4大徴候

- 安静時振戦（手足がふるえる）
- 固縮（手足の筋肉がこわばる）
- 動作緩慢，無動（身体の動きが遅くなる．小刻み歩行）
- 姿勢反射障害（転びやすくなる）

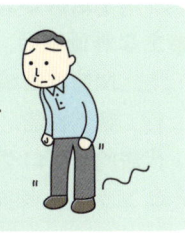

表1 Hoehn–Yahr の臨床重症度分類

Stage Ⅰ	一側性のパーキンソニズム（片側に振戦や固縮が出現．日常生活はほぼ自立）
Stage Ⅱ	両側性パーキンソニズム，姿勢反射障害なし（前傾姿勢が出現．両側上肢に症状があり日常生活はやや不便）
Stage Ⅲ	軽〜中等度のパーキンソニズム，姿勢反射障害あり（小刻み歩行やすくみ足出現．日常生活は一部介助）
Stage Ⅳ	重篤な機能障害を示す．立位や歩行はどうにか可能（日常生活の動作が非常に困難）
Stage Ⅴ	立位・歩行困難（寝たきり．日常生活は全介助）

ワンポイントアドバイス

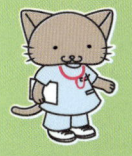

パーキンソン病では，特徴的な症状のため動作時に転倒しやすくなります．呼吸機能低下を起こすことがあるため，転倒し骨折したり肺炎で臥床期間が長くなると ADL が低下し，寝たきりになる可能性が高くなります．
パーキンソン症状（パーキンソニズム）は薬剤の副作用（薬剤性），脳梗塞（脳血管障害性），レビー小体型認知症などでも起こります．

参考文献

1) 「パーキンソン病治療ガイドライン」作成委員会 編："パーキンソン病治療ガイドライン2011" 医学書院，pp139–142，2011
2) 厚生労働科学研究費補助金難治疾患克服研究事業　神経変性疾患に関する調査研究班：「パーキンソン病と関連疾患（進行性核上性麻痺　大脳皮質基底核変性症）の療養の手引き」pp9–17, p80, 2005
http://plaza.umin.ac.jp/~neuro2/pdffiles/tebiki.pdf
3) 吉澤利弘：パーキンソン病とは，どういう病気ですか？ナーシングケアQ＆A 31：159–161, 2009

6章 神経筋疾患

Q55 パーキンソン病のリハビリテーションについて教えてください

A リハビリテーションは，身体機能，筋力，バランス，歩行速度の改善などに有効とされています．
疾患そのものによる一次的障害（振戦，固縮，無動，姿勢反射障害の4大徴候）に対して，運動機能の維持や改善をめざし，活動性の低下による廃用症候群の予防を目的に行います．摂食・嚥下機能や呼吸機能の低下に対するリハビリテーションも必要になります．

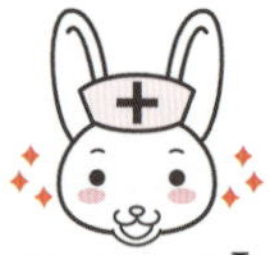

エビデンスレベル I

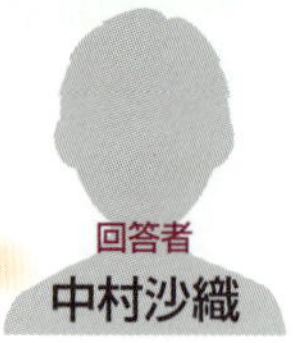

回答者　中村沙織

1 パーキンソン病のリハビリテーション

- パーキンソン病は緩徐に進行します．病気の進行度合いにより，目標やプログラムが異なります．
- 軽度の症状（Hoehn-Yahr 分類 Stage Ⅰ・Ⅱ：Q54の表1参照）では，活動性を保ち，運動量を確保し，これまでと変わらぬ**運動機能を長期間保持する**ことを目標とします．
- 日常生活に支障の出るレベル（同 Ⅲ・Ⅳ）では，4大徴候が顕著になります．なるべく運動機能を維持しながら，**残存機能を生かした動作や代償動作によって ADL 能力を保ち**ます．
- 最重度（同 Ⅴ）で，寝たきりのレベルになると，**廃用症候群**に注意が必要です．嚥下機能低下や胸郭可動性の制限などにより，**誤嚥性肺炎**や**褥瘡**のリスクも高くなります．四肢や胸郭の関節可動域練習や，坐位保持練習などを中心に行います．同時に，介助量軽減のため，家族に介助方法の指導も行います．

2 注意点・特徴

- **動作が緩慢**になり，**動き自体も小さく**なります．動作遂行時間がかかることに留意します．
- 薬剤のコントロールや服薬状況を確認します．**日内変動**などにも注意が必要です．
- **姿勢反射障害**などのために，**転倒しやすく**なります．**すくみ足，小刻み歩行，加速歩行**が特徴です（Q54参照）．**立ち上がりや着坐時，方向転換時**は特に注意します．
- 特徴的な**前傾姿勢**（図1）となります．このため，四肢の関節に加え，体幹伸展，回旋に制限が起こりやすくなります．

3 リハビリテーションプログラム

- まず評価を行い，それぞれの状態に合わせてプログラムを選択します．
- **主な評価項目**：振戦・固縮の部位，姿勢反射テスト，関節可動域テスト，筋力テスト，起居動作，歩行，嚥下機能，ADL など．
- **代表的なプログラム**：関節可動域練習，筋力トレーニング，体幹回旋運動，起居動作練習，歩行練習

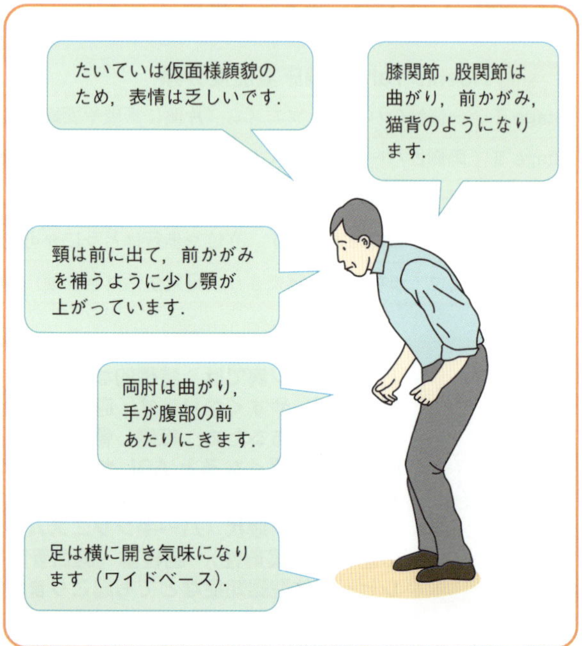

たいていは仮面様顔貌のため，表情は乏しいです．

膝関節，股関節は曲がり，前かがみ，猫背のようになります．

頸は前に出て，前かがみを補うように少し顎が上がっています．

両肘は曲がり，手が腹部の前あたりにきます．

足は横に開き気味になります（ワイドベース）．

図1 パーキンソン病に特徴的な前傾姿勢

（障害物をまたぐ，リズムに合わせる），バランス練習，呼吸機能練習，巧緻動作練習，嚥下練習など．
・自主トレーニングが可能な場合は，パーキンソン病体操（図2）のプログラムを渡し，可能な範囲で行ってもらうようにします．

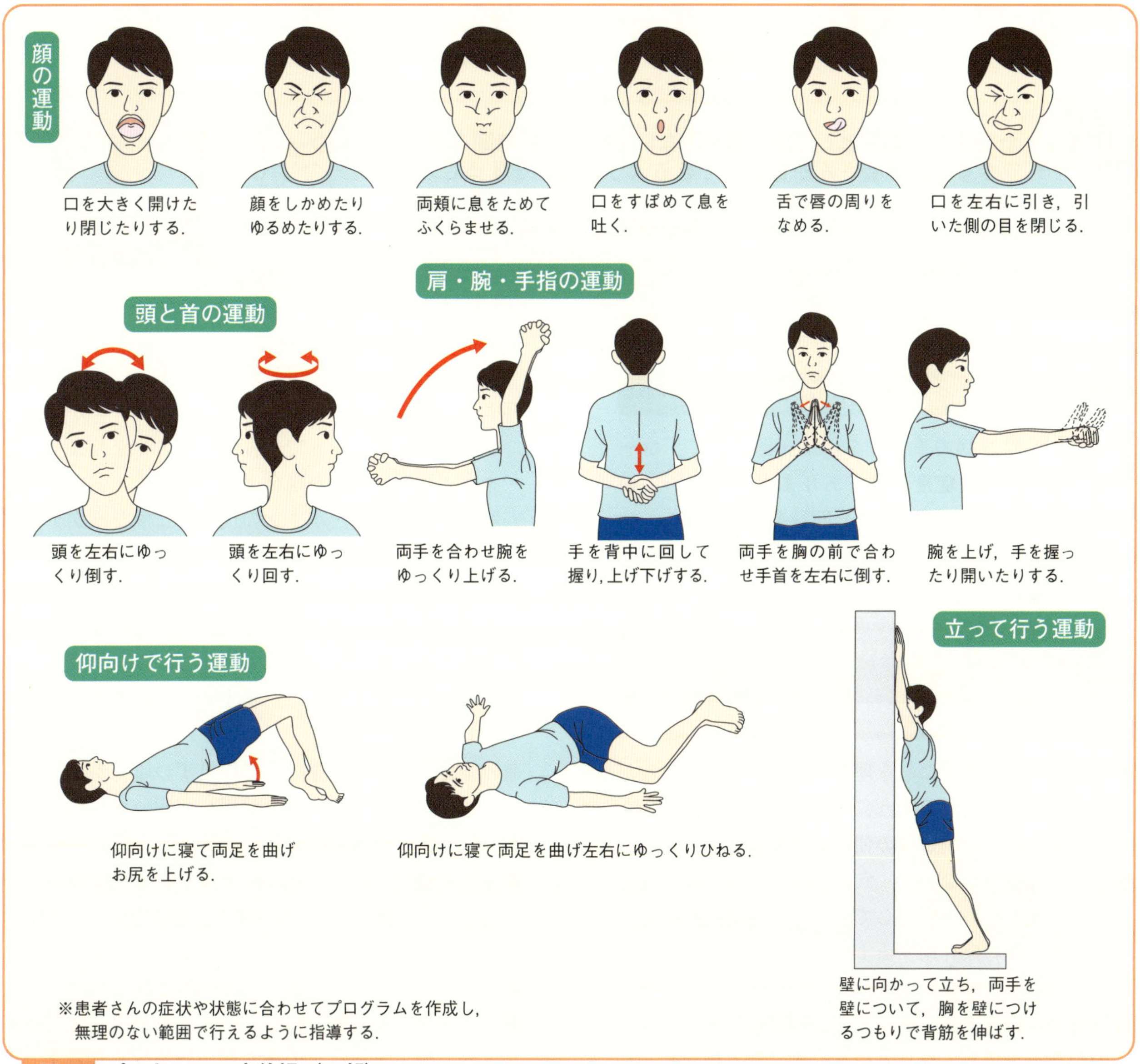

図2 パーキンソン病体操（一部）

顔の運動
- 口を大きく開けたり閉じたりする．
- 顔をしかめたりゆるめたりする．
- 両頬に息をためてふくらませる．
- 口をすぼめて息を吐く．
- 舌で唇の周りをなめる．
- 口を左右に引き，引いた側の目を閉じる．

頭と首の運動
- 頭を左右にゆっくり倒す．
- 頭を左右にゆっくり回す．

肩・腕・手指の運動
- 両手を合わせ腕をゆっくり上げる．
- 手を背中に回して握り，上げ下げする．
- 両手を胸の前で合わせ手首を左右に倒す．
- 腕を上げ，手を握ったり開いたりする．

仰向けで行う運動
- 仰向けに寝て両足を曲げお尻を上げる．
- 仰向けに寝て両足を曲げ左右にゆっくりひねる．

立って行う運動
- 壁に向かって立ち，両手を壁について，胸を壁につけるつもりで背筋を伸ばす．

※患者さんの症状や状態に合わせてプログラムを作成し，無理のない範囲で行えるように指導する．

（文献2のp108を参照して作成）

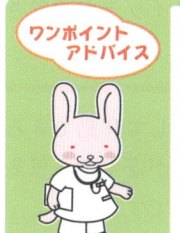

ワンポイントアドバイス

歩行介助をする場合，すくみ足のため最初の数歩が出にくくなります．「1，2，1，2…」というかけ声や「ここまで足を出してください」という目印があると，一歩が出やすくなります．また，歩く前に左右の足片方ずつに体重移動を促す方法もよいでしょう．

参考文献

1) 「パーキンソン病治療ガイドライン」作成委員会 編："パーキンソン病治療ガイドライン2011" 医学書院, pp139-142, 2011
2) 田口孝行：進行性疾患における理学療法．"理学療法学ゴールドマスターテキスト5 中枢神経系理学療法学" メジカルビュー社, pp87-110, 2010

6章 神経筋疾患

Q56 パーキンソン病患者のADL上での注意点について教えてください

A 全般的な注意点としては，急かさないでゆっくり時間をかけ，できるだけ患者さんが自分でできるように工夫をすることです．そのためには，動作時の安全を確保して，効率の良いやり方や姿勢を指導し，必要であれば自助具・福祉機器などを利用します．

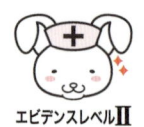

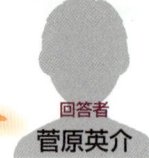

エビデンスレベルⅡ

回答者
菅原英介

1 生活機能障害度・介助量

- パーキンソン病の重症度を示す指標として，**ホーン・ヤールの重症度分類**があります（図1）．この分類は生活機能の障害度と介助量を示しており，病気の重症度や治療の成果を確認するための指標として用いられます．

2 パーキンソン病患者の日常生活動作の注意点

a）食 事
- 時間をかけてよいことを理解してもらい，できるだけ一人で食べられるように状態に合わせて自助具を含め食器類，食事道具の使用を指導します．
- すぐに介助をしないで，食べられるところまで自力で食べてもらい，疲労していたり精神的負担が大きいようであれば介助するように心がけます．

b）整 容
- 反復動作障害で歯を磨くことが困難なとき，一方向の動きを意識して行うとやりやすくなる場合もあります．
- それでも困難なときは，電動歯ブラシなど自助具を検討します．
- 洗顔動作は，両手で困難な場合は片手で行う方法もあります．

c）更 衣
- 転倒がないよう安全な姿勢を確保するために，背もたれつきのいすを使います．
- 立位で行う場合は，壁のそばで行うか，手すりのあるところで安全を確保して行います．
- 大きめの前開きの洋服で，大きめのボタンがついた衣服のほうが，一人で着脱がしやすくなります．ボタンの開閉が困難な場合は，ボタンエイドなどの自助具を使ったり，ボタンの代わりにマジックテープを使ったりします．
- ズボンのジッパーやボタンの開閉が困難な場合は，ウエストがゴムのものにすると，はきやすくなります．
- ズボンの上げ下ろしは，手すりにつかまり安全を確保した状態で行います．
- 靴下は，坐位で足を組んで片足ずつ履くか，ソックスエイドなどの自助具を使用して行います．

d）排 泄
- 便器へ移動する際，床に足を置く位置などの印をつけておくと動きやすくなります．動きたいほうに顔を向けて，手すりにしっかりつかまって移動します．
- ズボンの上げ下ろしは，更衣動作と同じ要領です．
- 立ち上がりや着坐動作は，手すりを利用して行いますが，坐るときは足の後ろ側が便器へ触れるまで十分下がって行います．
- 後始末はウォシュレットを使用すると行いやすくなりますが，手が届きやすい位置にスイッチが設置されている必要があります．

e）入 浴
- 前もって入浴の手順を考えて，安心して移動できる環境づくりをします．患者さん自身が安全だと思えれば，身体も動かしやすくなるからです．
- 洗体を安全に行うために，背もたれ付きシャワー

チェアーを使います．洗体には，ループ付きタオルや長柄ブラシなどを使用すると，一人で行いやすくなります．
- 浴槽の出入りが困難な場合は，バスボードや手すりなどを活用します．

f）寝返り・起き上がり

- 起き上がる側のベッド柵につかまって寝返りをうちます．ベッド柵は動作をやりやすくする他に，視覚的刺激にもなります．
- 寝返りをうったら下肢をベッドから下ろし，前腕・肘を支えにして起き上がります．なお，ベッドマットは固めのほうが起き上がりやすくなります．

g）立ち上がり

- 座面に浅く腰かけ，つま先が見えなくなる程度に膝を曲げ，十分に身体を前傾して立ち上がります．
- 介助は，後方への転倒に注意して患者さんの前方から前傾を促すように行います．
- 立ち上がりが困難な場合は，座面を高めに調整すると，行いやすくなります．

h）移　動

- 手すりの設置など，環境調整をして安全な動線を確保します．
- 歩行介助は，重心が後方にいきやすいため，前方からの手引きで行います．歩行のリズムをとるために「1，2，1，2」と数えたり，床につけた目印をまたぐ要領で歩きます．
- 方向転換時は，向かう方向に顔を向けて片足ずつ動かして体の向きを少しずつ変えます．
- すくみ足に対しては，その場で足踏みを何度かしてから歩行に移る，号令をかけて一歩足を後ろに引いてから歩く，といった方法があります．
- また，小刻み歩行から加速しそうになったら，いったん止まって姿勢を正し深呼吸してから歩き出します．

Ⅰ度
身体の片側だけの振戦，筋強剛を示す．軽症．

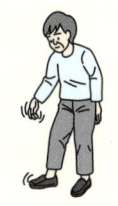

Ⅱ度
振戦，筋強剛などが両側にあるため，日常生活がやや不便になる．

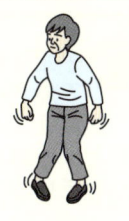

Ⅲ度
明らかな歩行障害，方向変換の不安定などの立ち直り反射障害がある．生活は自立．

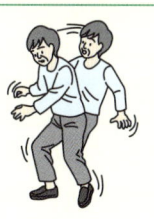

Ⅳ度
起立や歩行など日常生活動作の低下が著しく，日常生活で介助が必要．労働能力（－）．

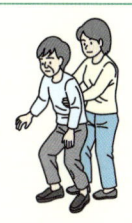

Ⅴ度
自立生活が困難．車いすによる移動，または寝たきり，全面的な介助が必要．

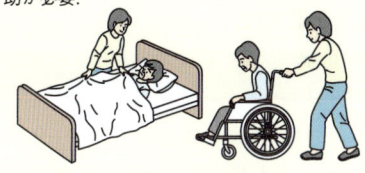

図1 ホーン・ヤールの重症度分類

ワンポイントアドバイス

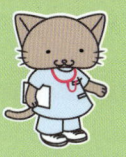

可能な ADL が，実際の生活場面では実施されていないことがあることに注意してください．日常生活動作は，同じ環境で同じ手順を繰り返ししていると，動作に慣れてやりやすくなりますが，心理的な面で意欲をわかせることも必要なので，ご家族と共に患者さんを精神的にサポートすることも大切です．

参考文献

1) 石川　斉 他 編著："作業療法技術ガイド"文光堂, pp419-426, 1998
2) 落合慈之 監, 稲川利光 編："リハビリテーションビジュアルブック"学研メディカル秀潤社, pp66-74, 2011

6章 神経筋疾患

Q57 筋萎縮性側索硬化症（ALS）の病態と機能的予後について教えてください

A 手足・のど・舌の筋肉や呼吸に必要な筋肉が，だんだんやせて力がなくなっていく病気です．筋肉そのものの病気ではなく，運動をつかさどる神経だけが障害を受け，脳から「手足を動かせ」という命令が伝わらなくなることにより，力が弱くなり，筋肉がやせていきます．

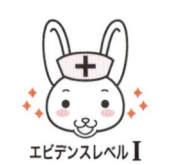

エビデンスレベルⅠ

回答者　矢島寛次郎

1 筋萎縮性側索硬化症（ALS）とは

- 主に中年以降に発症し，上位（1次）運動ニューロンと下位（2次）運動ニューロンが，選択的にかつ進行性に変性・消失していく原因不明の疾患です（図1，表1）．
- 筋萎縮性側索硬化症の「筋萎縮」とは，脳からの命令を骨格筋に伝達する**脳幹運動神経核・脊髄前角細胞（下位運動ニューロン）**に原因があって**筋萎縮**が起こるものをいい（図2），「**側索硬化症**」とは**脊髄側索（上位運動ニューロンの神経線維）**が変性し硬化してしまうものをいいます．
- ALSは，進行性疾患の中でも**病気の進行が比較的速く**，月単位または週単位で機能が低下していく場合もあります[1]．

2 疫学[2]

- ALSの発病率は，10万人当たり0.4～1.9人で，有病率は10万人当たり2～7人とされています．**男女比は約2：1**であり，発病率は年齢とともに増大して50～60歳代でピークに達し，以降再び低下します．
- ALS全体の90～95％は孤発性，5～10％は常染色体優性遺伝性ですが，その多くの原因はまだ特定されていません．

3 障害像

- 症状は，筋萎縮と筋力低下が主体であり，進行すると上肢の機能障害，歩行障害，構音障害，嚥下障害，呼吸障害などを生じ，気管切開や人工呼吸器（TPPV），胃ろう（PEG）や経管栄養などが必要となります（表2，図3）．
- 主症状は，筋萎縮と筋力低下ですが，症状が最初に出る部位としては，上肢が半数以上，下肢が20～30％，口腔・咽頭が20～30％です．

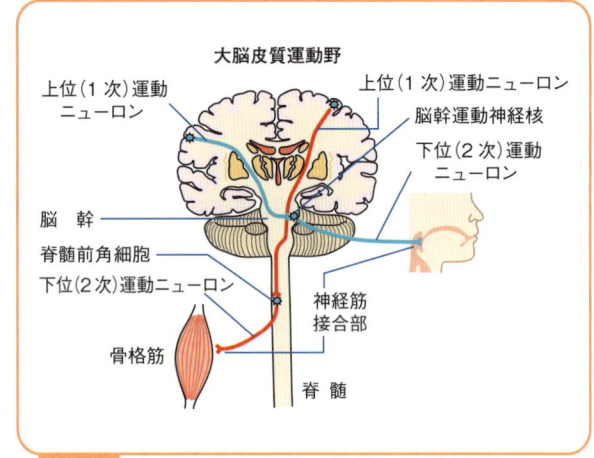

図1 骨格筋を支配する上位・下位運動ニューロン

（文献4より引用）

表1 障害部位と症状

障害部位	症状の特徴
上位運動ニューロン	四肢の痙縮，深部腱反射亢進，病的反射陽性
下位運動ニューロン	四肢筋力低下，筋萎縮，線維束性攣縮，深部腱反射消失

（文献5より引用）

- 認知機能の低下には通常は気づかれないことが多いですが，心理検査では前頭葉機能の障害がみられることもあり，前頭側頭葉型認知症との関連があるといわれています[3]．
- 一般に，感覚障害や排尿障害，眼球運動障害はみられませんが（表3），人工呼吸器による長期生存例などでは，認められることもあります．また病勢の進展は比較的速く，人工呼吸器を用いなければ通常は2〜5年で死亡します．

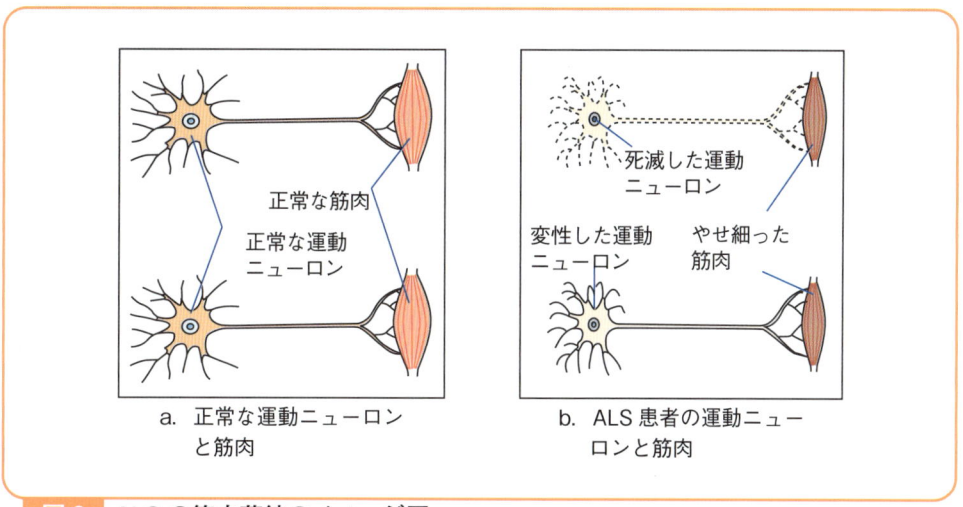

図2 ALSの筋肉萎縮のイメージ図

a. 正常な運動ニューロンと筋肉
b. ALS患者の運動ニューロンと筋肉

（文献4より引用）

表2 ALSの病型および初発症状・経過

頻度	病型	初発症状と経過
多い ↑↓ 少ない	上肢型（普通型）	● 上肢遠位（小指筋）の筋萎縮から発症 →上肢近位筋へ波及し全身へ ● 上肢の筋萎縮・筋力低下が主体
	下肢型（偽性多発性神経炎型）	● 下肢遠位筋の筋萎縮・筋力低下から発症 →下肢近位筋へ波及し上行して全身へ ● 下位運動ニューロン障害が主体
	球麻痺型	● 球症状*（発音が不明瞭）から発症 →頸部・体幹筋低下し全身へ波及 ● 球症状が主体

*球症状：嚥下障害（食べ物を飲み込みにくい）・構音障害（ろれつが回らない）・舌萎縮・開口不全（口が開かない）・よだれなど．

（文献5を参照して作成）

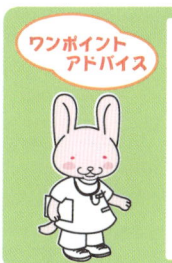

> **ワンポイントアドバイス**
> ALSの医療費は，特定疾患医療費助成，高額療養費の還付制度，身体障害者手帳で障害者医療費助成制度（重度障害者医療証等）などの利用が可能となります．また介護保険や自立支援法などのサービスを利用し，ケアプランを作成します．

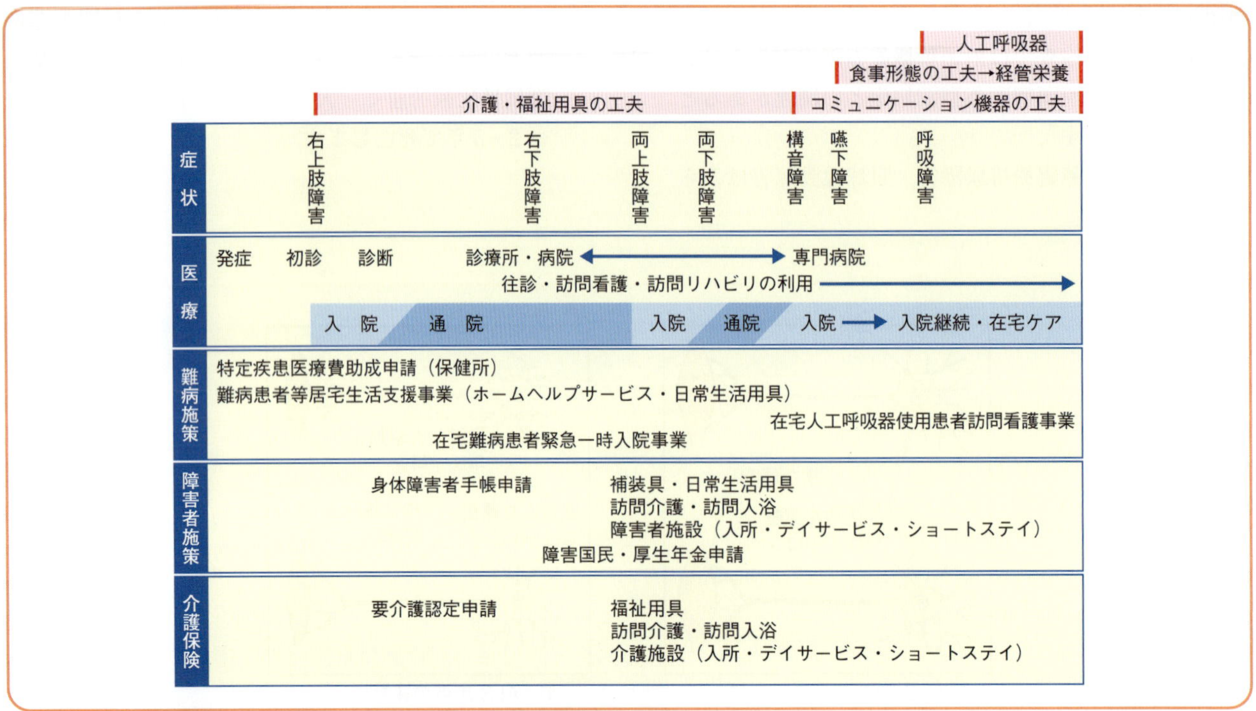

図3 ALS 患者の症状経過と療養生活支援の相関図の一例

| 症状 | 右上肢障害 | 右下肢障害 | 両上肢障害 | 両下肢障害 | 構音障害 | 嚥下障害 | 呼吸障害 |

介護・福祉用具の工夫 ／ コミュニケーション機器の工夫 ／ 食事形態の工夫→経管栄養 ／ 人工呼吸器

医療：発症　初診　診断　診療所・病院 ←→ 専門病院
往診・訪問看護・訪問リハビリの利用
入院　通院　入院　通院　入院 → 入院継続・在宅ケア

難病施策：特定疾患医療費助成申請（保健所）
難病患者等居宅生活支援事業（ホームヘルプサービス・日常生活用具）
在宅難病患者緊急一時入院事業
在宅人工呼吸器使用患者訪問看護事業

障害者施策：身体障害者手帳申請
補装具・日常生活用具
訪問介護・訪問入浴
障害者施設（入所・デイサービス・ショートステイ）
障害国民・厚生年金申請

介護保険：要介護認定申請
福祉用具
訪問介護・訪問入浴
介護施設（入所・デイサービス・ショートステイ）

（文献6より引用）

表3 4大陰性徴候

陰性徴候（現れない症状）	状　態
眼球運動障害	眼球は動かせる．ただし人工呼吸器による延命では，症状が進行する末期には眼球運動もできなくなるので，意思の疎通がきわめて困難になる．
膀胱・直腸障害	肛門括約筋は機能するので，失禁状態になりにくい．
感覚障害	感覚・知覚は保たれるので，自分と周囲の状況はわかる．
褥瘡	寝たきりになっても褥瘡ができにくい．

（文献5より引用）

参考文献

1) 柳澤　健 編："中枢神経系理学療法学 理学療法学 ゴールド・マスター・テキスト 5" メジカルビュー社，p133，2009
2) ALS 治療ガイドライン 2002　http://www.neurology-jp.org.guidelinem/als_index.html
3) 落合慈之 監："脳神経疾患ビジュアルブック" 学研メディカル秀潤社，p291，2009
4) 落合慈之 監，稲川利光 編："リハビリテーションビジュアルブック" 学研メディカル秀潤社，p49，2011
5) 落合慈之 監，稲川利光 編："リハビリテーションビジュアルブック" 学研メディカル秀潤社，p50，2011
6) 日本 ALS 協会ホームページ　http://www.alsjapan.org

6章 神経筋疾患

Q58 筋萎縮性側索硬化症（ALS）のリハビリテーションとはどのようなものですか？

ALSのリハビリテーションは，運動筋への過負荷に注意しながら，廃用性筋萎縮の予防，関節可動域の維持，過用性筋力低下の予防を主として実施します．それぞれ重症度に応じてADLの自立度を評価しながら（表1, 2），機能維持とQOLの維持を目的として実施します．

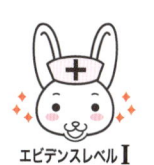

エビデンスレベルI

回答者 小田陽子

1 ADL自立期（重症度：1〜3）

- 廃用症候群の予防のため，過用と誤用の両面を考慮しながら，疲労が残らない，筋痛が起こらない程度の運動負荷で実施します．
- また，筋のインバランスから生じる関節拘縮の予防のために関節可動域練習を行います．
- 球麻痺型に対しては，呼吸練習も必要となります．
- 起居・移乗動作，歩行練習を中心に行い，必要ならば装具の処方も検討します．
- 進行が急速な場合，予後予測から装具や車いすの処方，家屋改修の早期からの対応が必要となります．

2 ADL介助期（重症度：4, 5）

- 残存機能を維持したADL動作練習として，自助具や装具を活用した食事動作練習，障害者用の文字盤（キーボード，パソコン等）の操作練習，歩行器などの歩行補助具や下肢装具を使用し歩行練習を実施します．
- 継続した呼吸療法（胸郭・呼吸介助運動，排痰介助など）により，コミュニケーション手段の確保が可能となります．
- 経口摂取を可能な限り維持していくために嚥下練習を行います．
- また姿勢保持のため，頸部や体幹の保護具の検討，進行を予測したリクライニング式車いすの検討も必要となります．
- ADL維持のために，家族への介助方法の指導も重要となります．

表1 筋萎縮性側索硬化症（ALS）の重症度分類とADL

		重症度		ADL（機能レベルとOTのアプローチ）
初期	自立	重症度1	筋萎縮をみるが，日常生活に全く支障がない．	《機能維持，廃用性低下の防止》 ・筋力維持の運動（1日の活動量や運動回数などを記録） ・自動・他動によるROM（関節可動域）訓練 ・社会生活環境や家屋の改善
		重症度2	巧緻な動作のみできない．	
		重症度3	介助を要せずに自分で何とか通勤や日常生活をやっていける．	
中期	介助	重症度4	介助をすれば日常生活がかなりよくできる．	《機能維持，廃用性低下の防止，自助具・装具の検討，コミュニケーション手段》 ・頸部や体幹保持のための保護具の検討 ・活動するための自助具の検討 ・嚥下訓練や構音訓練（食物の形状，姿勢の工夫） ・障害者用の文字盤（キーボード，パソコン等）の操作練習 ・残存機能の維持
		重症度5	介助をしても日常生活には大きな支障がある．	
末期	全介助	重症度6	寝たきり状態であり，自分では何もできない．	《コミュニケーション手段の確立》 ・コミュニケーション障害への対応
		重症度7	経管栄養または呼吸管理を要する．	

3　ADL 全介助期（重症度：6, 7）

- 呼吸管理（酸素吸入，人工呼吸器など）が必要となるため，継続した呼吸療法と，コミュニケーション手段の確保が重要となります．
- 文字盤を使用し，眼球運動で選んだ文字を介助者が読み取る方法や，意思伝達装置を使用する方法などがあります（Q59 参照）．

表2　筋萎縮性側索硬化症（ALS）機能評価スケール改訂版（ALSFRS-R）

① 言　語
- 4. 正　常
- 3. 軽度の言語障害
- 2. 繰り返すと理解できる
- 1. 言語以外の伝達方法を併用
- 0. 言葉にならない

⑤-a 食事用具の使い方（胃ろうなし）
- 4. 正　常
- 3. 少し遅く拙劣でも介助不要
- 2. フォーク・スプーンは使えるが，箸は使えない
- 1. 切ってもらい，何とかスプーンなどで摂食可能
- 0. 全面介助

⑧ 歩　行
- 4. 正　常
- 3. やや歩行が困難
- 2. 補助歩行
- 1. 歩行不能
- 0. 意図した下肢の動きができない

② 唾　液
- 4. 正　常
- 3. 口に唾液がたまり夜間に漏れる
- 2. 中程度に唾液が多く，少し漏れる
- 1. 明らかに唾液が多く，漏れる
- 0. たえずティッシュペーパーやハンカチを当てる

⑤-b 指先の動作（胃ろうあり）
- 4. 正　常
- 3. 拙劣だがすべての指先の作業が可能
- 2. 拙劣な動作は軽介助を要する
- 1. 身のまわりの動作は介助が必要
- 0. 指先の動作は困難

⑨ 階段をのぼる
- 4. 正　常
- 3. 遅　い
- 2. 軽度に不安定，疲れやすい
- 1. 介助を要する
- 0. のぼれない

⑩ 呼吸困難
- 4. 正　常
- 3. 歩行時に出る
- 2. 食事，入浴，身支度の一つ以上に出る
- 1. 坐位あるいは臥床安静時に出る
- 0. 睡眠できない

③ 嚥　下
- 4. 何でも飲み込める
- 3. 時々むせる
- 2. 食事内容の工夫を要する
- 1. 経管栄養が補助的に必要
- 0. 全面的に非経口栄養

⑥ 着衣と身のまわりの動作
- 4. 障害なく正常に着る
- 3. 努力を要するが遅くても自立
- 2. 時々介助あるいは工夫を要する
- 1. 介助が必要
- 0. 全面介助

⑪ 起坐呼吸
- 4. な　い
- 3. 息切れのため夜間の睡眠がやや困難
- 2. 眠るのに支えとする枕が必要
- 1. 坐位でなければ睡眠できない
- 0. 睡眠できない

④ 書　字
- 4. 正　常
- 3. 遅く拙劣だが判読できる
- 2. 判読できない文字がある
- 1. ペンを握れても書けない
- 0. ペンを握れない

⑦ 病床での動作
- 4. 障害なくできる
- 3. 努力を要し，遅いが自立
- 2. 寝返りや寝具を整えられるが苦労を要する
- 1. 寝返りなどの開始動作のみ可能
- 0. 自分ではどうすることもできない

⑫ 呼吸不全
- 4. な　い
- 3. 間欠的に BiPAP を使用する
- 2. 夜間は BiPAP を使用する
- 1. 夜間，昼間とも BiPAP を継続する
- 0. 気管挿管または気管切開で呼吸器装着

＊ BiPAP：biphasic positive airway pressure

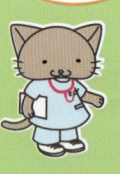

ワンポイントアドバイス

自立期，介助期では，起立性低血圧や筋力低下による転倒に注意しましょう．また，気管切開によるカニューレ装着や人工呼吸器管理下では，誤嚥性肺炎などの合併症にも注意が必要となります．

参考文献

1) 大塚　彰：神経筋疾患・難病の理学療法　2．難病の理学療法．"標準理学療法学 日常生活活動学・生活環境学" 鶴見隆正 編．医学書院，pp188-189，2005
2) 矢島寛次郎：筋萎縮性側索硬化症（ALS）．"リハビリテーションビジュアルブック" 落合慈之 監，稲川利光 編．学研メディカル秀潤社，pp48-53，2011
3) 大橋靖雄 他：筋萎縮性側索硬化症（ALS）患者の日常活動における機能評価尺度日本版改訂 ALS Functional Rating Scale の検討．Brain and Nerve 53（4）：349，2001

6章 神経筋疾患

Q59 難病疾患のコミュニケーション手段について教えてください

A 病期の進行により、口頭コミュニケーション（音声でのやり取り）が難しくなった場合、AAC（拡大・代替コミュニケーション：augmentative and alternative communication）の利用が効果的です．

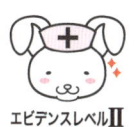

エビデンスレベルⅡ

回答者　金場理恵

1　AACとは

- AACとは、口頭コミュニケーションが困難な人のコミュニケーションを援助、促進、代替するあらゆるアプローチをさします（Beukelmanら，1985）．
- 道具を使わないものとしては、表情や口形、空書、指差し、ジェスチャーが挙げられ、簡単な道具を用いるものとしては、絵、シンボル、筆談、五十音表、透明文字盤、コミュニケーション・ノートがあります．また機器を用いるものとしては、VOCA（音声出力コミュニケーション・エイド）や意思伝達装置などがあります．

2　ローテクとハイテク（図1〜3）

- 透明文字盤やコミュニケーション・ノートのような、コミュニケーション手段に用いる道具が簡単なものはローテクに属し、意思伝達装置のような一般に高価な機器はハイテクに属します．状況によって使い分けられるように、それぞれの**長所と短所を考えたうえで複数の手段を確保しておくことが大切**です．例えば、痰の吸引が必要なときは緊急時なので、呼び鈴のようなローテクで十分です．一方で友人へ近況を知らせたいときは、ハイテク機器を使えばメールを送ることも可能です．
- 五十音表や透明文字盤は活用範囲の広い道具ですが、**使用にはコミュニケーション・パートナーの技術も求められます**．相手が発信しようとしている内容がわかった場合は、先読みすることで会話速度を速めることができますが、必ず内容を確認すること

がコミュニケーションの破綻防止に必要となります．また矢継ぎ早に会話を進めるのではなく、相手が考える間や休憩する時間もとりながら会話を進めることが大切です．

3　AACへの移行

- 「難病疾患＝AACの導入」とはなりません．口頭コミュニケーションが十分活用できる間は、**それを有効活用すべき**です．拡声器を使用したり、発話速度を調節したりすることで、発話明瞭度を向上させることが可能です．その時点で**残存している能力を最大限に使える手段**を選択します．また病期の進行により発話不能となり、**AACを導入した後も口頭コミュニケーションを併用する**ことで、QOLの向上が期待されます．
- 導入に際しては、**コミュニケーション・ニーズ**（コミュニケーション環境、コミュニケーション・パートナー、伝達内容）とコミュニケーション能力（動作能力、認知能力、視覚能力、言語能力）を判定することが必須となります．また経済面を考慮することや、各地域において活用できる**制度の確認**も大切です．これらの評価を十分に行ったうえで、最適な方法を導入します．もし失敗してしまうと、空白の期間をつくり出してしまったり、失望感を与えたりする他、多額の損害が生じる危険もあります．また実際の生活の中で使えるようにするため、**コミュニケーション・パートナーとなる人（家族など）の協力**や、道具や機器によっては無理のない動作の反復が可能となるように、作業療法士による評価も必要

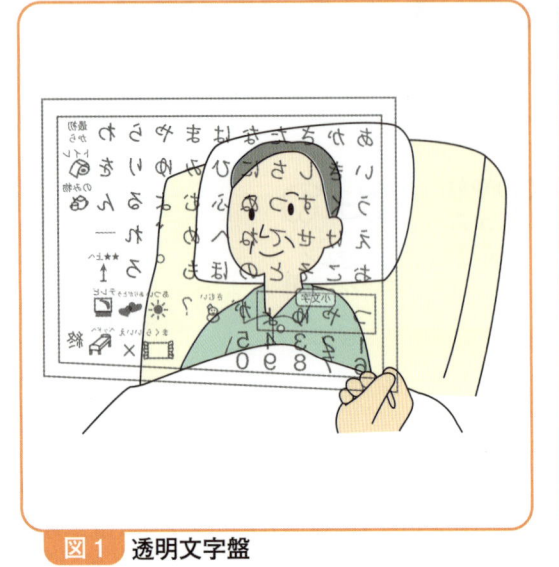

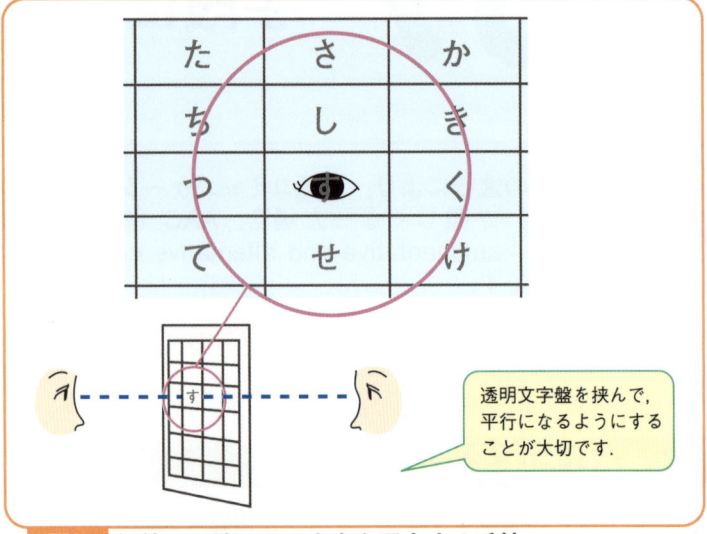

となります．身体の機能が徐々に制限されてきても，スイッチの種類の交換によって長く使い続けることができることもあります．

図1 透明文字盤

図2 視線の一致により文字を同定する手技

透明文字盤を挟んで，平行になるようにすることが大切です．

（文献1，p179を参照して作成）

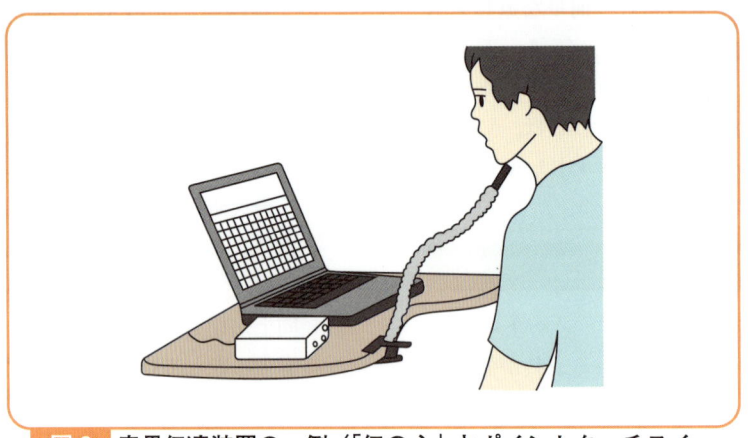

図3 意思伝達装置の一例（「伝の心」とポイントタッチスイッチを使用）

〔「伝の心（でんのしん）」は日立ケーイーシステムズによる意思伝達装置．センサー，スイッチ類は種々あり，患者さんの症状に応じて選択が可能〕

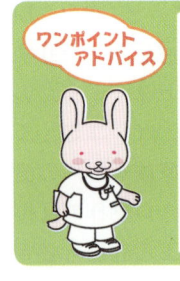

ワンポイントアドバイス
話したい内容がどうしてもわからない場合，同じ言葉を繰り返してもらうことの他，別の言葉に言い換えてもらったり，他のコミュニケーション方法を試みたりします．また，話題を一度確認し直すことも有効です．

参考文献

1) 西尾正輝："ディサースリアの基礎と臨床 第3巻 臨床実用編" インテルナ出版, pp159-196, 2006
2) 西尾正輝："ディサースリアの基礎と臨床 第2巻 臨床基礎編" インテルナ出版, pp181-184, 2006
3) 落合慈之 監, 稲川利光 編："リハビリテーションビジュアルブック" 学研メディカル秀潤社, 2011

6章 神経筋疾患

Q60 脊髄小脳変性症の病態と機能的予後について教えてください

A 脊髄小脳変性症は，運動失調を主徴とし，緩徐進行性の経過を示す原因不明の脊髄から小脳にかけての変性疾患の総称で，非遺伝性と遺伝性のものがあります．疾患により進行速度，生命予後も異なります．根治的治療法は見つかっていないため，対症療法として薬物療法とリハビリテーションが中心となります．

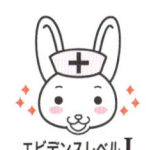

エビデンスレベルⅠ

回答者 小田陽子

1 病態

- 患者数は全国で約3万人と推定され，その2/3が非遺伝性，1/3が遺伝性とされます．
- 遺伝性の中ではMachado-Joseph病（SCA3），SCA6，SCA31，DRPLAの頻度が高く，その他にはSCA1, 2, 7, 8, 14, 15などが知られています（表1）．
- 主に中年以降の発症が多くみられますが，若年期の発症もあります．進行は緩徐で10〜20年単位ですが，個人差があります．
- 小脳，脳幹，脊髄にかけての神経細胞は破壊されますが，大脳部分は破壊されません．

表1 脊髄小脳変性症の分類

非遺伝性（孤発性）		皮質性小脳萎縮症（CCA）
		多系統萎縮症（MSA） ・オリーブ橋小脳萎縮症（OPCA） ・線条体黒質変性症（SND） ・シャイ・ドレーガー（Shy-Drager）症候群（SDS）
遺伝性	常染色体優性遺伝	・脊髄小脳変性症1型（SCA1） ・脊髄小脳変性症2型（SCA2） ・Machado-Joseph病（SCA3） ・脊髄小脳変性症4型（SCA4） ・脊髄小脳変性症5型（SCA5） ・脊髄小脳変性症6型（SCA6） ・脊髄小脳変性症7型（SCA7） ・脊髄小脳変性症8型（SCA8） ・脊髄小脳変性症9型（SCA9） ・脊髄小脳変性症10型（SCA10） ・脊髄小脳変性症11型（SCA11） ・脊髄小脳変性症12型（SCA12） ・脊髄小脳変性症13型（SCA13） ・脊髄小脳変性症14型（SCA14） ・脊髄小脳変性症15型（SCA15） ・脊髄小脳変性症16型（SCA16） ・脊髄小脳変性症17型（SCA17） ・歯状核赤核淡蒼球ルイ体萎縮症（DRPLA）　など
	常染色体劣性遺伝	・フリードライヒ失調症（FRDA） ・ビタミンE単独欠乏性運動失調症（AVED） ・眼球運動失行と低アルブミン血症を伴う早発性小脳失調症　など

（文献1より引用）

2 症状

- 症状の中核は小脳症状で，体幹失調，四肢協調運動障害，小脳性言語障害，筋トーヌス低下，注意方向性眼振などがあります．
- 多系統障害型の病型では，錐体路徴候，パーキンソニズム，不随意運動などの錐体外路徴候，末梢神経障害などが出現し，様々な状態の神経障害がみられます．

3 診断・分類（表2，図1）

- 脊髄小脳変性症の診断には，小脳を障害する他の疾患を否定することが必要です（表3）．
- MRI画像所見では，小脳およびその機能と関係のある脳幹，脊髄，大脳などが障害され，左右対称性の小脳萎縮が認められます．
- 脊髄小脳変性症は，非遺伝性のものが60%を占め，

表2 脊髄小脳変性症の診断基準

	家族性遺伝性	発症	運動失調主要症候	錐体外路症候	自律神経症候	CT，MRI（頭部）	その他の症候
オリーブ橋小脳萎縮症	－	中年以降	初発・早期から失調＋	パーキンソン症候	＋	小脳・橋萎縮	
Menzel型遺伝性運動失調症	＋	若年・中年	初発・早期から失調＋	パーキンソン症候	＋	小脳・橋萎縮	眼瞼・眼球運動障害，筋萎縮，錐体路症候，後索症候
晩発性小脳皮質萎縮症	－	中年以降	初発・早期から失調＋	－	±	小脳萎縮（＋）脳幹萎縮（－）	
Holmes型遺伝性運動失調症	＋	若年・中年	初発・早期から失調＋	－	±	小脳萎縮（＋）脳幹萎縮（－）	
遺伝性痙性対麻痺	＋孤発性あり	やや若年	下肢優位の錐体路症候，痙性歩行			異常所見に乏しい	後索症候
Friedreich運動失調症	＋孤発性あり	若年	下肢優位の後索症候，腱反射消失			小脳萎縮	バビンスキー徴候，構音障害，知能障害，足変形，脊柱彎曲
歯状核赤核淡蒼球ルイ体萎縮症	＋孤発性あり	若年・中年	失調＋病型で主要徴候異なる	舞踏運動アテトーゼ様運動		小脳・脳幹萎縮（＋），尾状核萎縮（－）	全身痙攣，ミオクローヌス，知能低下，眼瞼・眼球運動障害，筋萎縮，感覚障害，錐体路症候
Machado-Joseph病	＋	若年・中年	失調＋	アテトーゼジストニー	＋	小脳・脳幹萎縮	錐体路症候，眼瞼・眼球運動障害，筋萎縮，感覚障害
Shy-Drager症候群	－	中年以降	失調＋	パーキンソン症候	初発・早期症状として＋	小脳・橋萎縮	
線条体黒質変性症	－	中年以降	失調＋	パーキンソン症状で初発これが主症候	＋	小脳萎縮	（本症は通常，脊髄小脳変性症には含まれない）

（厚生省特定疾患運動失調症調査研究班：総括研究報告．平成3年度研究報告書．1992より）

残る大部分は常染色体優性遺伝といわれています（図1）．
- 臨床症状に基づく分類として，小脳だけが障害される「純粋小脳失調型」と，脳幹や脊髄など広範囲が障害される「多系統障害型」の2つの分類があります（図1）．

4 治療

- 現在，完治する治療法は見つかっていないため，甲状腺刺激ホルモン放出ホルモン（TRH）製剤の内服薬や注射など薬物療法やリハビリテーションが中心となります．
- 社会資源の活用には，厚生労働省認定の特定疾患の申請や，身体障害者手帳の申請も必要となります．

図1 臨床症状に基づく分類

脊髄小脳変性症
- 遺伝性
  - 常染色体劣性
    - 眼球運動失行を伴う運動失調症
    - ビタミンE単独欠乏性運動失調症 ほか
  - 常染色体優性
    - 純粋小脳失調型
      - 脊髄小脳失調症6型
      - 16番染色体に連鎖する小脳失調症 ほか
    - 多系統障害型
      - Machado-Joseph病（脊髄小脳失調症3型）
      - 歯状核赤核淡蒼球ルイ体萎縮症 ほか
- 非遺伝性
  - 純粋小脳失調型
    - 皮質性小脳萎縮症
  - 多系統障害型
    - 多系統萎縮症：オリーブ橋小脳萎縮症 ほか

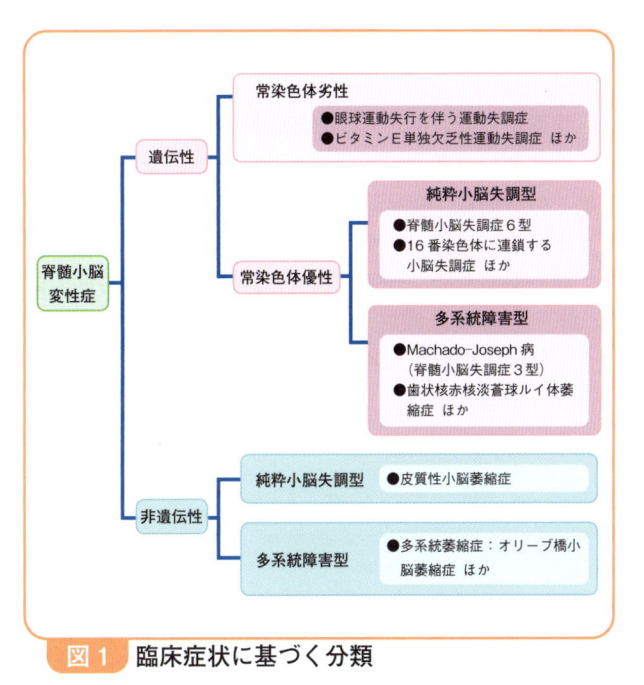

表3 脊髄小脳萎縮症と鑑別が必要な疾患

中毒性小脳障害	●アルコール多飲 ●薬剤〔フェニトイン，フルオロウラシル（5-FU）などの抗がん薬，トルエン，リチウムなど〕
免疫介在性小脳障害	●傍腫瘍性神経症候群，肺小細胞がん（抗VGCC抗体，抗Hu抗体），婦人科系がん（抗Yo抗体），乳がん（抗Yo抗体），ホジキンリンパ腫（抗mGluR1抗体，抗Tr抗体）など ●セリアック（celiac）病（抗gliadin抗体） ●抗GAD抗体陽性小脳障害 ●その他
ビタミン欠乏性小脳障害	●ビタミンB_1 ●ビタミンB_{12} ●ビタミンE
内分泌障害	●甲状腺機能低下
その他	●superficial siderosis ●heat shock

（文献1より引用）

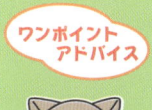

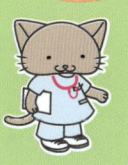

ワンポイントアドバイス：脊髄小脳変性症の中でもオリーブ橋小脳萎縮症とShy-Drager症候群，線条体黒質変性症は経過の中でパーキンソニズムを呈することがあるので注意しましょう．これらは特に多系統萎縮症（MSA）と呼ばれています．

参考文献

1) 石川欽也：脊髄小脳変性症．"脳神経疾患ビジュアルブック"落合慈之 監，森田明夫，吉澤利弘 編．学研メディカル秀潤社，pp256-259，2010
2) 弓場裕之：Ⅰ．神経難病のとらえ方　2．神経難病の診断のポイント　②脊髄小脳変性症の場合．"実践Mook 理学療法プラクティス 神経難病―知識と技術の統合に向けて"嶋田智明 他 編．文光堂，pp19-23，2009

6章 神経筋疾患

Q61 脊髄小脳変性症のリハビリテーションについて教えてください

A リハビリテーションにより病気の進行を止めることは困難なため，機能維持や廃用症候群予防を目的として実施します．主に，バランス能力の維持・向上，関節可動域や筋力の維持，ADLに即した動作練習となります．

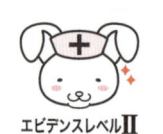

エビデンスレベルⅡ

回答者 小田陽子

1 病期ごとのリハビリテーション

- 脊髄小脳変性症の主症状は運動失調ですが，実際には様々な症状が重なり，機能障害や活動性低下をひき起こします．緩徐進行型の経過をたどるため，機能障害の維持・改善だけでなくADLの維持・改善も必要となります（表1～3）．

a) 第Ⅰ期
- ADLは自立しており歩行可能ですが，独歩可能な状態から立ち上がり，方向転換，階段昇降時に壁や手すりなどの支持補助具や介助を要します．
- この時期は，症状はわずかですが，活動性の低下が出現し始めています．様々な動作は十分に可能な時期であるため，今後，進行に伴い起こり得る筋力低下，心肺機能低下，起居・移動動作の低下に対し，予防的にこれらの機能・能力を高めておかなければなりません．
- リハビリテーションとしては，筋力強化や立位バラン

表1 脊髄小脳変性症の重症度分類

	下肢機能障害	上肢機能障害	会話障害
Ⅰ度 （微度）	「独立歩行」 独り歩きは可能．補助具や他人の介助を必要としない．	発病前（健常時）に比べれば異常であるが，ごく軽い障害．	発病前（健常時）に比べれば異常であるが，軽い障害．
Ⅱ度 （軽度）	「随時補助・介助歩行」 独り歩きはできるが，立ち上がり，方向転換，階段の昇降などの要所要所で，壁や手すりなどの支持補助具，または他人の介助を必要とする．	細かい動作は下手であるが，食事にスプーンなどの補助具は必要としない．書字も可能であるが，明らかに下手である．	軽く障害されるが，十分聞き取れる．
Ⅲ度 （中等度）	「常時補助・介助歩行～伝い歩行」 歩行できるが，ほとんど常に杖や歩行器などの補助具，または他人の介助を必要とし，それらのないときは伝い歩きが主体をなす．	手先の動作は全般に拙劣で，スプーンなどの補助具を必要とする．書字はできるが読みにくい．	障害は軽いが，少し聞き取りにくい．
Ⅳ度 （重度）	「歩行不能～車いす移動」 起立していられるが，他人に介助されてもほとんど歩行できない．移動は車いすによるか，四つ這い，またはいざりで行う．	手先の動作は拙劣で，他人の介助を必要とする．書字は不能である．	かなり障害され，聞き取りにくい．
Ⅴ度 （極度）	「臥床状態」 支えられても起立不能で，臥床したままの状態であり，日常生活活動作はすべて他人に依存する．	手先のみならず上肢全体の動作が拙劣で，他人の介助を必要とする．	高度に障害され，ほとんど聞き取れない．

注：下肢機能障害，上肢機能障害，会話障害を5段階に分けてあるが，これらの障害は必ずしも平行しない．障害の最も重いところをもって（その患者のその時期における）障害度とする．〔厚生省特定疾患運動失調症調査研究班, 1992〕

（文献3, 5より引用）

スの向上，心肺機能の向上を目的として自転車エルゴメーターやトレッドミルなど安定性を確保したうえで実施します．また，患者さんや家族の疾患に対する理解度，現在の生活環境などの把握も重要となります．

表2 脊髄小脳変性症のADL分類

ADL分類	移動障害	コミュニケーション障害（言語，書字）	嚥下障害	膀胱障害
〈第Ⅰ期〉自力で行える時期	・自立歩行可能 ・起立時の開脚 ・両脚を広げた歩行 ・階段は昇れるが降りにくい	・長くしゃべるとろれつが回りにくくなる ・書字が下手になる ・細かい字が書きにくい	・ほとんどない	・ほとんどない
〈第Ⅱ期〉一部介助を要する時期	・歩行器の使用 ・階段の昇降は困難 ・車いすでの移動	・ろれつが回りにくい ・断綴性，爆発性の言語 ・細かい字が書けない ・書字判読困難	・形の大きい物は食べにくくなる ・水分の多い物は時にむせることがある	・残尿感 ・頻尿
〈第Ⅲ期〉全介助を要する時期	・ベッド上臥床	・Yes，Noと単語での会話 ・文字が書けない	・水分の多い物はむせる ・いつまでも口の中に食物が残り，飲み込むのに時間がかかる ・よくむせる	・尿閉 ・バルーンカテーテルの挿入

（文献3, 6より引用）

表3 脊髄小脳変性症における運動失調症の重症度分類

重症度	細分類	説明	代表的生活様式
stage Ⅰ 歩行自立期 （歩行安定期）	Ⅰa：屋外歩行自立	手放しの階段昇降，駆け足可能．安定して屋外歩行可能．	一人で交通機関の利用ができ，多少の不便があっても，職業も含め通常に近い社会生活が営める．
	Ⅰb：屋内歩行自立	階段昇降，駆け足は不安定．平地歩行はほぼ安定して可能．	一人での外出は自宅周囲程度となり，屋内では自立して生活できるが，職業の継続や通常の社会生活は困難．
stage Ⅱ 伝い歩き期 （歩行不安定期）	Ⅱa：随時伝い歩き	独歩は可能だが不安定で，要所要所でつかまるものが必要．	一人での歩行は屋内に限られるが，要所要所につかまるものがあれば家屋内でのADLは自立している．
	Ⅱb：常時伝い歩き	独歩はほとんどできず，歩行時は伝い歩きが主．	手放しでの歩行はほとんどできず，屋内の移動でも，つかまるもののない場所への移動は制限される．
stage Ⅲ 四つ這い・いざり期 （車いす期）	Ⅲa：四つ這い移動	独歩は全くできない．四つ這い，または車いす移動自立．	手放しでの歩行は全くできず，しっかりしたものに両手でつかまるか，四つ這いまたは車いす移動になる．ADLでは階段昇降（手すり使用）や入浴などに監視や介助を要する．
	Ⅲb：いざり移動	いざりなどで何とか移動できるが，実用性は低い．	しっかりしたものにつかまっての監視または介助歩行，不安定な四つ這いやいざり，車いすなどで移動可能だが，車いすへの移乗などADLに必要な動作に監視や介助を要する．
stage Ⅳ 移動不能期 （寝たきり期）	Ⅳa：坐位保持可	自力移動はできない．両手をついて坐位保持ができる．	介助なしには起き上がり，立ち上がりなどができず，ADL全般に介助を要するが，両手をつけば背もたれがなくてもしばらくは坐位を保てる．
	Ⅳb：坐位保持不可	一人では坐位も保持できない．寝たきり状態．	介助なしでは寝たきり状態で，坐位の保持にも支えが必要．移動は介助車いすとなり，ADLは全介助．

（文献3, 5より引用）

b）第Ⅱ期

- ADLは一部介助が必要な時期であり，失調症状が出現し始め，立位歩行では特徴的な歩隔を広げた歩容（wide base）となり，転倒の危険性も高くなります．移動能力は杖や歩行器，手すりなどの補助具や介助を必要とし，歩行可能な状態から車いすや四つ這い，いざりでの移動となります．
- リハビリテーションでは，歩行可能であれば，筋力強化や立位バランスの向上に加え，適切な歩行補助具の選択により，歩行能力の維持に努めます．歩行困難となり車いすや四つ這い，いざりでの移動であれば，起居動作の向上を目的とし，坐位バランスや起き上がり・立ち上がり動作練習を実施します．床上での移動には，膝立ちや四つ這いでのバランス練習や移動練習を行います．また，歩行時の不安定性から転倒リスクが高くなると，四つ這いやいざりでの移動で床上生活中心となるため，場合によっては住宅改修について検討する必要があります．

c）第Ⅲ期

- ADLは全介助であり，独力での移動は困難で臥床状態となるため，全身管理が主体となります．リハビリテーションとしては，おむつ交換や移乗動作において介助量の軽減を目的に，関節可動域の維持・改善，坐位バランスの向上を目的として実施し，廃用症候群の進行を遅らせる必要があります．さらに，呼吸障害が起こることもあるため，その場合は呼吸理学療法も実施します．

2 運動失調に対するリハビリテーション

- 脊髄小脳変性症の主要な機能障害である運動失調に対して，①感覚入力の増強，②運動出力の制御，③運動学習を理論的根拠としたもの，が挙げられます．

a）感覚入力の増強を利用したもの

1）PNF（固有受容性神経筋促通法）

PNFには一定のパターンや様々な手技があり，協調性運動障害の改善に用いられる代表的なテクニックにはスローリバーサル，リズミックスタビリゼーションなどがあります．しかし，PNFは熟練を要し，かなり訓練を反復しないと持続効果は得られません．

2）弾性緊縛帯

小脳性運動失調を呈する場合，弾性包帯などを巻くことで運動失調が軽減します．装着する部位は四肢近位関節部，特に筋腹上が一般的です（図1）．緊縛する強度は適度な圧迫感が得られる程度で十分であり，駆血するほど緊縛すると循環障害が生じるので注意し，症例ごとに運動や動作を観察し，適切な強度に設定します．

3）重錘負荷

重錘の装着部位は四肢の末梢部で，上肢（前腕遠位）では200～400g，下肢（足関節あるいは足部）では300～600g程度の負荷量が適当といわれています．個々の患者さんにより部位や重量は様々であるため，装着時の変化をとらえながら個別に判断する必要があります（図1）．しかし，重錘を取り外した後の効果の持続時間は短いため，長期的な効果は期待できません．

b）運動出力の制御

- 装具やサポーターを動揺性の強い関節部位に装着することで，物理的な制動効果を期待するものです．また，重錘負荷を歩行器，杖などに装着することで歩行の安定性が増加することもあります．

c）運動学習を基盤とする反復練習

- フレンケル体操や基本動作の反復練習などフィードバック誤差学習を繰り返し行わせ，フィードフォワード・コントロールを再学習されるように運動学習を進める方法です．

【フレンケル体操（図2）】

- 視覚による代償を最大に利用して，簡単な課題から複雑な課題へと変化させていきます．反復練習を繰り返すことで，協調性を改善していきます．運動は，必ず監視下で実施します．ただし，眼振や複視などの視覚障害を呈している場合は，適応に限界があるので注意を要します．

ワンポイントアドバイス

脊髄小脳変性症では，自立神経系障害を有しているため，いずれの病期においても起立性低血圧に注意し，運動負荷時には循環動態も観察しながら進めます．

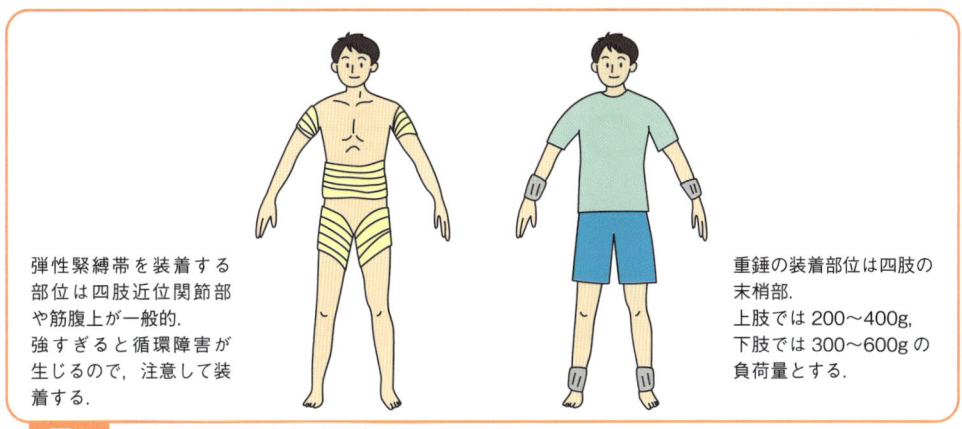

図1 弾性緊縛帯（左）と重錘（右）の装着部位

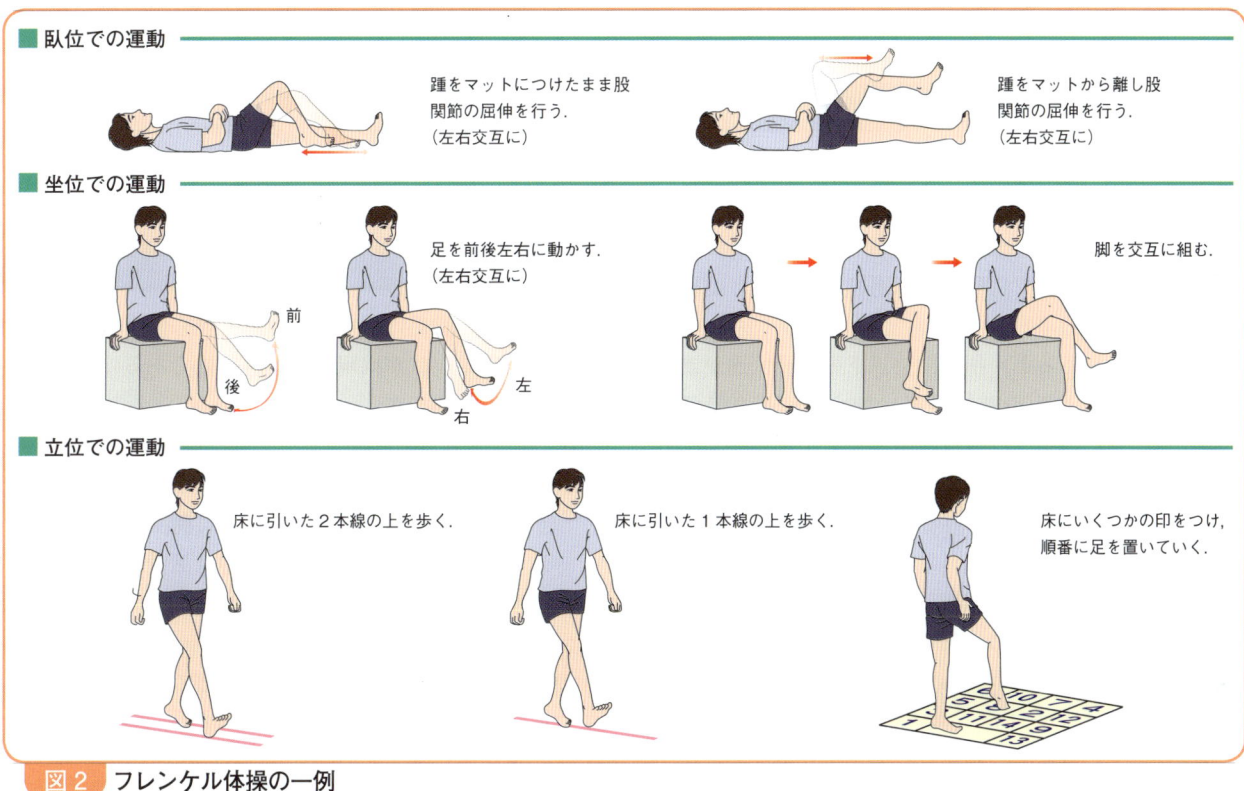

弾性緊縛帯を装着する部位は四肢近位関節部や筋腹上が一般的．
強すぎると循環障害が生じるので，注意して装着する．

重錘の装着部位は四肢の末梢部．
上肢では200～400g，下肢では300～600gの負荷量とする．

■ 臥位での運動

踵をマットにつけたまま股関節の屈伸を行う．（左右交互に）

踵をマットから離し股関節の屈伸を行う．（左右交互に）

■ 坐位での運動

足を前後左右に動かす．（左右交互に）

脚を交互に組む．

■ 立位での運動

床に引いた2本線の上を歩く．

床に引いた1本線の上を歩く．

床にいくつかの印をつけ，順番に足を置いていく．

図2 フレンケル体操の一例

参考文献

1) 千鳥司浩：Ⅱ．神経難病に対する治療アプローチの原則：ICFでみた治療目標の設定と理学療法技術—適応と治療技術のポイント．1 構造・機能障害に対する治療アプローチの原則．"実践Mook理学療法プラクティス　神経難病—知識と技術の統合に向けて"嶋田智明 他 編．文光堂，pp95-99，2009
2) 弓場裕之：Ⅰ．神経難病のとらえ方．2 神経難病の診断のポイント，②脊髄小脳変性症の場合．"実践Mook理学療法プラクティス　神経難病—知識と技術の統合に向けて"嶋田智明 他 編．文光堂，pp19-23，2009
3) 畑迫茂樹，岸川典明：Ⅲ．障害学的特徴からみた理学療法（介入）の実際．2 脊髄小脳変性症の場合．"実践Mook理学療法プラクティス　神経難病—知識と技術の統合に向けて"嶋田智明 他 編．文光堂，pp129-136，2009
4) 浅井友詞，森本浩之：協調性の改善．"理学療法学ゴールド・マスター・テキスト2/運動療法学"柳澤　健 編．メジカルビュー社，pp93-94，2010
5) 望月　久：脊髄小脳変性症の運動療法—最近の考え方．PTジャーナル 34：644-646，2000
6) 眞野行生：SCDケアへの戦略．臨床リハ 3：99-100，1994

Q62 脊髄損傷の病態と機能的予後について教えてください

7章 運動器疾患

A 脊髄損傷は，外傷などにより，脊髄が不完全～完全に損傷したことで運動麻痺・感覚麻痺・自律神経障害が生じる状態です．機能的な予後は，麻痺の高位や重症度でほぼ決まります．

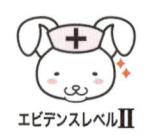

エビデンスレベルⅡ

回答者 竹内新治

1 原因・病態

- 脊髄損傷とは，強い外力が加えられることにより，脊髄が破壊され，脊髄に損傷を受けた病態です．
- 脊髄損傷の原因は，交通事故や高所からの転落の割合が多く，高齢者では軽微な転倒による発症も認められます．
- 脊髄が損傷されると，損傷部位以下の神経伝達が遮断され，運動麻痺や感覚麻痺に加え，膀胱直腸障害，自律神経障害，呼吸機能障害などが生じます．
- 損傷直後にすべての反射が消失し，弛緩麻痺・血圧低下症状が起きることを「脊髄ショック」といいます．
- 脊髄ショックは数日から数週間で回復し，不全損傷の場合は運動や感覚の一部に回復が認められます．

2 障害の分類

- 脊髄を完全に横断し，損傷した髄節より遠位の神経が遮断されて運動や知覚，深部反射が消失した状態を，完全麻痺といいます．
- 脊髄が損傷しても一部の神経伝達が残存し，運動・知覚・深部反射が部分的に残っている場合を，不全麻痺といいます．脊髄の横断面は図1のように構成されており，半側・中心・前部・後部など損傷部位によって特徴的な障害が出現します．
- 麻痺の重症度を判定する方法として，米国脊髄障害協会尺度（ASIA impairment scale）が用いられています（表1）．
- 脊髄の損傷されたレベル（髄節）により，運動麻痺や感覚障害の分布が異なります．頸髄レベルの損傷であれば上下肢の障害（**四肢麻痺**），胸髄以下の損傷であれば体幹および下肢の障害（**対麻痺**）となります（表2）．

3 合併症

- 運動・知覚だけでなく，自律神経も障害され，以下のような症状が出現します．高位であるほど合併症は多くなります．

a）排尿障害

- 膀胱反射が高まり，尿が少したまっただけでも膀胱が収縮する過活動性膀胱と，逆に膀胱収縮が十分ではなく尿を出すことができない低活動性膀胱があります．

b）起立性低血圧

- 立ち上がったり坐ったりするなどの体位変化に伴う血圧低下により，気分不快，めまい，嘔吐，失神などを起こします．

c）体温調節障害

- 発汗障害により，体温を発散させることができない，うつ熱が生じることがあります．うつ熱が生じた場合，腋窩や鼠径部などのクーリングを行います．

d）自律神経過反射

- 自律神経反射が，上位の抑制なく過剰に起こった状態のことをいいます．
- 主な原因は，尿の過充満，肛門部への刺激，皮膚の傷などの刺激であり，自律神経系を介した血管収縮から急激な血圧上昇を起こします．

4 損傷高位の判定・予後

- 障害を受けた髄節の高位により，残存機能が変わってきます．損傷髄節が上位ほど，残存機能は少なく重度となります．
- 判定法として，Zancoliの分類がよく用いられます（表3）．

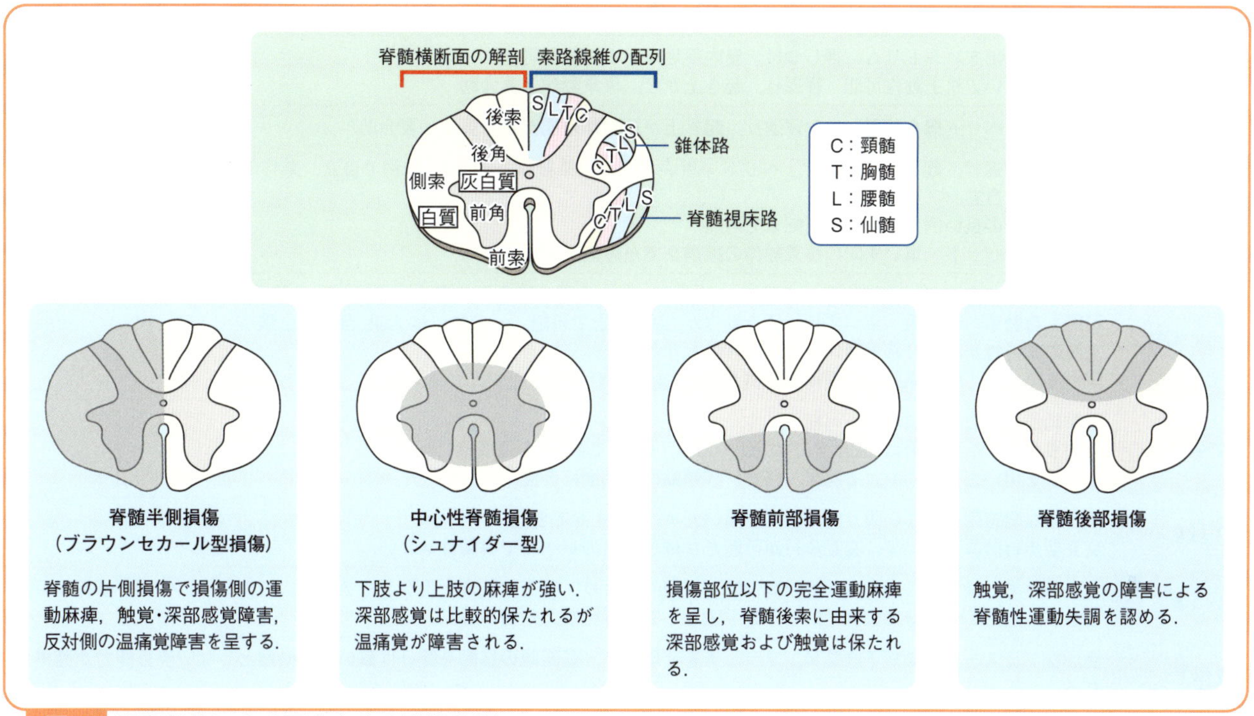

図1 損傷部位による不全麻痺の形態分類

脊髄横断面の解剖　索路線維の配列
後索／後角／側索／灰白質／白質／前角／前索
錐体路／脊髄視床路
C：頸髄　T：胸髄　L：腰髄　S：仙髄

脊髄半側損傷（ブラウンセカール型損傷）
脊髄の片側損傷で損傷側の運動麻痺，触覚・深部感覚障害，反対側の温痛覚障害を呈する．

中心性脊髄損傷（シュナイダー型）
下肢より上肢の麻痺が強い．深部感覚は比較的保たれるが温痛覚が障害される．

脊髄前部損傷
損傷部位以下の完全運動麻痺を呈し，脊髄後索に由来する深部感覚および触覚は保たれる．

脊髄後部損傷
触覚，深部感覚の障害による脊髄性運動失調を認める．

（文献2より引用）

表1　ASIAの分類

A	S4〜5領域の運動・知覚機能の完全麻痺
B	神経学的高位より下位の運動は完全麻痺であり，知覚はS4〜5領域を含めて残存
C	神経学的高位より下位に運動機能が残存し，麻痺域のkey muscleの半数以上が筋力3未満
D	神経学的高位より下位に運動機能が残存し，麻痺域のkey muscleの半数以上が筋力3以上
E	運動・知覚機能ともに正常

（次頁につづく）

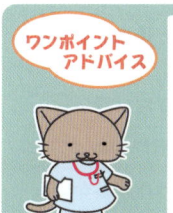

ワンポイントアドバイス
脊髄の機能を理解し，MRIによる画像診断を参考にしながら運動機能・感覚障害を捉えることが大切です．

参考文献
1) 奥宮暁子，石川ふみよ：脊髄損傷．"リハビリテーション看護"学習研究社，2003
2) 落合慈之 監，稲川利光 編：脊髄損傷．"リハビリテーションビジュアルブック"学研メディカル秀潤社，pp194-202，2011
3) 寺山和雄，辻 陽雄 他：脊髄損傷．"標準整形外科学 第7版"pp685-690，医学書院，1999

表2 髄節レベル（一部 Zancolli の分類を使用）別の運動機能

C1〜C3		自発呼吸が不可能，人工呼吸器が必要． 舌，頭部ポインタ，ストロー型の呼気スイッチによる環境制御装置・電動車いすの操作． 人工呼吸器を電動車いすに搭載して外出も可能．
C4		横隔膜（横隔神経 C3〜C6 支配）の機能が残存，人工呼吸器の管理から離脱可能． 頭頸部肩甲帯を用いて電動車いすの操作（顎または頭部の運動を利用）． スプリングバランサーや上肢支持装具（BFO）を用い，食事などの机上動作が一部可能．
C5		前腕の遠位部をハンドリムに押しつけ，屋内平地車いすの駆動可能． 自助具を用いて机上動作可能．寝返り，起き上がり，移乗動作は要介助．
C6	C6A	一部の例でベッド柵を利用しての寝返り，起き上がり動作可能だが，多くは要介助．
	C6B1	ベッド上寝返り，起き上がり自立．ベッド・車いす間の移乗動作も約70%の例で自立．条件の整った平面トイレの使用が約半数で自立． 一部の条件の良い例では自動車運転まで可能． 一般的にはベッド・車いす間の移乗動作の獲得までが可能．
	C6B2	寝返り・起き上がりは支持物なしで可能．ベッド・車いす間の移乗動作自立．トイレとの移乗動作も80%を超える例で可能．自動車への移乗・車いす積み込み動作が60%以上で可能．一般的には ADL 自立の上限． 上肢の支持性が高まり移乗動作はさらに容易となる． 床から車いすへの移乗動作を獲得する例が約20%存在する．
C7〜T1		移乗動作は側方アプローチが可能． 床から車いすへの移乗は C8A までは 20〜40%，C8B で 80%の達成率． 車いすを用いた生活における起居・移動・移乗動作は完全に自立．
T2〜L2		明らかな阻害因子がない限り，車いすを用いた ADL はすべて自立． 交互型歩行装具を用いて，交互歩行が可能だが練習手段のレベルで実用性はない．
L3〜L4		左右のうち一側でもこのレベルで，膝伸展が実用的となり，短下肢装具と両クラッチを用いての二点，大振り歩行が可能となり，生活の一部分での実用的な移動手段としての歩行能力が備わる．
L5 以下		簡便なプラスチック製短下肢装具，クラッチを使用して，長距離の移動を除けば車いすを必要としない歩行能力が獲得される．

表3 Zancolli の分類

臨床上のグループ	下限機能髄節(C 髄節)	残存機能筋		部分群（亜群）	
Ⅰ 肘関節屈曲	C5	上腕二頭筋	A	腕橈骨筋は作用しない．	
			B	腕橈骨筋は作用する．	
Ⅱ 手関節背屈	C6	長・短橈側手根伸筋	A	手関節背屈が弱い．	
			B	手関節背屈が強い．	Ⅰ．円回内筋と橈側手根屈筋は作用しない．
					Ⅱ．橈側手根屈筋は作用しないが，円回内筋は作用する．
					Ⅲ．円回内筋と橈側手根屈筋，上腕三頭筋とも作用する．
Ⅲ 手外筋による手指伸展	C7	総指伸筋 小指伸筋 尺側手根伸筋	A	尺側の手指の伸展が完全であるが，橈側の手指と拇指が麻痺している．	
			B	すべての指の筋の伸展は完全であるが，拇指の伸展は弱い．	
Ⅳ 手外筋による手指屈曲と拇指伸展	C8	深指屈筋 示指伸筋 長拇指伸筋 尺側手根伸筋	A	尺側の手指の屈曲は完全であるが，橈側の手指と拇指が麻痺している．	
			B	手指の屈曲は完全であるが，拇指の屈曲は弱い．手掌の筋は弱く，手内筋は麻痺している．	Ⅰ．浅指屈筋は作用しない．
					Ⅱ．浅指屈筋は作用する．

7章　運動器疾患

Q63 脊髄損傷のリハビリテーションについて教えてください

A 急性期では，合併症予防などの全身管理をしながら積極的にリハビリを行う必要があります．残存機能を使った代償動作などの身体機能の向上だけでなく，環境設定など生活の自立支援まで幅広く行うことが必要となります．

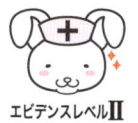

エビデンスレベルⅡ

回答者 竹内新治

1 急性期のリハビリテーション

- **全身管理**：受傷直後より72時間から1週間程度は脊髄ショック期となり，筋の弛緩，尿閉，肺炎，起立性低血圧などの合併症を起こしやすいため，全身の管理が重要となります．
- **呼吸管理**：呼吸筋である横隔膜（C3〜5），内外肋間筋（T1〜11）以上で損傷すると呼吸障害が生じ，損傷高位C3以上は人工呼吸器による管理が必要となります．
- 肺合併症の予防には，体位変換による排痰の実施や口腔内の清潔保持を行います．
- 呼吸訓練は，徒手による胸郭の可動域訓練，シルベスター法などによる肩周囲の可動域訓練を行います．
- **良肢位保持**：骨傷の整復には，背臥位や側臥位が基本的な肢位となります．褥瘡予防のために，圧迫箇所の荷重分散のための枕やクッションを多用します．末梢の浮腫や変形予防のために，上下肢も適切な位置になるようにします．
- **拘縮予防**：早期からの拘縮予防は大切で，弛緩性麻痺では良肢位の持続による関節の無動を予防し，痙性麻痺では痙性筋の他動的な伸張を行う必要があります．
- **筋力強化**：対麻痺の場合など，上肢の機能障害がない場合は，床上で行える範囲で積極的な筋力強化訓練を開始します．

2 回復期のリハビリテーション

- 移動能力の獲得など，ADL自立を目標に動作練習を開始します．
- 損傷の高位を目安に，動作獲得の目標を立てます（Q62の表2参照）．
- **坐位訓練**：医師の指示に従い，坐位訓練を行いますが，**起立性低血圧による意識消失のリスクがあるため**，低血圧の自覚症状や血圧管理を行いながら，ギャッヂアップ坐位から徐々に角度を上げていきます．特に端坐位など，下肢を下垂させると血圧低下をきたしやすいのでベッドアップによる坐位から端坐位に移行するときは注意が必要となります．
- 血圧低下の予防には，下肢に弾性包帯を巻いたり，腹帯を装着する方法があります．

a) 床上動作の一例——四肢不全麻痺

- **寝返り**：上肢で反動をつけて体幹の捻転を引き出します（図1）．
- **起き上がり**：背臥位から肘を後面に移動させながら（on elbow），肘を伸ばして手で支えるようにして上体を起こします（図2）．
- **床上の移動**：長坐位からプッシュアップを用いて殿部を挙上〜側方移動します．初期の段階では，プッシュアップ台を用いることもあります（図3）．

b) 立 位

- 病棟で行える立位訓練は限定的であり，多くの場合は理学療法室などの訓練室で行います．平行棒など上肢で把持する支持物に加え，膝折れを押さえる補助具を使用した立位練習や，ティルトテーブル（傾斜台）を使用して，起立性低血圧に対して漸増的に立位を促す訓練などを行います．

c) 歩 行

- L2以上の損傷では，実用的な歩行獲得は難しいとさ

れています．装具を装着しながらの訓練は，褥瘡予防や循環機能の促進，短縮筋の伸長，モチベーション維持など，実用を目指す以外の目的で行われます．

● L3以下の損傷では，歩行器や杖などの上肢を用いた補助具と，長下肢・短下肢装具を組合せて，実用を目的に歩行練習を行います．

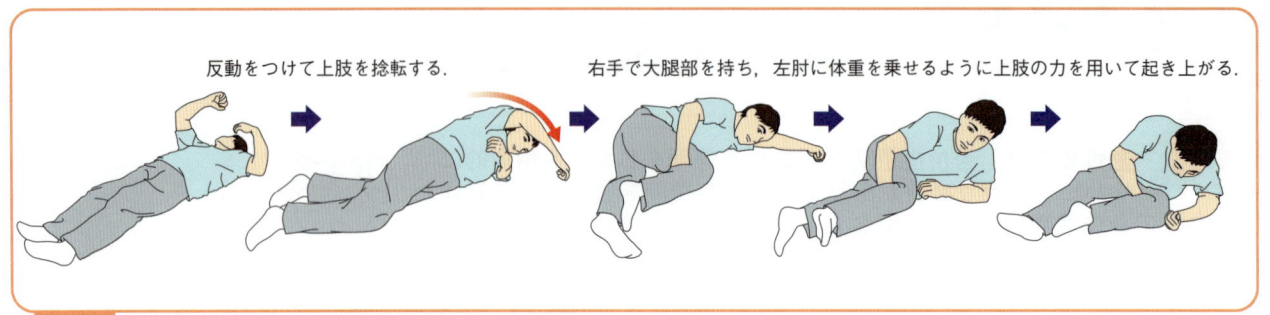

反動をつけて上肢を捻転する．　　右手で大腿部を持ち，左肘に体重を乗せるように上肢の力を用いて起き上がる．

図1 遠心力を利用しての寝返りから起き上がり

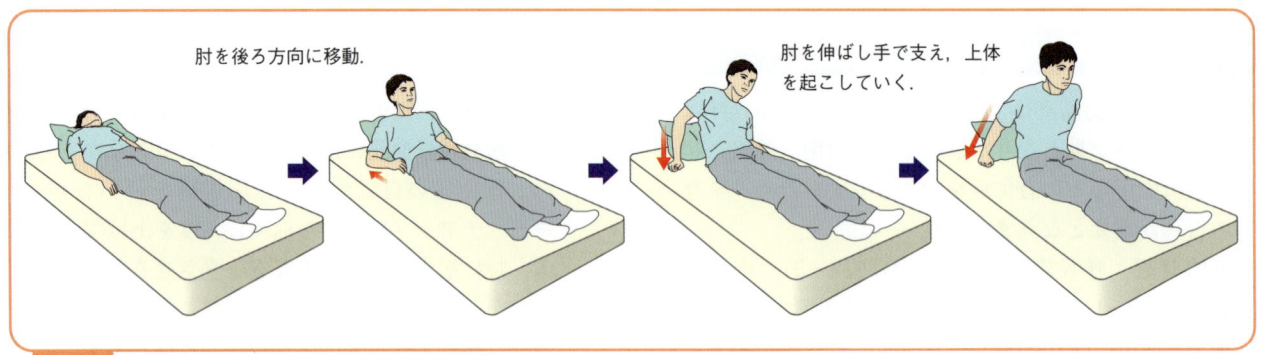

肘を後ろ方向に移動．　　肘を伸ばし手で支え，上体を起こしていく．

図2 上肢の支持を用いた起き上がり動作

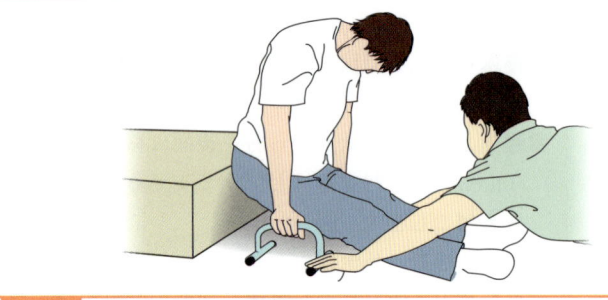

腕立て伏せの要領で体を押し上げることを「プッシュアップ」といい，初期には手すりのついたプッシュアップ台を用いて練習することもある．

図3 プッシュアップ練習

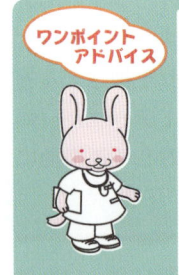

ワンポイントアドバイス
急性期の排痰肢位では，頸椎の保護のために腹臥位は行いません．
不全麻痺の場合は，不適切な代償動作がかえって関節拘縮を強める場合があるため，各動作方法は理学療法士や作業療法士と情報交換することが大切です．

参考文献

1) 奥宮暁子，石川ふみよ：脊髄損傷．"リハビリテーション看護"学習研究社，2003
2) 落合慈之 監，稲川利光 編：脊髄損傷．"リハビリテーションビジュアルブック"学研メディカル秀潤社，pp413-416，2011
3) 細田多穂，柳澤 健 編：脊髄損傷．"理学療法ハンドブック 第3巻 疾患別・理学療法プログラム"協同医書出版社，pp413-487，2001

7章　運動器疾患

Q64 脊髄損傷のADLについて教えてください

A 脊髄の損傷位置・形態によって，到達可能なADL自立度は異なります．自助具なども使用して，できるだけ自立を促しますが，それぞれのレベルに合わせて日常生活動作の介助をします．脊髄損傷に伴う合併症の予防やリスク管理も，たいへん重要です．

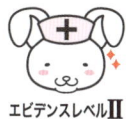

エビデンスレベルⅡ

回答者　菅原英介

1　損傷レベルを基にして予測される機能

- 表1に，損傷レベルを基にして予測される機能を示します．

2　ADLの予後判定

- ADLの予後判定には，Zancolliの頸髄損傷分類表も用いられます（表2）．

3　ADL（一部）

a）更衣動作

- 上衣は坐位，下衣は背臥位で行うことが多いですが，損傷レベルによっては寝返りなどベッド上での動作を利用して行う場合もあります．
- ボタンの開閉が困難な場合は，ボタンエイドという自助具が有効です．

b）食事動作

- 手指機能の低下によりスプーンなどの把持が困難な場合は，スプーンの柄が固定できるユニバーサルカフが便利です．
- 上肢を持ち上げる力が不十分なときは，ポータブル・スプリング・バランサー（図1）を使用して上肢の動きをサポートします．
- 他に，プレートガード，コップホルダー，ストロークリップ付きの延長ストローなど，様々な自助具があります．

c）排尿・排便

- 残尿があると腎不全を起こしかねない膀胱感染のリスクがあるため，排尿コントロールはたいへん重要です．
- 排尿には，自己導尿・尿道括約筋切除術・膀胱ろう造設術の3種類があります．
- 頸髄損傷において，自助具の助けを借りなくてはなりませんが，一般的には改良Zancolli分類のC6Aが自己導尿可能適応の最上位とされています．
- 自己導尿に関して，男性よりも女性のほうが自己導尿指導は困難であり，導尿の体位，導尿器具，導尿方法等の工夫が必要です．
- 身体機能レベル，移乗能力，更衣動作能力によって，トイレ動作ができる環境は変わります．
- 急性期は，軟便や水様便を失禁する場合もありますが，数ヵ月のうちに便秘に移行します．自然排便が不可能な場合は，坐薬や浣腸，または摘便を行います．

4　合併症・リスク管理

a）褥瘡

- 感覚障害（脱失）のため，褥瘡など皮膚損傷を起こしやすいので，除圧や皮膚の検査がたいへん重要です．
- 予防のために，皮膚のセルフ検査について患者さんとその家族を指導する必要があります．毎日朝夜2回検査することが望ましく，確認箇所には仙骨，坐骨，転子部，肘，踵などの骨突出部が含まれます．
- 体圧が突起部に集中することを避け，広い範囲に分散させたり，体位変換などで長時間圧迫を避けることが重要で，エアマットや保護パッドなども有効です．

b）自律神経反射障害

- 自律神経反射障害は，T4からT6レベルより上位の損傷患者にみられる現象です．
- 症状には，強い頭痛や発作性高血圧などが含まれ，

入院中のリハビリテーション

膀胱の膨張などの刺激に対する自律神経系の反射作用によってひき起こされます．
- 自律神経反射障害は，生命をおびやかしかねない緊急事態なので，患者さんを直立位にする，膀胱を空にするなど，対処方法を知っておくことが重要です．

c) その他

- 合併症には他に，肺活量の減少，廃用性骨粗鬆症，起立性低血圧，痙性，異所性骨化なども含まれます．

表1 損傷レベルを基にして予測される機能

損傷レベル	予測される機能
L4〜S1	ADL自立，装具使用して歩行可能
L1〜L3	ADL自立，要W/C，装具＋松葉杖使用して歩行可能な場合も
T7〜T12	ADL自立，要W/C，松葉杖または歩行器使用して，歩行可能だが訓練レベル
T2〜T6	ADL自立，体幹コントロール不良のため歩行は現実的ゴールではない
C7〜C8〜T1	ADL自立（自助具必要かもしれない），C7は巧緻性が低下しているため自己導尿が難しい．（必要ではないが）更衣・トイレなど時間がないときは介助があるとよい．
C6	食事・洗面・書字は自助具使用して自立，肘をロックしてhorizontal transfer可能．更衣動作・清潔動作・排尿・排便に軽〜中等度の介助．ハンドリムを変えた車いす，または電動車いすを要する．
C5	食事・洗面・書字は自助具を使用して軽介助（セッティング）．他ADLは全介助．ジョイスティックと顎のコントロールで電動車いす自立．
C4から上	マウススティックでの活動は自立．他ADLは全介助．呼吸または顎でのコントロールで電動車いす自走．

＊W/C：車いす

表2 Zancolliの頸髄損傷分類表

最下位機能髄節	基本機能	基本機能筋群	分類	亜形分類			
C5	肘屈曲	上腕二頭筋 上腕筋	I	A	腕橈骨筋（−）		
				B	腕橈骨筋（＋）		
C6	手背屈	長橈側手根伸筋 短橈側手根伸筋	II	A	手背屈 弱い		
				B	手背屈強い	1	円回内筋（−），橈側手根屈筋（−）
						2	円回内筋（＋），橈側手根屈筋（−）
						3	円回内筋・橈側手根屈筋・上腕三頭筋（＋）
C7	手指伸展	総指伸筋 小指伸筋 尺側手根伸筋	III	A	尺側手指の完全伸展可能 橈側手指および拇指は伸展不能		
				B	橈側および尺側手指の完全伸展可能 拇指伸展 弱い		
C8	手指屈曲 拇指伸展	深指屈筋 示指伸筋 長拇指伸筋 尺側手根屈筋	IV	A	尺側手指の完全屈曲可能 橈側手指および拇指は屈曲不能 拇指の完全伸展可能		
				B	橈側および尺側手指の完全屈曲可能 拇指屈曲 弱い 拇指球筋 弱い，手内筋麻痺 浅指屈筋は（＋）または（−）		

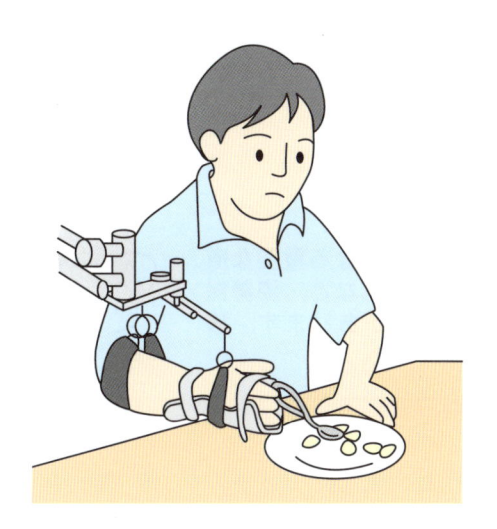

肩や腕の力が弱く，腕を持ち上げるような動きが難しい場合に使用する補助具．食事や整容などの動作が行いやすくなる．

図1 ポータブル・スプリング・バランサーの使用例

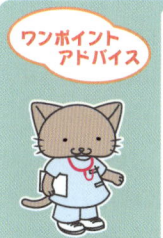

ワンポイントアドバイス

脊髄損傷患者に有効な補助具や自助具は多々ありますが，患者さんがなるべく少ない補助具を使って日常生活が行えるよう心がけています．介助量や生活状態は，リハビリテーションの進行度合いに応じて調整してください．

参考文献

1) 石川 斉 他 編著："作業療法技術ガイド"文光堂, pp419-426, 1998
2) Pedretti LW 編著, 宮前珠子 他 監訳："身体障害の作業療法 改訂第4版"協同医書出版社, pp851-861, 1996
3) Garrison SJ："Handbook of Physical Medicine and Rehabilitation Basics" JB Lippincott Company, pp335-368, 1995

7章 運動器疾患

Q65 脊髄損傷の車いす操作について教えてください

A 車いすは，脊髄損傷者にとって，活動の基盤となる重要な道具です．背面の形状・クッション・駆動タイプなど，姿勢保持，使用目的，ADL能力を考慮して選定する必要があります．移乗方法も障害の程度によって変わってきます

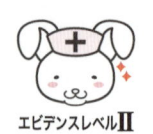

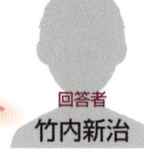

エビデンスレベルⅡ

回答者 竹内新治

1 車いすの選定

- **背もたれ**：頸部の保持が困難な場合に，ヘッドレストのあるリクライニング型を使用します．頸部が安定し，体幹の麻痺があっても背部のサポートで保持可能であれば，肩甲骨までの高さの普通型を使用します．
- **アームレスト**：上肢に麻痺がある場合は，アームレストの形状を大きくして前腕を安定させたり，テーブルを装着して体幹を含めて安定化させる方法があります．複数人での介助で移乗する場合は，跳ね上げ式や脱着可能なアームレストを選定します．対麻痺の場合は移乗の際に殿部の移動を妨げないように短いアームレストを選定します．
- **クッション（座面・背部）**：姿勢の安定性と褥瘡の予防を兼ねたものを選定します．背部のクッションは，不良姿勢によって痙性が強まることを予防する効果もあります．

2 移乗方法

- **前方移動/後方移動**：ベッドに対して車いすを正面から接するような位置にして，上肢を用いて下肢をベッド上に乗せ，「長坐位」の姿勢から前または後ろに**プッシュアップ**で移動します．自立に至らない場合は，プッシュアップを介助したり，殿部を交互に持ち上げて移動するように指導します（図1）．
- **側方移動**：プッシュアップの能力に応じて，アームレスト越え，アームレスト跳ね上げ，トランスファーボードを使用する等の方法があります（図2，3）．

3 殿部の除圧

- プッシュアップによる殿部の挙上が基本となりますが，困難な場合には体幹を大きく傾けることで殿部の圧の位置を変える方法があります．
- 脊髄損傷患者は，知覚障害や殿部筋の萎縮を伴うことが多く，車いす乗車による坐骨部・仙骨部の褥瘡リスクが高い状態です．予防のために，除圧動作による上肢筋力強化や，体幹の可動性向上訓練を行います．
- 対麻痺では両肘伸展でのプッシュアップ法が可能となりますが，四肢麻痺では損傷高位，残存筋力（特に上腕三頭筋），上肢長，体重，上肢関節の拘縮の状態などにより，プッシュアップ方法を選択します．
- プッシュアップが困難な場合は，**リフティング**という方法で行い，体幹を前後左右に傾けて仙骨部の除圧をします（図4）．
- 訓練時は，体幹を傾けたときにしっかり除圧が行えているか，指導者が仙骨部とクッションの間に直接手を置いて確認します．

4 駆動

- **ハンドリム操作**：肘の伸展が可能なC6～7レベル以下が駆動可能な目安となります．上肢の筋力に応じて，ハンドリムが滑らないようにゴムを巻いたり，ノブ（取っ手）を付けたりします．
- C6以下は，手指筋力が残存しないため，グリップ（ハンドリム）の把持は困難となります．ハンドリムの駆動が困難でも，電動車いすによるスティック操作が行える可能性があります．

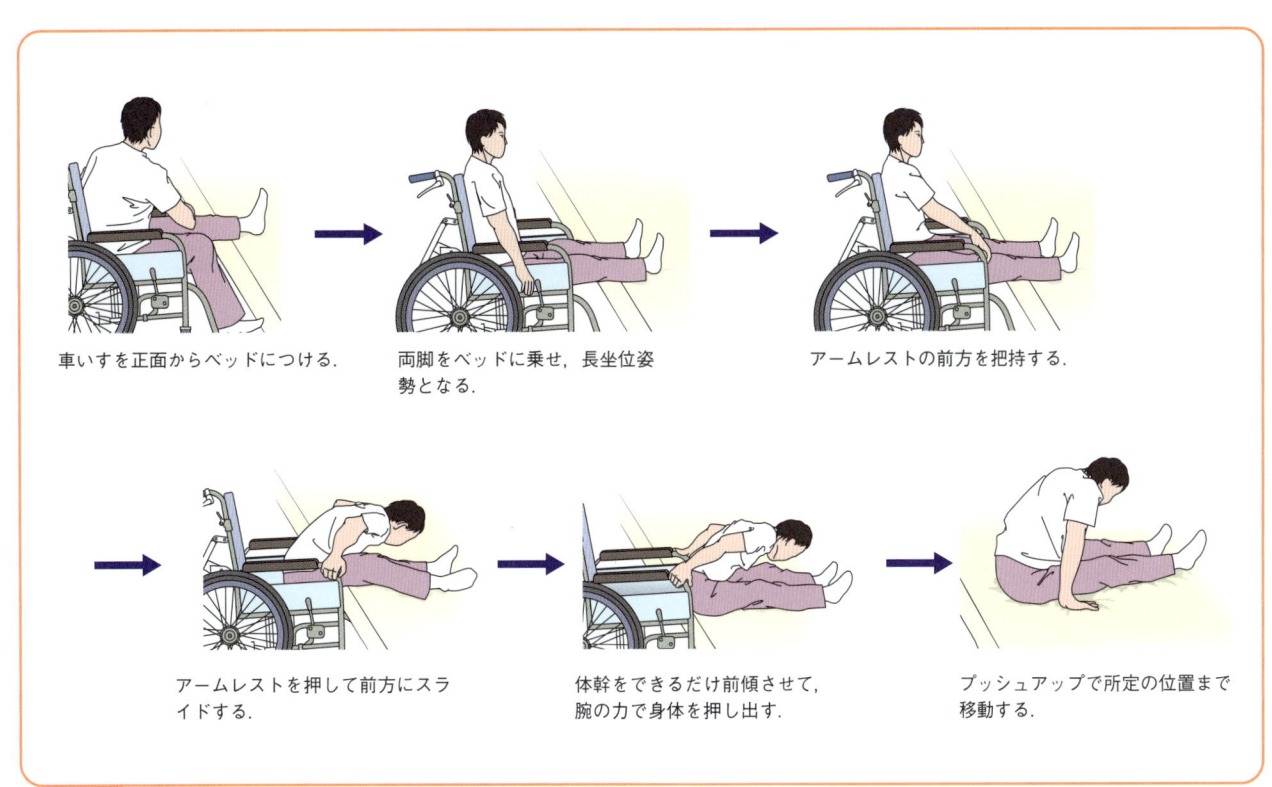

図1 前方移動

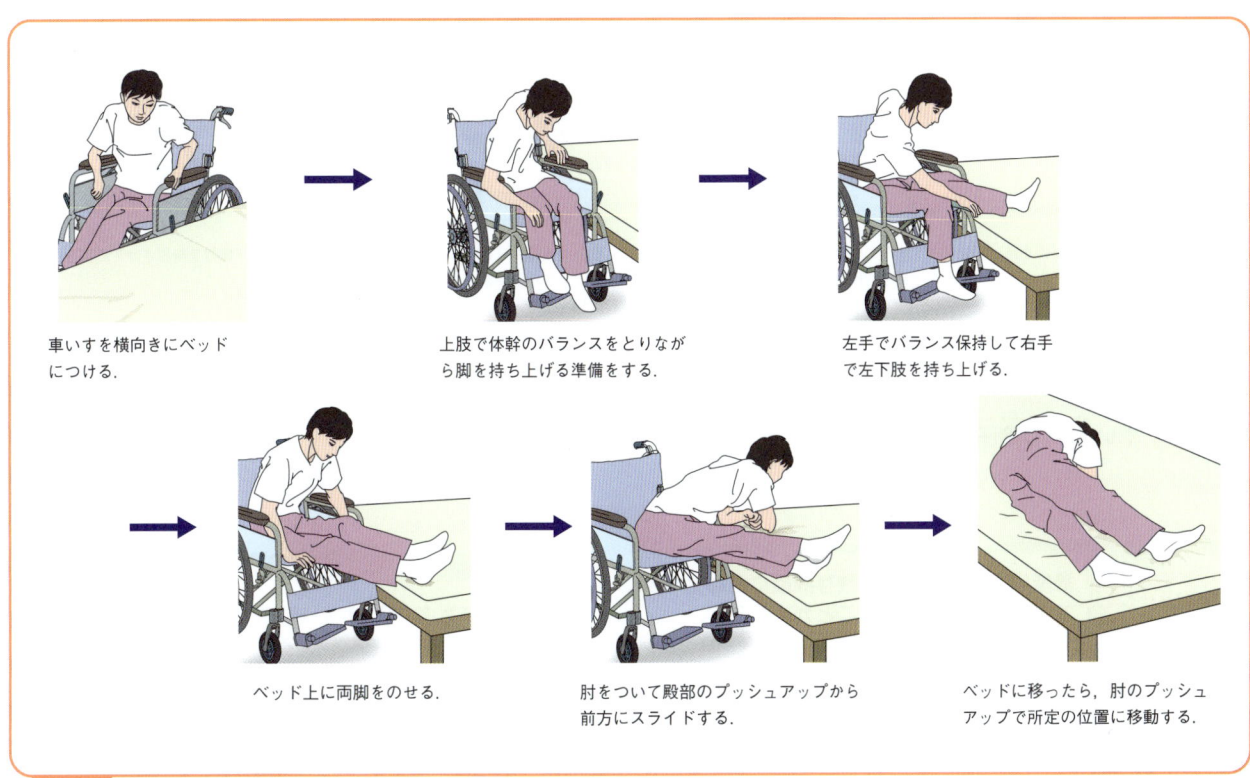

- 車いすを正面からベッドにつける．
- 両脚をベッドに乗せ，長坐位姿勢となる．
- アームレストの前方を把持する．
- アームレストを押して前方にスライドする．
- 体幹をできるだけ前傾させて，腕の力で身体を押し出す．
- プッシュアップで所定の位置まで移動する．

図2 側方移動の斜めアプローチの一例

- 車いすを横向きにベッドにつける．
- 上肢で体幹のバランスをとりながら脚を持ち上げる準備をする．
- 左手でバランス保持して右手で左下肢を持ち上げる．
- ベッド上に両脚をのせる．
- 肘をついて殿部のプッシュアップから前方にスライドする．
- ベッドに移ったら，肘のプッシュアップで所定の位置に移動する．

入院中のリハビリテーション

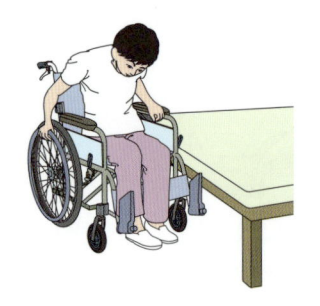

車いすを横向きにベッドにつける.	右手はアームレストに，左手はベッドの上に置く.	プッシュアップを用いて殿部をベッドに移動する.	プッシュアップを続けて所定の位置に移動する.

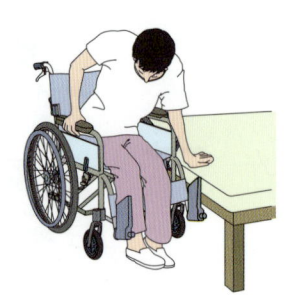

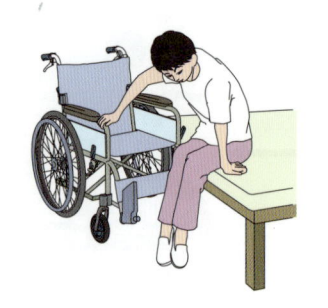

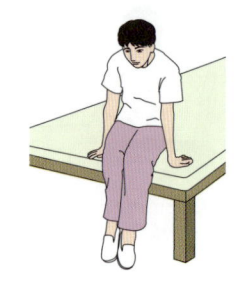

図3 プッシュアップを用いた側方移動の一例

プッシュアップ

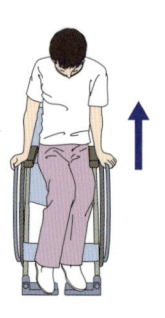

アームレストやハンドリムを持って肘を伸展し殿部を除圧する．

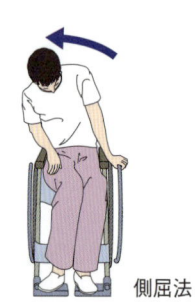

側屈法
片側の肘を伸ばすことで体幹を伸展させて，片側の殿部を除圧する．

リフティング

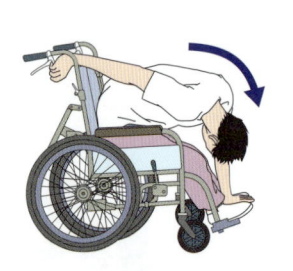

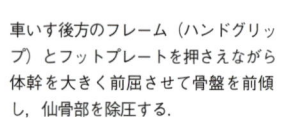

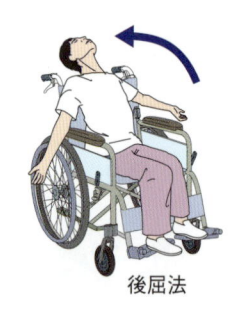

前屈法
車いす後方のフレーム（ハンドグリップ）とフットプレートを押さえながら体幹を大きく前屈させて骨盤を前傾し，仙骨部を除圧する．

後屈法
頭部〜体幹を後屈させて殿部を除圧する．

図4 車いすでの除圧法

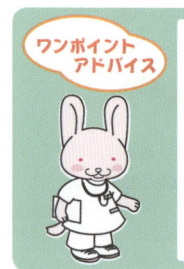

ワンポイントアドバイス
機能向上だけでなく，残存機能に合わせて車いすのパーツを選定することが大切です．

参考文献

1) 落合慈之 監，稲川利光 編：脊髄損傷."リハビリテーションビジュアルブック"学研メディカル秀潤社，pp413-416, 2011
2) 細田多穂，柳澤 健 編：脊髄損傷."理学療法ハンドブック 第3巻 疾患別・理学療法プログラム"協同医書出版社，pp413-487, 2011

Q66 大腿骨頸部骨折の重症度と機能的予後について教えてください

A 重症度は，内側骨折はGardenのステージ分類，外側骨折はEvansのタイプ分類によって分類されます．機能的予後については，術後1年で術前歩行能力に回復するのは2/3程度で，受傷前の運動機能や認知症の有無，年齢などが影響します．

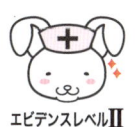

エビデンスレベルⅡ

回答者 佐藤一成

1 大腿骨頸部骨折の重症度

- 大腿骨頸部骨折は，股関節関節包の内側で生じる内側骨折と，外側で生じる外側骨折に分けられます（内側骨折を頸部骨折，外側骨折を転子部骨折と分類することもあります）．
- 内側骨折は，Gardenのステージ分類，外側骨折はEvansのタイプ分類によって分類されます（表1[1]，図1[2]）．
- 外側骨折は，関節包や骨膜から近位骨片への血流が得られるため，手術療法にしても保存療法にしても内側骨折と比べて骨癒合が期待できます．

2 大腿骨頸部骨折の治療

- 内側骨折では，ステージⅠは保存療法または骨接合術，ステージⅡは骨接合術，ステージⅢは骨接合術または人工骨頭置換術，ステージⅣは人工骨頭置換術を選択することが多いです．骨接合術は，multiple pinningやハンソンピンが用いられます．
- 外側骨折でも，早期荷重のために手術療法を選択することが多いです．外側骨折に対する骨接合術の方法としては，CHS（compression hip screw），ガンマネイル，PHN（proximal hip nail），エンダー釘などが用いられます（図2）．
- 治療法の選択には，医師や病院によって大きな幅があります．

3 大腿骨頸部骨折の機能的予後

- 術後1年で術前歩行能力に回復するのは，2/3程度といわれています．しかし，実際は同程度まで回復しても，やはり術前よりは機能が低下することが多く，**術前より1ランク下がって退院**することが多いです．
- 例えば，家の外を自由に歩いていた人は杖が必要になり，杖で歩いていた人はシルバーカーが必要になって主に家の中での生活になり，家の中をつかまりながらやっと歩いていた人はベッドからポータブルトイレや車いすへの移動がやっとになり，といった具合です．
- 術後の歩行能力への影響因子として，受傷前の運動機能や認知症の有無，骨折型，年齢，受傷から手術までの日数などが挙げられています．
- 認知症の有無に関しては，認知症があっても意思疎通が可能である場合には，認知症がない患者さんとの有意差は認められなかったという報告があり，重度の認知症が術後予後に大きく影響していると思われます．

ワンポイントアドバイス　機能的予後は，先に述べた因子に加えて，術後の合併症の有無や，リハビリの進行度によって大きく左右されます．医師やリハビリスタッフと密に情報交換を行い，治療計画を立てることが大切です．

表1 Garden のステージ分類

ステージⅠ	ステージⅡ	ステージⅢ	ステージⅣ
・不完全骨折 ・内側の骨性連続が残存し，外反型	・完全嵌合骨折 ・転位なし ・骨頭転位がない ・軟部組織の連続性は残存し，骨折部は嵌合	・完全骨折 ・回転転位あり ・頸部被膜（Weitbrecht の支帯）の連続性が残存	・完全骨折 ・すべての軟部組織の連続性なし ・回転転位あり
〈治療法〉 ・保存的療法可能	〈治療法〉 ・保存的療法可能 ・転位が小さいか，なければ multiple pinning 法など	〈治療法〉 ・整復可能であれば骨接合術 ・転位が大きい場合は人工骨頭置換術	〈治療法〉 ・転位が大きい完全転位は，人工骨頭置換術

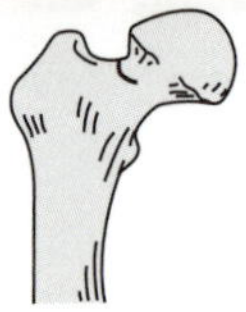

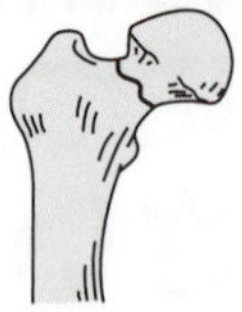

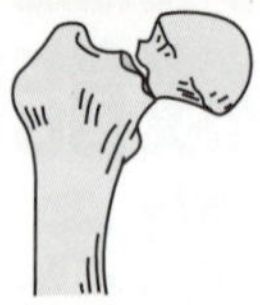

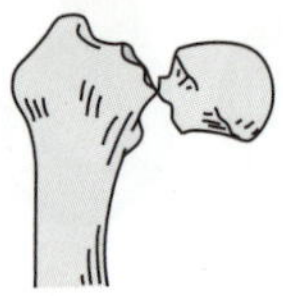

（文献1を参照して作成）

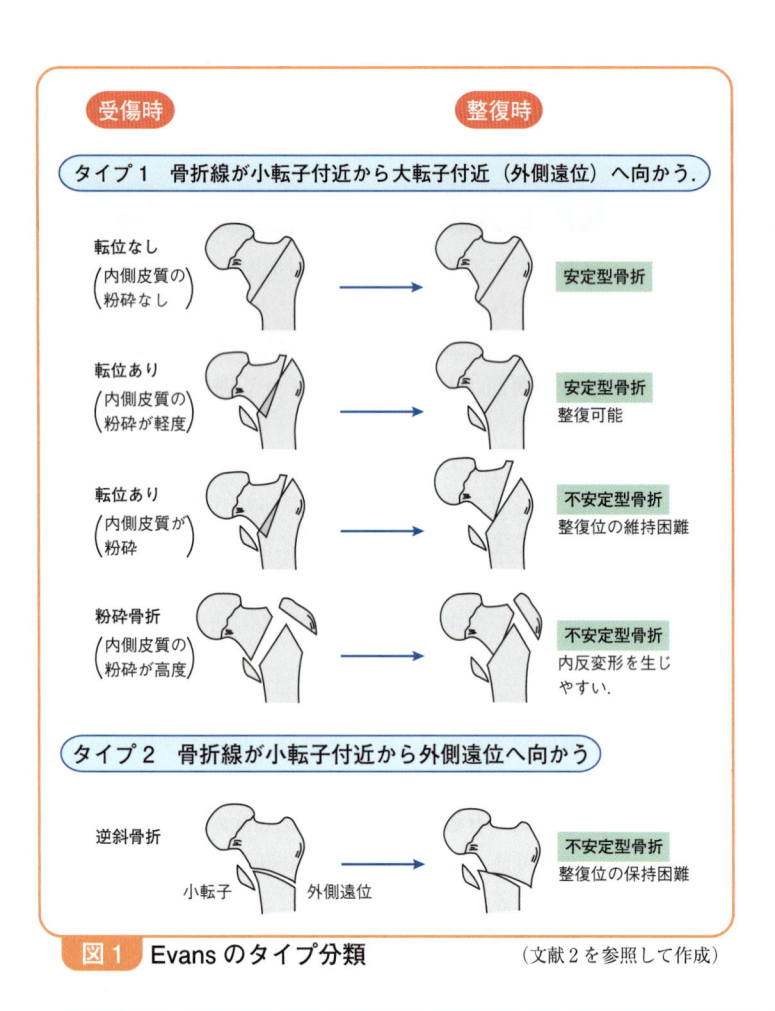

図1 Evans のタイプ分類

受傷時 / 整復時

タイプ1　骨折線が小転子付近から大転子付近（外側遠位）へ向かう．

- 転位なし（内側皮質の粉砕なし）→ 安定型骨折
- 転位あり（内側皮質の粉砕が軽度）→ 安定型骨折　整復可能
- 転位あり（内側皮質が粉砕）→ 不安定型骨折　整復位の維持困難
- 粉砕骨折（内側皮質の粉砕が高度）→ 不安定型骨折　内反変形を生じやすい．

タイプ2　骨折線が小転子付近から外側遠位へ向かう

- 逆斜骨折　小転子　外側遠位　→ 不安定型骨折　整復位の保持困難

（文献2を参照して作成）

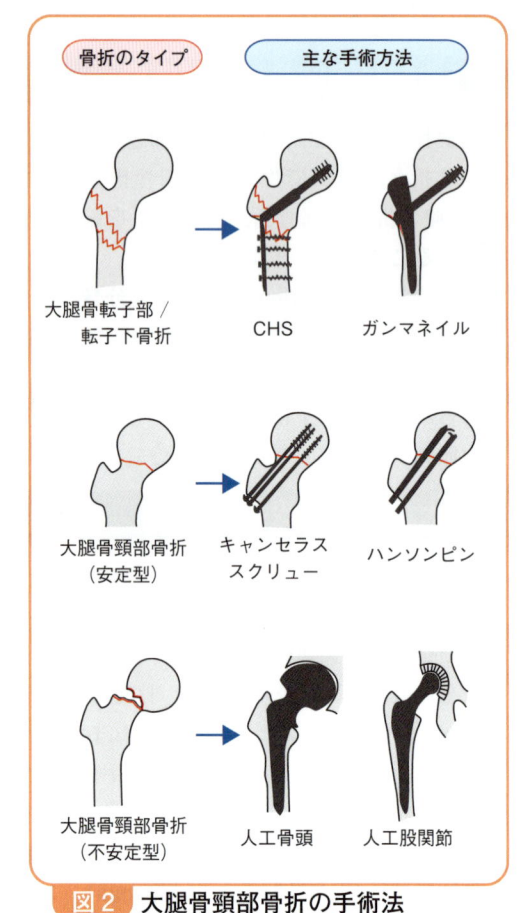

図2 大腿骨頸部骨折の手術法

骨折のタイプ / 主な手術方法

- 大腿骨転子部／転子下骨折 → CHS　ガンマネイル
- 大腿骨頸部骨折（安定型）→ キャンセラススクリュー　ハンソンピン
- 大腿骨頸部骨折（不安定型）→ 人工骨頭　人工股関節

参考文献

1) Garden RS：Low-angle fixation in fractures of the femoral neck. J Bone Joint Surg 43B：47-63，1961
2) Evans EM et al：The treatment of trochanterie fractures of the femur. J Bone Join Surg 31B：190-203，1949
3) 落合慈之 監，稲川利光 編："リハビリテーションビジュアルブック"．学研メディカル秀潤社，pp75-81，2011
4) 山本精三 他：高齢者大腿骨頸部骨折患者の機能予後，生命予後および運動療法の効果．臨床スポーツ医学 25（9）：1011-1015，2008
5) 石橋英明：大腿骨頸部骨折のリハビリテーション．理学療法科学 20（3）：227-233，2005

7章 運動器疾患

Q67 人工骨頭置換術，人工股関節置換術後の脱臼肢位とは？

A 人工骨頭置換術，人工股関節置換術における重大な合併症の一つに，術後脱臼があります．過屈曲，屈曲・内転・内旋の複合動作が後方への脱臼肢位，伸展・外旋の複合動作が前方への脱臼肢位と考えられています．

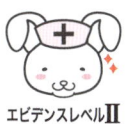

エビデンスレベルⅡ

回答者 佐藤一成

1 脱臼頻度

- 脱臼頻度は，手術の進入法により違います．後方進入法では1～9.5％，前外側進入法では0～2.2％と報告されており，術後脱臼は後方進入法において高頻度であると考えられています．
- インプラントの設置位置は，脱臼回避には非常に重要で，特にカップの設置を正確な，良い角度で挿入することが大切です．カップの設置角が良好な症例の脱臼率は1.5％ですが，設置角が不良な症例は6.1％であるという報告もあります．
- 術後2～3ヵ月以内に発生しやすいといわれています．

2 脱臼のメカニズムと危険肢位

- 術後脱臼の原因には，①不良肢位，②インプラントの設置位置不良，③筋力不全，④インプラント同士（ライナーとネック）や骨同士（骨盤と大腿骨）の衝突などがあります．
- いずれにしても臼蓋側と大腿骨側でテコの原理が働き，関節面から人工骨頭が浮き上がり脱臼すると考えられています（図1）．
- 後方脱臼と前方脱臼では，不良肢位が異なります．後方脱臼は**過屈曲，屈曲・内転・内旋の複合動作**が，前方脱臼は**伸展・外旋の複合動作**が脱臼肢位と考えられています．
- 屈曲・伸展・内転・外旋・内旋の角度は，インプラントの種類・設置角度・術中関節可動域により異なります．

3 ADL上の脱臼肢位

- 後方脱臼を誘発しやすい肢位は，
  過屈曲では，
  ①和式トイレ・低いいすの使用や正坐でお辞儀をする動作
  ②いすに坐った状態で床の上の物を拾う動作
  ③靴下をはく動作
  ④足の爪を切る動作
  屈曲・内転・内旋の複合動作では，
  ①坐って靴をはく動作（患肢の外側から手を伸ばして足に触れる肢位）
  ②患肢を上にした側臥位時に患肢の膝が健肢より前に乗り越える肢位
  などが挙げられます（図2）．
- 前方脱臼を誘発しやすい肢位は，
  ①ベッド上で臥位のまま患肢を伸ばした状態で頭上の物を取ろうとする動作
  ②立ち止まって健肢側に振り返る動作
  などが挙げられます（図3）．

4 脱臼の早期発見のための観察ポイント

- 後方脱臼が発生した下肢は短縮します．臥位で，内果や膝蓋骨の高さを確認することが大切です（図4）．
- また，下肢はやや屈曲し，内旋・内転します．患肢の肢位を観察することが，後方脱臼の見逃し防止には重要です．
- 前方脱臼では，後方脱臼と同様に下肢は短縮しま

す．下肢は外旋し，やや内転します．

- ただし，脱臼した人工骨頭が上方へ移動せずに前方にとどまっている場合は，下肢の短縮は明らかでなく，外旋のみを呈していることがあるので，前方脱臼を見逃すことがあります．そのため，前方脱臼においては，より注意が必要です．

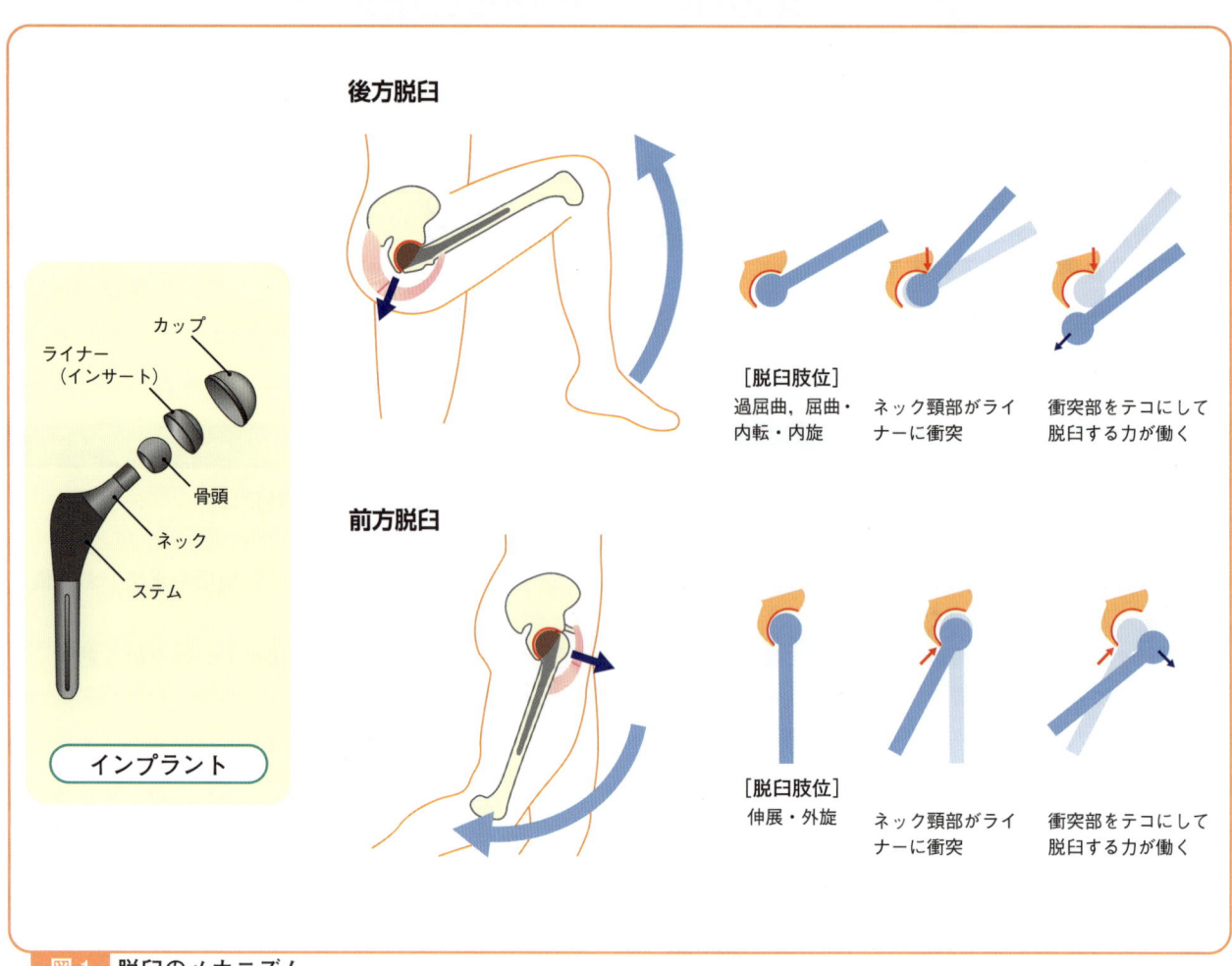

図1 脱臼のメカニズム
いずれもネックとライナーが衝突しテコになって脱臼．

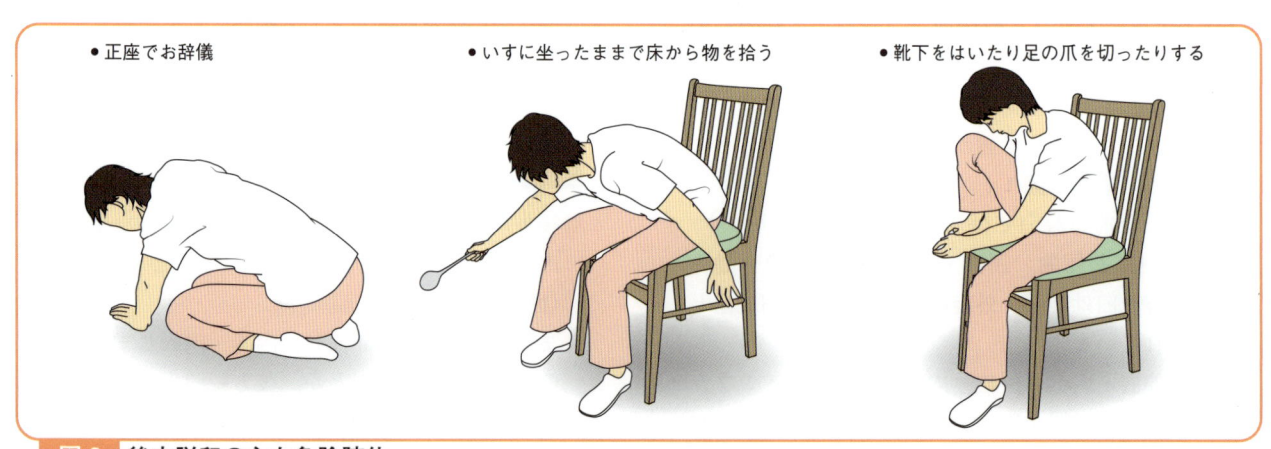

後方脱臼
[脱臼肢位] 過屈曲，屈曲・内転・内旋 / ネック頸部がライナーに衝突 / 衝突部をテコにして脱臼する力が働く

前方脱臼
[脱臼肢位] 伸展・外旋 / ネック頸部がライナーに衝突 / 衝突部をテコにして脱臼する力が働く

インプラント：カップ，ライナー（インサート），骨頭，ネック，ステム

図2 後方脱臼の主な危険肢位
- 正座でお辞儀
- いすに坐ったままで床から物を拾う
- 靴下をはいたり足の爪を切ったりする

- 臥位のまま患肢で物を取ろうとする
- 健肢側に振り返る

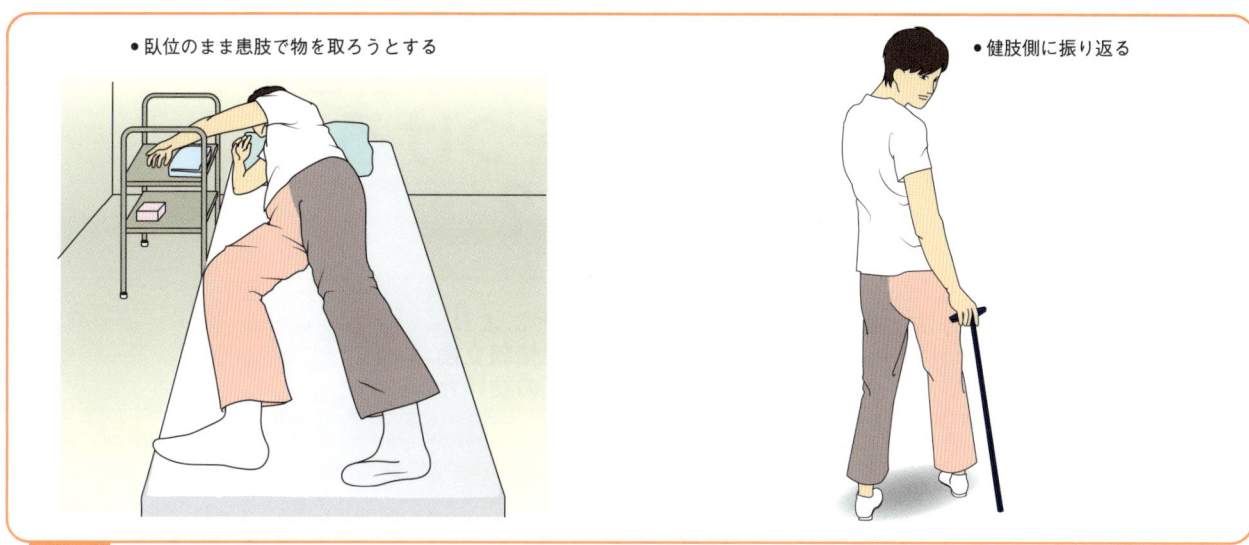

図3 前方脱臼の危険肢位

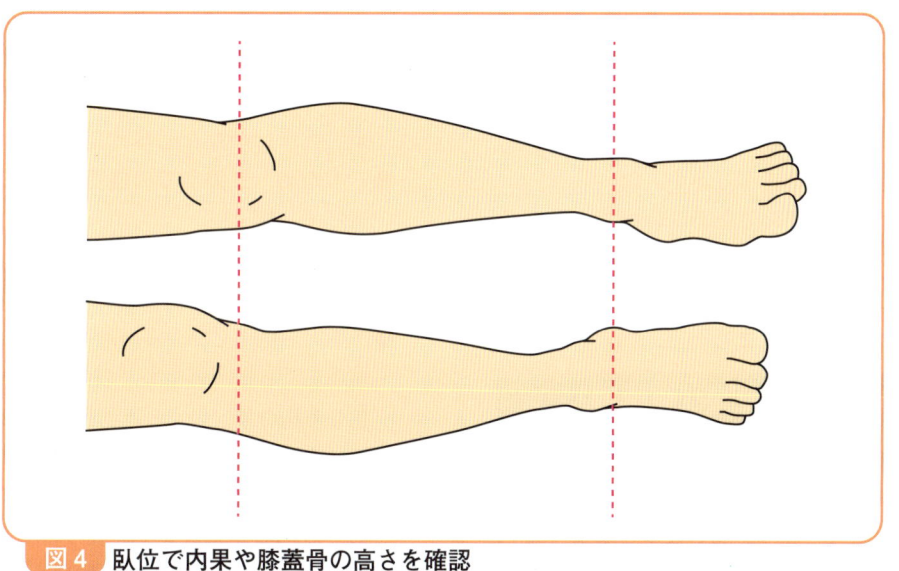

図4 臥位で内果や膝蓋骨の高さを確認
脱臼が発生すると、下肢は短縮する〔図では、下側（右脚）が脱臼している〕．

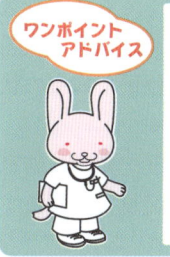

ワンポイントアドバイス
脱臼肢位・危険肢位・禁止角度などは、インプラントの種類・設置角度の善し悪し・術中の関節可動域チェックの結果により違います．安全な術後の看護とリハビリのために、執刀医に術中易脱臼性の有無と禁止肢位・禁止角度について指示を受けるようにしましょう．

参考文献
1) 中田活也：人工股関節置換術後の合併症　メカニズムを知って予防・早期発見・患者指導につなげよう！　術後合併症　脱臼．整形外科看護 14（7）：657-662, 2009
2) 高橋奈津子　他：股関節の術前・術後ケアのDo Not．整形外科看護 14（1）：37-44, 2009

Q68 大腿骨頸部骨折患者のADLで気をつけるポイントは？

7章 運動器疾患

A 重症度や治療方法，身体機能，認知症の有無などにより，一人ひとり異なります．医師やリハビリスタッフと情報交換をして，時々刻々のADLレベルや転倒リスク，ADL向上の妨げとなる要素を把握し，ADL向上を促すことが大切です．

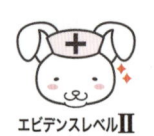

エビデンスレベルⅡ

回答者 佐藤一成

1 術後2，3日まで（臥床期）

- 荷重の制限や受傷前活動レベルにかかわらず，早期離床（車いす移乗），トイレ動作を獲得することで，廃用症候群の発生防止にもなり，患者さん自身の満足度向上につながります．
- 患肢の腫脹・疼痛軽減をはかりながら，仰臥位や坐位で移動する，いわゆるいざり動作や，健肢を利用しての患肢の運び動作を指導します．
- 疼痛を早期に軽減させていくためには，この時期のポジショニングが大切になります（図1）．なるべくリラックスできるように心掛け，無駄な緊張をひき起こさないように注意しましょう．

2 術後2，3日～1週間（離床期）

- 全身状態も徐々に安定し，車いすでの坐位など，坐位姿勢で生活する時間が増えてきます．
- 下肢荷重の有無にかかわらず，**良好な坐位姿勢**（図2）を保持することは，体幹筋群の筋力やバランス機能の維持，疼痛軽減，関節可動域拡大，褥瘡予防にもなります．
- 移乗動作の機会が増える時期でもあり，安定した起立動作，立位姿勢の獲得は，移乗動作の安定性を高め，トイレ動作などの介助量の軽減，歩行能力の向上につながります．
- 移乗動作時は，**しっかり立位をとる**ように声掛けや介助を行うことが大切です（図3）．

3 術後1週間以降

- 全身状態の向上や患部の疼痛軽減により，徐々に身体運動が行いやすくなります．したがって，全身的な運動量を増加させ，病棟での活動性を向上させます．
- この時期は，転倒の危険性も増加するため，歩行補助具の使用や移乗動作などにおけるリスク管理も強化する必要があります．
- Circle歩行器歩行は不良姿勢になりやすく，それを放っておくと体幹や下肢の協調的な機能が向上せず，杖歩行や杖なし歩行獲得の妨げになります．
- そのため，**良姿勢での使用**を促すことが，非常に大切です（図4）．

4 その他のリスク

- 予備力が低下している高齢者の早期離床は，起立性低血圧による転倒事故などの危険性を伴います．これが生じる場合は，いくら運動機能が優れていても転倒する可能性が高いため，単独での行動は避けましょう．
- 人工骨頭置換術の場合は，脱臼のリスクがあるため，脱臼肢位に注意したポジショニングと動作方法を患者さん，できれば家族にも指導します．また，必要に応じて靴べらやソックスエイドなどの自助具を用います．
- ごく軽度でも認知症をもつ患者さんは，現状把握力や認識力が乏しく，また認知症がなくてもストレスによりせん妄状態をきたすことがあり，自身の状態はもちろんのこと，ナースコールの位置や病室の状態を把握できていない場合があります．
- ベッド柵やルート抜去に気を配ったり，頻回に訪室することで，患者さんの欲求を早期発見し，解決することが事故防止につながります．

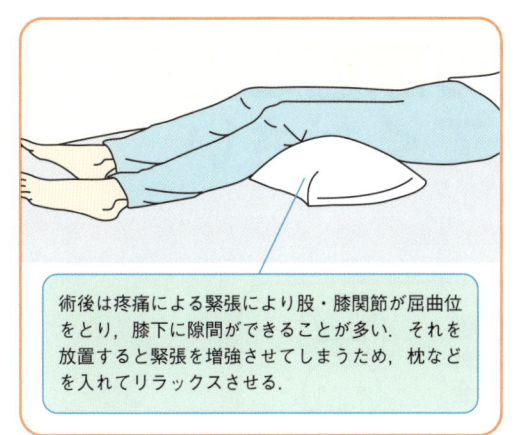

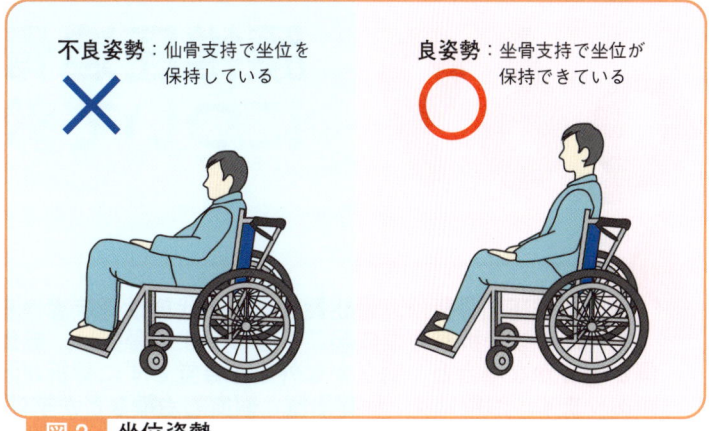

図1 臥位でのポジショニング

術後は疼痛による緊張により股・膝関節が屈曲位をとり，膝下に隙間ができることが多い．それを放置すると緊張を増強させてしまうため，枕などを入れてリラックスさせる．

図2 坐位姿勢

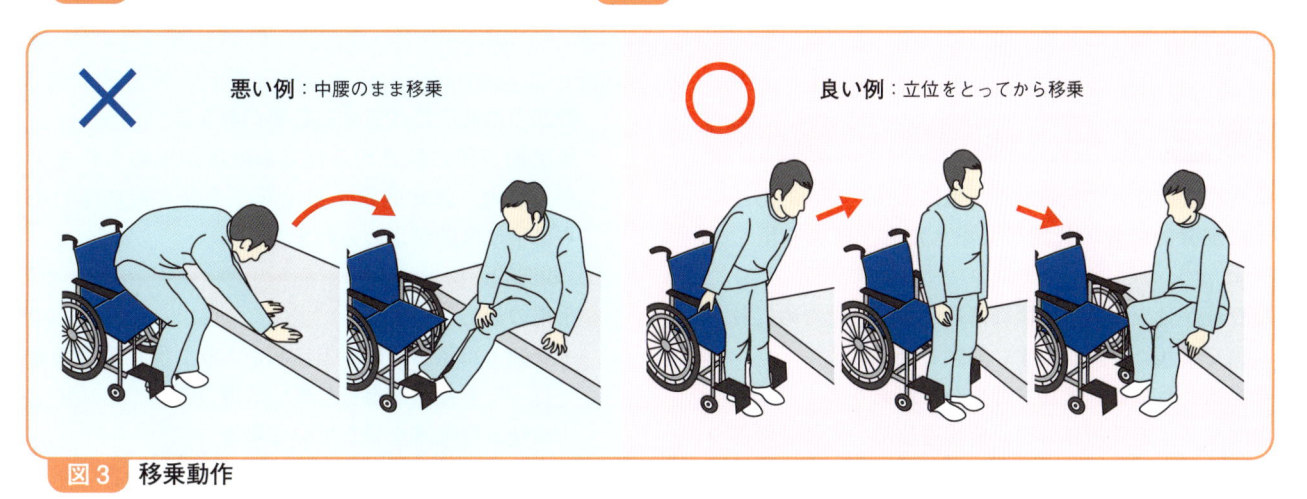

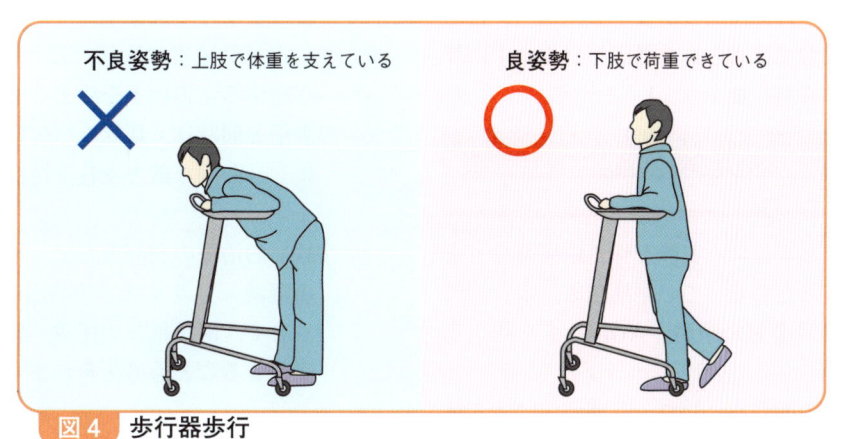

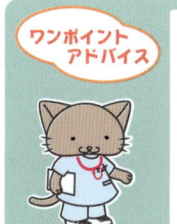

不良姿勢：仙骨支持で坐位を保持している ✕

良姿勢：坐骨支持で坐位が保持できている ○

図3 移乗動作

✕ 悪い例：中腰のまま移乗

○ 良い例：立位をとってから移乗

図4 歩行器歩行

不良姿勢：上肢で体重を支えている ✕

良姿勢：下肢で荷重できている ○

ワンポイントアドバイス

リハビリでは歩いていても，病棟では車いすでトイレに行っているなど，「できるADL」と「しているADL」に差があることがよくあります．リハビリスタッフと情報交換して，時々刻々の最適な病棟ADLを援助しましょう．

参考文献

1) 本田正美 他：大腿骨転子部骨折に対する内固定術患者のリハビリの流れ．整形外科看護 15（6）：579-583，2010
2) 石橋英明：大腿骨頸部骨折のリハビリテーション．理学療法科学 20（3）：227-233，2005

入院中のリハビリテーション

7章 運動器疾患

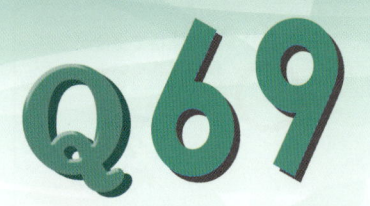

Q69 腰椎圧迫骨折の原因と治療について教えてください

A 腰椎圧迫骨折は，骨粗鬆症などの代謝性骨疾患から骨脆弱性による骨折が腰椎に起こるものです．骨折は，転倒などの外傷が明らかな場合と，明らかな外傷を自覚せずに骨折が起こる場合があります．治療には，保存治療と観血的治療などが挙げられます．

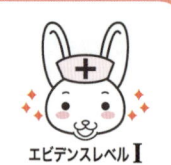

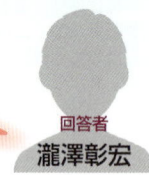

エビデンスレベルI

回答者 瀧澤彰宏

1 圧迫骨折とは？

- 骨粗鬆症などの代謝性骨疾患により，全身的あるいは部分的に骨の代謝異常をきたし，障害を呈します．
- 骨量が減少し，骨の微細構造が劣化したために骨が脆くなり，骨折しやすい病態となります．
- 症状としては，腰痛，骨折などがあります．
- 腰椎の圧迫骨折以外に，前腕遠位部，大腿骨頸部などの骨折も起こりやすくなります．
- 骨折は，転倒など外傷が明らかな場合の他，骨粗鬆症が進んだ高齢者では明らかな外傷を自覚せずに骨折が起こることもあります．

2 治療

a）保存治療

- 腰背部痛が強いときには，安静を保ち鎮痛薬などを投与します．装具を装着しての早期離床，歩行練習を行い，不動性骨萎縮の予防，ADL低下を防止していきます．
- コルセット装着の問題点として，長期固定による体幹筋力の低下に注意する必要があります．
- 偽関節予防の観点からは安静臥床が求められますが，筋力，認知機能，ADL低下を防ぐ観点などからは早期離床が求められます．

b）観血的治療

- 手術の適応として，
  - ・脊髄・馬尾神経の圧迫症状があり，保存的治療を行っても症状が進行している場合
  - ・膀胱直腸障害を呈している場合
  - ・日常生活に耐えられない疼痛を有する場合

  などが挙げられます．
- 圧迫神経障害の除圧には，脊髄/馬尾硬膜柱前方に存在する圧迫因子を除去します．
- 除圧と同時に，切除椎体欠損部を椎体置換材料で置換し，強固な前方支柱支持性を付与することもあります．
- 観血的治療の利点として，早期離床・早期退院・疼痛軽減・アライメントの改善などが挙げられます．一方で，隣接椎体の圧潰，新規脆弱性椎体骨折などが起こることも考えられます．

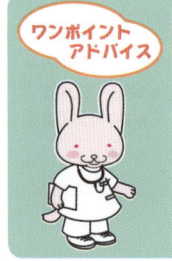

ワンポイントアドバイス
圧迫骨折は，転倒などの外傷が明らかな場合と，明らかな外傷を自覚せずに骨折が起こる場合があります．着坐動作など，ゆっくり行うよう注意しましょう．

c）その他：経皮的椎体形成術

- 損傷椎体自体を力学的に強化し修復をはかる椎体形成術が，新たな選択肢として適用されることもあります（図1）．
- 骨セメントを経皮的に椎体内に注入します．
- 保存療法において，予後不良な場合などに用いられます．
- 経皮的椎体形成術実施後は，骨セメントの強度が高まり次第，コルセット装着により離床します．

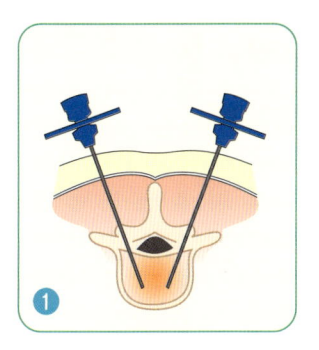

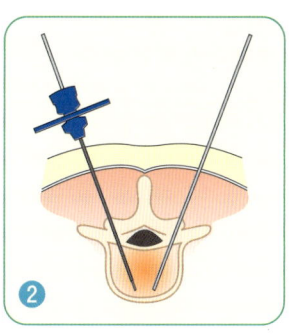

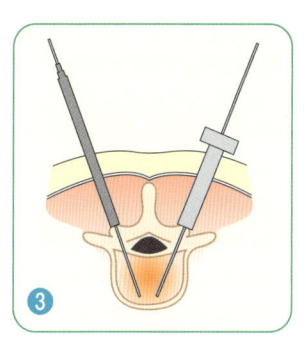

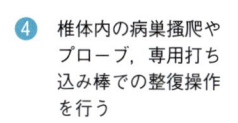

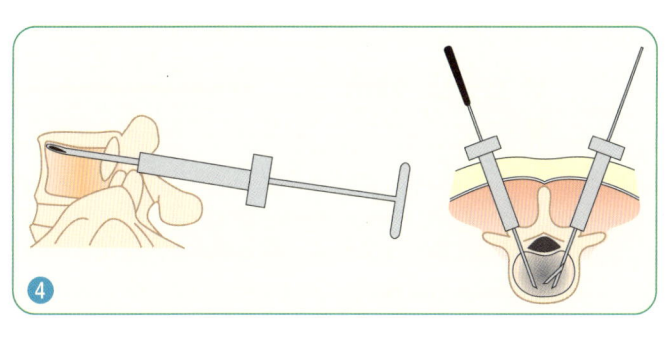

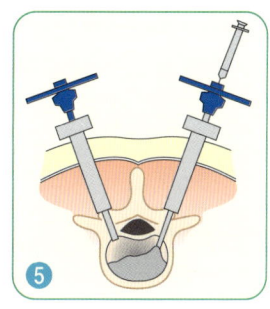

図1 経皮的椎体形成術の手技

① X線透視下に11G骨髄生検針を刺入
② 11G骨髄生検針をガイドに1.5mm径のガイドピンを挿入
③ ダイレーターで進入路を広げ，外套を骨に設置
④ 椎体内の病巣掻爬やプローブ，専用打ち込み棒での整復操作を行う
⑤ 対側より随時吸引を行い，8G骨髄生検針により注入を行う

（文献2より転載）

参考文献

1) 国分正一 他 監：“標準整形外科学 第10版”医学書院, pp289-292, p657, p718, 2008
2) 中野正人：骨粗鬆症性脊椎骨折に対するリン酸カルシウム骨ペーストの応用．"NEW MOOK 整形外科 低侵襲手術"越智隆弘 編．金原出版, pp84-95, 2005
3) 伊東 学，種市 洋，金田清志：骨粗鬆症による椎体骨折後進行性椎体圧潰—遅発性神経障害を含む．"NEW MOOK 整形外科 脊椎・脊髄損傷"越智隆弘, 菊池臣一 編．金原出版, pp101-113, 1998

7章 運動器疾患

Q70 腰椎圧迫骨折のリハビリテーションについて教えてください

A 離床時には，装具の使用が推奨されます．装具には，硬性や軟性のコルセットがあります．腰背部痛が強いときには，鎮痛薬などを用いて痛みのコントロールを行いながら，装具を装着しての早期離床，歩行練習を行い，不動性骨萎縮の予防，ADL低下を防止していきます．筋力増強練習や関節可動域練習など，単一の練習を行うだけでなく，動作方法を練習することも重要となります．

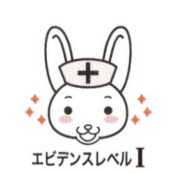

エビデンスレベルⅠ

回答者　瀧澤彰宏

1 装具について

- 硬性コルセット，軟性コルセット，Jewett型硬性コルセット（図1）などが用いられます．
- コルセット装着の目的として，骨折部への負担の軽減，脊椎変形の防止，偽関節の予防が挙げられます．
- 長期臥床により，体幹・下肢筋力，認知機能，ADL・QOL低下などが起こりやすいため，痛みのコントロールを行いながら離床することが必要となります．

2 離床に向けての動作練習

a) 起居動作

- 筋力増強練習や関節可動域練習など，単一の練習を行うだけでなく，動作方法を練習することも必要となります．
- 起居動作では，体幹機能が核となりますが，頭部・頸部・上肢・下肢の各機能も動作に大きく関与します．起居動作は，全身機能が反映される動作といえます．
- 起居動作では，腰部の屈曲・側屈・回旋動作を含む動作となるため，痛みが出現しやすい動作となります．可能な限り動作時の痛みを軽減させ，安全に動作を遂行できることが大切になります．
- 背臥位から長坐位へ起き上がる際の代表的な動作パターンには，以下のようなものがあります（図2）．
  - non-rotation：前額面上での移動が小さく，動作効率が良い動作様式です．
  - partial-rotation：肘立ち位を経由することで，前額面・矢状面において支持基底面拡大，重心位置の上方移動が緩やかになります．
  - full-rotation：両上肢と両下肢により，高い安定性が得られます．
- それぞれの動作様式に利点と欠点があるため，本人が行いやすい動作を選択することも必要です．

b) 立ち上がり動作（図3）

- 立ち上がり動作は，殿部および大腿部と足部よりつくられた広い支持基底面から，足部のみの狭い支持基底面への移行が要求される動作です．
- 殿部を離床する相と，殿部離床から立位までの相に分けられます．
- 体幹の可動域制限が存在する場合には，骨盤は後傾位となり，前方への重心移動が起こりにくくなり，殿部離床時に上肢での支持を必要とすることがあります．
- 前方への重心移動が起こりにくいため，後方への転倒に注意する必要があります．
- 高齢者の立ち上がり動作の特徴として，運動速度が遅い，体幹前傾角度が大きい，動揺がみられることなどが挙げられます．
- いすの高さ，坐面の硬さ，足部の位置，台の使用などにより，立ち上がり動作が容易になることがあります．
- 転倒により受傷された患者さんは，恐怖心により動作が遂行しにくくなることがあります．いすの高さ，坐面の硬さ，足部の位置など，環境改善も行いながら動作練習を行い，動作に対する自信をつけることも大切です．

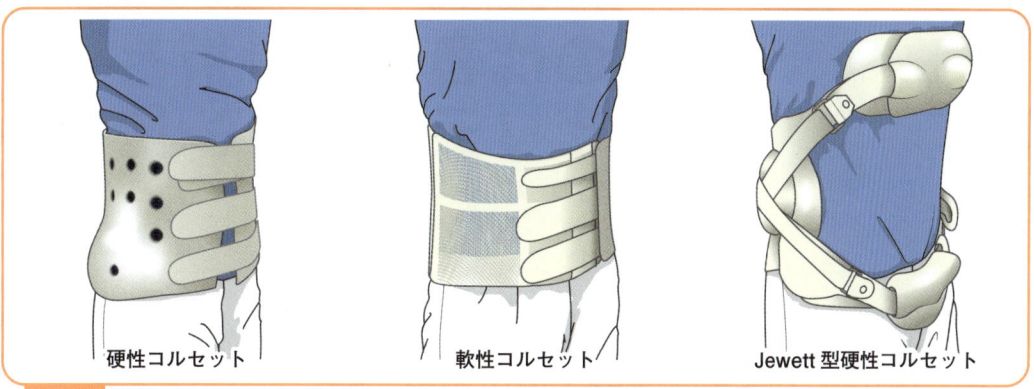

図1 硬性コルセット，軟性コルセット，Jewett型硬性コルセット

硬性コルセット／軟性コルセット／Jewett型硬性コルセット

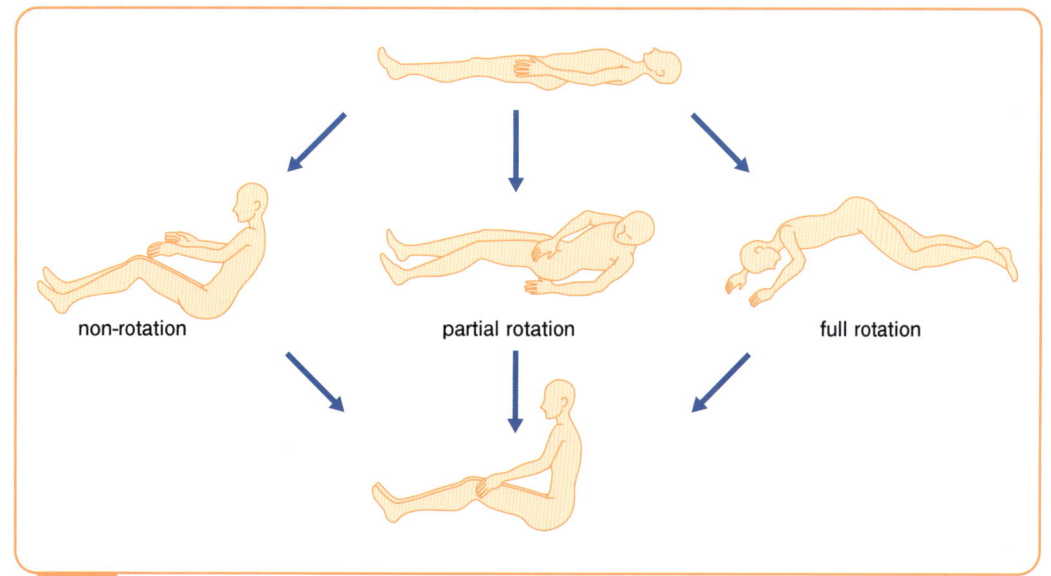

図2 背臥位から長坐位へ起き上がる動作のパターン

non-rotation／partial rotation／full rotation

（文献3より引用）

図3 立ち上がり動作

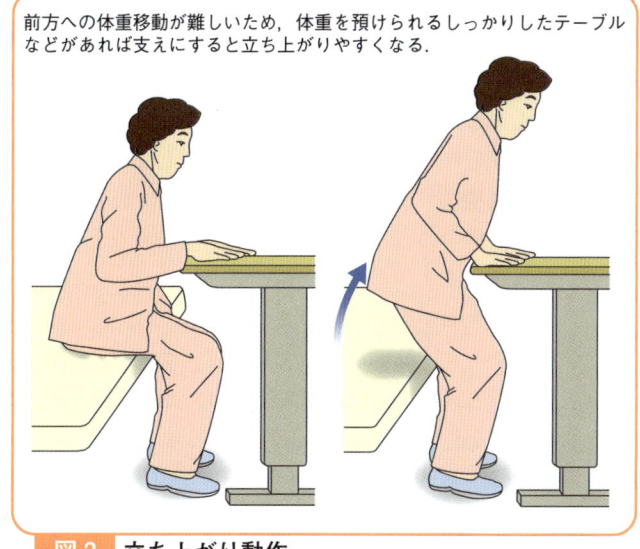

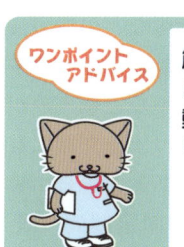

前方への体重移動が難しいため，体重を預けられるしっかりしたテーブルなどがあれば支えにすると立ち上がりやすくなる．

ワンポイントアドバイス

筋力増強練習や関節可動域練習など，単一の練習を行うだけでなく，動作方法を練習することも重要となります．

参考文献

1) 国分正一 他 監：“標準整形外科学 第10版”医学書院，pp289-292, p657, p718 2008
2) 高見澤一樹 他：高齢者の脊椎圧迫骨折と理学療法．理学療法 28（7）：893-898, 2011
3) 対馬栄輝 他：起き上がり動作の生体力学的特性と臨床への応用．理学療法 27（2）：304-311, 2010

7章 運動器疾患

Q71 上肢の代表的な骨折とリハビリテーションについて教えてください

A 上肢の骨折は，肩，肘，手首，手指指節間関節など関節部の他に，上腕骨や橈尺骨の骨幹部，骨端部など，受傷機転により様々な部位に生じます．特に臨床場面で多くみられるのは「**橈骨遠位端骨折**」であり，高齢者の三大骨折に該当する，頻度の高い代表的な骨折です．

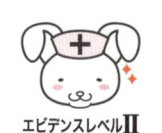

エビデンスレベルⅡ

回答者　安原佑子

1　橈骨遠位端骨折

- 中高年層に最も多い骨折であり，女性の場合は閉経後の骨粗鬆症を基盤として，転倒の際に外力が作用した結果として発生します．青壮年の男性には，転落，交通事故といった強い外力が作用して起こることも多いです．
- この骨折型は，受傷時の肢位，外力方向および強さ，骨の生力学的な性状により異なります．最も多い背屈型橈骨遠位端骨折の総称を「**Colles 骨折**」といい，掌屈型橈骨遠位端骨折の総称を「**Smith 骨折**」といいます．

2　その他の上肢の骨折

- 上肢の骨折は，外傷性・病的・疲労などの原因により，あらゆる箇所に骨折を招く可能性があります．
- 治癒までには，年齢，性別，骨密度など個人差があり，治療方法や固定期間，リハビリ実施期間にも差を生じます．また，保存療法を選択した場合，骨折部位により仮骨形成までの平均固定期間（表1）も，最大6週間前後の開きがあります．
- 上肢の骨構造を図1に，上肢に発生する骨折を図2に示します．

3　上肢骨折患者の評価

- **利き手**：ADL動作の妨げになるため，患側が利き手か否かを聴取します．
- **手術法**：手術後にX線画像にて使用副子を確認します．
- **創状態**：観血的療法が行われた場合，創部からの滲出液の有無，熱感の程度などを確認します．
- **固定期間と部位**：固定開始からの期間，シーネが骨折部位以外の関節の動きを妨げていないかを確認します．
- **浮腫の有無**：保存加療時，手術療法時のいずれも浮腫の有無と程度，周径を経過とともに確認します．
- **疼痛**：安静時／運動時の疼痛の程度や頻度，質（ズキズキ・ピリピリなど）を確認します．
- **関節可動域（ROM）**：患側・健側共にROMを確認します．参考可動域と比較し，左右差や制限因子を把握します．
- **リーチ範囲**：身体部位や物品へのリーチ範囲を確認します．ROM制限が強いほど，動作も制限されます．
- **上肢疾患の既往**：受傷以前の上肢の疾患（関節炎や骨折など）の既往を確認します．
- **ADL状況**：食事，更衣，整容動作など，骨折により妨げられる身辺動作について確認します．
- **高次脳機能**：自主トレ指導時の理解に影響するため，脳卒中の既往や，発達遅滞，認知症などの有無を確認します．本人が理解困難な場合は，家族や介護者に説明が必要となります．
- **姿勢**：大関節部の骨折では特に，骨折による不良姿勢や筋硬結の有無を確認します．必要に応じて全身調整を行います．
- **環境面**：家庭内での役割や職業，独居か否かなど，環境的背景を聴取します．

4　上肢骨折のリハビリテーション（図3）

- **徒手的療法**：関節可動域訓練（ROM訓練），浮腫の除去，関節モビライゼーション．
- 保存療法（シーネ・ギプス固定）の場合
  - ➡固定中：固定部位以外のROM訓練および，浮腫の予防．
  - ➡固定介助後：骨折部のROM訓練，関節モビライゼーション．
- 手術療法（プレート固定・K-wire固定・ボルト固定）の場合
  - ➡術　後：ROM訓練，浮腫の除去，関節モビライゼーションなど．
- **物理療法**：過流浴，超音波，ホットパックなど．
- **ADL/家事動作/職業動作訓練**：箸の使用や整容動作などの確認，および訓練．家事/職業動作が必要な場合は，洗濯挟みでピンチ練習，包丁の操作，PC操作訓練など，必要に応じた動作訓練の実施．

表1　骨折部位と平均固定期間

骨折部位	平均固定期間
上腕骨骨幹部骨折	6〜8週間
橈尺骨骨折	8〜10週間
橈骨下端骨折	4〜6週間
手根骨	8週間
中手骨	6〜8週間
手指骨	4〜6週間

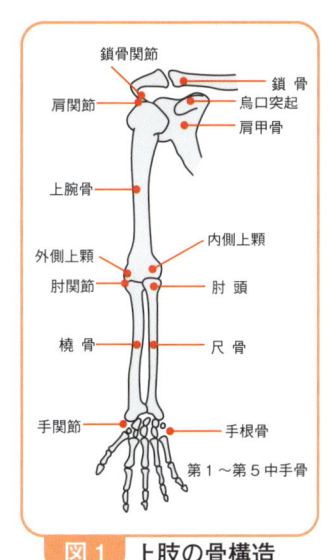

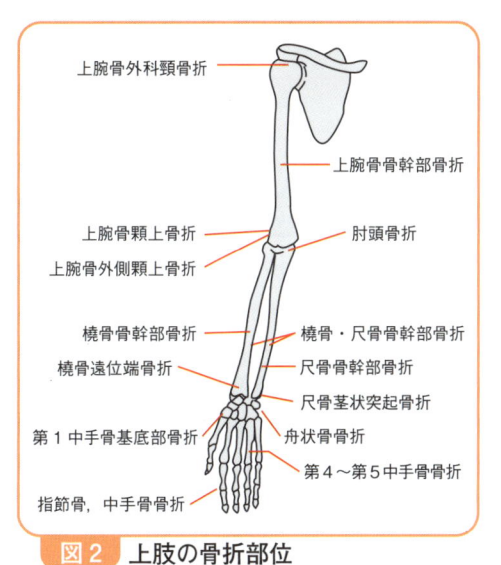

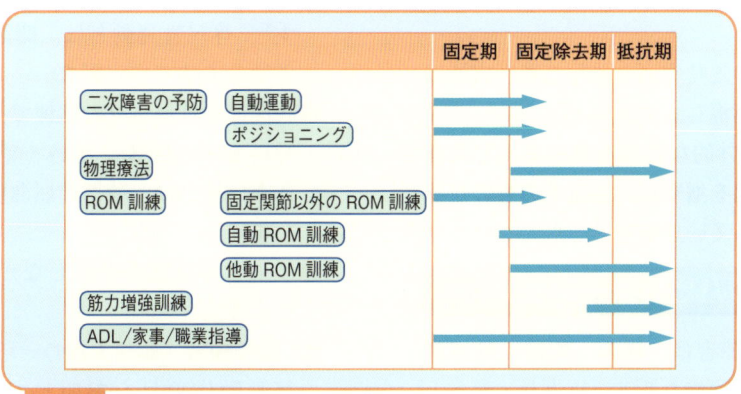

図1　上肢の骨構造

図2　上肢の骨折部位

図3　リハビリテーションの流れ

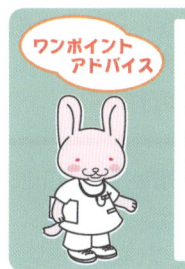

ワンポイントアドバイス
骨折時の上肢の三角巾の巻き方は，頸部で結び目を形成する方法がよくみられます．しかし，それは重い上肢の支点が頸部に集中し，不要な痛みや筋硬結を及ぼして姿勢不良を招くので，背部で結び目を形成するとよいでしょう．

参考文献

1) 聖マリアンナ医科大学病院リハビリテーション部作業療法科："OT臨床ハンドブック　骨折・脱臼"三輪書店，pp238-262，2002
2) 富士川恭輔，鳥巣岳彦："骨折・脱臼"南山堂，pp364-369，2005
3) 石川　齊　他："図解作業療法技術ガイド"文光堂，pp563-572，2003

7章 運動器疾患

Q72 下肢の代表的な骨折とリハビリテーションについて教えてください

A 大腿骨頸部骨折が代表的です．病棟では，早期から離床させて，全身合併症の予防や坐位耐久性を獲得させます．医師の指示に従い，荷重量や禁忌を守りながら，下肢機能を改善しつつ環境を整え，患者さんが自発的に動けるよう指導します．

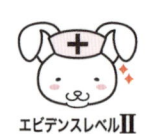

エビデンスレベルⅡ

回答者　江原弘之

1 代表的な下肢骨折

- ・大腿骨頸部骨折
- ・大腿骨転子部骨折
- ・大腿骨骨幹部骨折
- ・膝蓋骨骨折
- ・下腿骨骨折
- ・踵骨骨折

● 下肢を骨折すると，固定や安静により移動能力の中心となる機能が著しく低下し，活動性が大きく制限されます．

● 活動性が低下し，廃用症候群に陥りやすく，全身の機能低下も起こりやすいです．

● 治療後や術後安静期間が経過したら，早期から離床することで，全身合併症の予防や坐位耐久性を獲得できます[1]．

● また，リハビリ室での運動療法と並行して，病棟でも運動できるように指導します．

● 動作能力やADLの具体的な目標を患者さんと共有し，**病棟でできることを増やし，生活そのものがリハビリとなるようにしていきます**．

2 下肢骨折後のリハビリテーション

● 下肢骨折後に生じる障害は，痛み，関節可動域制限，筋力低下，起居動作能力低下（寝返り・起き上がり・坐位保持・立ち上がり），歩行能力低下，ADL・活動性低下，意欲低下などが挙げられます．

● リハビリ中に出現する痛みに関しては，過度な場合，受傷部位へのストレスになるので，医師の指示の下で鎮痛薬を服用しながら痛みの自制範囲内で行うと良いでしょう．

● 禁忌事項としては，術後の患肢への荷重制限や，関節可動域の可動制限や脱臼肢位がありますが，**骨折の受傷部位や治療法によって異なるため，適宜主治医に確認する必要があります．**

3 病棟でできるリハビリテーション

a) カフパンピング（足関節底背屈運動）

● 受傷後や術後の安静期間中の深部静脈血栓症を予防します．足関節の拘縮予防や下腿の筋力維持にも有効です（図1）．

b) 大腿四頭筋等尺性運動・下肢挙上運動

● 下肢の筋力増強練習になります．

● 固定部を保護するため，等尺性運動から開始します[2]．等尺性運動とは，関節を動かさずに筋を収縮させる方法です（図2）．

● 膝関節を伸展させた状態で，下肢を挙上する運動を行います（図3）．痛みや筋力低下で下肢が挙上できない場合は，膝関節屈曲位で行うと負荷量が軽減します．

● 挙上する下肢を介助しながら行う方法でもよいでしょう．

c) 動作練習（起き上がり～移乗動作）

● 移動動作項目を参照してください（「3章 ADL」Q19・Q20・Q21の項）．

● 骨折部位にかかるストレスでの痛みや，関節の可動域制限により，介助を要する場合があります．

d) 行動範囲の拡大（車いす自操・杖歩行指導）・環境設定

● 一側下肢骨折の場合は，松葉杖等を用いて患側下肢を免荷した歩行をすることができます．

● 指導方法はQ73の項を参照してください．

- 大腿骨頸部骨折など，関節可動域制限や痛みを伴う場合や，廃用症候群で動作能力が低下した場合は，離床が進みにくい場合があります．
- 健側下肢の方向から起き上がれるようにベッドの方向を調整して起き上がりやすくしたり（図4），移乗動作やトイレ移動の際に立位姿勢をとる機会をつくったり，車いすの自操の指導をするなどして生活にリハビリを組み込むことが重要です．

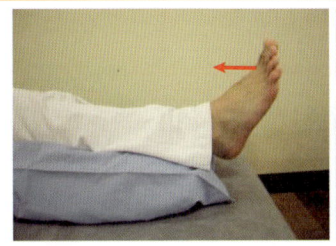

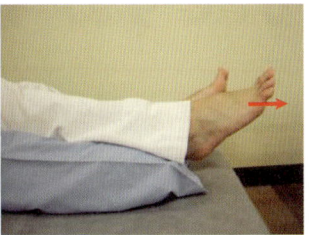

図1 カフパンピング

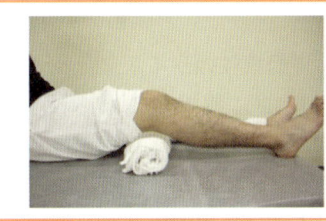

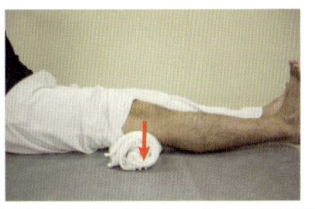

足関節の背屈と底屈を繰り返します．

図2 大腿四頭筋等尺性運動（膝セッティング）

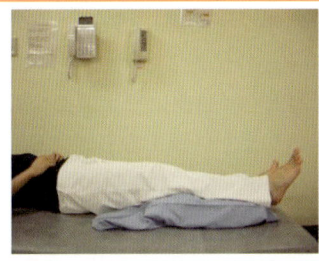

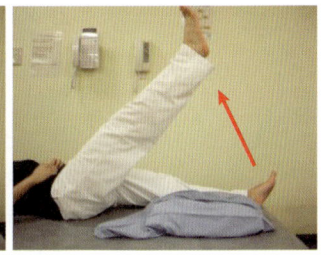

膝の裏でタオルを押しつぶすように力を入れます．

図3 下肢挙上運動

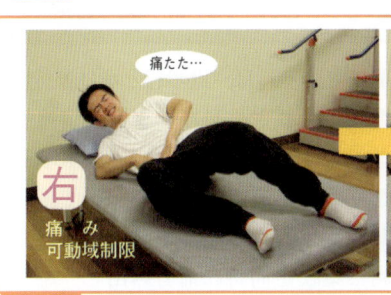

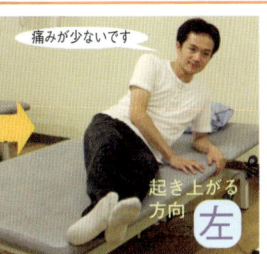

膝関節を伸展させた状態で，下肢を挙上します．

図4 下肢骨折患者の環境設定の例

右大腿骨頸部骨折術後，右股関節に痛みや可動域制限がある場合．起き上がる方向を左側に設定すると，起き上がり動作が自立となりやすいです．

ワンポイントアドバイス

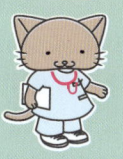

運動療法でも動作練習でも，今後のゴールがイメージできるように患者さんをサポートします．目標を提示して，毎日取り組めるように設定する工夫が必要です．また，患者さんの年齢，体力，性格に違いがありますので，医療チームで相談し決めると良いと思います．

参考文献

1) 石鍋圭子 編：7．骨折とリハビリテーション．"疾患・障害別リハビリテーションナーシング"学習研究社，pp66-73，2005
2) 柳澤 健 編：1 骨折．"整形外科系理学療法学"メジカルビュー社，pp10-23，2009

7章 運動器疾患

Q73 松葉杖の指導をするときに、どのようにしたらよいですか？

A 体力・理解力・バランスなどを考慮して、時間をかけ指導します。まず、体格に合わせてチェックアウト（適合）を行います。腋窩で支えず、脇を締めて側胸部で支え、使用します。一側下肢骨折の場合は、三点歩行の指導が適しています。

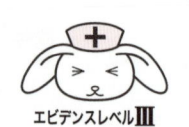

エビデンスレベルⅢ

回答者 江原弘之

1 松葉杖の特徴と種類（代表的なもの）

- 下肢の骨折や関節炎などにおいて、下肢にかかる荷重を免荷して、必要以上のストレスや疼痛を起こさずに移動能力を高めることができる歩行補助具のうち、身体と二点以上接触がある杖が松葉杖です。
- 木製と金属製があり、腋窩あて、握り、支柱、杖先、杖先ゴムから成り立っています。
- T字杖よりも支持性があるので、免荷量を大きくすることができますが、上肢の筋力を必要とします。
- 両松葉杖の使用で、体重の2/3程度を免荷することができます。
- 通常見かけるのが標準型松葉杖で、「腋窩支持型松葉杖」とも呼ばれています。
- その他、前腕カフがある「ロフストランド杖」、上腕カフがある「カナダ杖」、簡略化した「オルト杖」などが、松葉杖に分類されています（図1）。

2 松葉杖の適合（チェックアウト）

- 松葉杖は、上肢筋力・体幹機能などの運動器だけでなく、呼吸・循環機能など全身の状態を考慮して選択すると良いです。
- チェックアウト後も、すぐに生活場面で使用せずに、練習時間を設け、使用目的や環境に合わせた動作を実際に繰り返し行ってから使用するほうが良いでしょう。
- 特に、長期臥床後など体力低下が考えられるときは、先行してリハビリでの運動療法による機能改善が必要な場合があります。

- 患者さんに松葉杖のサイズを合わせる簡便な方法として、一時的に使用するならば一般成人で身長−41cmで合わせることができます（図1の右図①）。
- 高齢者や脊柱に変形がある場合は、身長から合わせる簡便な方法は実用的ではありません。立位姿勢に合わせて適合させます。具体的には、腋窩前縁から靴底の外側（小指側）15cm、その点からさらに前方へ15cmの位置までの長さに合わせ、握りの位置は肘関節30°屈曲位で手関節を背屈した手掌面の高さとなります（図1の右図②）。
- いずれの場合でも、腋窩前縁から腋窩あてとの距離を2横指分あけ、腋窩への圧迫を避けること、平らな場所で靴を履いた立位で適合させることが望ましいです。

3 代表的な歩行動作

- 松葉杖での歩行は、**点歩行**と**振り歩行**に分けられます。
- 松葉杖は、整形外科での下肢外傷後や下肢術後に臨床上指導することが多いため、本項では振り歩行に分類される「**三点歩行**」について説明します。
- 免荷三点歩行は、患側下肢を免荷した状態で、
  ①両松葉杖を同時に前方へ出し、患側下肢を前方へ出す
  ②健側下肢を前方へ出す、という手順で行われます。
- 部分荷重が許可された状態であれば、「部分負荷三点歩行」を指導します（図2）。
  ①患側下肢と同時に両松葉杖を前方につく
  ②健側下肢を前方に出す、という手順となります。
- 足関節の固定肢位や荷重可能な部位により、つま先型、踵型、足底型の3つに分けることができます。

- 階段昇降では，以下のように行います．

免荷での昇り（図3）：①開始肢位，②両下肢を一段上に上げる，③両松葉杖を引き上げる，という順番

免荷での降り（図4）：①開始肢位，②両松葉杖を一段下に下ろす，③松葉杖で支え両下肢を下ろす，という順番

※段差の高さ（蹴上げ）によっては，手すりと2本に束ねた松葉杖で支えると昇降しやすいです（図5）．
- 部分負荷歩行で免荷量が軽度の場合は，片松葉杖歩行も可能となります．通常，片松葉杖は健側の上肢で使用します．

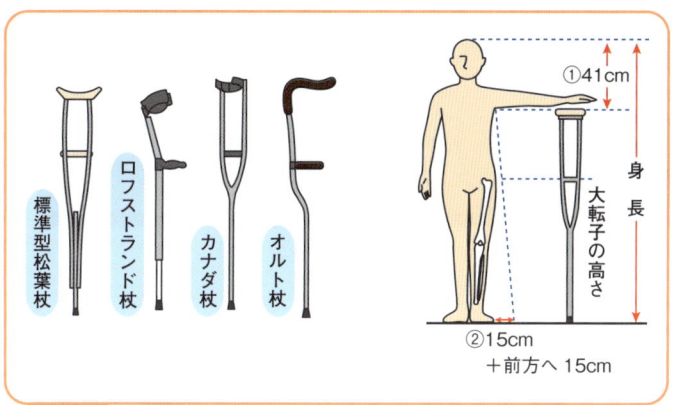

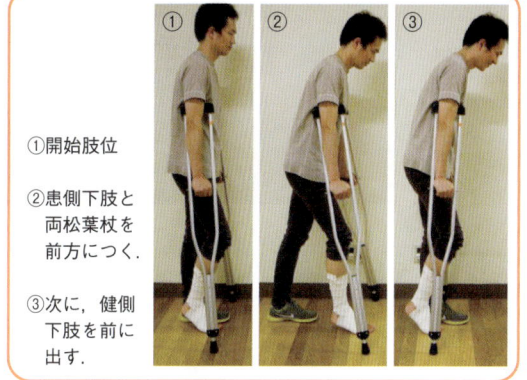

図1 松葉杖の種類と長さ

図2 三点歩行（部分負荷三点歩行）
①開始肢位
②患側下肢と両松葉杖を前方につく．
③次に，健側下肢を前に出す．

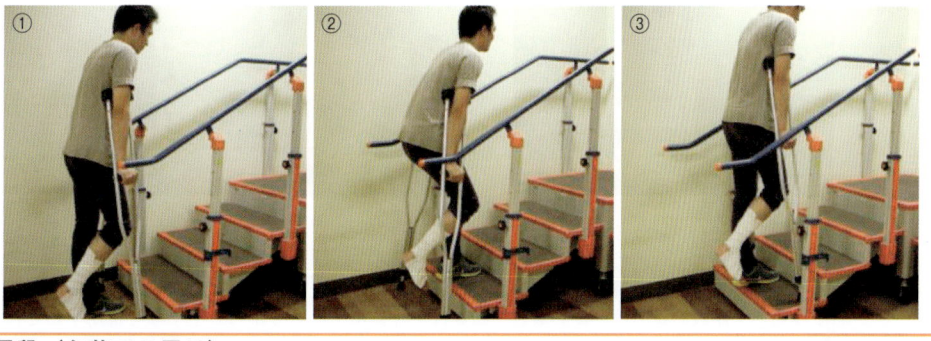

図3 松葉杖での階段昇段（免荷での昇り）
①開始肢位
②両下肢を一段上に上げる．
③両松葉杖を引き上げる．

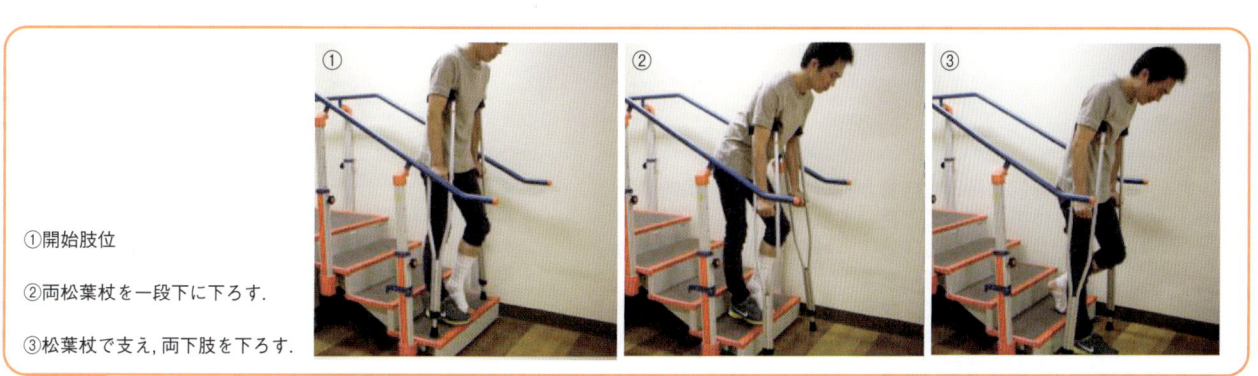

図4 松葉杖での階段降段（免荷での降り）
①開始肢位
②両松葉杖を一段下に下ろす．
③松葉杖で支え，両下肢を下ろす．

入院中のリハビリテーション

昇り

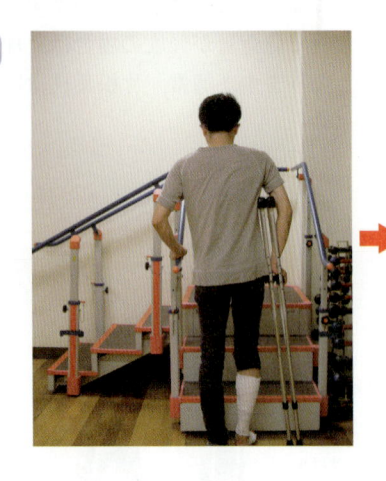

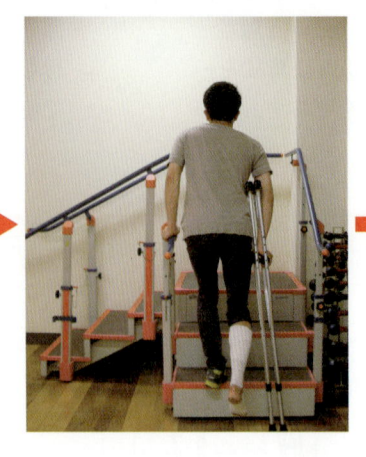

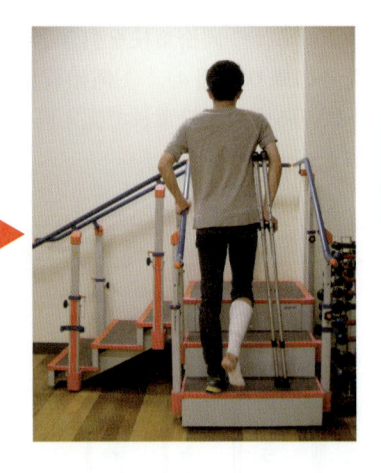

降り

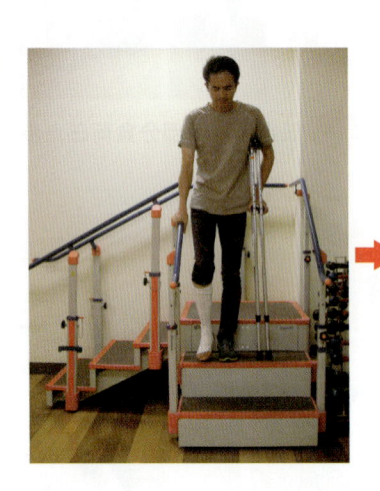

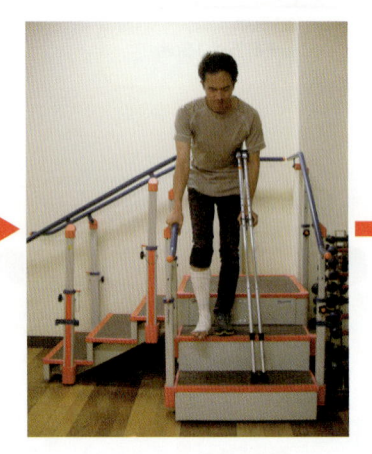

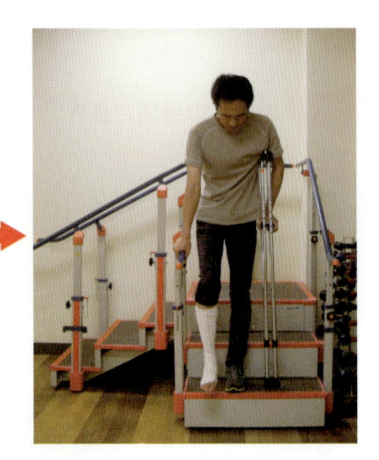

図5 手すりを利用した階段昇降
　右下肢免荷：階段の蹴上げが高い場合，松葉杖を片側にまとめて持ち，手すりを併用すると転倒の危険が減ります．
　階段昇降動作は運動の負荷も大きいため，エスカレーター，エレベーターなど他の手段がある場合には無理して階段を使わない，という指導をしておくことも重要な視点です．

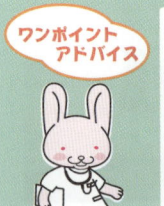

ワンポイントアドバイス
指導前に指導者自身が実際に使用し，院内歩行を体験しておくと良いです．
腋窩あてによる圧迫で，神経麻痺を起こす場合があるので注意します．
平地だけでなく，段差，階段，坂道，ドアの開閉，落下物を拾う動作が必要ですが，転倒リスクもあり注意します．

参考文献

1) 橋元　隆：杖・歩行補助具の種類と動作障害に応じた用い方の要点．理学療法 27（1）：192-207, 2010
2) 細田多穂, 柳澤　健："理学療法ハンドブック 第3巻" 協同医書出版社, pp157-163, 2000

7章　運動器疾患

Q74 四肢切断の原因と治療法について教えてください

A 原因としては，まず交通事故や労働災害によるものが挙げられます．また，がんによるもの，さらに近年では閉塞性動脈硬化症（ASO）や糖尿病など末梢循環障害による下肢切断が増えてきています．循環障害の程度に応じて，切断術や，血行再建術による患肢の温存も行われています．

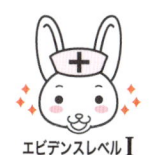

エビデンスレベル Ⅰ
回答者　佐々木雄輔

1 上肢切断（図1）

- 上肢切断においては，機械作業により誤って切断してしまうのが，原因としては最も多くみられます．その他の原因としても**外傷性のものが多く**，循環障害などの内科疾患を原因とするものが少ないのが特徴です．
- 部位も，手指の切断が最も多くの割合を占めます．

2 下肢切断（図2）

- 下肢切断の原因には，交通事故や労働災害によるものに加えて，閉塞性動脈硬化症（ASO）や糖尿病，バージャー病などの**末梢循環障害によるものが以前に比べて増加してきています**．1960年代では，切断原因の70％が外傷によるものでしたが，2000年代には80％が循環障害を原因としたものとなっています（図3）．
- 切断部位としては，下腿切断が全体の約半数と最も多く，次いで大腿切断が多くみられます．

3 治療法

- 末梢循環障害を原因としたものに対する切断術適応は，血圧脈波検査（ABI）や皮膚組織灌流圧（SPP）測定による虚血の重症度評価，全身状態，受傷前ADLなどをもとに決定されます．
- 下肢の切断は，部位が近位になればなるほど機能低下が起こりやすいため，**できるだけ患肢を長く残すことが望ましい**とされています．術前に歩行能力を有していた下腿切断者において，9例中8例が義足や杖を用いて歩行能力を維持できていたのに対し，大腿切断では術後歩行可能例はなかったとの報告があります[3]．
- 末梢循環障害に対して，近年では，血行再建術や人工血管バイパス術の発達やフットケアの充実により，患肢の保存や，より遠位での切断術が可能となってきています．
- 末梢循環障害を原因とした症例は高齢者に多く，他の合併症を抱えていることも少なくなく，動作能力の再獲得が困難となる場合もあります．
- 腫瘍に対する治療は，原発巣を完全に切除し，再発を防ぐ必要があります．以前は切断術が多く行われていましたが，現在は患肢を温存して人工関節や人工骨を用いる手術法が行われるようになってきました．温存術で病巣を取りきれない場合は，切断術が選択されます．また，肺などへの転移を予防する目的で化学療法が併用されます．

ワンポイントアドバイス
できるだけ患肢を温存するためには，下肢の症状が重症化する前から対処していくことが重要です．特に糖尿病や心疾患をもつ患者さんでは，下肢循環障害が起こるリスクが高いといえます．感覚障害がないか，胼胝や鶏眼，足趾の変形がないかなど，早期の時点から確認しておくことが大事です．

入院中のリハビリテーション

図1 上肢の切断部位　　（文献1, p121より引用）

肩甲胸郭間切断
肩関節離断
腋窩レベル
上腕切断
上腕骨内側上顆レベル
肘関節離断
前腕切断
尺骨茎状突起レベル
手関節離断
手根骨部切断
中手骨切断
指切断
手部部分切断

図2 下肢の切断部位　　（文献1, p219より引用）

〔切断部位〕
片側骨盤切断
股関節離断
股レベル
大腿切断
内側関節裂隙レベル
膝関節離断
下腿離断
サイム切断
ショパール離断
リスフラン離断
中足骨切断
足指切断

図3 下肢切断の原因　（1970〜2004年, 35年間1,677例）　（文献2, 3より引用）

凡例：労働災害／交通事故／その他の外傷／末梢循環障害／腫瘍／その他の疾患／先天性／不明

期間：1970-'74／'75-'79／'80-'84／'85-'89／'90-'94／'95-'99／'00-'04

参考文献

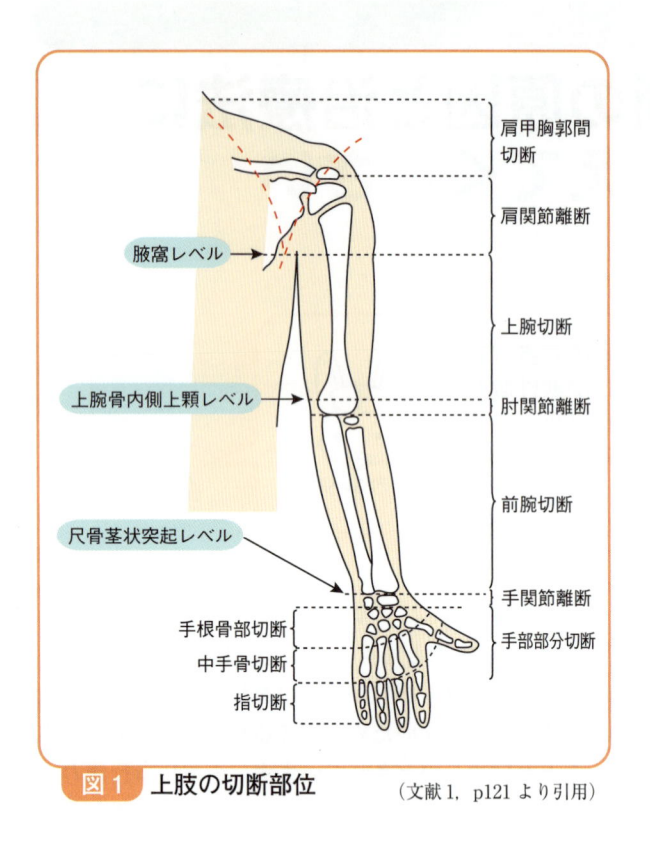

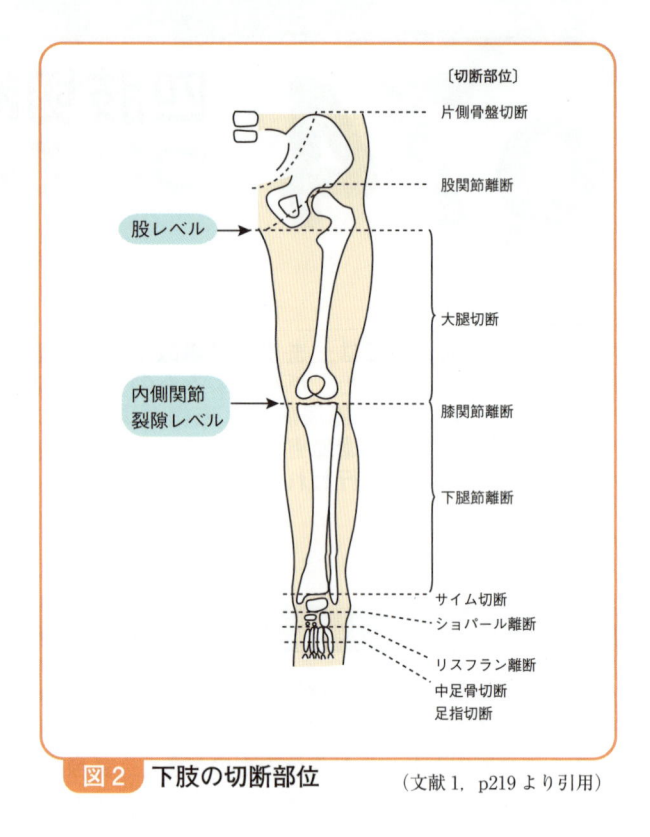

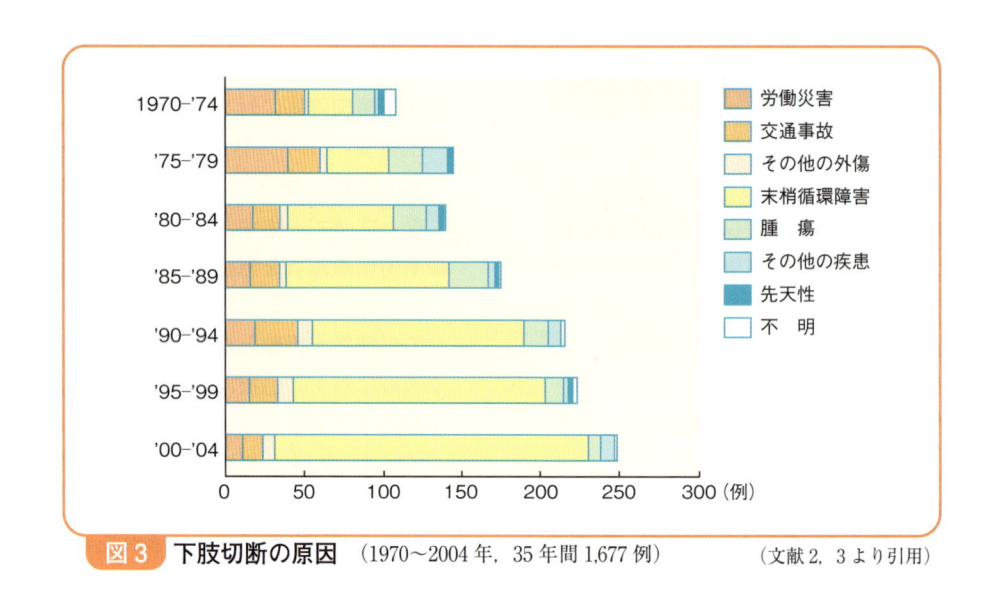

1) 澤村誠志 他：第5章 切断者のリハビリテーション. "リハビリテーション医学全書18 切断と義肢 第4版" 医歯薬出版, pp121-219, 1999
2) 澤村誠志：切断と義肢. 医歯薬出版, 2007
3) 澤村誠志：義肢. 総合リハ 35：751-756, 2007
4) 黒川義隆 他：下肢切断術の治療成績―切断高位の検討. 整形外科 62：119-122, 2011

7章 運動器疾患

Q75 四肢切断患者の関節拘縮を防ぐためには、どのようにしたらよいですか？

A 各部位での切断においては、筋を切断することにより起こりやすい関節拘縮があります。ポジショニングに気をつけて予防することが大切です（図1～3）。

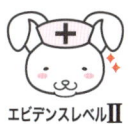

エビデンスレベルⅡ

回答者　佐々木雄輔

- 上肢切断はQ74で触れたように、外傷性のものが多く、若年者に多いのが特徴で、高齢者に比べると循環障害等の合併症が少なく、比較的拘縮は起きにくいです。そのため、本稿では大腿切断・下腿切断の場合について述べます。

1 大腿切断

- 大腿切断においては、**股関節屈曲・外転・外旋拘縮**がみられます。
- 大腿切断では、股関節屈筋や外転筋、外旋筋の多くが温存されるのに対し、股関節伸筋や内転筋、内旋筋がより多く切断されます。これにより、強い筋と弱い筋でバランスが崩れてしまうため、関節拘縮が起きやすくなります。
- 長時間の車いす坐位は股関節屈曲拘縮をきたしやすいため、適度に休憩を入れながら行う必要があります。
- 背臥位においては、ポジショニングのために枕を断端の下に入れると股関節屈曲拘縮を、股の間に挟むと股関節外転拘縮をそれぞれ起こしやすくなります。

- また、臥床が続いて断端を動かさないようになると、廃用性の関節拘縮をきたしやすくなります。そのため、全身状態が落ち着いていれば、なるべく離床をはかります。
- 術後早期からの自動運動、および他動運動は関節拘縮を防ぐのに役立ちます。
- さらに、断端を強化することも大切です。股関節屈曲・伸展・内転・外転などの自動運動や抵抗運動を行います。
- 股関節屈曲拘縮を予防するためには、腹臥位の姿勢を積極的に行うことが推奨されています。

2 下腿切断

- 下腿切断においては、**膝関節屈曲拘縮**が多くみられます。
- 大腿切断と同様に、長時間の車いす坐位や、背臥位で断端の下に枕を入れると膝関節屈曲拘縮を起こしやすくなります。
- 大腿切断と同様に、腹臥位を積極的に行ったり、可

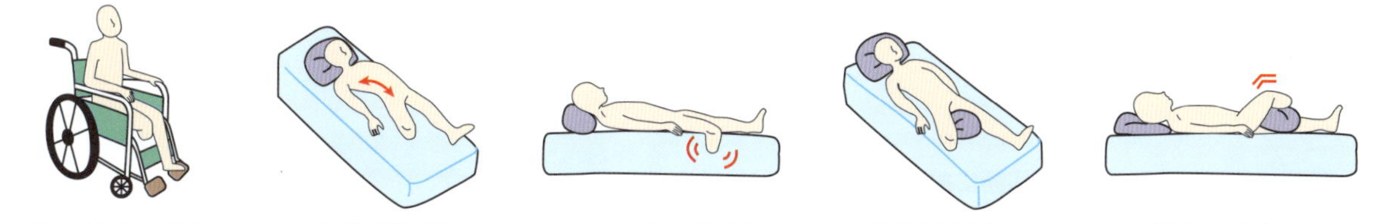

| 車いすに長く乗り、股・膝関節の屈曲位をとる | 腰椎前彎が強い姿勢をとる | ベッドから断端を下にたらす | 断端を外転させる | 断端下に枕を入れ、股・膝関節の屈曲位をとる |

図1 切断術後とってはいけない肢位

（文献1を参照して作成）

能であれば早期から義足装着での立位・歩行を促したりすることで予防します．
●筋力強化は，坐位での膝伸展運動を積極的に行います．これにより，拘縮予防のみならず，安定した義足歩行獲得につなげていくことが可能です．
●手術後の創部痛が強い場合には，防御的に屈曲肢位をとりやすくなり，拘縮が起こりやすくなります．そのため，服薬による疼痛コントロールも重要となります．

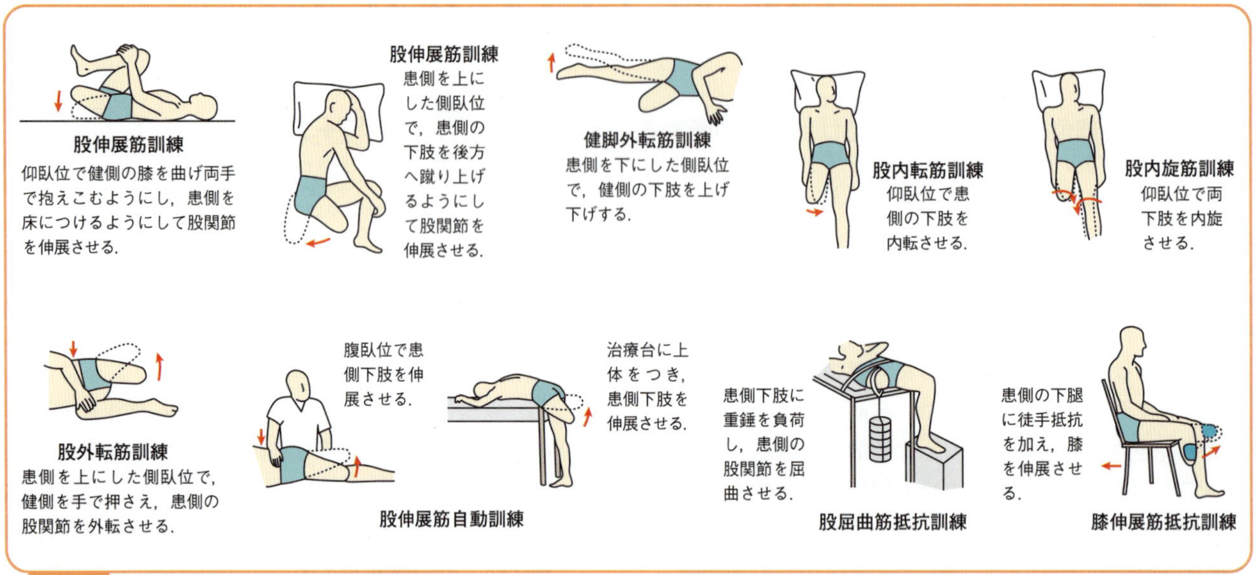

図2 下肢切断者に対する断端訓練

- **股伸展筋訓練**：仰臥位で健側の膝を曲げ両手で抱えこむようにし，患側を床につけるようにして股関節を伸展させる．
- **股伸展筋訓練**：患側を上にした側臥位で，患側の下肢を後方へ蹴り上げるようにして股関節を伸展させる．
- **健脚外転筋訓練**：患側を下にした側臥位で，健側の下肢を上げ下げする．
- **股内転筋訓練**：仰臥位で患側の下肢を内転させる．
- **股内旋筋訓練**：仰臥位で両下肢を内旋させる．
- **股外転筋訓練**：患側を上にした側臥位で，健側を手で押さえ，患側の股関節を外転させる．
- **股伸展筋自動訓練**：腹臥位で患側下肢を伸展させる．治療台に上体をつき，患側下肢を伸展させる．
- **股屈曲筋抵抗訓練**：患側下肢に重錘を負荷し，患側の股関節を屈曲させる．
- **膝伸展筋抵抗訓練**：患側の下腿に徒手抵抗を加え，膝を伸展させる．

（文献1を参照して作成）

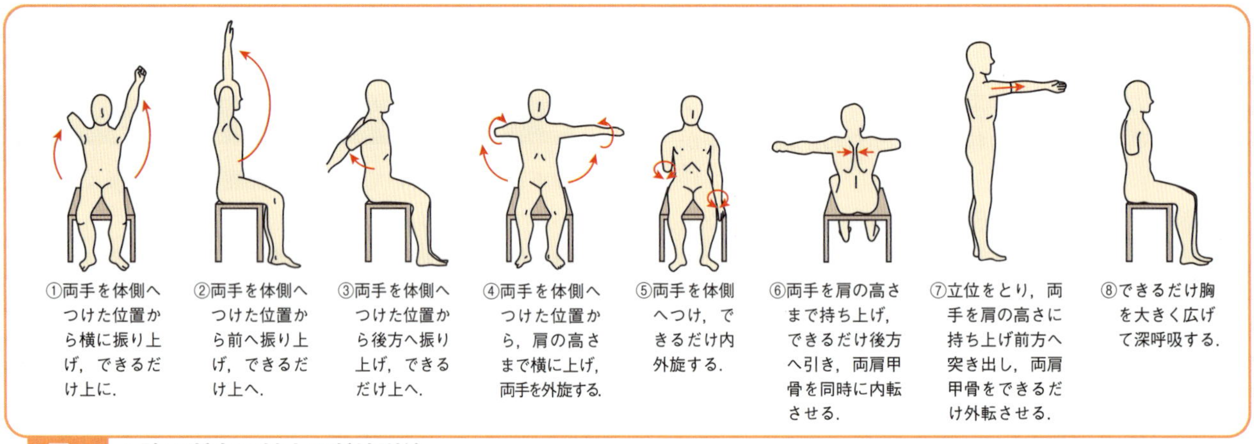

図3 上肢切断者に対する断端訓練

①両手を体側へつけた位置から横に振り上げ，できるだけ上に．
②両手を体側へつけた位置から前へ振り上げ，できるだけ上へ．
③両手を体側へつけた位置から後方へ振り上げ，できるだけ上へ．
④両手を体側へつけた位置から，肩の高さまで横に上げ，両手を外旋する．
⑤両手を体側へつけ，できるだけ内外旋する．
⑥両手を肩の高さまで持ち上げ，できるだけ後方へ引き，両肩甲骨を同時に内転させる．
⑦立位をとり，両手を肩の高さに持ち上げ前方へ突き出し，両肩甲骨をできるだけ外転させる．
⑧できるだけ胸を大きく広げて深呼吸する．

（文献1を参照して作成）

> **ワンポイントアドバイス**
> 大腿および下腿切断における関節拘縮は，その後の歩行能力を獲得できるかに大きく関わってきます．一度関節拘縮を起こすと，改善するには時間がかかるので，十分に注意してみていく必要があります．

参考文献

1) 澤村誠志 他：第5章 切断者のリハビリテーション．"切断と義肢 第4版"医歯薬出版, pp428-435, 1999
2) 加倉井周一, 赤居正美 編：8. 切断者に対するリハビリテーション．"義肢装具のチェックポイント"医学書院, p79, 2004

7章 運動器疾患

Q76 断端の管理と義足の動作練習について教えてください

A 切断術後早期の断端管理は，その後の早期離床やリハビリテーションに大きく関わってきます．断端管理の目的には，創治癒の促進や拘縮予防，断端の成熟をはかることなどが挙げられます．

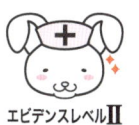

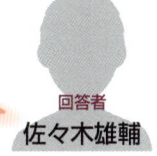

エビデンスレベルⅡ

回答者
佐々木雄輔

1 術後早期における断端管理

a) ソフトドレッシング（soft dressing）

- 従来より行われている方法で，創部の上にガーゼを当て，弾性包帯を巻く方法です．弾性包帯で適度に圧迫が加わることで断端の浮腫を予防し，断端を円錐形に整え，成熟を促すことが可能です．
- 弾性包帯の装着には技術が必要とされ，また疼痛による不良肢位，関節拘縮をきたしやすいという欠点があります．
- 義足ができるまでは，断端筋力強化などのリハビリを行います．

b) リジッドドレッシング（rigid dressing）

- ギプス包帯を用いてソケットを作製し，断端表面の全面接触を行う方法です．
- ソフトドレッシングに比べると，創の治癒が良好とされています．この方法では，早期より仮義足を用いての歩行練習が可能なため，関節拘縮を起こしにくいという利点があります．
- しかし，断端が密閉されることにより外側からの観察が難しい，温度・湿度のコントロールがしにくいなどの欠点があります．その点，末梢循環障害原性の切断ではやや不向きです．事故や腫瘍による切断に用いられることが多いです．

c) シリコーンライナー

- 近年行われるようになってきた方法です．術後早期より，シリコンでできたソケットを断端に巻きつけるように装着します．これにより断端を圧迫し，浮腫を予防，断端の成熟を促すことができます．

2 弾性包帯の装着（図1）

- 切断術後の断端では，筋収縮による筋ポンプ作用が不十分であることから，循環不良となり浮腫を起こしやすくなります．
- 浮腫の予防には，義肢の積極的な装着が求められます．また，義肢を装着していないときにも，弾性包帯を用いることで浮腫を予防することが可能です．また，これにより，断端の成熟をはかることも可能です．
- 弾性包帯は，一日に数回巻き直す必要があるため，患者さん自身でも装着が行えるように指導していく必要があります．
- 弾性包帯は，断端の遠位をきつく，近位をゆるめに巻き，全体に一定の圧が加わるように行います．

3 義足の動作練習

- 術後創部が落ち着いたら，義足を作製し動作練習を行っていきます（図2〜4）．
- 荷重での運動は，立ち上がり動作や移乗動作から開始し，立位が安定して行えるようにしていきます．立位でのバランスがとれるようになってきたら，歩行練習を開始します．
- 社会復帰に向けては，床からの立ち上がり，階段昇降，ズボンや靴の着脱，坂道での歩行などの応用動作を練習していきます．

図1 弾性包帯の巻き方

大腿切断例

下腿切断例

上肢切断例
- 上腕切断（胸郭まで）
- 前腕切断（上腕まで）

弾性包帯の締め具合
- 不良例
- 良好例

断端遠位をきつめに，近位を緩めに巻き，全体に一定の圧が加わるように巻く．

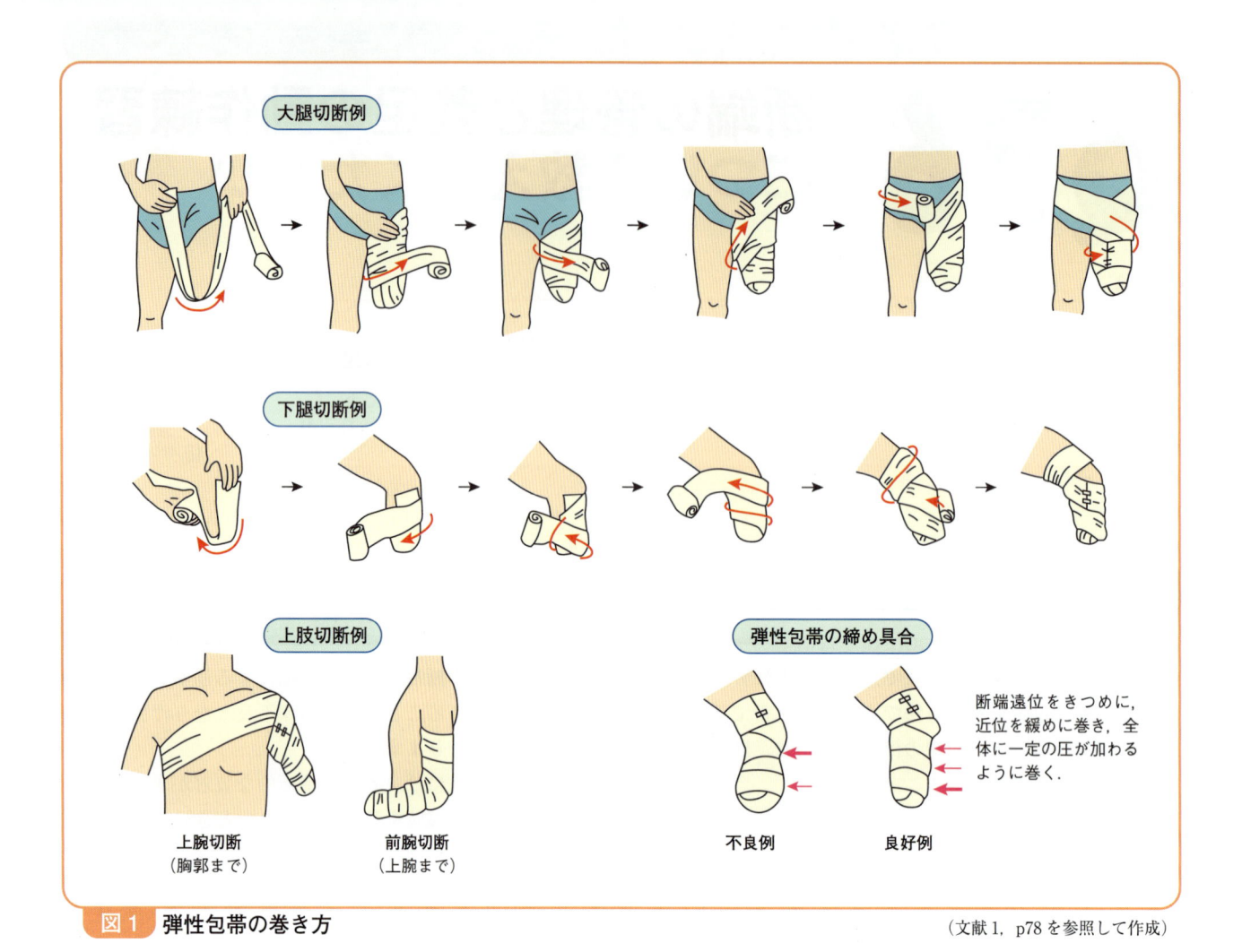

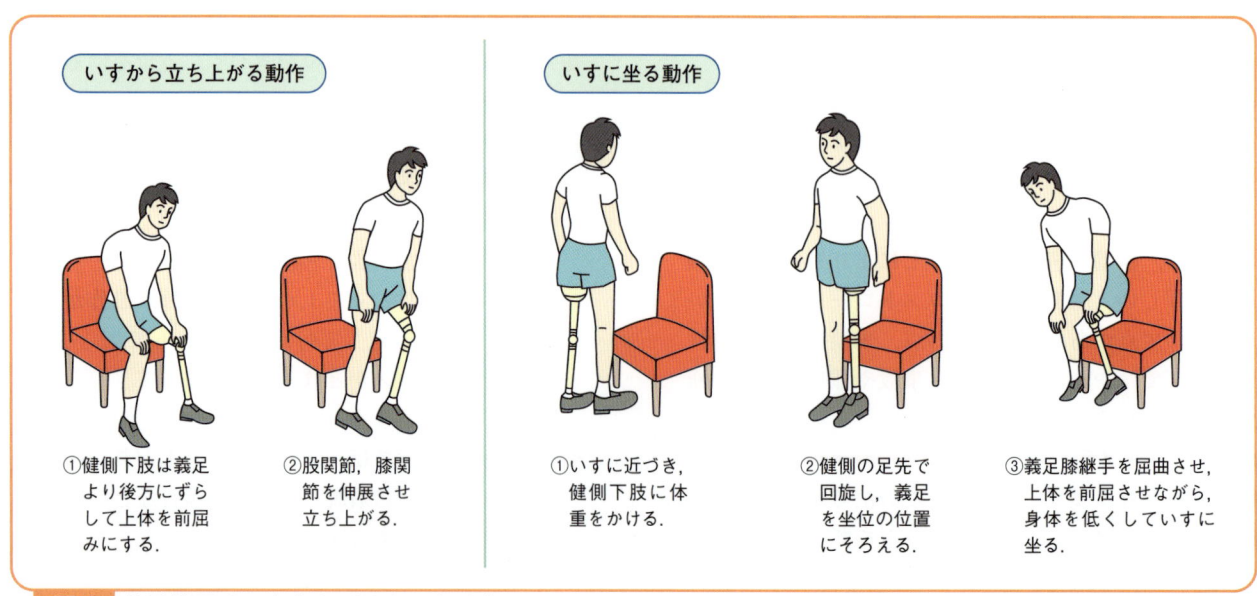

（文献1，p78を参照して作成）

図2 義足使用時の立ち上がり方・坐り方

いすから立ち上がる動作
① 健側下肢は義足より後方にずらして上体を前屈みにする．
② 股関節，膝関節を伸展させ立ち上がる．

いすに坐る動作
① いすに近づき，健側下肢に体重をかける．
② 健側の足先で回旋し，義足を坐位の位置にそろえる．
③ 義足膝継手を屈曲させ，上体を前屈させながら，身体を低くしていすに坐る．

（文献3，p475を参照して作成）

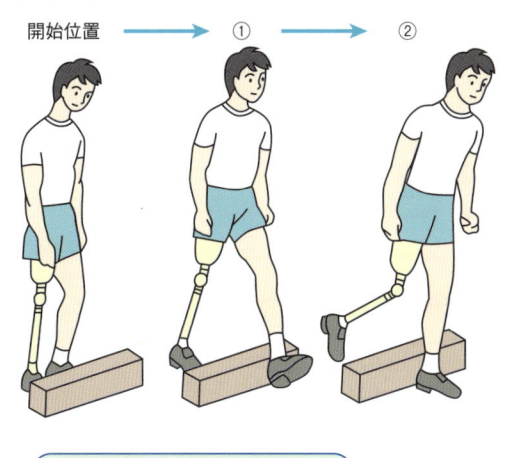

図3 障害物の乗り越え

障害物の乗り越え（正面より）
①健側を，障害物を越えて前方へ踏み出す．
②十分に体幹を前屈しながら義足側の股関節を屈曲し，障害物を越えて前方へ振り抜く．

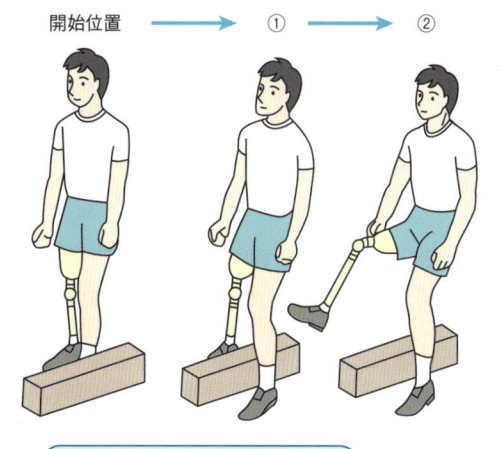

障害物の乗り越え（側方より）
①健側を，障害物を越えて側方へ踏み出す．
②次いで義足を前方へ振り上げ，障害物を越える．

（文献2, p83を参照して作成）

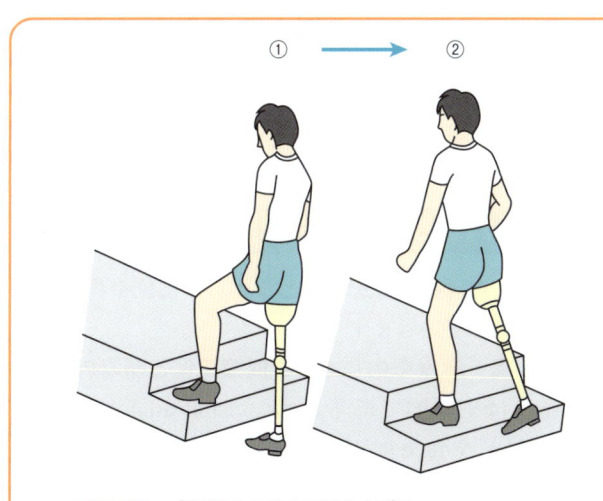

図4 階段昇降

昇り
①健側を1段上に踏み上げる．
②次いで健側の股，膝関節を伸ばしながら義足を引き上げてそろえる．

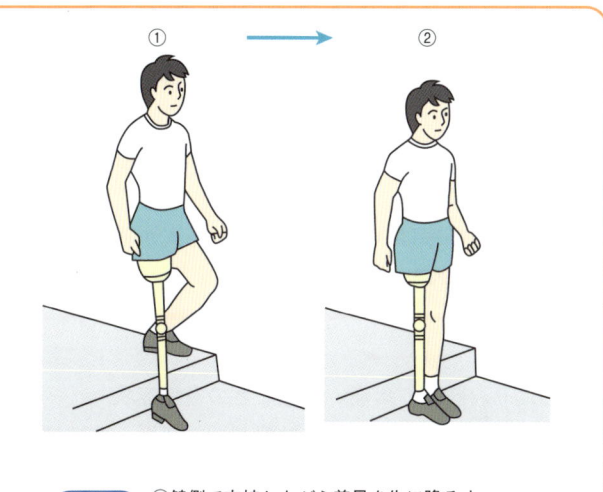

降り
①健側で支持しながら義足を先に降ろす．
②次いで健側を降ろしてそろえる．

（文献2, p81を参照して作成）

ワンポイントアドバイス

心疾患や呼吸器疾患を合併している場合，歩行自立に至らない場合もあります．その場合，車いす操作の練習が必要となりますが，長距離の歩行が困難であっても，義足を用いて歩行練習を行うことが，車いすへの移乗動作安定化や，患者さん自身のモチベーションにつながります．

参考文献

1) 加倉井周一, 赤居正美 編：8. 切断者に対するリハビリテーション．"義肢装具のチェックポイント" 医学書院, pp71-78, 2004
2) 細田多穂, 柳澤 健 編：第57章 切断と義肢．"理学療法ハンドブック" 協同医書出版社, pp79-83, 2010
3) 澤村誠志 他：第5章 切断者のリハビリテーション．"切断と義肢 第4版" 医歯薬出版, p475, 1999

入院中のリハビリテーション

7章 運動器疾患

Q77 関節リウマチの病態と評価方法について教えてください

A 関節リウマチ（rheumatoid arthritis：RA）は，自己免疫異常による滑膜の増殖によって関節内に慢性炎症を生じ，最終的には骨破壊に至って機能障害に陥る**全身性の炎症性疾患**です．リハビリテーションでは，主に疼痛や変形の有無，関節可動域，筋力などをはじめ，その他に日常生活動作（ADL）の遂行状況を評価します．

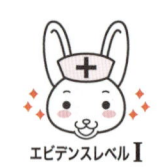

エビデンスレベルI

回答者 安原佑子

1 関節リウマチとは？

a）特徴
- 多発性の**関節炎を主症状**とする全身疾患です．
- 免疫異常によって関節を包む滑膜が炎症を起こす，慢性かつ進行性の関節破壊が特徴的な症状です．
- 関節破壊が起こるため，**痛みや機能障害**を生じやすいです．
- 20～50代の**女性に多く**みられますが，高齢での発症もあります．
- わが国の有病率は0.5％，およそ60万人が罹患しているといわれています．

b）症状
- **関節症状**
  - こわばり，腫脹，疼痛，熱感などの炎症症状．
  - 筋力低下：廃用性萎縮，反射性萎縮，変形，拘縮により筋収縮が乏しい場合．
  - 伸筋腱皮下断裂：特に薬指・小指に多いです．
  - ROM制限：関節内の組織破壊により生じる拘縮，強直．
  - 関節動揺：特に手指の関節にみられます．
  - 変形：代表的な手指の変形を図1に示します．
- **関節外症状**
  - 全身症状：発熱，倦怠感，食思不振，易疲労．
  - 心症状：心膜炎，弁膜障害，心筋障害．
  - 肺症状：胸膜炎，間質性肺炎，肺線維症．
  - 腎症状：アミロイドーシス．
  - 神経症状：末梢神経障害，稀に中枢神経障害．
  - 眼症状：シェーグレン症候群による乾燥性角結膜炎，強膜炎，虹彩炎．
  - 皮膚症状：皮下結節，皮膚潰瘍，壊死．

c）診断基準
- これまで，1987年に制定された米国リウマチ学会（ACR）の診断基準（表1）が一般的に用いられてきましたが，2009年次の学術集会で新たにACRと欧州リウマチ連盟（EULAR）が共同策定した「ACR/EULAR診断基準（2010年）」（表2）が発表され，23年ぶりにRA診断基準は改定されました．

2 リハビリテーション評価

- 前述した「症状」を参照しながら，部位や程度を含め評価していきます．
- 疼痛：痛みを生じている関節部位と痛みの程度．痛みは主観的であるため，visual analogue scale（VAS）やface scaleを用いることが多いです．
- 変形：関節変形の有無，程度，動揺性を同時に評価し，触診やX線画像上の確認も行います．
- 関節可動域（ROM）：制限が生じている場合，疼痛によるものか，拘縮によるものかなどを判断します．評価は，痛みのない範囲で自動・他動ともに測定します．なお，変形により基本肢位が変化している場合は特記します．
- 筋力（MMT・握力）：廃用性によるものか，反射性萎縮によるものか，疼痛によるものかを判断します．
- 手指巧緻性：握る，つまむなどの細かな作業が，どの程度行えるかを評価します．
- ADL動作状況：変形や筋力低下により，生活上で困難となっている事柄を聴取します．

3 治療

- **安静療法**：炎症が強いときは過度な負担を避けます．
- **薬物療法**：非ステロイド性抗炎症薬（NSAIDs）や抗リウマチ薬（メトトレキサート）などの併用治療．骨破壊を抑制する生物学的製剤（レミケード®）なども含まれます．
- **外科的療法**：滑膜切除術，関節固定術，人工関節置換術などが適応となります．
- **リハビリテーション**：症状や経過に応じて，リウマチ体操指導（Q78参照），関節保護法をはじめとするADL指導，変形に対するスプリント療法と自助具の選択などを行います．

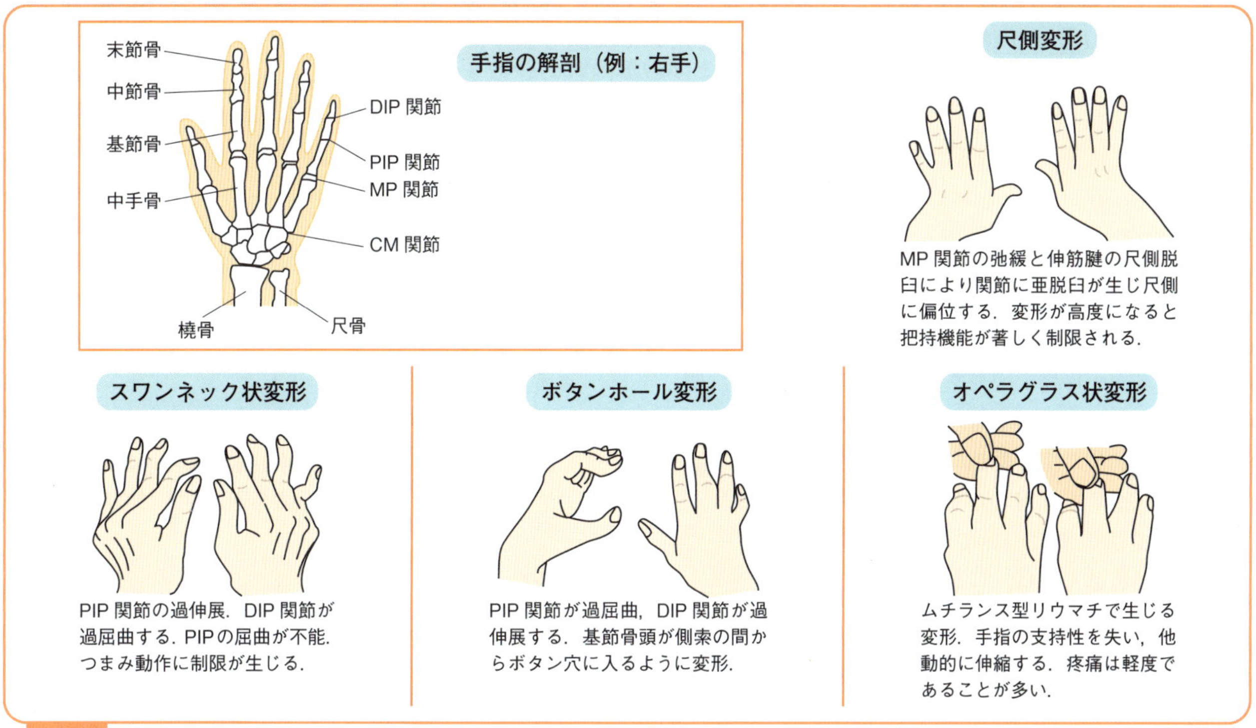

図1 リウマチの特徴的な手の変形

手指の解剖（例：右手）
- 末節骨
- 中節骨
- 基節骨
- 中手骨
- DIP関節
- PIP関節
- MP関節
- CM関節
- 橈骨
- 尺骨

尺側変形：MP関節の弛緩と伸筋腱の尺側脱臼により関節に亜脱臼が生じ尺側に偏位する．変形が高度になると把持機能が著しく制限される．

スワンネック状変形：PIP関節の過伸展．DIP関節が過屈曲する．PIPの屈曲が不能．つまみ動作に制限が生じる．

ボタンホール変形：PIP関節が過屈曲，DIP関節が過伸展する．基節骨頭が側索の間からボタン穴に入るように変形．

オペラグラス状変形：ムチランス型リウマチで生じる変形．手指の支持性を失い，他動的に伸縮する．疼痛は軽度であることが多い．

表1 RA診断（分類）基準（米国リウマチ学会）（1987年）

1) 朝のこわばり
2) 3領域以上の関節腫脹
3) 手指の関節の腫脹
4) 対称性の関節腫脹
5) 皮下結節
6) リウマチ因子
7) X線画像上の変化

＊7項目中4項目以上を満たすものをRAを有しているものとする．

表2 ACR/EULAR予備診断基準のスコアリング（2010年）

1. 関節病変　　　　5項目を1〜5点評価
2. 血清学的因子　　3項目を0〜3点評価
3. 滑膜炎持続時間　2項目を0〜1点評価
4. 炎症マーカー　　2項目を0〜1点評価

＊上記4群（12項目）の一覧より，該当する項目のスコアを合計し，6点以上でRAと診断．

ワンポイントアドバイス：診断基準の改定により，早期からリウマチの治療を開始できるようになり，変形や疼痛の予防が可能になりました．診断基準は，米国リウマチ学会の他に，厚生省研究班（1993）による早期診断基準も臨床で用いられています．

参考文献

1) 落合慈之 監，稲川利光 編：関節リウマチ．"リハビリテーションビジュアルブック"学研メディカル秀潤社，pp119-124，2011
2) 勝呂 徹 編："最新整形外科医のための関節リウマチ治療"メジカルビュー社，pp10-16，2007
3) 南川義隆：手の痛みと変形．臨床リハ 11（4）：280-287，2002

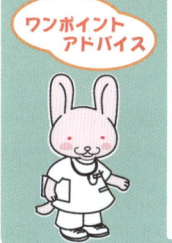

7章 運動器疾患

Q78 関節リウマチ患者の生活指導で気をつけるポイントは？

A 患者さんの発病早期からの関わりができるよう，**関節保護法**や**リウマチ体操**などのパンフレットを用いて実施します．その際，まずは患者さんの病態や生活状況および職業内容の聴取を十分に行い，現状を把握したうえで指導を行うことが必要となります．

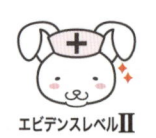

エビデンスレベルⅡ

回答者 安原佑子

1 日常生活指導の基本

a) 関節保護法
- 関節の炎症や疼痛・変形を助長する動作を避け，関節破壊の進行を防止するとともに，装具を利用したり，生活動作の中で**関節に負担の少ない方法**に変更したり，道具を利用したりすることを指導します．
- 関節保護法の例については，**図1**を参照してください．患者さんには，わかりやすい文章やイラストを用いたパンフレット等で説明し，実際に関節保護動作を行いながら，動作における関節負担の差を認識してもらいます．

b) 動作の節約と休息
- 関節の過度な負担を避けるべく，作業時の姿勢や作業内容の見直し，休息のとり方の工夫，安全・安楽に作業が行える環境整備などが含まれます．
- **労力を節約**することと適宜休憩をとることは，易疲労性の特性をもつ関節リウマチ（RA）患者のエネルギー消耗を最小限度に留めたり，急激な関節疲労を防ぐ意味でも，広義の関節保護法に含まれる概念です．

2 リウマチ体操

- リハビリの際に，関節保護法などの生活指導とともに「リウマチ体操」の方法と指導を実施します．これは，患者さんの重症度にもよりますが，関節可動域の確保と筋力維持を目的として，疼痛のないときあるいは軽いときに実施する自動運動です．
- 全身的に行うものから，手や足のみに限局した部位の運動など様々ですが，ここでは図2，3に示す運動例を紹介します．なお，実施方法と注意事項は以下のとおりです．

＊実施方法/注意事項
- 運動は疼痛のないとき，または軽度なときに行い，2～3回/日，15分程度/回を目安に行います．
- 痛みは我慢せずに，可能な範囲の曲げ伸ばしでよいです．
- 運動は正しい姿勢で行います．
- 軽度の関節痛や筋肉痛，疲労感は気にする必要はありません．
- 関節痛が持続し，腫脹が増悪した場合は運動を中止し，主治医に相談します．

3 日常生活動作の評価

- 日常生活動作（以下：ADL）の指導を行うには，ADLと上肢機能の評価が必要となります．評価結果から，各々の関節負担度を考慮して，固有の問題点を十分に把握し，指導に当たらなければなりません．
- ADLの評価は，Barthel IndexやFIMなどの総合的定量評価は具体的な生活指導やリハビリの介入には情報不足となるため，より具体的にどこに問題があるのかなど，付帯状況を記した質的評価が必要となります．
- 一方，関節リウマチで問題となる上肢機能は，①リーチ機能，②手指巧緻性，③握力，④ピンチ力で把握される筋肉であり，これらを定量的に評価します．
①**リーチ機能**：身体を5領域，A：頭部より上，B：

上部体幹，C：背部，D：下部体幹，E：下肢に分け，10ヵ所のポイントに手が届くか否かを評価します．A，B，Cは肩関節の回旋，肘関節の屈曲可動域を必要とする部位で，D，Eは肘関節伸展，股・膝関節屈曲可動域を必要とする部位となります．
② **手指巧緻性**：簡易上肢機能検査（STEF）を用います．

③ **握　力**：スメドレー型の握力計で測定できるケースは少ないので，血圧パッド式握力計を用います．
④ **ピンチ力**：側腹つまみ，三指つまみ，指腹つまみをピンチゲージで測定します．
＊握力，ピンチ力とも3kg以下になるとセルフケア能力が落ち，1kg以下になると介助が必要となります．

図1 関節保護法の例　　　　　　　　（文献1より引用）

図2 手指リウマチ体操　　　　　　　（文献1より引用）

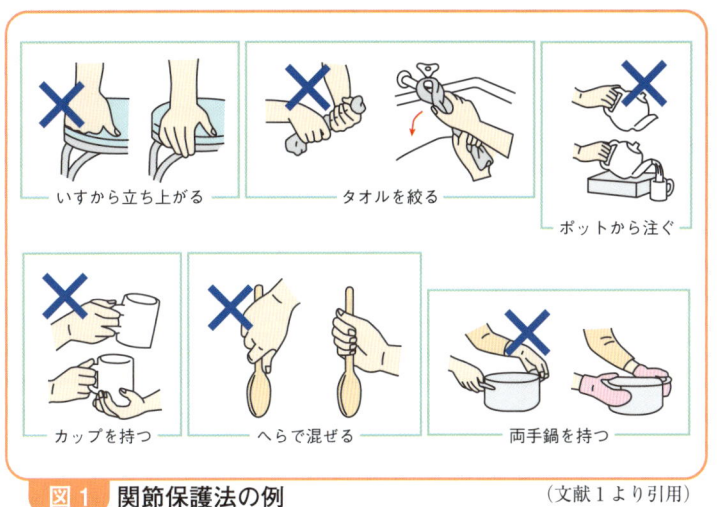

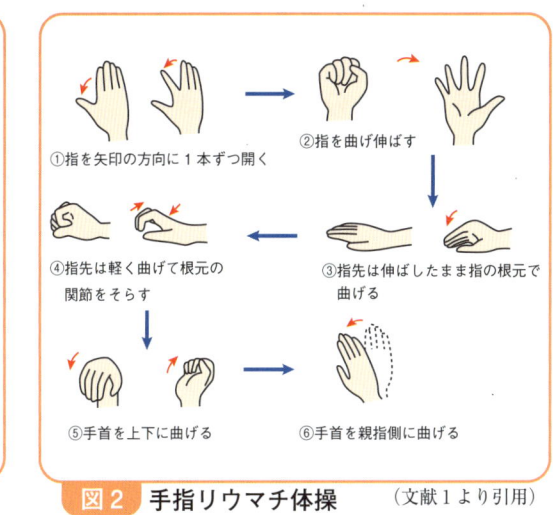

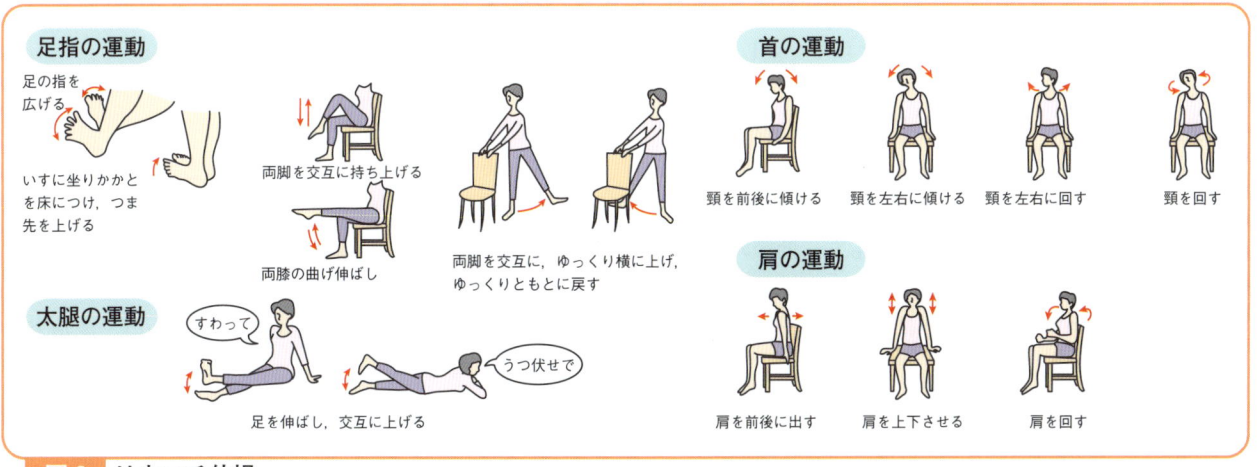

図3 リウマチ体操

ワンポイントアドバイス
日常生活動作は人それぞれ固有の慣習動作があるため，新しい方法の定着には十分な時間と経験が必要となります．そのため，長期的なフォローで動作を習得し，必要に応じて再指導を行います．

参考文献
1) 聖マリアンナ医科大学病院リハビリテーション部作業療法科：慢性関節リウマチ．"OT臨床ハンドブック"三輪書店，pp304-323, 2002
2) 水落和也 他：関節リウマチ患者の上肢機能．臨床リハ 15(5)：420-427, 2006

7章 運動器疾患

Q79 関節リウマチ患者に用いる自助具とは？

A リウマチにより生じた変形の部位や程度により，適応となる自助具は異なります．自助具には様々な種類がありますが，一般的には関節に負担をかけないことを第一として，簡便に動作を遂行できるものが用いられます．

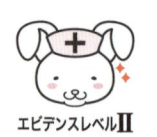

エビデンスレベルII

回答者　安原佑子

1　自助具とスプリントの違い

a) 自助具（図1）

- 日常生活上の不便さを補うために，関節保護法に基づき，関節に負荷のかからない**円滑な動作遂行の役割**を担います．
- ただし，生活方法や障害の程度は様々で，自助具を導入することで障害が治らないと宣告されたように患者さんが受け止めることがあり，拒絶される場合もあるので，導入には十分な説明と理解を要します．

b) スプリント（図2）

- **固定と矯正および補助**の役割を担います．炎症の強い時期には，安静・固定を目的としたものが用いられ，炎症が落ち着いている時期には，変形を助長させないために矯正・予防の意味をもち，関節のアライメントや筋・腱のバランスを保つ役割を担います．また，スプリントの装着により動作を円滑に行える場合は動作補助の役割も担います．
- これらのスプリントは，長期間の使用で徐々に劣化が進むため，定期的にチェックし，そのつど調整することが望ましいでしょう．

2　リウマチ症状による主な生活障害とは？

- 日常生活において，関節変形や疼痛により起こり得る動作障害は多種多様です．その中でも，ヒトが生活していくうえで必要と思われる一般的動作を下記に列挙します．
- ・更　衣：衣服の着脱が困難，ボタンの留め外しが困難，ファスナーの上げ下げが困難　など．
- ・入　浴：洗体・洗髪が困難，シャワーのヘッドが持てない　など．
- ・食　事：箸やスプーン，お椀など食道具が持てない　など．
- ・整　容：水をすくえないため洗顔ができない，髪がとかせない，爪が切れない，歯ブラシが持てない　など．
- ・排　泄：便座が低くて立ち上がりにくい，後始末の困難さ　など．
- ・その他：コンセントが抜けない，パソコン操作が困難，包丁が持ちにくい　など．

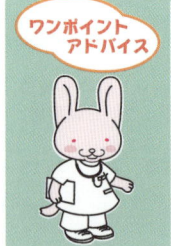

ワンポイントアドバイス
自助具を使用することで，他の関節にかえって負担を増やしたり，自助具に頼るあまり本来の関節運動が乏しくなり，筋力低下や可動域制限を起こす二次的障害も懸念されるため，導入は慎重に行うことが重要です．

参考文献

1) 伊藤利之，鎌倉矩子 編：慢性関節リウマチ．"ADLとその周辺―評価・指導・介護の実際"医学書院，pp114-131，2002
2) 聖マリアンナ医科大学病院リハビリテーション部作業療法科：慢性関節リウマチ．"OT臨床ハンドブック"三輪書店，pp304-323，2002
3) 石川齊 他 編：関節リウマチ（RA）．"図解作業療法技術ガイド 第2版"文光堂，pp530-541，2003

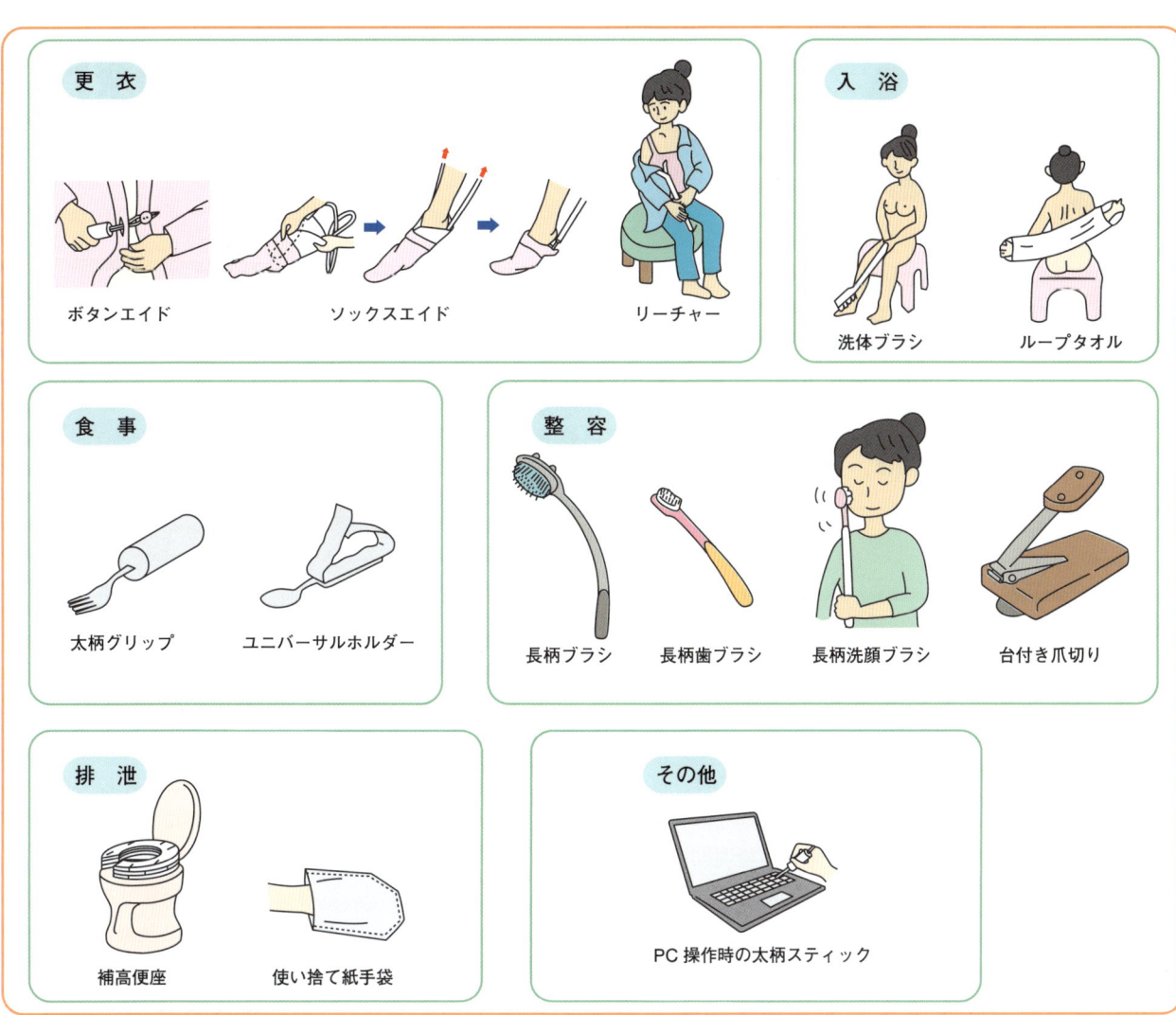

図1 自助具の種類

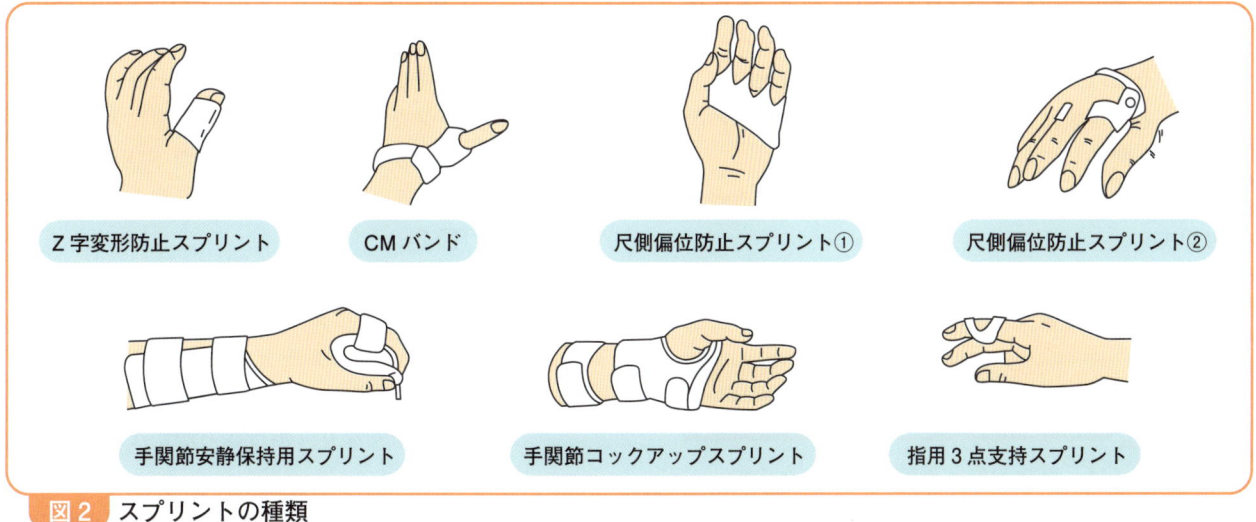

更衣：ボタンエイド、ソックスエイド、リーチャー
入浴：洗体ブラシ、ループタオル
食事：太柄グリップ、ユニバーサルホルダー
整容：長柄ブラシ、長柄歯ブラシ、長柄洗顔ブラシ、台付き爪切り
排泄：補高便座、使い捨て紙手袋
その他：PC操作時の太柄スティック

図2 スプリントの種類

Z字変形防止スプリント、CMバンド、尺側偏位防止スプリント①、尺側偏位防止スプリント②、手関節安静保持用スプリント、手関節コックアップスプリント、指用3点支持スプリント

7 運動器疾患

入院中のリハビリテーション

7章 運動器疾患

Q80 変形性関節症の病態と治療法について教えてください

A 変形性関節症とは，関節軟骨の変性・破壊と，それに続く骨・軟骨の新生増殖および二次的な滑膜炎を伴う退行性疾患のことです．治療には，保存療法，手術，理学療法があり，初期の関節症や症状が軽い場合には，薬物療法などの保存療法が選択されます．病気が進行すると，手術による除痛や機能再建をはかることになります．理学療法は，関節症の全周期で行われます．

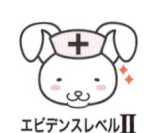

エビデンスレベルⅡ

回答者 茂垣美加

1 変形性関節症の病態

- 関節を構成する組織の慢性的な退行変性と増殖が起こり，関節の変形をきたす疾患を変形性関節症といいます（図1）．
- 変形の種類にも「一次性」と「二次性」があり，変形性股関節症においては，老化によって起こったものを「**一次性変形性股関節症**」，先天性股関節脱臼や先天性臼蓋不全，関節リウマチ，大腿骨頭壊死症，大腿骨頸部骨折に続発するものを「**二次性変形性股関節症**」といいます．
- 変形性膝関節症においても「一次性」と「二次性」があり，多くが「一次性膝関節症」ですが，厳密に区別するのは困難です．
- 具体的な発症機序は解明されていませんが，**変形性膝関節症は肥満と関係が深い**ことが明確になっています．それ以外にも，姿勢や動作による機械的ストレス，老化現象による脊柱変形，代謝・内分泌系因子なども関与しています．
- 「二次性膝関節症」の多くは，外傷やリウマチが原因です．
- 症状としては，**疼痛，腫脹，関節液貯留，変形，運動制限，歩行障害**などがあります．

2 変形性関節症の治療

a）保存療法

- 保存療法には，薬物治療と運動療法があります．
- 疼痛がある場合には，非ステロイド性抗炎症薬（NSAIDs），重度の関節症に対しては副腎皮質ステロイドの関節内注射が行われます．最近では，疼痛抑制や潤滑性能の改善，軟骨代謝の改善を目的としてヒアルロン酸の関節注射が広く用いられています．
- 運動療法には，変形や拘縮に伴う運動制限に対しての関節可動域運動，縮んでいる筋に対してのストレッチング，筋力強化運動，関節に負担をかけない自転車エルゴメーターのような有酸素運動，炎症を起こして熱感がある場合には寒冷療法，組織伸展性の向上目的にホットパックなどの温熱療法などを行います．

b）外科治療

- 外科治療には，以下のものが挙げられます．

〈変形性股関節症の手術法〉

・全人工股関節置換術（total hip arthroplasty：THA）：変形性股関節症や大腿骨頭壊死，骨折などにより変形した関節を，金属やセラミック，ポリエチレンなどでできた人工股関節に入れ替えることで痛みがなくなり，短縮した下肢を1〜2cm程度長くすることが可能で，歩行能力が改善されます（図2）．

〈変形性膝関節症の手術法〉

・全人工膝関節置換術（total knee arthroplasty：TKA）：変形した関節を，金属やセラミック，ポリエチレンなどでできた人工関節に入れ替えることで痛みがなくなり，歩行能力がかなり改善されます（図3）．

・単顆人工膝関節置換術（unicompartmental knee

arthroplasty：UKA）：TKAは膝関節の内側も外側も膝蓋骨の裏側も一度に取り替えますが，UKAでは**擦り減った内側だけ，もしくは外側だけ**を取り替えます．膝への負担が少なく，回復も早く，自分の膝の感覚が生かせるメリットがあります（図4）．

- いずれの手術も入院が必要ですが，退院後は，手術前にできていたことはほぼできると考えて差し支えありません．自転車や車の運転，水泳やゴルフ，ハイキング程度の山登りもできるようになり，筋力低下や骨粗鬆症の予防にもなります．
- しかし，長い階段昇降や床からの立ち上がり動作を頻繁に行うと人工関節に負担となるので注意が必要です．運動の開始時期に関しては，主治医とよく相談して決めることが大切です．

c）理学療法

- 理学療法には，運動療法と物理療法，装具療法があります．
- 運動療法には，関節可動域運動，筋力増強運動，ストレッチなどがあります．
- 物理療法には，温熱療法や寒冷療法などがあり，慢性的な疼痛には前者を，炎症を起こして熱感がある場合は後者が選択されます．
- 装具療法には，関節サポーターや外側支柱付き膝装具，足底板，杖などが挙げられます．

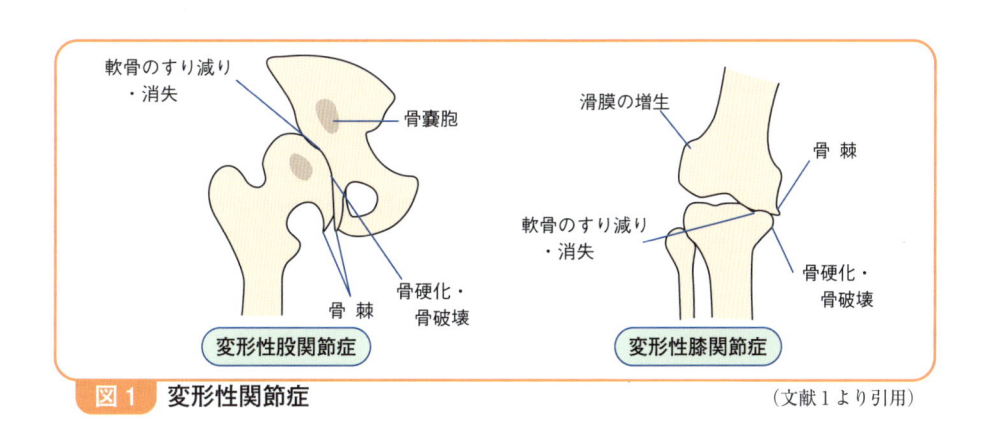

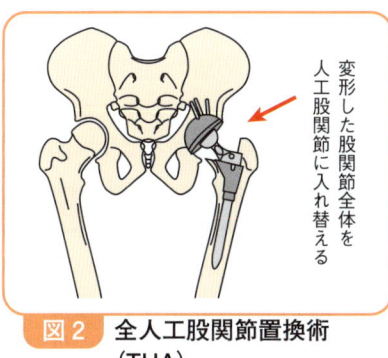

図1　変形性関節症　　　　　　　　　　　　　　　　　　（文献1より引用）

図2　全人工股関節置換術（THA）

図3　全人工膝関節置換術（TKA）

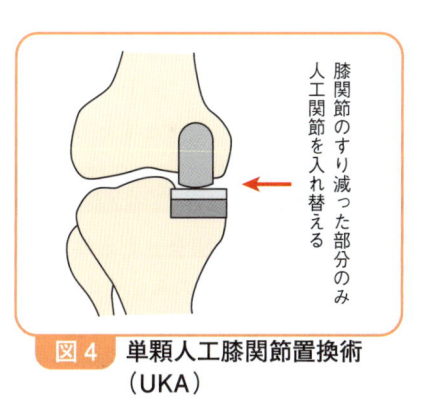

図4　単顆人工膝関節置換術（UKA）

ワンポイントアドバイス
- 人工関節置換術は，長い年月が経過するとゆるみが生じ，入れ替え（再置換）の手術が必要となる場合があります．
- 患者さんの年齢や，骨の形状，質によって，骨セメントを用いる場合とセメントを使用せずに直接骨に固定する場合とがあります．

参考文献

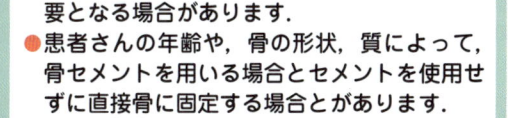

1) 落合慈之 監，稲川利光 編："リハビリテーションビジュアルブック"学研メディカル秀潤社, pp94-99, 2011
2) 柳澤 健："理学療法学 ゴールド・マスター・テキスト 4 整形外科理学療法学"メジカルビュー社, 2009
3) 山崎 勉："整形外科理学療法の理論と技術"メジカルビュー社, 1997
4) インターネットサイト　関節が痛い.com（京セラメディカル）http://www.kansetsu-itai.com/

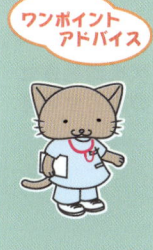

Q81 変形性関節症に用いる補装具には，どのようなものがありますか？

A 膝サポーター，支柱付き膝装具，足底板，テーピング，杖などがあります．補装具の主な目的は，関節位置を適切に保つ，関節支持性の補助，疼痛緩和，関節の保護などです．

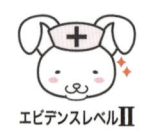

エビデンスレベルⅡ

回答者 茂垣美加

1 膝関節サポーター

- **比較的軽度の変形性膝関節症**の方が使用します．安心感や患部の保温が得られます．
- 膝関節の両側に支柱の付いたタイプ，バンドにて一定方向に矯正力を増しているタイプなど，種類は様々です（図1）．

2 膝装具

- 重篤な変形，関節不安定性などの**膝支持性が失われている場合**に，主に用いられます．
- 膝を伸ばしてまっすぐに立ったときに，変形した膝関節（外側に凸）に対して，足の横方向から強い力を加えて修正しようとするものです（図2）．

3 足底板

- 足底板は，靴に組合せた治療用装具の一つで，楔状型ウェッジや踵部のみを補高するヒールウェッジなど様々あり，治療目的によって使い分けられます．
- 足部アーチの保持，炎症部位に対する免荷や衝撃吸収，圧分散，変形性膝関節症に対する下肢の位置矯正，変形性股関節症に対しては補高することで脚長差の補正を行うことなどが目的です．
- 足底に足底板を入れると下肢荷重線が移動するので，荷重負荷の集中を軽減できます．
- 変形性膝関節症に対する代表的なものとしては，**外側楔状足底板**があります（図3）．重症例あるいは軽度の変形では，効果がみられない場合もあります．
- 足底板の利点は，患者さんが無意識下で適切な身体制御を学習できるところにあります．

4 杖の使用

- 患肢へかかる**荷重軽減，安定性の向上，歩容の改善目的**に使用します．
- 支えてくれる面積が広がるため膝の動揺が減り，歩行の安定・疼痛の軽減・歩行持久力の増大が期待できます．症状により，杖の種類も様々です（図4）．

5 テーピング

- 関節の**不安定性の改善に効果的**といわれています．
- 大腿部が外側に，下腿が内側に変形している変形性膝関節症に対して，大腿部を内側に，下腿が外側になるようにテーピングし，関節を補強するのが目的です（図5）．

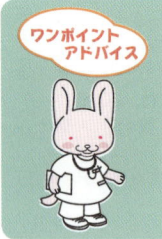

ワンポイントアドバイス
補装具療法は，補助的手段であり，早期から過度に使用することは，逆に変形性関節症の症状を増悪させることもあります．患者さん一人ひとりの症状に合わせた補装具の選定が大切であり，複数の組合せを考慮するなど，可変的な対応が必要です．

図1 膝サポーター（一例）

様々なタイプのものがあるので，患者さんの状態や好みを考慮して選択する．

図2 膝装具（一例）

荷重ストレスの軽減

早期から装具を過度に使用すると症状を増悪させることもある．装具療法は補助的手段であり，適した補助量で必要に応じて，できるだけ短時間の使用に留めることが大切である．

図3 楔状足底板

体重　楔状足底板を入れて矯正する　インソールタイプ

図4 杖

四点杖　T字杖

図5 テーピング

参考文献

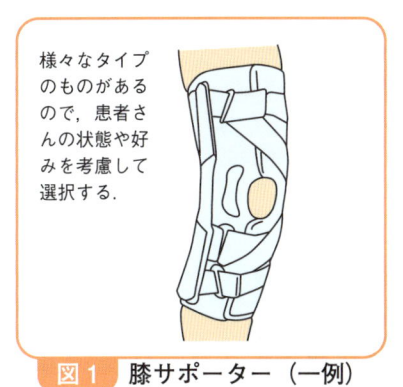

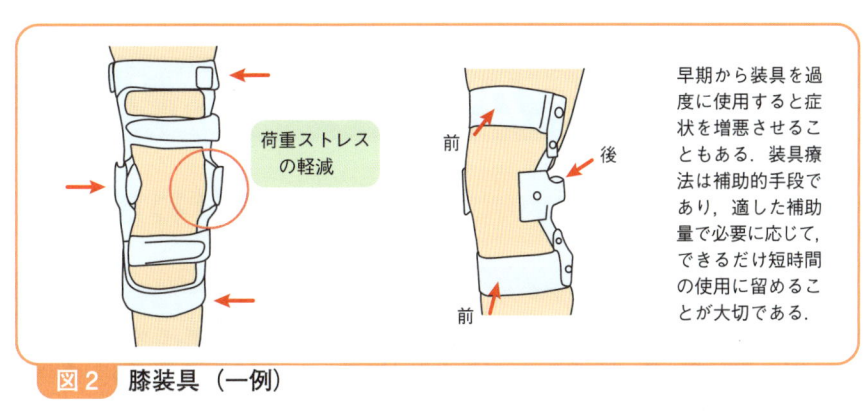

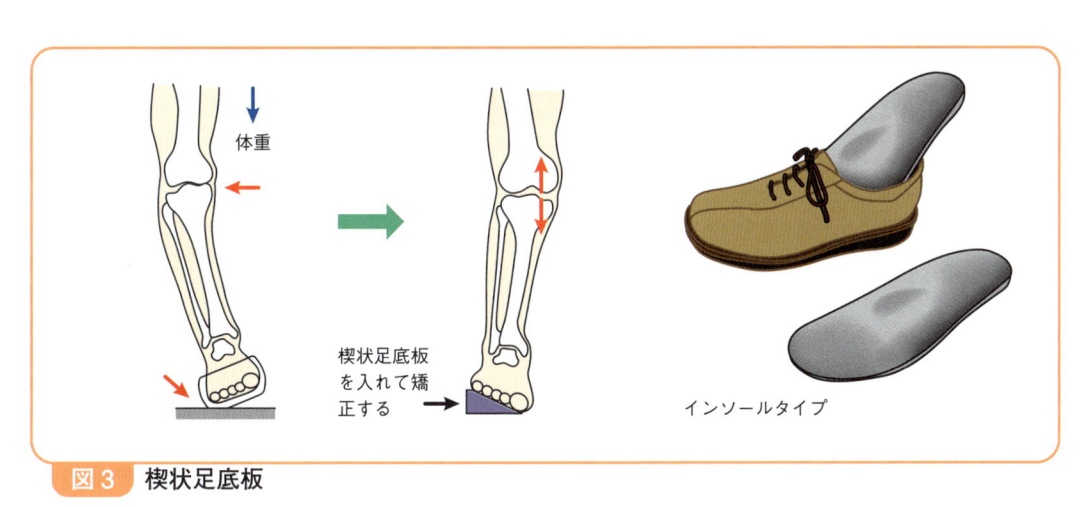

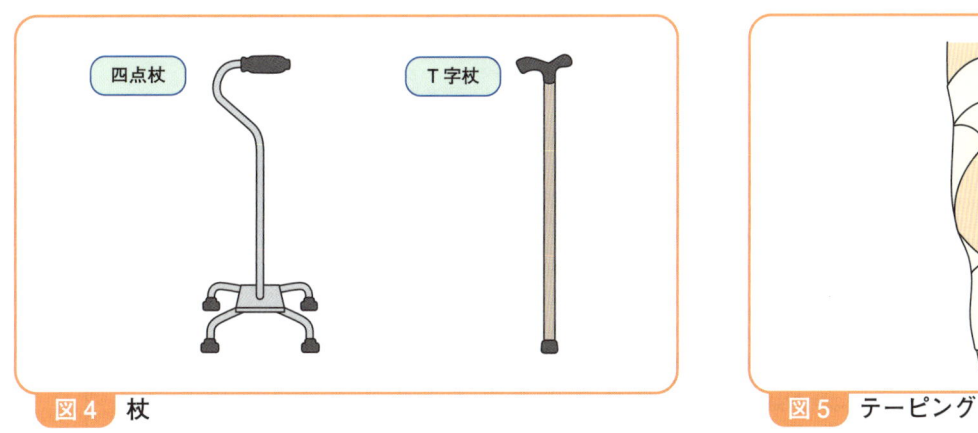

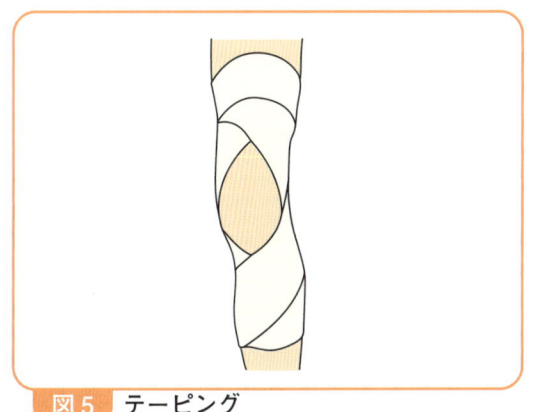

1) 坂本雅昭, 桜井進一：理学療法における足底挿板活用の意義と課題. 理学療法 28（3）：420-421, 2011
2) 荒木　茂：理学療法におけるテーピング活用法. 理学療法 26（11）：1321-1327, 2009
3) 山嵜　勉 他："整形外科理学療法の理論と技術" メジカルビュー社, 1997
4) 柳澤　健："理学療法学 ゴールドマスターテキスト 4 整形外科理学療法学" メジカルビュー社, pp40-41, 2009
5) 嶋田智明 他 編："課題別・理学療法技術ガイド—課題をどうとらえ，いかに実践するか" 文光堂, pp434-435, 2008
6) 中村利孝 編："標準整形外科学 第11版" 医学書院, 2011

臨床に欠かせない1冊！

好評発売中

5つのkeywordsでスッキリわかる！

小児の急変対応

―あわてないために必要な見方と考え方―

聖路加国際病院 小児総合医療センター
島袋林秀・梅原 直

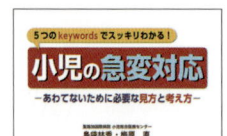

B5判／本文152頁
定価（本体2,800円＋税）
ISBN978-4-88378-658-9

目　次

Part1　Keywordsでバッチリおさえる「小児の急変のキホン」！
1. 急変とは
   - 急変の定義
2. 小児の急変の5つのkeywords
   - 急変のkeywords①"8割の予知"
   - 急変のkeywords②"対応（評価・技能・RRS）"
   - 急変のkeywords③小児は"呼吸＞循環"
   - 急変のkeywords④"疾患名でなく病態で考える"
   - 急変のkeywords⑤"緊急度と重症度で考える"
   害の変遷とリスクファクター
3. 脳血管障害の多彩な症状を理解しよう
   脳血管障害の症状と特徴／脳血管障害の診療に用いるスケール／神経診察のプロセス／高次脳機能障害
4. 脳血管障害の検査・診断法を理解してケアに活かそう
   脳血管障害の診療手順／CT／MRI／MRA／頸動脈超音波検査／脳血管撮影／その他の検査
5. 血管障害の治療法を理解してケアに活かそう
   チーム医療と医療連携／急性期脳梗塞治療の意義／急性期脳梗塞治療のポイント／血栓溶解療法と血栓回収療法／リハビリテーション／地域医療連携クリティカルパス／脳梗塞慢性期の治療～再発予防～／脳血管内治療

Part2　疾患別の病態観察と看護
1. はじめに～急性期看護の考え方～
2. 脳梗塞
   a. 看護に必要な脳梗塞の基礎知識
   バイタルサインの安定／診断・検査・説明／治療開始／血圧管理・症状観察／急性期リハビリテーション
   b. 脳梗塞急性期をより詳しくみよう
   脳血管が閉塞しやすい部位
   c. 事例で急性期脳梗塞の看護を考えよう
3. 脳出血
   a. 看護に必要な脳出血の基礎知識
   診断・検査・説明／治療開始／血圧管理・症状観察／回復／高血圧性脳出血の手術適応とは？／脳出血が頻発する部位
   b. 事例で脳出血の看護を考えよう
4. くも膜下出血
   a. 看護に必要なくも膜下出血の基礎知識
   治療ステージⅠ／治療ステージⅡ／治療ステージⅢ／スパズムの予防と対応方法
   b. くも膜下出血の部位別観察ポイント
   c. ドレナージ管理
   脳室／脳槽／脳室／脳槽ドレナージ
   d. 事例でくも膜下出血の看護を考えよう

Part3　回復支援と患者・家族ケア
1. 回復支援のために何をみる？
   背面開放座位／ROM訓練
2. 急性期疾患と家族ケア
   家族とは／家族ケアとは
3. 回復支援の観察とケア
   安静臥床がもたらす合併症／脳血管障害再発予防
4. ICFモデル
   ICFモデル／ICFモデルの応用
5. 機能変化と心理状態
   発症から回復期まで／自己効力感

総合医学社　〒101-0061　東京都千代田区神田三崎町1-1-4
TEL 03(3219)2920　FAX 03(3219)0410　https://www.sogo-igaku.co.jp

Q82 人工股関節置換術（THA）後で気をつけるポイントは？

A 人工股関節置換術（THA）後に気をつけるポイントは，①脱臼，②深部静脈血栓症・肺塞栓症，③感染，④ゆるみ・破損・磨耗，⑤再手術です．

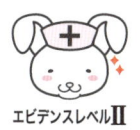

エビデンスレベルⅡ

回答者　茂垣美加

1　脱臼

- 股関節が**屈曲・内転・内旋**することで脱臼するため，以下のような肢位をとらないようにします（図1）．
  - ・あぐらをかく
  - ・横坐りをする
  - ・正坐をしておじぎをする
  - ・前かがみで下着や靴下をはく
  - ・手術した側を軸にして高い所にあるものを取る
  - ・足を組む
  - ・深いソファーに坐る
  - ・お風呂で低いいすに坐る

2　深部静脈血栓症・肺塞栓症

- 下肢の**静脈にできた血栓が血管を塞いで**しまうと，血流が悪くなり，下肢がむくんだりふくらはぎが痛んだりします．この血栓が何かの拍子にはがれて，血流に乗って肺まで到達し，肺の血管を塞いでしまうのが**肺塞栓症**です．
- 肺の血管が塞がると，血液ガス交換がうまくいかず，呼吸困難や胸の痛みを感じるようになります．
- 重篤な症状をひき起こす可能性があるため，注意が必要です．詳細は，次項Q83をご参照ください．

3　感染

- 人工関節の手術では，細菌感染が起こることがあります．感染には，早期感染と晩期感染があり，早期感染は主に手術時の感染が原因と考えられています．
- 手術後3ヵ月以上たって起こる晩期感染は，早期感染よりも頻度は低いですが，体調をひどく崩したとき（エイズ，がん，肝機能障害，糖尿病の悪化）や虫歯，水虫，深爪などでも起こることがあります．
- 感染は抗生物質などで治療できますが，深刻なときは人工関節の入れ替えが必要となる場合があります．

4　ゆるみ・破損・磨耗

- 人工関節を使用していると，**ゆるんだり，破損**したり，**磨耗**する場合があります．
- ゆるみは，人工関節の固定性が悪くなって外れてしまうことです．
- 磨耗は，主に人工関節を構成するポリエチレンの部分にみられ，ポリエチレン磨耗粉が骨融解を起こすことが原因とされています．

5　再手術

- 人工関節が擦り減ったりゆるんだりすると，再度，新しい人工関節に入れ替える手術をします．
- 人工関節をすべて取り替える場合と，交換が必要なものだけを取り替える場合があります．
- 再手術は，一般に初回手術よりも手術時間が長くかかり，入院期間やリハビリも長引きます．

6　退院後の日常生活における注意点

① **姿　勢**：前述した脱臼肢位に注意します．
② **自転車の運転**：運転はできますが，坂道を登るときは降りて押すほうが人工関節にかかる負担が少なくて済みます．また，サドルは低すぎると股関節が過度に屈曲することで脱臼のリスクが高まるため，高

さに注意が必要です．開始時期に関しては，担当医とよく相談してもらうよう指導しましょう．

③家　事：よく使うものは，立ったままで手の届く範囲に置いたり，床拭きにはモップを用いたり，洗濯物を干すときには両足を開いて片方だけに体重がかからないようにしたり，買い物ではショッピングカートを使い重いものは持たないなど，**人工関節に大きな負担のかからない，脱臼を起こす姿勢をとらないよう**工夫が必要です．

④着替え：ズボンやパンツは，必ずいすに腰掛けてはくようにします．足を入れる順番も，**最初に手術した足から入れます**．脱ぐときは，その逆です．靴下も，いすに腰掛けてはきます．また，いす坐位時には脱臼肢位に注意し，足を組まないようにします．また，術後は股関節の動きが十分でない患者さんも多いので，靴下をはく際にはソックスエイドなどの自助具を使用するのも有用です．靴をはく際は，柄の長い靴べらを使用すると楽です（図2）．

⑤入　浴：マットを敷くなどして，滑らないようにします．浴槽の出入りは，**手術していないほうの足か**らにします．また，浴槽にしゃがむと脱臼の危険性がありますので，浴槽内用のいすを用意し，立ち上がり動作が不安定であれば手すりの設置を検討します（図3）．今は介護用品で簡単に浴槽に設置できるものが出ています．また，浴槽に入ることが難しければシャワーにし，脱臼しないようにシャワー用の高めのいすを用意します．

⑥トイレ：原則として，洋式トイレを使用します．また，洋式トイレであっても，**坐面が低すぎて股関節が過度に屈曲していないか注意が必要**です．低い場合は，介護用品で補高便坐（図4）を利用する手段もあります．また，立ち上がりが不安定な場合は，手すりの設置を検討します．

⑦運　動：テニス，ジョギング，スキー，野球，サッカー，バスケットボール，バレーボールなどの激しい運動は，人工関節が磨耗したり，破損する原因となるので避けます．散歩や水泳などの軽い運動や，体重のかかりにくい運動は，体に負担にならない程度であれば大丈夫です．

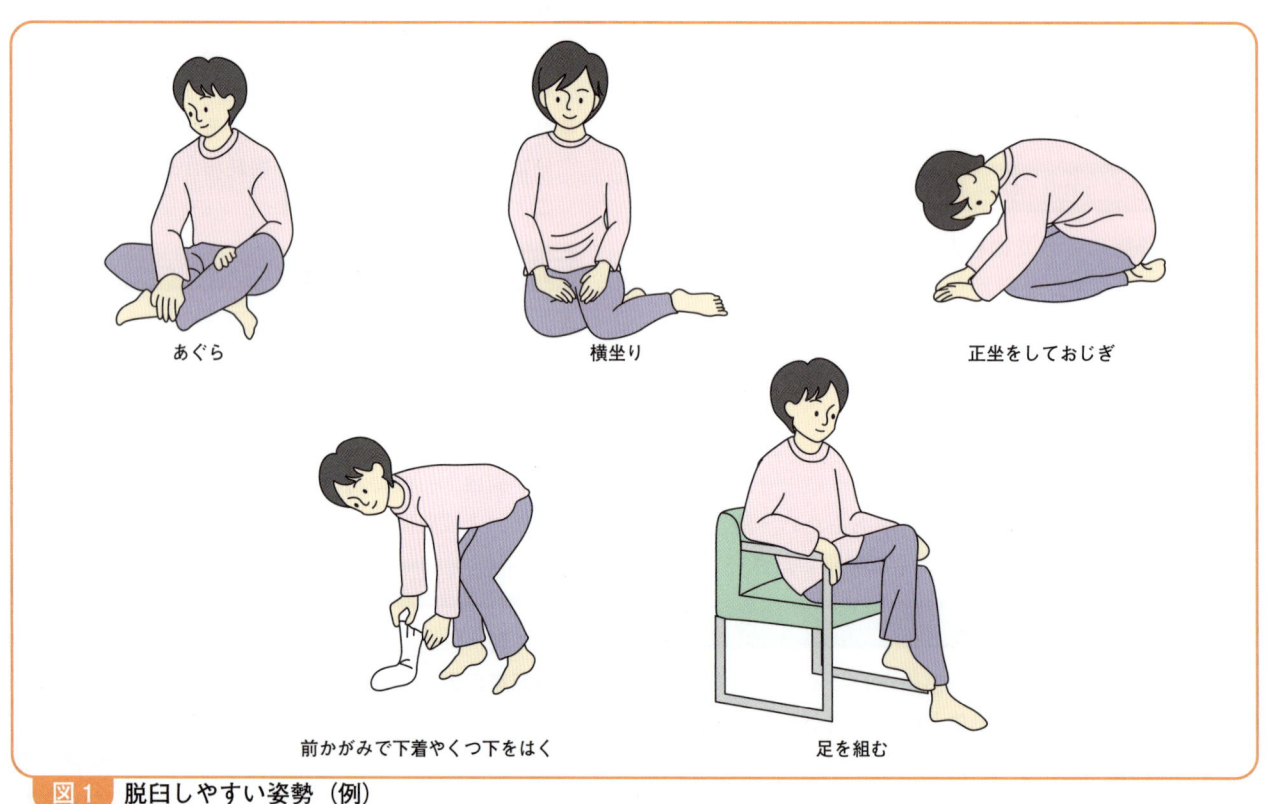

あぐら　　　　　横坐り　　　　　正坐をしておじぎ

前かがみで下着やくつ下をはく　　　足を組む

図1　脱臼しやすい姿勢（例）

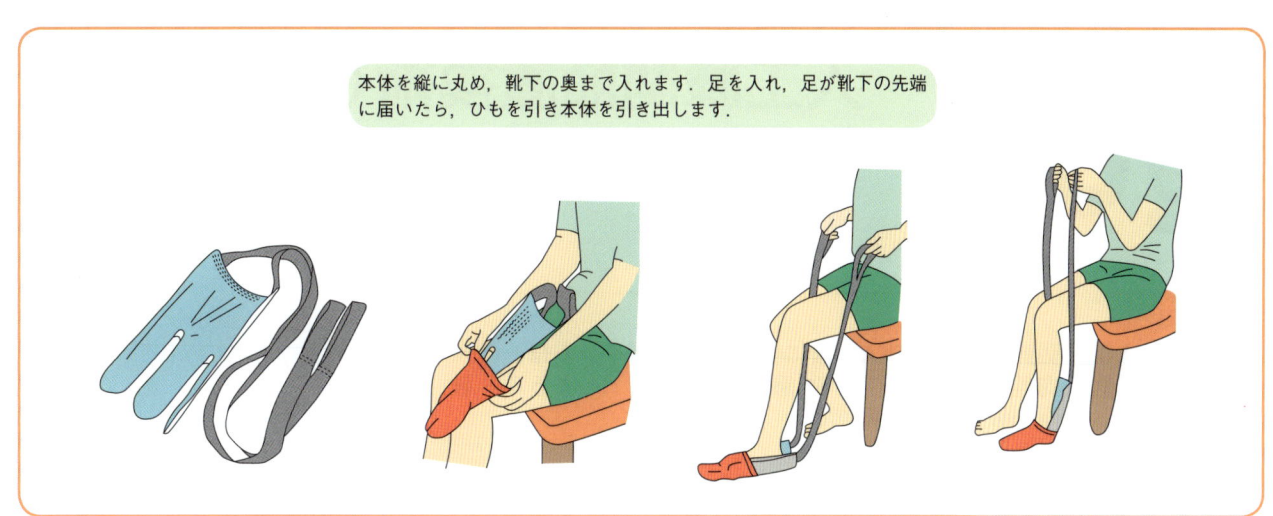

本体を縦に丸め，靴下の奥まで入れます．足を入れ，足が靴下の先端に届いたら，ひもを引き本体を引き出します．

図2　ソックスエイドの使用例

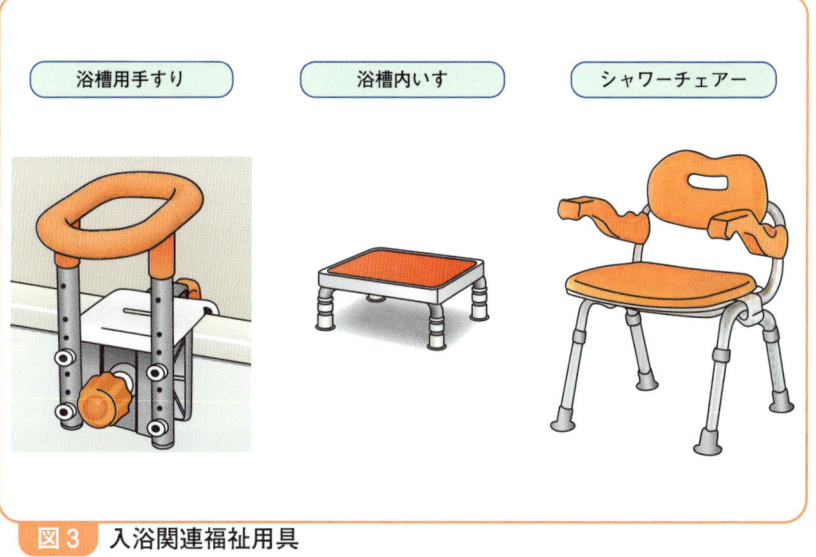

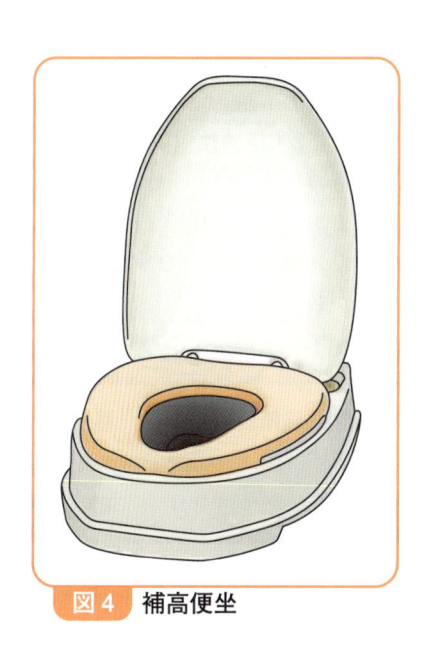

浴槽用手すり　　浴槽内いす　　シャワーチェアー

図3　入浴関連福祉用具

図4　補高便坐

ワンポイントアドバイス

患者さんの普段の生活様式，住宅環境をよく聴取し，患者さん一人ひとりに合った生活指導を行うことが大切です．ドクター，リハビリスタッフ，ソーシャルワーカーとしっかり情報を共有し，必要であれば介護保険の申請，家屋調整を提案していくことも大切です．

参考文献

1) インターネットサイト　関節が痛い.com（京セラメディカル）
http://www.kansetsu-itai.com/

7章 運動器疾患

Q83 人工膝関節置換術（TKA）後で気をつけるポイントは？

> 人工膝関節置換術（TKA）後に気をつけるポイントは，①深部静脈血栓症・肺塞栓症，②感染，③脱臼，④ゆるみ・破損・磨耗，⑤術後骨折，⑥姿勢です．
>
> エビデンスレベルⅡ
>
> 回答者 茂垣美加

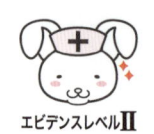

1 深部静脈血栓症・肺塞栓症

- 人工股関節置換術（THA）でも注意が必要ですが，人工膝関節置換術（TKA）でも注意が必要です．
- **①脱水の予防**，**②早期離床**，**③運動（足関節底背屈など）**，**④圧迫法（弾性ストッキングの装着，弾性包帯の装着，フットポンプの装着など）** で予防に努めます（図1～3）．
- また，表1のような症状が出ていないか，常に注意が必要です．

2 感染

- 発熱，局所疼痛，腫脹，熱感などの**感染徴候**に注意します．

3 脱臼

- THAと違い，TKAでの**脱臼**は非常に稀ですが，膝関節をひねったり，ひざまずいたりすると膝蓋骨が外れ，脱臼する可能性があるので注意が必要です．

4 ゆるみ・破損・磨耗

- THA同様，人工関節を使用していると，**ゆるんだり，破損したり，磨耗**する場合があります．
- ゆるみは，人工関節の固定性が悪くなって外れてしまうことです．
- 磨耗は，主に人工関節を構成するポリエチレンの部分にみられ，ポリエチレン磨耗粉が骨融解を起こすことが原因とされています．

5 術後骨折

- 稀な合併症として，患者さんの状態によっては人工関節を設置した周囲の骨に負担がかかり，骨折することがあります．
- また，骨粗鬆症，副腎皮質ステロイド薬使用（リウマチ患者），転倒などでも骨折の可能性がありますので注意が必要です．

6 姿勢

- **正坐やあぐらは人工関節に大きな負担**がかかるため，できるだけ避けるようにします．
- 人工関節が脱臼する場合があるため，足を組んだりしゃがみこんだりしないようにします．

表1 肺血栓塞栓症および深部静脈血栓症の主な症状

肺血栓塞栓症	突然の呼吸困難，冷汗，胸痛，失神，血圧低下，動脈血酸素飽和度（SpO$_2$）の低下など．
深部静脈血栓症	下肢の色調変化，浮腫，腫脹，疼痛，足関節の強制背屈時の腓骨筋疼痛など．腓腹筋部の把持痛が増強してくる場合は注意する．

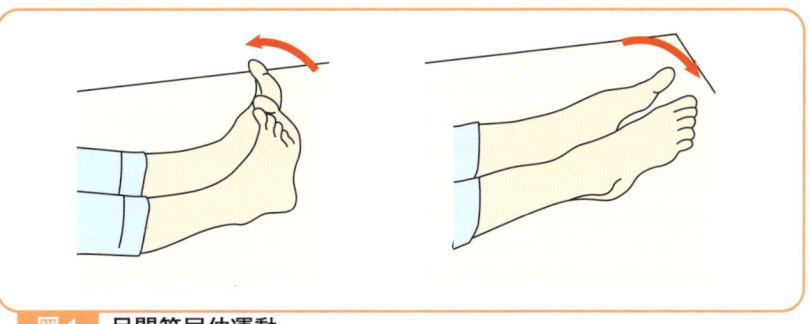

図1 足関節屈伸運動

腓腹筋を緊張・弛緩させ, 静脈還流を促進させる.

- 少なくとも1日1回は弾性包帯や弾性ストッキングを外し, 循環不全がないかを皮膚の状態で確認するとともに, 発赤がないか, 潰瘍が形成されていないかどうかを観察する.
- 意識レベルが低下している患者, 麻痺のある患者, 術後などで麻酔による感覚障害のある患者では注意して観察する.

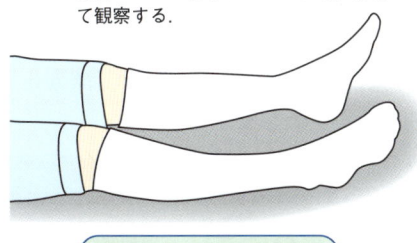

弾性ストッキングの装着　　　　弾性包帯の装着

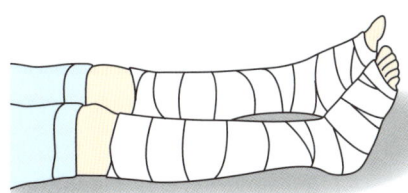

図2 弾性ストッキングと弾性包帯

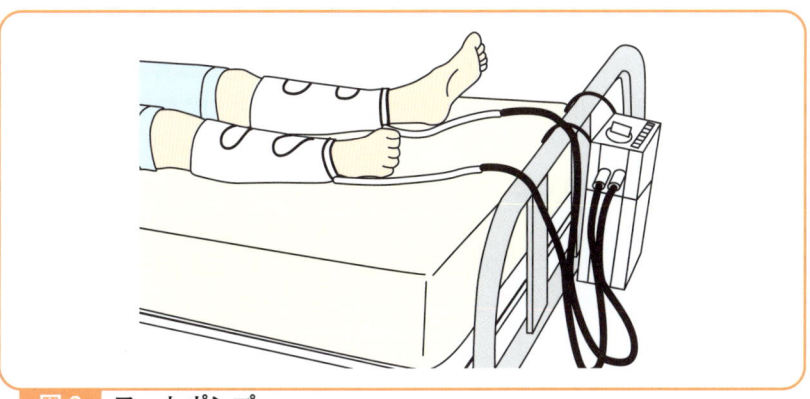

図3 フットポンプ

リスクの高い患者さんに使用. 弾性ストッキング・弾性包帯よりも有効.

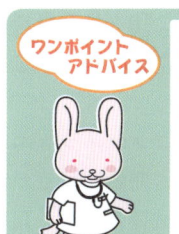

ワンポイントアドバイス

筋の廃用性変化を防ぐために, 日常生活で活動性を維持することや, 肥満者には栄養指導・運動指導などで減量するよう指導することも大切です.

参考文献

1) 落合慈之 監, 稲川利光 編:"リハビリテーションビジュアルブック" 学研メディカル秀潤社, pp98-99, 2011
2) 坂本すが, 山元友子 監:"ビジュアル臨床看護技術ガイド" 照林社, 2007
3) インターネットサイト　関節が痛い.com（京セラメディカル）
http//www.kansetu-itai.com/

7 運動器疾患

8章 内部障害

Q84 呼吸リハビリテーションとはどのようなものですか？

A 呼吸器疾患や，開胸・開腹術後の患者さん，頸髄損傷・脳卒中などにより中枢性呼吸障害を生じた患者さんに対して，運動療法，リラクセーション，呼吸練習，胸郭可動域改善，排痰法等を行い，可能な限り身体機能の回復・維持を目的に行うものです．

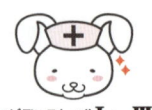

エビデンスレベルⅠ～Ⅲ

回答者 室井真樹

1 対象と障害像

● 呼吸リハビリテーションは，呼吸器の機能的・器質的障害により，呼吸障害をはじめとする様々な症状を対象とします．そして，可能な限り身体機能を回復，維持することで患者さん自身が自立できるように継続的に支援していくための手段です．ここでは，主に慢性呼吸器疾患の患者さんに対するリハビリテーションについて述べます．

● 呼吸器疾患は，主に閉塞性障害と拘束性障害に分けられます．閉塞性障害とは，末梢気道の閉塞により，息が吐きにくくなり，労作時呼吸困難感を生じます〔主に慢性閉塞性肺疾患（COPD），気管支喘息〕．拘束性障害とは，肺・胸郭が広がりにくく肺活量が低下した状態となり，息が吸いにくくなります（間質性肺炎，肺結核後遺症など）．どちらの障害でも徐々に疲労しやすくなって階段昇降や歩行が難しくなり，身辺動作も介助が必要となります．

● 慢性呼吸器疾患のある患者さんは，長い経過の中で，息切れ（呼吸機能低下）➡活動性低下（ADL・QOL低下）➡うつ状態（精神機能低下）が起こりやすくなります．また，活動性低下により食欲が低下し，栄養低下（体重減少），筋力低下（筋萎縮）が促進され，労作時の呼吸困難も増悪して悪循環に陥ります．この悪循環を断ち切る一手段として，呼吸リハビリテーションが重要となります．

2 評価法

● 物理的評価（特徴的な身体所見，呼吸状態・パターン，バイタルサイン等），呼吸機能検査，息切れ（呼吸困難感）の分類（表1），酸素化能，運動耐容能などで評価します．

3 アプローチ

● 理学療法アプローチは，運動療法，リラクセーション，呼吸練習，胸郭可動域改善，排痰法〔体位ドレナージ・呼吸・排痰介助については次項（Q85）を参照〕，ADLトレーニング等から構成されます．また，日常生活での動作環境の工夫も患者さんのADL，QOL維持・向上のために大切です．

● 運動療法（図1）[4]は，持久力トレーニング（主に平地歩行），筋力トレーニング〔四肢体幹の筋トレ〕，リラクセーションは頸部筋群・胸郭のストレッチ（図2）に加えて呼吸練習を行うこともあります．呼吸練習は，口すぼめ呼吸，横隔膜（腹式）呼吸（図3）の練習，胸郭可動域トレーニングは，呼吸介助法，胸郭モビライゼーション（肋間筋の伸長，肋骨の捻転等），呼吸体操等，ADLトレーニングは各動作に合わせて練習します．

● 運動療法中に，必要に応じて酸素療法を施行，または流量の増量を行うこともあります．これは，事前に医師に確認して実施します．また，徐々に全身持久力，筋力トレーニングの割合を増やしていきます．

● 効率良く運動療法を実施するためのコンディショニング（調整）として，導入プログラム開始時はリラクセーション，呼吸練習，胸郭可動域練習が多く用いられます．胸郭可動域を改善させると，呼吸仕

量の軽減につながります．

- **口すぼめ呼吸**は，吸気は鼻で行い，呼気時に口をすぼめて，お腹からゆっくり息を吐き出す呼吸法です．呼気は吸気の2～3倍の時間（1:2以上）をかけて行い，徐々に1:5を目標に行います．呼吸が深くなり，呼吸数の減少，分時換気量の減少，一回換気量の増加，血液ガスの改善などが期待できます．呼気を延長しすぎて腹部周囲を過緊張にさせないよう注意して，腹部周囲筋群を確認しつつ行います．また，玩具の巻き笛（図4）で練習すると行いやすいです．
- **横隔膜呼吸**は，横隔膜の上下運動により行う呼吸法で，呼吸補助筋の活動が抑制されることで酸素消費量の減少，一回換気量の増大，呼吸数・分時換気量が減少し，呼吸効率が改善されます．練習は，患者さんの手を胸部と腹部に置き，その上から治療者の手を重ねます．口すぼめ呼吸と組合せて，呼気から始め，治療者は呼気を誘導するように上腹部を静かに圧迫します．その後，吸気のはじめに腹部を膨らませ，腹部に置いた手を持ち上げるように吸気を促します（図3）．体位は，ファウラー位➡坐位➡立位➡歩行➡階段昇降➡日常生活へと広げていきます．
- ADLトレーニングに関しては，慢性呼吸不全の患者さんのADLの問題は，動作の困難さよりも息切れにより障害されます．そのため，食事，入浴，更衣動作等で可能な限り息切れを減少させる動作の方法を練習します．どの動作でも，連続せず休憩を入れながら動作・呼吸ともゆっくりと行い，口すぼめ・横隔膜（腹式）呼吸を用い呼気をゆっくりと行います．
- 例えば，入浴動作は，入浴温度は34～36℃のやや低めで，冬季は事前に洗い場にお湯を流して浴室の温度を高めておきます．洗体は，前屈せずにブラシなどを用い，息切れが強いときは介助者に洗ってもらいます．入浴は，胸郭をお湯で圧迫しないよう半身浴とします．更衣動作は，いすに坐り，動作を区切って休憩を入れ，ゆっくりと呼吸を行いながら着替えます．必要に応じて，上着をかぶりものより息切れがしにくい前開きのものへ替える等，実際の動作に沿って指導します．
- 動作環境の工夫は，無駄な動作を省き動作を単純化したり，息切れの生じない動作方法へ替えたり，居住環境を整備するなどの工夫をします．
- 例えば，前屈み動作では腹部圧迫により息切れがしやすいので，入浴後に体を拭いたり更衣や靴の着脱等はいすを用いる，エネルギー消費軽減のため，玄関やトイレ，浴室等に手すりなどの設置を検討します．

表1　ヒュー・ジョーンズ分類

Ⅰ度（正　常）	同年齢の健常者と同様に歩行・階段昇降ができる．
Ⅱ度（軽度息切れ）	平地では同年齢の健常者と同様に歩行できるが，坂や階段は健常者同様には昇れない．
Ⅲ度（中等度息切れ）	平地でさえ健常者並みには歩けないが，自分のペースでならば1.6km以上歩ける．
Ⅳ度（高度息切れ）	休み休みでなければ45m以上は歩けない．
Ⅴ度（最高度息切れ）	話をしたり，衣服を脱いだり，身のまわりのことをするにも息切れがする．

ワンポイントアドバイス
呼吸困難のある場合，新たな運動や呼吸法を行うことは患者さんにとって恐怖感，抵抗感を感じることが多いので，種々の運動や口すぼめ呼吸の練習は楽な姿勢で無理せずに行いましょう．

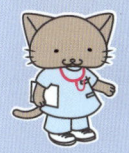

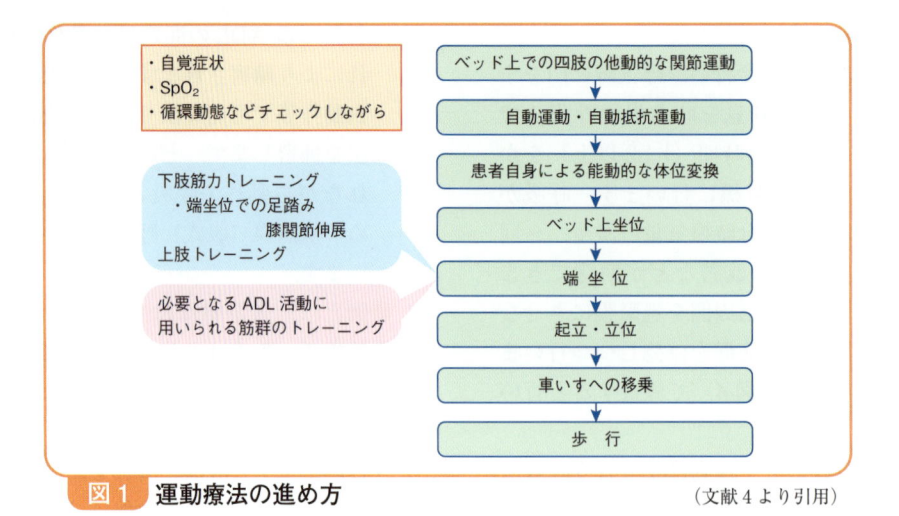

- 自覚症状
- SpO₂
- 循環動態などチェックしながら

下肢筋力トレーニング
・端坐位での足踏み
　　　　　膝関節伸展
上肢トレーニング

必要となるADL活動に用いられる筋群のトレーニング

ベッド上での四肢の他動的な関節運動
↓
自動運動・自動抵抗運動
↓
患者自身による能動的な体位変換
↓
ベッド上坐位
↓
端坐位
↓
起立・立位
↓
車いすへの移乗
↓
歩行

図1 運動療法の進め方　　　　　　　　　　　　（文献4より引用）

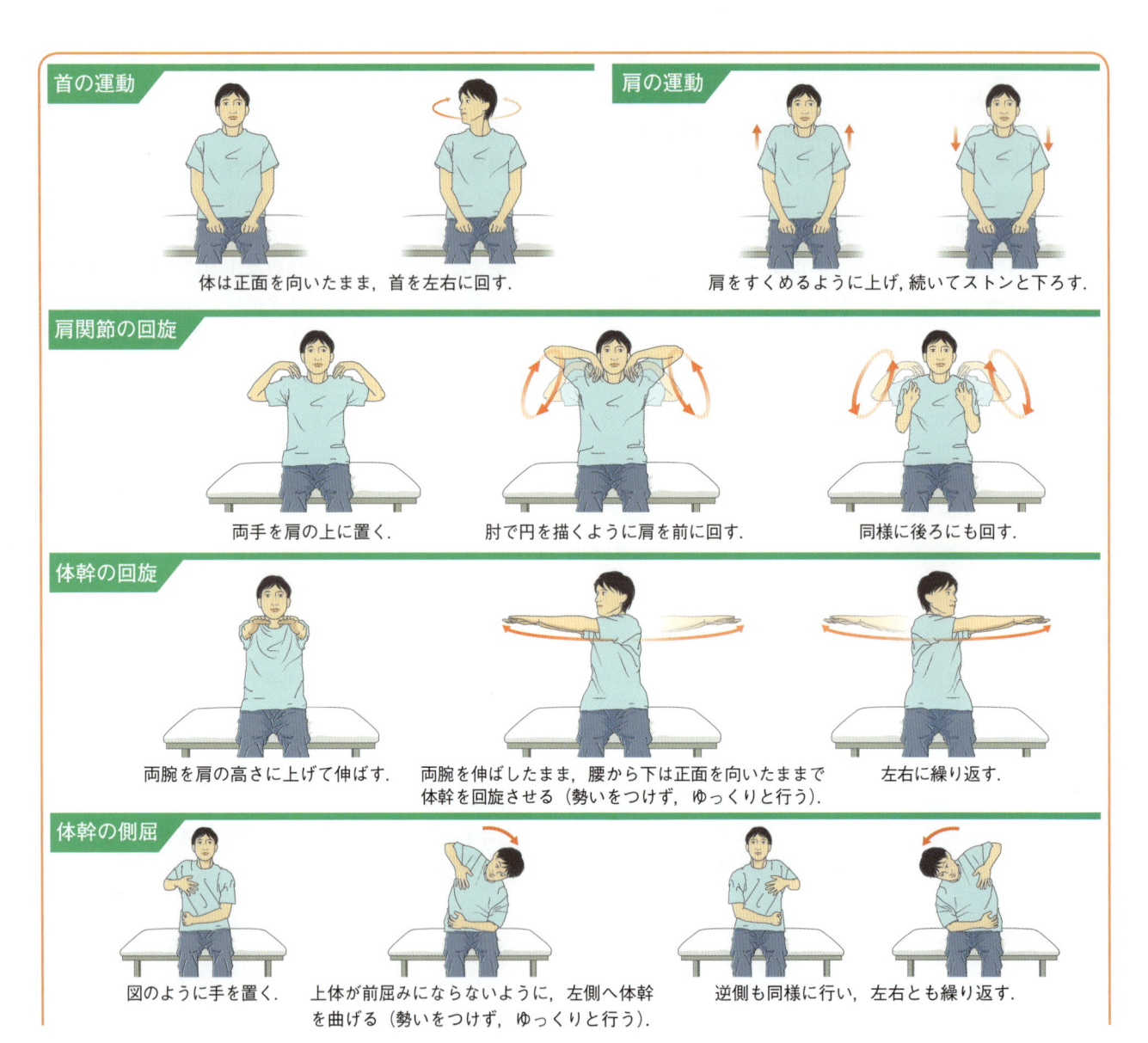

首の運動
体は正面を向いたまま，首を左右に回す．

肩の運動
肩をすくめるように上げ，続いてストンと下ろす．

肩関節の回旋
両手を肩の上に置く．
肘で円を描くように肩を前に回す．
同様に後ろにも回す．

体幹の回旋
両腕を肩の高さに上げて伸ばす．
両腕を伸ばしたまま，腰から下は正面を向いたままで体幹を回旋させる（勢いをつけず，ゆっくりと行う）．
左右に繰り返す．

体幹の側屈
図のように手を置く．
上体が前屈みにならないように，左側へ体幹を曲げる（勢いをつけず，ゆっくりと行う）．
逆側も同様に行い，左右とも繰り返す．

棒体操の体幹側屈

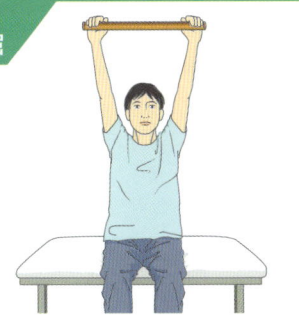

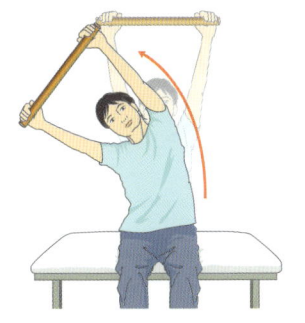

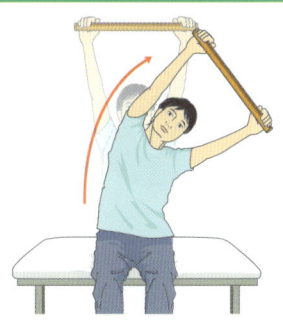

両手で棒を持って頭の上に上げ，左右に体を曲げる（勢いをつけず，ゆっくりと行う）．
※棒は，両肩を結んだ線と平行になるように持つ．

棒体操の体幹回旋

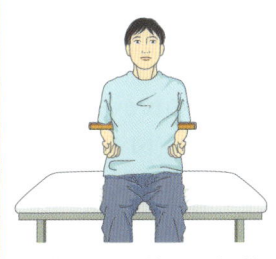

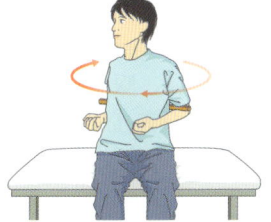

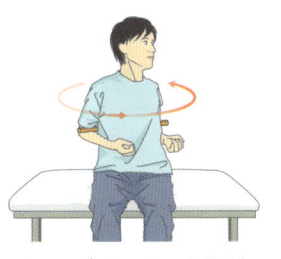

背中に回した棒を両肘で挟むようにして持ち，体幹を回す（勢いをつけず，ゆっくりと行う）．
左右に繰り返す．

棒体操の肩関節屈曲

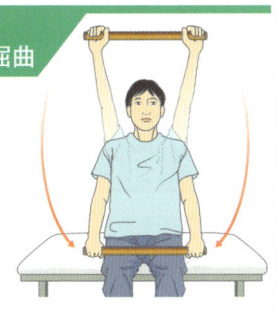

肩幅に合わせて棒を持つ．
肘を伸ばしたまま頭の上まで上げ，元の位置に戻す．（繰り返す）

図2 頸部筋群・胸郭のストレッチ（一例）

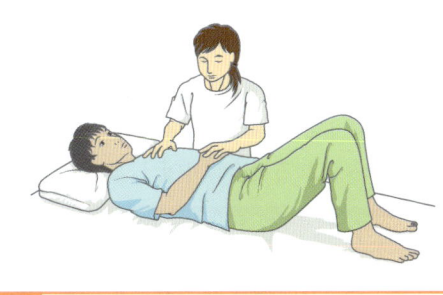

- 患者さんの両手を腹部に置き，介助者は胸部，腹部（上から手を重ねる）に置く．
- 介助者は，胸・腹部の動きを確認し，腹部の動きを誘導する．

呼気 口をすぼめてゆっくりと息を吐き，介助者は呼気を誘導するように上腹部を静かに圧迫する．

吸気 腹部に置いた手を持ち上げるように息を吸わせる．

図3 横隔膜（腹式）呼吸練習

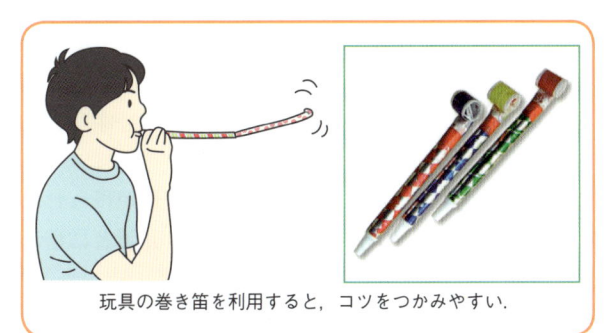

玩具の巻き笛を利用すると，コツをつかみやすい．

図4 口すぼめ呼吸練習の一例

参考文献

1) 落合慈之 監，稲川利光 編："リハビリテーションビジュアルブック"学研メディカル秀潤社，pp130-146，2011
2) 医療情報科学研究所 編"病気がみえる vol.4 呼吸器"メディックメディア，2007
3) 日本呼吸管理学会呼吸リハビリテーションガイドライン作成委員会 編："呼吸リハビリテーションマニュアル―運動療法"照林社，2003
4) 嶋田智明 編："課題別・理学療法技術ガイド 第1版"文光堂，2008

入院中のリハビリテーション

8章　内部障害

Q85 呼吸介助方法について教えてください

A 体位ドレナージや用手的呼吸介助があります．体位変換や徒手的な呼吸介助により，肺に貯留した分泌物を中枢側へ移動させて排痰を促し，酸素化能の改善・呼吸仕事量の軽減をはかります．

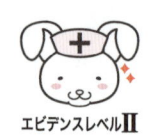

エビデンスレベルⅡ

回答者　室井真樹

1　評 価

- 聴診，打診をして痰の貯留した肺葉，肺区域を特定します（図1）．
- 分泌物の粘稠度が高い場合は，事前にネブライザーを行い，痰を柔らかくします．
- 下記の体位ドレナージや用手的呼吸介助を用いて，分泌物を気道〜口腔まで移動させます．
- 気管まで移動した痰の自己喀出が困難なときは，吸引により痰を取り除きます．

2　アプローチ

- 体位ドレナージ（体位排痰法）と用手的呼吸介助があり，これらを併せて行うと効果的です．
- **体位ドレナージ**とは，各気管支の解剖学的区分に基づき，種々の体位をとることで，重力により効率良く分泌物の喀出を促す方法です（図2）．
- **用手的呼吸介助**は，手指・手掌全体を患者さんの体に密着させ，呼気に合わせて胸郭（肺葉）を圧迫します．上葉・中葉・下葉に対して行います．臥位・坐位で，姿勢を変換させて行います（臥位：図3，坐位：図4）．患者さんの呼吸が楽に行えていることを確認しながら行います．
- 臥位では，上葉は，仰臥位で患者さんの上胸部に手を当てて介助します（図3）．中葉は，左中葉に分泌物の貯留がある場合は患者さんを右側臥位にして，左肺が上になるようにし，腋窩を挟んで体幹の前後に手を当てて介助します（図3）．
- 坐位では，胸郭上部は，患者さんの横から背部中央と胸骨付近に手を当てて行います（図4右）．下部胸郭は，背後に立ち，患者さんの胸郭下部に後方から手を当てて介助します（図4左）．
- どの肢位でも胸郭の運動方向に沿って介助（圧迫）します．
- **禁　忌**：頭頸部外傷後，術後の不安定期，出血傾向を伴う循環動態不安定，原発性肺水腫，膿胸・胸水ドレナージされていない場合などです．
- 実施する際は，事前に医師に適応や注意点を確認してから行います．
- 行っているときは十分バイタルサインを確認しながら行い，体位ドレナージや呼吸介助を行うことで症状増悪がみられる場合は中止します．

3　発作時の呼吸の楽な姿勢（図5，6）

- 呼吸の楽な体位は，個々の患者さんにより異なるので，あらかじめ評価しておきます．
- 発作（呼吸困難）時は，パニックにならないように，対処法を日頃より指導しておくことが重要です．
- 楽な姿勢をとり，口すぼめや横隔膜呼吸，深呼吸を利用して呼吸を整えます．
- また，主治医に相談して，必要時酸素量が得られる場合は，坐位での呼吸介助法を家族，介護者に指導します．

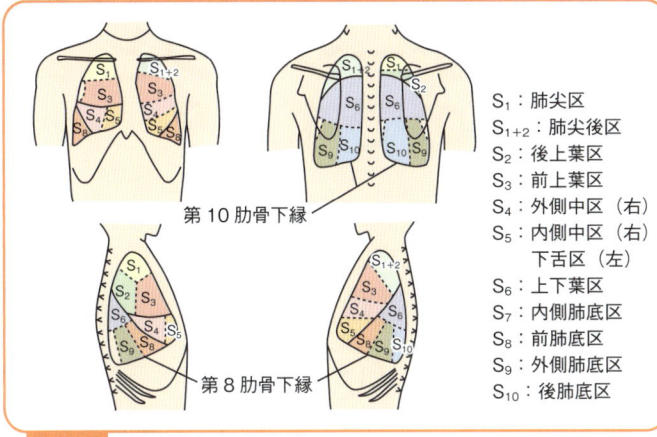

図1 肺区域とその位置

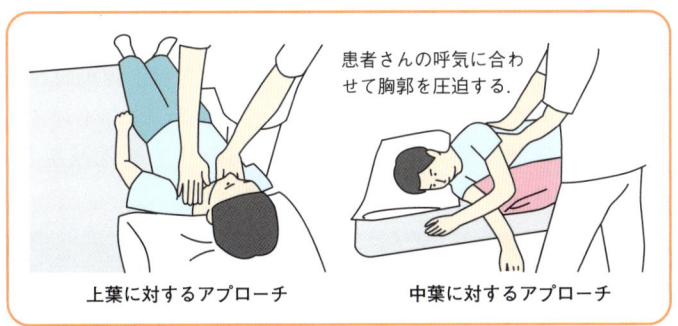

S₁：肺尖区
S₁₊₂：肺尖後区
S₂：後上葉区
S₃：前上葉区
S₄：外側中区（右）
S₅：内側中区（右）
　　下舌区（左）
S₆：上下葉区
S₇：内側肺底区
S₈：前肺底区
S₉：外側肺底区
S₁₀：後肺底区

第10肋骨下縁
第8肋骨下縁

図3 臥位での介助方法

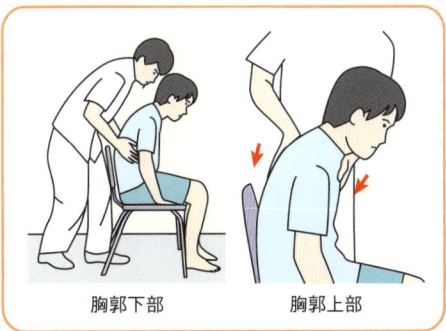

患者さんの呼気に合わせて胸郭を圧迫する．

上葉に対するアプローチ　　中葉に対するアプローチ

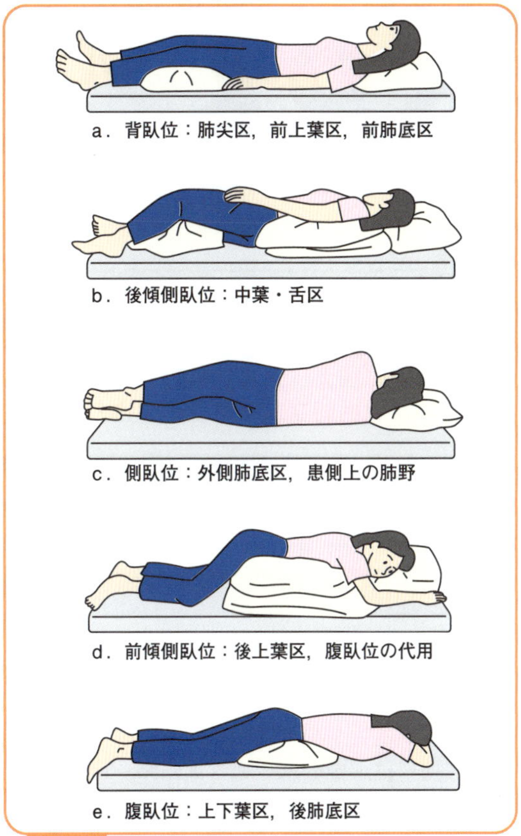

図2 体位ドレナージ（排痰体位）

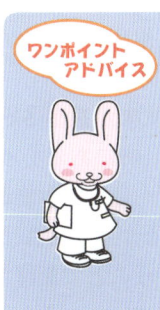

a．背臥位：肺尖区，前上葉区，前肺底区
b．後傾側臥位：中葉・舌区
c．側臥位：外側肺底区，患側上の肺野
d．前傾側臥位：後上葉区，腹臥位の代用
e．腹臥位：上下葉区，後肺底区

図4 坐位での介助方法

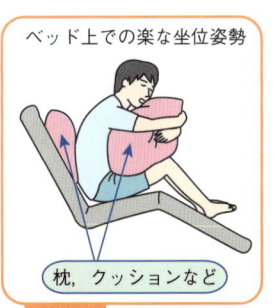

胸郭下部　　胸郭上部

図5 呼吸の楽な体位(起坐位)

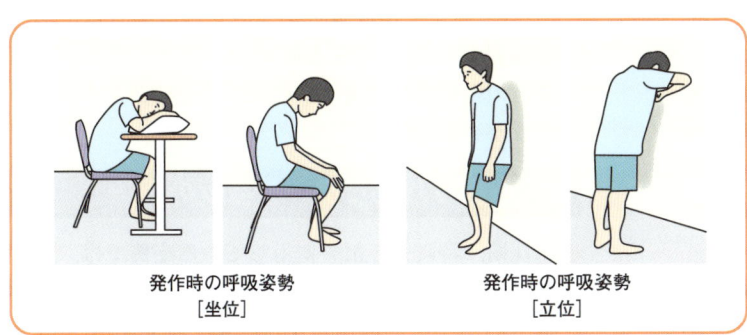

ベッド上での楽な坐位姿勢
枕，クッションなど

ワンポイントアドバイス

徒手的呼吸介助をする際，患者さんの呼吸が楽にならず，苦痛の訴えや表情をしている場合は，介助の方向や圧迫の強さが間違っているので，十分観察しながら無理をせずに行います．実際に行う際は，呼吸専門の理学療法士にやり方を相談するとよいでしょう．

図6 呼吸の楽な体位（一例）

発作時の呼吸姿勢［坐位］　　発作時の呼吸姿勢［立位］

発作時に呼吸しやすい体位は患者さん個々で異なるため，あらかじめ確認しておく．

参考文献

1) 森田明夫 他 編："脳卒中看護ポケットナビ" 中山書店, pp214-215, 2009
2) 落合慈之 監, 稲川利光 編："リハビリテーションビジュアルブック" 学研メディカル秀潤社, pp130-146, 2011
3) 石川 齊, 武富吉雄 編："図解 理学療法技術ガイド 第2版" 文光堂, pp596-620, 2001
4) 細田多穂 他："理学療法ハンドブック 改訂第3版" 協同医書出版社, 2000
5) 嶋田智明 編："課題別・理学療法技術ガイド 第1版" 文光堂, 2008

8　内部障害

入院中のリハビリテーション

8章 内部障害

Q86 心臓リハビリテーションとはどのようなものですか？

A 狭心症や心筋梗塞，心臓手術後等の患者さんに対し，心機能や身体機能を改善し，再発を予防するために行われます．運動療法に加え，食事，喫煙などの生活指導，心理的サポートなどを含めた包括的なプログラムにより行われます．

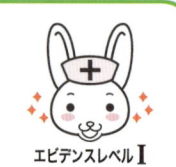

エビデンスレベルⅠ

回答者　佐々木雄輔

1　心不全

- 心不全とは，何らかの原因により心臓の構造・機能的異常が起こることで心拍出量が低下し，全身への循環不全を生じるものをいいます．
- 急性期には，強心剤や血管拡張薬，浮腫や肺うっ血を軽減する目的での利尿薬などにより治療が行われます．
- 心不全では，全身の循環障害や呼吸不全，身体の活動量低下などにより，廃用症候群をきたしやすくなります．
- 1970年代までは，安静臥床が推奨されてきましたが，1990年代以降，安定期にある心不全に対しては運動療法を行うことで，運動耐容能改善，予後の改善，QOLの改善につながることなどが報告されています．運動療法を行うことで期待される身体効果について**表1**に示します．
- 運動耐容能に対する評価として，NYHA（New York Heart Association）機能分類や，SAS（specific activity scale）が用いられます（**表2**）．

2　虚血性心疾患

- 不安定プラークの破綻により血栓を形成し，これにより血管内が狭まった状態を不安定狭心症，血管内を塞いだ状態を心筋梗塞と呼びます．
- 治療としては，冠動脈閉塞部をカテーテルで拡張する経皮的冠動脈インターベンション（PCI）や抗血栓薬による血栓溶解療法が挙げられます．重症例等では，冠動脈バイパス術が選択されることもあります．

- 心血管疾患のリハビリテーションでは，運動耐容能の改善や心拍数の減少，血圧の低下，またインスリン感受性の改善，2型糖尿病のリスク低減など，様々な効果が示されています．

3　心機能の評価

- 12誘導心電図や心エコー，血液・生化学検査，水分バランス，バイタルサインなどから全身状態を評価して行います．
- 12誘導心電図は，心筋梗塞の責任動脈の把握や，危険な不整脈が出ていないかなどをチェックするのに役立ちます．
- 心エコーの結果からは，弁膜症の有無や壁運動異常，左室駆出率，血栓の有無などを確認します．血栓が疑われる場合には，抗凝固療法が行われているかを確認する必要があります．
- 血液・生化学検査では，特にCKおよびCK-MBやBNPが心疾患の重症度をみるには重要です．また，Cr高値で血液透析が考慮される場合は，過度な運動負荷を避ける必要があります．さらに，Kなどの電解質は危険な不整脈の誘発に関連するため注意が必要です．

4　心臓リハビリテーションの実際

- 急性期，特に強心剤を使用している症例では，血行動態が不安定であり，過度な運動負荷は致死性不整脈や心不全徴候の出現をひき起こす危険があります．バイタルサインや息切れ，胸痛などの自覚症状をみながら，無理のない範囲で行っていきます．

表1 運動療法の身体的効果

項　目	内　容	ランク
運動耐容能	最高酸素摂取量増加	A
	嫌気性代謝閾値増加	A
症　状	心筋虚血閾値の上昇による狭心症発作の軽減	A
	同一労作時の心不全症状の軽減	A
呼　吸	最大下同一負荷強度での換気量減少	A
心　臓	最大下同一負荷強度での心拍数減少	A
	最大下同一負荷強度での心仕事量（心臓二重積）減少	A
	左室リモデリングの抑制	A
	左室収縮機能を増悪せず	A
	左室拡張機能改善	B
	心筋代謝改善	B
冠動脈	冠狭窄病変の進展抑制	A
	心筋灌流の改善	B
	冠動脈血管内皮依存性，非依存性拡張反応の改善	B
中心循環	最大動静脈酸素較差の増大	B
末梢循環	安静時，運動時の総末梢血管抵抗減少	B
	末梢動脈血管内皮機能の改善	B
炎症性指標	CRP，炎症性サイトカインの減少	B
骨格筋	ミトコンドリアの増加	B
	骨格筋酸化酵素活性の増大	B
	骨格筋毛細血管密度の増加	B
	Ⅱ型からⅠ型への筋線維型の変換	B
冠危険因子	収縮期血圧の低下	A
	HDLコレステロール増加，中性脂肪減少	A
	喫煙率減少	A
自律神経	交感神経緊張の低下	A
	副交感神経緊張亢進	B
	圧受容体反射感受性の改善	B
血　液	血小板凝集能低下	B
	血液凝固能低下	B
予　後	冠動脈性事故発生率の減少	A
	心不全増悪による入院の減少	A（CAD）
	生命予後の改善（全死亡，心臓死の減少）	A（CAD）

A：証拠が十分であるもの，B：報告の質は高いが報告数が十分でないもの
CAD：冠動脈疾患
〔「循環器病の診断と治療に関するガイドライン．【ダイジェスト版】心血管疾患におけるリハビリテーションに関するガイドライン（2012年改訂版）http://www.j-circ.or.jp/guideline/pdf/JCS2012_nohara_d.pdf」より転載（2013年8月閲覧）〕

- 回復期においては，歩行練習や自転車エルゴメーターやトレッドミルなどを用いて全身持久力向上，嫌気性代謝性閾値（AT）向上などを目標に運動療法を行います．
- 運動負荷試験を行うことにより，ATの測定が可能で，運動負荷量の決定に役立ちます．
- 維持期においては，疾病再発の予防が必要となるため，運動療法に加え，食事，喫煙などの生活指導，心理的サポートなど包括的なリハビリテーションが行われます．

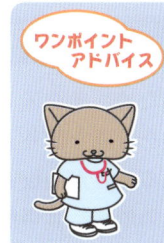

ワンポイントアドバイス
息切れや，胸の苦しさを訴えることがないか，夜間しっかり眠れているか，顔色が悪くないかなど，普段の生活を気にかけることが，異常を早期に発見することに役立ちます．

参考文献

1) 日本循環器学会：循環器病の診断と治療に関するガイドライン（2011年度合同研究班報告）．［ダイジェスト版］心血管疾患におけるリハビリテーションに関するガイドライン（2012年改訂版）［班長：野原隆司］http://www.j-circ.or.jp/guideline/pdf/JCS2012_nohara_d.pdf
2) 丸岡弘：心不全症例の理学療法評価．理学療法 23：455-470, 2006

表2 NYHA機能分類とSAS

重症度	内　容	SAS
Ⅰ	身体活動を制限する必要のない心疾患患者 通常の身体活動で疲労，動悸，息切れ，狭心症状は起こらない	7METs以上可能
Ⅱ	身体活動を軽度ないし中等度に制限する必要のある心疾患患者 通常の身体活動で疲労，動悸，息切れ，狭心症状が起こる	5METs以上〜7METs未満
Ⅲ	身体活動を高度に制限する必要のある心疾患患者 安静時には快適であるが，通常の軽い身体活動で疲労，動悸，息切れ，狭心症状が起こる	2METs以上〜5METs未満
Ⅳ	身体活動を制限せざるを得ない心疾患患者 安静にしても，心不全症状や狭心症状が起こり，少しでも身体活動を始めようとすると不快感が増強する	2METs以上の労作が完全にできない

SAS：身体活動能力質問表

（文献2より引用）

8章 内部障害

Q87 糖尿病の運動療法とは？

A 有酸素運動とレジスタンス運動に分類されます．有酸素運動は，継続して行うことでインスリン感受性が増大します．レジスタンス運動は，筋量，筋力の増大が期待できます．ガイドラインでは，両者の併用を勧めています．

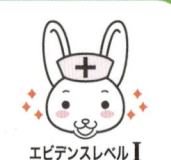

エビデンスレベルⅠ

回答者 安川生太

1 糖尿病の治療

- 糖尿病は，根治が困難なため，インスリン作用不足による糖尿病性代謝異常を可能な限り正常に近づけるようにコントロールすることが治療となります．
- 患者教育，薬物療法，運動療法，食事療法を継続して行っていきます．その中で，運動療法は糖尿病治療の有効な手段となります．

2 運動の短期効果と長期効果（表1）

- 短期的な効果として，**インスリン感受性の改善**が挙げられます．
- 運動により，急性に骨格筋へのブドウ糖取り込みが促進されることで，血糖値が減少します．このブドウ糖取り込み促進効果は，**運動中から運動後2〜3日間持続**します．
- この効果により，食後の血糖値が上昇する時間帯に20〜30分程度の持続した運動を実施することで，食後の血糖値の上昇の幅を小さくすることができます．
- 長期的な効果として，**糖代謝能の改善，脂質代謝能の改善**が生じます．
- 中性脂肪値，LDL-コレステロール値が減少，HDL-コレステロール値が上昇します．また，**高血圧の改善**がみられます．
- 身体機能の改善として，筋力，筋持久力，最大酸素摂取量の改善がみられます．

3 運動療法の禁忌

- 血糖コントロールが落ち着いていない場合，網膜症，腎症などの合併症が著しく進んでいる場合，重篤な心血管疾患，急性炎症などでは，運動療法は禁忌となります．また，骨関節疾患が進んでいる場合は，制限を受けることがあります．
- 高齢である場合，糖尿病罹患期間が長期に及んでいる場合（Ⅰ型で15年以上，Ⅱ型で10年以上）は，運動療法開始前に運動負荷試験を実施し，安全性を確認することが望ましいです．

4 運動の種類・強度・頻度

- 運動療法の効果の多くは，**長期的に持続しないと得ることができません**．そこで，どのような運動を選択するかが大切となります．場所や時間を選ばず，無理なく楽しく継続できる運動が勧められます．
- 日本糖尿病学会，米国糖尿病学会は，どちらもガイドラインにて有酸素運動とレジスタンス運動の併用を勧めています（表2）．
- 有酸素運動は，散歩，ジョギング，サイクリングといった比較的長時間継続することができる運動です．心拍数100/分程度の強度で，20〜30分間/回，3回/週の実施が目安となります．
- レジスタンス運動は，物理的抵抗を関節運動に負荷することで，筋量の増量が望めます．上下肢の大筋群で8〜12回反復を3セット程度，2回/週の実施が目安となります．
- 有酸素運動，レジスタンス運動ともに，**自覚的運動強度（旧Borg's scale，表3）の11〜13程度を目標強度とすると最適**です．
- 低血糖や起立性低血圧等の，合併症に対するリスク管理が重要です．

表1　糖尿病に対する運動療法の効果

運動には次のような効果がある

1. 運動の急性効果として，ブドウ糖，脂肪酸の利用が促進され血糖が低下する．
2. 運動の慢性効果として，インスリン抵抗性が改善する．
3. エネルギー摂取量と消費量のバランスが改善され，減量効果がある．
4. 加齢や運動不足による筋萎縮や，骨粗鬆症の予防に有効である．
5. 高血圧や脂質異常症の改善に有効である．
6. 心肺機能を良くする．
7. 運動能力が向上する．
8. 爽快感，活動気分など日常生活のQOLを高める効果も期待できる．

（文献1より引用）

表2　日本糖尿病学会と米国糖尿病学会が推奨する糖尿病の運動療法

日本糖尿病学会	歩行，ジョギング，水泳などの有酸素運動とレジスタンス運動
	有酸素運動の運動強度は最大酸素摂取量（$VO_{2\ max}$）の50％前後．50歳未満では100～120拍/分以内，50歳以降は100拍/分以内
	1回15～30分，1日2回，基本的に毎日，少なくとも1週間に3回以上
米国糖尿病学会	有酸素運動とレジスタンス運動（両者の組合せはより効果的）
	最大心拍数（HR_{max}）の50～70％の中等度の有酸素運動
	少なくとも1週間に150分の有酸素運動，1週間に3回以上のレジスタンス運動

表3　旧 Borg's scale

	自覚的運動強度 RPE	
6		
7	very, very light	非常に楽である
8		
9	very light	かなり楽である
10		
11	fairly light	楽である
12		
13	somewhat hard	ややきつい
14		
15	hard	きつい
16		
17	very hard	かなりきつい
18		
19	very, very hard	非常にきつい
20		

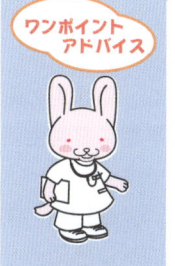

ワンポイントアドバイス

現場では，運動中に"会話ができる""鼻歌が歌える"といった目安を運動強度の調節に利用します．また，3,000歩の歩行が30分の運動の目安です．運動療法の長期的効果が現れるまでに，少なくとも3ヵ月の継続が必要です．

参考文献

1) 日本糖尿病学会 編：糖尿病治療ガイド2010．文光堂，pp42-44, 2010
2) 古川順光：糖尿病・肥満の運動．J Jpn Health Sci 13：5-11, 2010
3) 原田 卓 他：代謝障害．"新編 内部障害のリハビリテーション"上月正博 編．医歯薬出版，pp248-270, 2009
4) 藤枝賢晴：スポーツ医学の立場から．"スポーツ指導の基礎―諸スポーツ科学からの発信―"永島惇正 編．北樹出版，pp220-244, 2000

入院中のリハビリテーション

8章 内部障害

Q88 がんのリハビリテーションとは？

A 医学の進歩に伴い，がんと共存する時代に移ってきており，治療を行いながら高いQOLを維持するためには，がんによる障害だけではなく，治療過程で生じる障害に対して，予防的，回復的，維持的，緩和的にリハビリテーションを行うことが重要です．

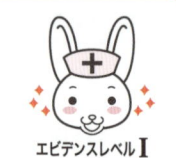

エビデンスレベルI

回答者 山本泰治

1 がんのリハビリテーション

- がん患者全体の5年生存率は50％を超えており，がんと共に生活する時代に移ってきています．
- 病気を抱えながらできるだけ高いQOLを維持するために，発症時からの緩和ケアとリハビリテーションの介入が重要です．
- 特にQOLを阻害するがんの治療や進行による疼痛などの身体症状，随伴する精神的苦痛や社会的問題も包括的に治療・援助していく必要があり，そのためには**多職種によるチームアプローチが重要**です．
- また治療の進行状況やがんの状態により，リハビリテーションに対する必要性は変化するため，評価を繰り返し行い，早期に達成可能な短期的ゴールを設定することが重要です．
- がんのリハビリテーションは，アプローチ方法から，予防的，回復的，維持的，緩和的の4つに分類されます（表1）．
- リハビリテーションを進めるうえで，全身状態，がんの進行度，がん治療の経過について把握し，リスク管理を行うことが重要です（表2）．

2 手術療法

- がん治療の中で最も多いのが手術療法であり，固形がんに対しては第一選択となります．
- 手術の目的は根治であり，周囲の正常組織とともに合併切除することが多いですが，臓器機能の喪失が避け難く，何らかの外見上，機能上の障害を残すことになります．
- さらに手術療法は，周術期において合併症などの影響により，廃用症候群による様々な機能障害をひき起こす可能性もあります．
- そのため手術による侵襲を考慮して，起こり得る機能障害を見越して術前から対処していくことが重要です．
- また術後早期からの離床や経口摂取の開始が術後の機能障害を予防し，早期の日常生活への復帰につながります．
- ・術前から呼吸トレーニングや呼吸法，排痰法などの指導を行い，術後のリハビリテーションの流れを説明します．
- ・術後早期から，全身状態に合わせて転倒や血栓などに気をつけながら離床します．
- ・術後の生活動作指導やセルフトレーニングの指導を行います．

3 化学療法

- 化学療法は，がん細胞の減少を目的に薬品を用いて治療を行うことで，がんの治癒のみでなく再発防止や予後の延長，症状緩和など様々な目的で行われています．
- 近年は，新規薬剤の開発やレジメンの改善により奏効率が向上しており，副作用に対しての支持療法の改善により期待が高まっています．
- 同時にリハビリテーションにおいても，**副作用の影響で起きる機能障害を予防し，より早期に日常生活への復帰につなげていくことが大切**です．
- 高頻度の副作用として，悪心・嘔吐，骨髄抑制，末梢神経障害などがありますが，骨髄抑制は感染のリスクに特に気をつける必要があります．

- 治療開始前に，病室内でセルフトレーニングできるよう，筋力増強やストレッチなどの指導を行います．
- 体調が比較的良いときには，起立や歩行練習，階段昇降などのADL訓練や，散歩やトレッドミル，自転車エルゴメーターなど有酸素運動を中心に行います．
- 治療の副作用のため体調がすぐれないときは，軽負荷での抵抗運動やROM-ex，ストレッチ，ポジショニング，リラクゼーションなどを中心に行います．

4 放射線療法

- 放射線療法は，根治治療と症状緩和を目的にほぼすべてのがんに対して行われており，治療機器の進歩により，より高い精度での治療が可能となりました．
- また，多くは外来での治療になるため，他の治療と比べQOLの低下が少ないのも特徴です．
- 放射線の影響として，照射期間中に発生する急性反応と，照射後半年以降に発生する晩期反応がありますが，根治療法を目的にした場合は晩期合併症に注意して治療を進める必要があり，症状緩和を目的とした場合は急性反応による患者さんの負担を軽減することが大切です．

表1 がんのリハビリテーションの分類（Dietzの分類）

分類	内容
予防的リハビリテーション (preventive rehabilitation)	● がんと診断された後，早期に開始されるもので，手術，放射線治療，化学療法の前もしくは後すぐに施行される． ● 機能障害はまだないが，廃用症候群や合併症の予防を目的とする． ● 運動指導や，褥瘡予防を含めた皮膚ケア，肺機能訓練などを行う．
回復的リハビリテーション (restorantive rehabilitation)	● 治療されたが残存する機能や能力をもった患者さんに対して，最大限の機能回復を目指した包括的訓練を意味する． ● 機能障害，能力低下に対して，体力および運動能力の回復，動作代償能力の獲得などにより患者さんの在宅生活への復帰を援助していく．
維持的リハビリテーション (supportive rehabilitation)	● がんが増大しつつあり，機能障害，能力低下が進行しつつある患者さんに対して，素早く効果的な手段（例えば，自助具やセルフケアのコツの指導など）により，セルフケアの能力や移動能力を増加させる． ● また，拘縮，筋萎縮，筋力低下，褥瘡のような廃用を予防していく．
緩和的リハビリテーション (palliative rehabilitation)	● 終末期のがん患者に対して，そのニーズを尊重しながら，身体的，精神的，社会的にもQOLの高い生活が送れるようにすることを目的とし，物理療法，ポジショニング，介助呼吸，リラクゼーション，各種自助具・補装具の使用などにより，疼痛，呼吸困難，浮腫などの症状緩和や拘縮，褥瘡の予防などをはかる．

（文献3より引用）

表2 がん患者におけるリハビリテーションの中止基準

1. 血液所見：ヘモグロビン7.5 g/dL以下，血小板50,000/μL以下，白血球3,000/μL以下
2. 骨皮質の50％以上の浸潤，骨中心部に向かう骨びらん，大腿骨の3 cm以上の病変などを有する長管骨の転移所見
3. 有腔内臓，血管，脊髄の圧迫
4. 疼痛，呼吸困難，運動制限を伴う胸膜，心嚢，腹膜，後腹膜への滲出液貯留
5. 中枢神経系の機能低下，意識障害，頭蓋内圧亢進
6. 低・高カリウム血症，低ナトリウム血症，低・高カルシウム血症
7. 起立性低血圧，160/100 mmHg以上の高血圧
8. 110/分以上の頻脈，心室性不整脈

（文献4より引用）

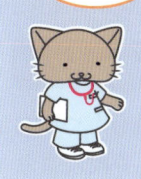

> **ワンポイントアドバイス**
> 多職種参加のカンファレンスなどを行い，診療科や職種の垣根のない包括的なチームアプローチが重要です．

参考文献

1) 辻 哲也 他 編："癌のリハビリテーション"金原出版，pp10-33，2006
2) 落合慈之 監，稲川利光 編："リハビリテーションビジュアルブック"学研メディカル秀潤社，pp170-185，2011
3) Dietz JH : Rehabilitation of the cancer patient. Med Clin North Am 53 : 607-624, 1969
4) 辻 哲也 他 編："癌のリハビリテーション"金原出版，p452，2006

8章　内部障害

Q89 緩和ケアのリハビリテーションとは？

A 緩和ケアにおけるリハビリテーションの役割としては，QOLの向上を目的として，食事やトイレなどのセルフケアや移動などの日常生活動作を，できるだけ自分でできる時期を延ばしていくように援助することです．

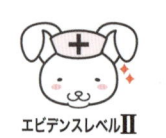

エビデンスレベルⅡ

回答者　山本泰治

1　緩和ケアとリハビリテーション

- 緩和ケアとは，治癒を目指した治療ではなく，**痛みや症状のコントロール，精神的，社会的，そして霊的な苦痛（図1）の緩和を最優先**とし，患者さんと家族にとって，できる限り可能な最高のQOLを実現することを目的にしています．
- そのため，がん治療の初期よりケアが漸次開始され，末期では緩和ケアが治療の主体になります．緩和ケアのリハビリテーションも同様で，患者さんの病期に合わせて目的やゴール設定も変わります（表1）．
- 緩和ケアでのリハビリテーションの目的は，患者さんと家族の要求（demands）を十分に把握し，その時期におけるできる限り可能な最高のADLを実現することで，高いQOLを実現することにあります．

2　維持的リハビリテーション

- がんが増大して機能障害，能力低下が進行しつつある患者さんに対して，素早く効果的な手段によりADLや移動能力を増加させることを目的とします．
- この時期には，潜在的な能力が生かされず，能力以下のADLになっていることが多いので**ADLや歩行へのアプローチ**が有効です．
- ＊残存能力をうまく利用して，いろいろな福祉機器を利用したり，痛みがあってもうまくできるような動作のコツを習得したりして，能力の向上に努めます．
- ＊臥床しがちになるので，廃用症候群の防止も重要です．
- ＊摂食・嚥下面でも，食形態や食べ方，姿勢調整など代償的手段を使うことで，経口摂取量の改善がみられることもあります．
- ＊症状コントロールがうまくいき自宅退院可能な場合には，介護指導や自宅環境調整なども大切です．

3　緩和的リハビリテーション

- 病状が進行しADLが下降していく時期になると，緩和的リハビリテーションに目的を変更していきます．
- 疼痛，浮腫，呼吸困難感の症状緩和などを行いながら，**身体的，精神的，社会的，霊的にもQOLの高い生活が送れるように**します．
- ＊症状の進行とともに痛みや呼吸困難感が出現して筋緊張が高くなりやすくなり，長時間の過緊張がさらなる痛みと呼吸困難感につながります．そのため，**ポジショニング・リラクゼーションを行い，楽に休める姿勢をとれるようにしていくことが重要**です．
- ＊倦怠感がある場合，低負荷の自動介助運動や関節可動域訓練，ストレッチなどで軽減する場合があります．
- ＊浮腫に対してはスキンケアを優先し，腹水がない場合に限りリンパドレナージ（詳細はQ90を参照）を行います．腹水がある場合に行うと，呼吸苦を招く恐れがあるので注意が必要です．
- ＊平常時に呼吸法を練習しておくことで，労作時などに起きる呼吸苦の負担軽減や早期回復をはかります．
- ＊家族へ，患者さんの負担の少ないコミュニケーション方法を指導したり，簡単なマッサージやストレッチを指導したりすることが，患者さんと家族が大切な時間を過ごすサポートになります．

図1 全人的苦痛

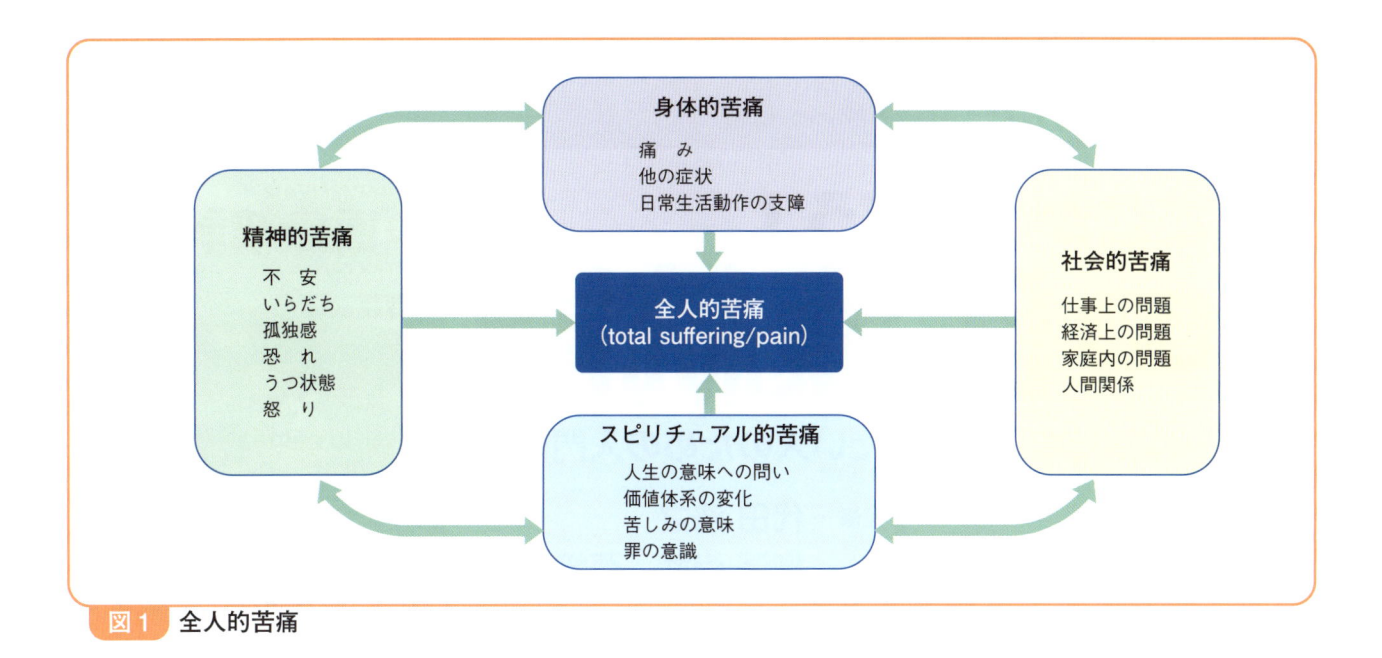

身体的苦痛
- 痛み
- 他の症状
- 日常生活動作の支障

精神的苦痛
- 不安
- いらだち
- 孤独感
- 恐れ
- うつ状態
- 怒り

社会的苦痛
- 仕事上の問題
- 経済上の問題
- 家庭内の問題
- 人間関係

スピリチュアル的苦痛
- 人生の意味への問い
- 価値体系の変化
- 苦しみの意味
- 罪の意識

中心：全人的苦痛（total suffering/pain）

表1 予後見通しごとの患者さん・家族のケア

予後見通し	患者さんへの治療ケア	家族へのケア
月単位	腫瘍増悪による症状への対応 十分な病状説明と今後の計画 （DNR・意思決定代理人について） 不安・抑うつへの対応	十分な病状説明と今後の計画
週単位	経口困難への対応 生活動作の工夫 自己コントロール感喪失への対応	予期悲嘆への対応
日単位	せん妄への対応 浮腫への対応 安楽ポジションの工夫 セデーションの検討	看取りについての助言 家族へのねぎらい
最期の数時間	死前喘鳴への対応 人格をもった人としてのケア	患者の人生の振り返り 看取りのサポート グリーフワーク

DNR：do not resuscitate の略．
急変時に蘇生のための処置を行わないこと．

（文献1より引用）

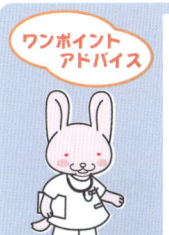

ワンポイントアドバイス

緩和ケアのリハビリテーションでは，患者さんと家族との関わり方が大切と感じます．広い意味でのリハビリテーションを行うためにも，形式にとらわれず，患者さんや家族との関係を大切にしていきましょう．

参考文献

1) 辻 哲也 他 編："癌のリハビリテーション"金原出版，pp503-539, 2006
2) 落合慈之 監，稲川利光 編："リハビリテーションビジュアルブック"学研メディカル秀潤社, pp170-185, 2011

入院中のリハビリテーション

好評発売中

ここから学ぼう！図解 医療統計
―本気で統計を始めたい人のための入門書―

監修…代田 浩之
著　…柳澤 尚武，西﨑 祐史

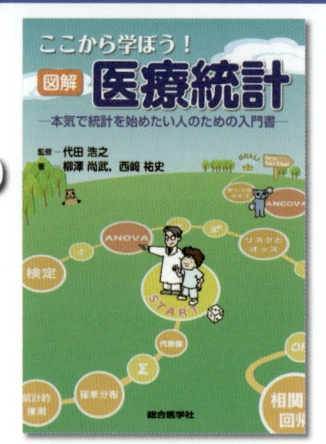

ISBN978-4-88378-638-1
A5判オールカラー／278頁
定価(本体2,800円+税)

本書の特長

- 数式がわからなくても大丈夫！
  数学を復習しながら，統計学の基本を学べます！
- 医療統計の概念を理解するところから，独学で回帰分析までできるようになります！
- 統計ソフト不要，Excelでできます！
- これから統計を学びたい方はもちろん，統計を改めて学び直したい方にも最適です

「医療統計力」を鍛える！
事例で学べるほとんど数式なしのテキスト

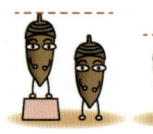

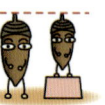

近畿大学医学部附属病院臨床研究センター准教授
千葉康敬●著

ISBN978-4-88378-889-7
A5判オールカラー／308頁
定価(本体2,800円+税)

主要目次

1章 医学研究における『コントロール』
　　治療の『効果』を調べるために
2章 ランダム化研究
　　ランダム化すればOKなわけではない
3章 効果の指標
　　効果を測るものさしを考えてみよう
4章 統計的仮説検定
　　どこから違いがあると言えるの？
5章 信頼区間
　　その効果の指標，どれだけ信頼できるの？
6章 研究に必要なサンプルサイズ
　　何人集めて研究すればいいの？
7章 平均値の比較
　　平均値を計算すればいいってもんじゃない
8章 観察研究デザイン
　　どうやってデータを集めたかが大事
9章 『オッズ比』という指標
　　リスク差やリスク比じゃダメなの？
10章 交絡の問題
　　だから観察研究では因果関係が調べられない
11章 相関関係と回帰分析
　　相関関係があれば因果関係があるわけではない
12章 回帰分析による交絡の調整
　　これで観察研究でも因果関係が調べられる!?
13章 スクリーニング検査の評価
　　病気の診断について考えてみよう
14章 生存時間データの解析
　　『率』で評価するのは難しい
15章 『ハザード比』という指標
　　でもやっぱり『率』で評価したい
16章 治療不遵守の問題
　　治療『方針』の効果を調べる

総合医学社
〒101-0061 東京都千代田区神田三崎町1−1−4
TEL 03(3219)2920　FAX 03(3219)0410　http://www.sogo-igaku.co.jp

8章 内部障害

Q90 リンパドレナージとは？

A 浮腫がみられる患肢の組織間液を，正常なリンパ管系に誘導するために行い，側副路の形成を促進させることが目的です．セルフドレナージは毎日行う必要があり，朝・昼・夕15～20分ずつ施行するように指導します（図1）.

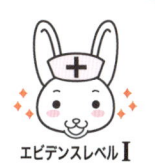

エビデンスレベルⅠ

回答者　山本泰治

1 乳がん

- 乳がんの手術により，腋窩リンパ節郭清を行われた場合に，上肢の肩関節拘縮による肩挙上困難や動作時の痛み，創部痛，上肢後面から腋窩のしびれ，および上肢リンパ浮腫などが多くみられます．
- がんの治療は，転移・再発を防ぐためにリンパ節郭清・放射線治療・化学療法を行うため，正常なリンパ流を損なうことは避けられません．
- 日本における術後に発症するリンパ浮腫の発症率は，乳がんの術後では10％程度と推定されています．
- 乳がん術後のリハビリテーションは，手術翌日（ドレーン挿入中）から介入し，肩関節可動域（ROM）訓練の自動運動を主体として，屈曲90°，外転45°の範囲で，疼痛が出現するまでの範囲で徐々に行います．
- ドレーン抜去後は，**積極的に肩関節・肩甲帯のROM訓練（自動・他動運動，羽ばたき運動，持続伸張など）**を行うようにします．
- ADLを確認し，必要に応じた方法の指導（洗髪および更衣など）を行います．

2 リンパ浮腫とは

- リンパ浮腫とは，リンパ管やリンパ節の先天性発育不全，二次性の圧迫，狭窄，閉塞などによってリンパ流の阻害と減少のために生じた浮腫で，先天性のものを含めた原因不明の原発性（一次性）と，発症原因が明らかな続発性（二次性）に分けられます．
- がん治療後の続発性リンパ浮腫が，全リンパ浮腫患者の約80～90％を占めます．
- リンパ浮腫の中でも発症原因の推測できる続発性であれば，病歴・治療歴・発症様式についての問診や患肢の視診・触診といった基本的な診察により容易に診断がつきます．
- stemmer signは，リンパ浮腫の診断に有用です．
- 実際の治療には，日常生活の注意とスキンケア，徒手的リンパドレナージ（MLD），圧迫療法，圧迫下での運動療法，CDP（complex decongestive physical therapy）・DLT（decongestive lymphedema therapy）等があります．
- 日本語では「複合的理学療法」または「複合的物理療法」と訳されます．

3 日常生活で気をつけること（リンパ浮腫の予防指導）

- がんの術後（リンパ節郭清・センチネルリンパ節生検後）すぐのリンパ浮腫が発症していない時期から生涯にわたり，リンパ浮腫を予防するために，患者さん自身のセルフケアが必要です．
- ① **スキンケア**：感染症・炎症を防ぐため，皮膚の保湿を心がけ，肌の乾燥や角化を防ぎます（起こしやすい感染症：リンパ管炎，真菌感染，蜂窩織炎など）．
- ② **患肢の位置**：患肢を心臓よりも高い位置に保つことにより，患肢の体幹部へのリンパ排除ができるので，就寝時には患肢を高めに保つ（15 cm程度）ようにします．
- ③ **傷に注意**する（浮腫を発症している部分の皮膚は，ぜい弱で傷つきやすく，感染が容易に広がるため）．

皮膚を清潔に保つ．怪我や虫刺され，日焼けなどは避ける．
④**血圧測定・採血・注射**は，郭清術を行っていない側で行う（主に乳がんの腋窩郭清術後に該当）．
⑤洗い物をするときには，ゴム手袋などをはめる．
⑥**栄　養**：標準体重を保つ．

⑦**衣類の選び方**：部分的に締め付けすぎない，ゆったりとした下着・着衣を選ぶ．
⑧**育　児**：乳幼児を抱くときには，いすに腰かけたりしながら下肢・上肢への負担を軽くする．
⑨**仕　事**：重いものを持つことを避けたり，重いものを持つ必要がある場合には小分けに持ったりする．

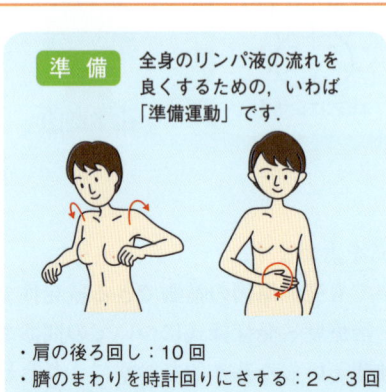

準　備　全身のリンパ液の流れを良くするための，いわば「準備運動」です．

- 肩の後ろ回し：10 回
- 臍のまわりを時計回りにさする：2～3 回
- 腹式呼吸：5 回

新しい道づくり　正常な働きのあるリンパ節へとリンパ液の流れを誘導します．

1. 浮腫側の脚の付け根（鼠径リンパ節）に手を密着させて皮膚を回すようにさする：20 回
2. 浮腫側の脇の下から体側を通り，脚の付け根まで軽くさすり下ろす：20 回
3. 健側の脇の下（腋窩リンパ節）に手を密着させ，皮膚を回すようにさする：20 回
4. 浮腫側の肩から前胸部を通り，健側の脇の下まで軽くさする：10 回

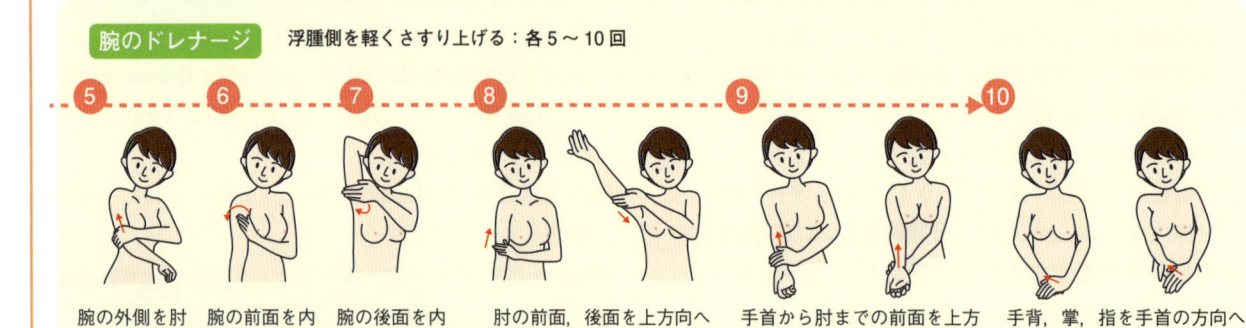

腕のドレナージ　浮腫側を軽くさすり上げる：各 5～10 回

5. 腕の外側を肘から肩へ
6. 腕の前面を内側から外側へ
7. 腕の後面を内側から外側へ
8. 肘の前面，後面を上方向へ
9. 手首から肘までの前面を上方向へ，続いて後面も
10. 手背，掌，指を手首の方向へ

※ ⑩まで行ったら，順序を逆に ① まで戻る（⑩→⑨→⑧→⑦→⑥→⑤→④→③→②→①）

! Point
* 力の加減：皮膚を動かすぐらいのやわらかさで
* 正しい方向：正常なリンパ節に向かって
* 正しい順序：リンパ循環の中枢部分からスタートし末梢部分へ
* ゆっくりした動きで：1 秒に 1 回程度

図 1　腕のセルフリンパドレナージ　　　　　（文献 3 を参照して作成）

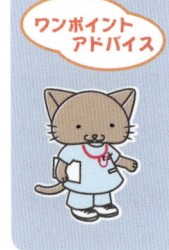

ワンポイントアドバイス
リンパ液は，皮膚表層を流れているため，セルフドレナージはごく微小の力で行うことが大切です．全身の力を抜き，力はできるだけ入れないようにしましょう．

参考文献
1) 辻 哲也 他 編："癌のリハビリテーション" 金原出版，pp238-241，2006
2) 増島麻里子 編著："病棟・外来から始める リンパ浮腫予防指導" 医学書院，p10，p50，pp112-114，2012
3) 落合慈之 監，稲川利光 編："リハビリテーションビジュアルブック"．学研メディカル秀潤社，p180，2011

8章 内部障害

Q91 透析患者のリハビリテーションとは？

A 透析患者を対象とする腎臓リハビリテーションは，運動療法，教育，食事療法，精神的ケアなどを行う包括的リハビリテーションです．特に運動療法は，腎障害患者の体力や生活の質（QOL）の向上，代謝の改善に有効であると示唆されています．

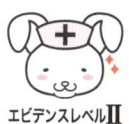

エビデンスレベルⅡ

回答者　安川生太

1　透析患者の日常生活動作，廃用症候群

- 運動療法を中心とした腎臓リハビリテーションが，透析患者において積極的に推奨されています．
- 身体活動量が少なく，**運動耐容能の低い透析患者の生命予後は，不良**であるといわれています．実際，透析患者の運動耐容能は，心不全や慢性閉塞性肺疾患（COPD）患者と同程度まで低下しているといわれています．
- 透析患者は，潜在的な心不全状態であり，積極的に運動を行うべきではないと考えられてきました．
- 長期間透析を行っていると，心不全や低血圧等の合併症が発生します．これが，透析患者のQOLを一層低下させます．
- 合併症の発生は，**活動量の減少を招き，廃用症候群に陥るという悪循環をつくり出します**（図1）．

2　透析患者と運動療法

- 透析患者の運動療法の効果に関する成績では，持久力，血液，代謝機能に関して好成績を示すものが多いです．また，栄養低下・炎症複合症候群の改善，日常生活動作（ADL）やQOLの改善等，様々な効果が報告されています（表1，図2）．
- 標準的な運動療法のメニューとしては，非透析日に30〜60分の有酸素運動が中心となります．低強度のレジスタンス運動を加える場合もあります．
- 運動は，継続して初めて効果を発揮します．生活習慣に運動を定着させることが大切です．
- 自宅で自主的に行うことが可能な透析患者の体操が考案されています（図3）．また，運動療法からの脱落者が少ない，透析中の運動療法も行うことがあります．

3　運動療法の禁忌と中止基準

- 現在，科学的根拠に基づいた腎機能障害者のための運動療法ガイドラインは作成されていません．
- そのため，現時点においての禁忌・中止基準は「心疾患におけるリハビリテーションに関するガイドライン」を適応することが勧められています．

4　日常生活指導と栄養指導

- 日本腎臓学会が発表した「腎疾患患者の生活指導・食事指導に関するガイドライン」や「慢性腎臓病に対する食事療法基準2007年版」が用いられています．
- 透析患者は，**易感染性を呈しており，感染症に対する注意が必要**となります．また，動脈硬化が進行している患者さんに対しては，降圧療法やフットケアの指導が必要となることがあります．
- 生活中の活動量の制限や，勤務の制限など，様々な日常生活に関する生活指導が必要となります．
- 慢性腎不全患者は，腎不全の進行により，異化亢進状態となります．この栄養障害はprotein-energy wasting（PEW）と呼ばれ，骨格筋などの体構成蛋白質の減少と血清蛋白成分の減少を伴います．
- 骨格筋の減少は，運動耐容能の低下につながり，患者さんのADL，QOLを損じるため，適切な栄養指導が必要となります．

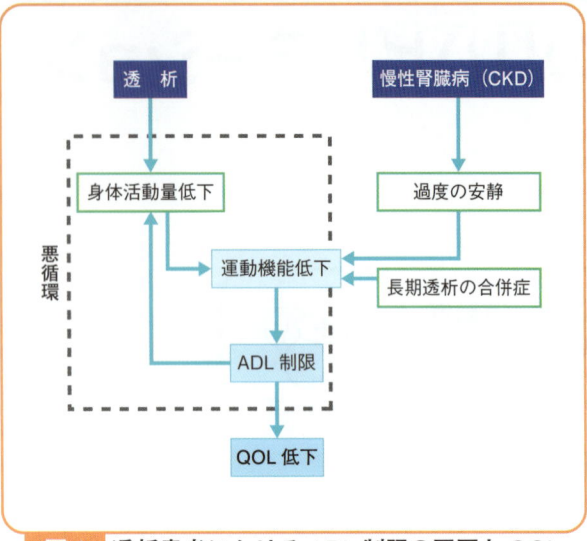

図1 透析患者におけるADL制限の要因とQOL低下に至る流れ

表1 運動療法の効果

1) 最大酸素摂取量の増加
2) 左室収縮機能の亢進（安静時・運動時）
3) 心臓副交感神経系の活性化
4) 心臓交感神経過緊張の改善
5) 栄養低下・炎症複合症候群（malnutrition-inflammation complex syndrome）の改善
6) 貧血の改善
7) 不安・うつ・QOLの改善
8) ADLの改善
9) 前腕静脈サイズの増加（特に等張性運動による）
10) 透析効率の改善

（文献4より引用）

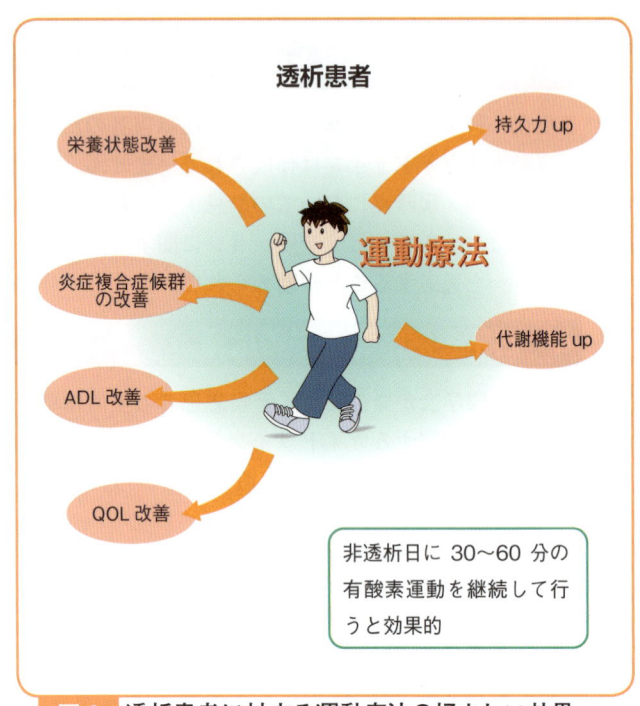

図2 透析患者に対する運動療法の好ましい効果

非透析日に30〜60分の有酸素運動を継続して行うと効果的

かかと	: かかとの「上げ・伸ばし」
足	: 足あげ「前・上・後ろ」（手すり，階段，いすを利用）
腰	: しゃがみ立ち（中腰，スクワット）
ばんざい	: ばんざい

注意		
	ひ	: 広い範囲で
	な	: 長く
	ま	: マイペースで
	つ	: 「つー」と言いながら息を止めずに
	り	: リラックスしてゆっくりと

図3 透析患者の体操（上月の腎臓体操）

（文献6を参照して作成）

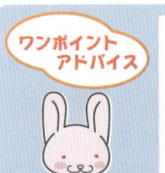

ワンポイントアドバイス

透析患者は，透析合併症による倦怠感，易疲労性等が原因で，運動療法の継続が困難なことがあります．いかに運動療法を生活に定着させ，継続していくかが重要なポイントとなります．また，合併症を最小限に抑えるために，日々の生活指導，食事指導が大切です．

参考文献

1) 上月正博 他：腎機能障害．"新編 内部障害のリハビリテーション"上月正博 編．医歯薬出版，pp191-202，2009
2) 上月正博：運動療法と腎臓リハビリテーション．最新医学 65（3月増刊号）：144-151，2010
3) 日本腎臓学会 編：腎疾患患者の生活指導・食事療法に関するガイドライン．日腎会誌 39，1997
4) 上月正博：腎臓リハビリテーション—現状と将来展望—．リハ医学 43：105-109，2006
5) 松永篤彦：透析患者への理学療法士の関わり．理学療法 29(10)：1100-1105，2012
6) 上月正博：透析患者の栄養治療としてのリハビリテーション・運動療法．栄養 25：361-366，2008

好評発売中

はじめて学ぶ ケーススタディ 第2版

―書き方のキホンから発表のコツまで―

編著：國澤 尚子

- ケースレポートのまとめ方と指導のポイントがわかる！
- 必要な知識が効果的に学べる！
- 学内発表や院内発表に自信がつく！

待望の改訂版！読者のご要望に応え実例を増やしました

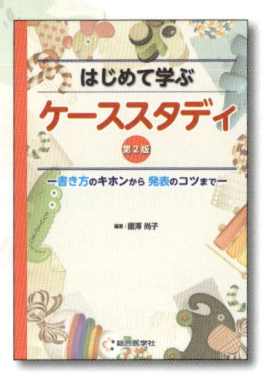

B5判／本文264頁
定価（本体2,400円＋税）
ISBN978-4-88378-728-9

「明日からケーススタディが書ける」をコンセプトに，考え方から，書き方，発表までを，ポイントを絞って解説．実例紹介では，添削指導や講評を掲載し，学習効果を高めます．

目次

Chapter 1	ケーススタディを始める前に
Chapter 2	ケーススタディを進めるためのステップ
Chapter 3	ケーススタディの書き方
Chapter 4	ケーススタディの実例紹介
Chapter 5	発表のコツ
Chapter 6	ケーススタディの指導のポイント

総合医学社
〒101-0061 東京都千代田区神田三崎町1-1-4
TEL 03(3219)2920　FAX 03(3219)0410　https://www.sogo-igaku.co.jp

9章 廃用症候群

Q92 廃用症候群とは何ですか？

A 廃用症候群とは，疾病や病態による障害ではなく，経過にひき続き発現し，長期安静や臥床によりひき起こされる病的状態の総称です．症状として，身体的症状（筋力低下，関節拘縮，心肺機能低下など）や精神的症状（うつ傾向，認知機能低下など）があります．

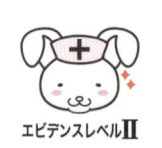

エビデンスレベルⅡ

回答者 荒木聡子

- 古くは，古代ギリシアのヒポクラテスが，健康に対する運動の重要性を唱えたとされています．
- 1860年代に，創傷治癒の観点から急性期治療ではベッド上安静や不動が推奨されて以来，医療現場では「安静臥床が良い」という考え方に変化してしまいました．
- しかし，1920年代以降，安静臥床による身体不活動が代謝に有害な影響を及ぼすことが指摘されました．
- その後，1960年代には，宇宙開発に向けて，安静・低活動が人体に及ぼす影響についても研究されるようになりました．
- 現在では，長期間の安静臥床は起立生活からの脱調整をもたらし，疾病の回復のみならず社会生活への復帰をも遅らせるので好ましくないという考えが定着しています．

1 廃用症候群とは

- 廃用症候群とは，疾病や病態により発生する器質的な障害（一次的機能障害）ではなく，**その経過にひき続き発現する二次的機能障害**で，無動，不動，低活動，臥床によってひき起こされる症状の総称です．
- わが国では，"必要以上の安静により心身機能が低下した状態"について，Hirschberg（1964）が報告した「disuse syndrome」という概念を「廃用症候群」と和訳して用いています．
- 類似概念について欧米では，「inactivity（不活動）」，「deconditioning（脱調整）」や「immobility（不動）」などの様々な用語が使用されています．
- 若年の健常者でさえも，わずか3日間のベッド上安静臥床によって，生理学的変化が認められています．高齢者においては，数日間の臥床によって廃用が進行し，歩けなくなることもあります．

2 廃用症候群の臨床症状

- 廃用症候群には，**身体的症状**と**精神的症状**があります．
- 臨床症状としては，関節拘縮，廃用性筋萎縮，心肺機能低下，起立性低血圧，骨粗鬆症，尿路感染症，知的活動低下，せん妄，うつ傾向，認知症，自律神経不安定など，様々です（表1）．
- 身体機能の活動性の低下や不動・不使用によっていったん廃用症候群に陥ると悪循環が生じ，離脱困難となり，生命予後にまで大きな影響を与えることが，大きな社会問題となっています（図1）．

3 評価

- 病態による低活動状態（医学的に安静度が決められている状態）であるのか，それ以外による低活動や臥床状態であるかの，区別が必要です．
- 身体機能に応じた検査方法（関節可動域，筋力，嚥下機能，ADLなど）を実施します．
- 身体的・精神的・社会的な刺激がなくなることで，不安や抑うつ状態，意欲・発動性の低下，認知機能の低下をひき起こすことがあるため，入院時からの評価が必要です．
- ADLを評価します．リハビリの場面でできている

ADLを「できるADL」（評価法：BI）といい，病棟などの日常場面で行われているADLを「しているADL」（評価法：FIM）といいます．概ね「できるADL」と「しているADL」には，差が生じています．この差を少なくすることが必要です．

- 2006年に診療報酬の大改定により，脳血管リハビリテーション科でも廃用症候群が算定できるようになりました．その内容は，「リハビリテーションを要する状態であって，一定程度以上の基本動作能力，応用動作能力，言語聴覚能力の低下及び日常生活能力の低下を来している患者，外科手術又は肺炎等の治療時の安静による廃用症候群，脳性麻痺等に伴う先天性の発達障害等の患者であって，治療開始時の機能的自立度評価法（Functional Independence Measure：以下FIM）115以下，基本的日常生活活動度（Barthel Index：以下BI）85以下の状態等のものをいう」とされています．

＊「FIM」「BI」の詳細については，「3章ADL」の「17. ADLの評価方法を教えてください」を参照してください．

表1 臥床に伴う廃用症候群

筋骨格系	筋力低下，筋萎縮 拘縮 骨粗鬆症，高Ca血症
心血管・呼吸系	循環血漿量の減少，起立性低血圧 心肺機能低下，血栓塞栓症 換気障害，沈下性肺炎
泌尿器・消化器系	排尿困難，尿路結石，尿路感染症 食思不振，便秘
代謝内分泌系	電解質異常，耐糖能異常 副甲状腺ホルモン上昇などのホルモン変化
精神神経系	知覚障害，錯乱，見当識障害，不安，抑うつ，知的能力の減退 協調運動障害
皮膚	褥瘡

（文献1より引用）

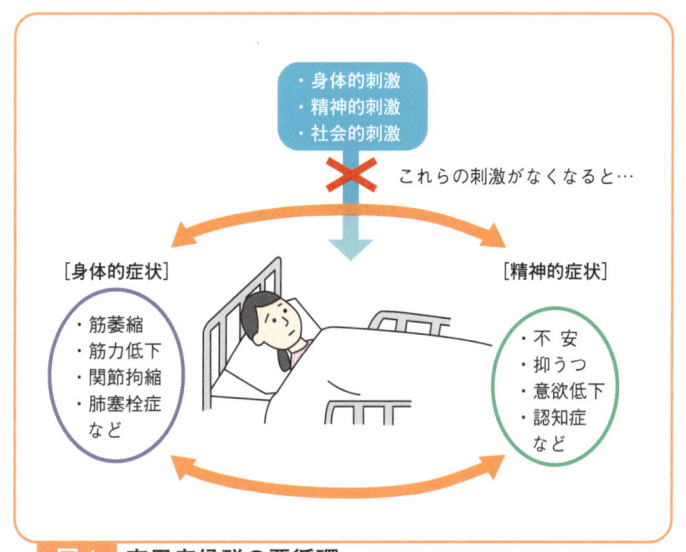

図1 廃用症候群の悪循環

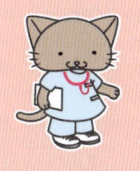

ワンポイントアドバイス
一度，廃用症候群になると回復までに時間がかかります．また，寝たきりになってしまうケースもあります．そのため，廃用予防が重要です．入院時より，リスク管理を行いながら離床を促していきましょう．

参考文献
1) 後藤正樹 他："廃用症候群を治すには 現状と問題点"総合リハビリテーション 37（4）：295-299, 2009
2) 千野直一 編："現代リハビリテーション医学 第3版"金原出版，pp519-527, 2009
3) 落合慈之 監，稲川利光 編："リハビリテーションビジュアルブック"学研メディカル秀潤社，pp186-193, 2011

9章 廃用症候群

Q93 廃用症候群患者に早期離床が勧められる理由は？

A 廃用症候群に陥ると悪循環が生じやすく，離脱が困難になります．そのため，活動性が低下しないように，できるだけ早期から坐位や立位など，重力に抗した状態にすることが必要です．

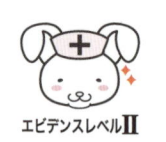

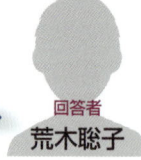

エビデンスレベルⅡ

回答者 荒木聡子

1 早期離床が勧められる理由

- 廃用症候群への対応策の主体は予防にあるとされているものの，実際には関節拘縮や筋萎縮などが顕在化した後に運動療法が開始されるのがほとんどです．
- そのため，入院時から早期離床（必要以上に寝かせない）を実施することが重要です．また，抑うつや認知機能低下をひき起こさないように関わっていくことも大切です．
- 身体機能の活動性の低下や不動，不使用により，廃用症候群に陥ると悪循環が生じ，離脱困難となり，生命予後にまで大きな影響を与えることになります．
- 廃用症候群を生じると，入院期間の延長による医療費や介護費用，家族の負担などが増大します．また，その結果，患者さんのみならず，家族の生活の質（quality of life：QOL）の低下が生じる可能性もあります．

2 廃用症候群の臨床症状

a）筋力低下・筋萎縮

- 筋力の低下は，安静臥床の初日から始まり，1週間で10～15％，5週間では35～50％低下するといわれています．
- 筋力増強に関しては，最大筋力の20～30％程度の筋収縮によって維持されます．それ以上であれば，筋力は増強するといわれています．

b）拘縮

- 関節可動域制限は，拘縮と強直に分類されます．拘縮は，皮膚，筋，関節包，靱帯の変化によって生じます．強直は，関節端や関節軟骨が骨性に癒着した状態をいいます．
- 関節固定により，3日目にて顕微鏡レベルでの拘縮が始まり，7日目には臨床的な拘縮を生じます．

c）骨萎縮・骨粗鬆症

- 骨は，人体の支持・運動機能を有し，体内のカルシウム濃度の恒常性を維持する機能もあります．
- 安静臥床により，荷重のかかる全身，腰椎，大腿骨頸部，大腿骨転子部，脛骨，踵骨で骨塩量が低下，荷重のほとんどかからない頭蓋骨の骨塩量は増加するといわれています．
- 一度，骨塩量が低下すると完全な回復はできません．

d）心血管系

- 長期安静臥床により，運動耐容能の低下や起立性低血圧，静脈血栓が生じやすくなります．
- その要因として，循環血液量低下，血管運動調整機能障害，心機能低下が考えられます．

〈運動耐容能低下〉
- 正常時の安静および運動時の心拍数では，収縮期時間は常に拡張期時間より長く，拡張期容量を確保しながら，駆出時間を十分に保ち，また心拍数の反応に応じ，運動耐容能を維持しています．
- 長期臥床による安静時および運動時の心拍数増加，心拍出量低下，下肢への血流の貯留による静脈還流量低下により運動耐容能が低下します．
- 筋の酸素摂取能低下，筋への酸素運搬量減少により，最大酸素摂取量の低下（全身持久力の低下）が生じます．

〈起立性低血圧〉
- 臥床より立位姿勢になると，血液が下肢に貯留し静脈還流量が減少する結果，拡張期容量が減少し，収

縮期血圧は低下します．
- 長期臥床によるvasomotor controlの障害により，交感神経系の昇圧反応としての下肢の血管収縮が不十分となり，下肢に血液が貯留し静脈還流が低下します．その結果，拡張期容量の減少を生じ，一回心拍出量が減少し，血圧低下とともに脳循環が維持できなくなります．
- 起立性低血圧の症状は，立ちくらみ，めまい，顔面蒼白，ふらつき，頭重感，失神，収縮期血圧低下，心拍数上昇，頻尿などがあり，狭心症発作を起こすこともあります．

〈静脈血栓症（deep vein thrombosis：DVT）〉
- 長期臥床がDVTの中等度危険因子，下肢麻痺や下肢ギプス包帯固定は強い危険因子といわれています（肺血栓塞栓症／深部静脈血栓症予防ガイドライン，2004）．
- 静脈血栓の要因は，うっ血，凝固能亢進，血管壁の障害でウィルヒョウ（Virchow）の3徴候として知られています．
- 長期臥床による腓腹筋のポンプ作用の低下によりうっ血が生じ，循環血液量の低下により血球成分が残り，凝固能が亢進します．
- 臨床症状は，局所の浮腫，疼痛，発赤，熱感とホーマン（Homans）徴候（ふくらはぎの把握痛）があります．ときに肺梗塞を合併することがあるので，注意が必要です．

e）呼吸器系
- 呼吸器系への影響は，肺活量減少，最大換気量減少，換気拡散比の不均一，咳嗽力低下などがあります．
- 横隔膜や肋骨筋の動きの制限や呼吸筋力低下などにより，肺活量や最大換気量が減少します．また，拘束性肺機能障害を生じるようになり，A-Vシャントが形成され，換気拡散比の不均一が生じ，PaO_2が低下します．気道内分泌物の蓄積や咳嗽反射障害を伴い，沈下性肺炎を生じます．

f）消化器系
- 臥床により，食欲低下と便秘が生じます．消化器の動きだけでなく，消化腺の分泌機能の低下も生じます．
- 臥床に伴い，活動性の低下で食欲が低下し，吸収遅延，低蛋白血症，逆流性食道炎を生じやすいです．
- 腸管蠕動の低下，吸収の悪化，水分の不足，排泄環境により便秘になりやすいです．

g）泌尿器系
〈腎機能に対する影響〉
- 安静臥床の初期には細胞外液量の増加により，静脈循環量が増加し，抗利尿ホルモンが抑制され，尿量の増加が生じます．また，この尿量増加に伴い，血漿浸透圧を維持するためにナトリウム尿の排泄が一時的に生じます．

〈尿路結石と尿路感染症〉
- 安静臥床に伴う骨萎縮によりCaとPの排泄量が多くなり，尿のうっ滞，カテーテル留置により尿路結石や尿路感染が発症しやすくなります．

h）代謝内分泌系
- 長期臥床による体重減少は，脂肪の減少ではなく，除脂肪体重の減少によります．

i）精神神経系
- 社会的な孤立と臥床が同時に生じた場合，集中力，見当識，知的活動の低下を生じます．
- また，2週間以内に，落ち着きがない，不安，疼痛の閾値の低下，易怒性，不眠，抑うつが出現することもあります．
- 判断力，問題解決力，学習能力，記憶，遂行機能なども障害されます．
- 運動系では，バランス能力や協調性も障害されます．
- **評　価**：認知機能評価には，長谷川式簡易知的機能評価スケール（HDS-R）やミニメンタルテスト（MMSE），うつなどに対しては，SDS（Zung's self-rating depression scale）やGDS（geriatric depression scale）が使用されます．

j）皮　膚
- 安静臥床により皮膚の萎縮が生じ，持続的な圧迫や栄養状態の悪化などを伴うと，褥瘡になりやすいです．
- 予防には，除圧，スキンケア，栄養管理を行います．

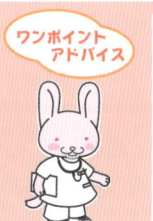

ワンポイントアドバイス
廃用予防は，入院時より始まります．入院中は，病室で過ごす時間がほとんどです．病室で寝てばかりにならないよう，医師に安静度を確認しながら早期離床を心がけましょう．

参考文献
1) 千野直一 編："現代リハビリテーション医学 第3版" 金原出版，pp519-527, 2009
2) 石野真輔 他："廃用症候群を治すには 評価と治療予後予測" 総合リハビリテーション 37（4）：301-306, 2009
3) 後藤正樹 他："廃用症候群を治すには 現状と問題点" 総合リハビリテーション 37（4）：295-299, 2009

9章 廃用症候群

Q94 離床を行ううえでの注意点は？

A 長期臥床や循環器疾患，自律神経系に障害がある場合，急に身体を起こすと，起立性低血圧，自律神経症状，意識レベル低下を生じることがあります．バイタルサインや意識状態，身体状態の変化を常にチェックしながら，離床を進めてください．

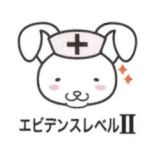

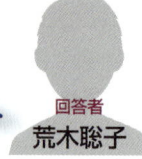

エビデンスレベルⅡ

回答者 荒木聡子

- 急性期におけるリハビリテーション（以下リハビリ）は，心血管系のリスク管理を行いながら，坐位姿勢や立位姿勢をとり，早期リハビリにより離床をはかり，廃用症候群を予防することが必要です．
- しかし，早期のリハビリにはリスクがあり，早期リハビリが実施できない場合は，ベッドサイドにおいて，褥瘡予防に対する体位変換，関節拘縮の予防に対しROMなどを行います．
- 早期リハビリには，嚥下障害や排尿障害に対するADL訓練も含まれます．

1 介入方法およびリスク管理（表1）

a）筋力低下・筋萎縮
- 筋力増強に関しては，最大筋力の20～30％程度の筋収縮によって維持されます．それ以上であれば，筋力は増強するといわれています．
- 筋萎縮に対する運動は，筋の障害を起こさないよう，**徐々に負荷を上げていきましょう**．
- 過用症候群（表2）に注意しましょう．

b）拘　縮
- 関節拘縮が生じると，改善は困難で，治療に長期間を要します．
- 予防には，各関節を全域にわたり，**朝夕に最低3回ずつ運動を繰り返します**．
- 拘縮が生じた場合，持続伸張を行います．筋弛緩や疼痛軽減のために温熱するのも有効です．

c）骨萎縮・骨粗鬆症
- 一度，骨塩量が低下すると完全な回復はできません．転倒・転落により骨折が生じやすくなります．

- 坐位や立位，歩行など，骨への荷重刺激を早期より開始する必要があります．

d）心血管系
- 長期安静臥床により，**運動耐容能の低下や起立性低血圧，静脈血栓**が生じやすくなります．
- 起立性低血圧を生じると，血圧低下とともに脳循環が維持できなくなり，立ちくらみ，めまい，顔面蒼白，ふらつき，頭重感，失神，収縮期血圧低下，心拍数上昇などの症状が出現します．冠動脈疾患を有する患者さんでは，**狭心症発作**を起こすこともあります．
- 静脈血栓症（deep vein thrombosis：DVT）が生じた場合，血栓が肺へ移動し，**肺梗塞**を合併することがあるので，医師に確認しながら離床を進める必要があります．
- 治療としては，早期離床とし，坐位より徐々に立位とし，下肢筋力強化とともに歩行へともっていきます．
- バイタルサインや意識状態，身体状態の変化を常にチェックしながら，離床を進めてください．

e）呼吸器系
- 呼吸器系への影響は，換気能力の低下だけでなく，咳嗽力低下を生じ，沈下性肺炎を起こしやすくなります．
- 沈下性肺炎とは，気管支分泌物の排出が困難となり，背部や下肺部で細菌が増殖して発症する肺炎です．
- 予防としては，早期より身体を動かし，深呼吸，体位変換や肺理学療法を行います．

f）消化器系
- 便秘の予防は，トイレ動作の確立と，繊維に富んだ食事と水分補給が必要で，食後に時間的排便訓練を行います．薬剤の使用も考慮します．

g) 泌尿器系

- 尿路結石や尿路感染の予防としては，適切な水分摂取や，離床に伴うトイレ動作の確立が必要です．
- 不要なカテーテルの抜去とともに，神経因性膀胱を有する場合は，カテーテル管理としての清潔動作を心がけます．

h) 精神神経系

- 覚醒レベルが低い場合，昼夜逆転やせん妄を起こすことがあります．転倒や他の危険行動を予防し，覚醒を促すためにも生活リズムをつくる必要があります．
- 精神活動面に関しては，レクリエーションや自由会話など他者との交流ができ，楽しめる状況をつくることが大切です．意欲・自発性の向上を目指しましょう．
- 運動系では，バランス能力や協調性が障害されます．坐位や立位での転倒の危険がありますので，注意が必要です．

i) 褥瘡

- 予防には，除圧，スキンケア，栄養管理を行います．また，摩擦や湿潤にも十分注意が必要です．
- できるだけ早期に離床を行い，褥瘡予防を行ってください．
- 車いす乗車の際も，時々push up にてお尻を浮かせたり，仙骨坐りを防ぐためにポジショニングや圧分散のためのクッションを使用するなどの工夫が必要です．

表1 理学療法に関わるリスク

リスク	症 状	リハビリにおいての確認・実施事項
感染症	発熱など諸症状	カルテで培養，白血球数の確認．口腔内の状態の確認．患者とセラピストの感染対策．
肺 炎	発熱など諸症状	カルテでX線画像，体温，痰の状態・量・呼吸評価を確認．感染対策．運動療法の負荷量の見直し．
脱 水	低血圧，頭痛，痙攣，口渇，意識障害	カルテで飲水量，in/out，腎機能低下，ヘモコン[*1]の有無を確認．
低栄養	体力，筋力低下，浮腫	カルテで血中アルブミン量，食形態（点滴），摂取量を確認．運動療法の負荷量の見直し．
認知機能低下	見当識障害，記銘力低下など	日常の会話の変化に注意する．急激な変化であれば病棟での生活を確認しておく．HDS-R検査．
（薬物性）パーキンソニズム	錐体外路症状（仮面様顔貌・固縮・姿勢反射障害）	神経徴候の有無．薬物性が疑われる場合は，看護師・主治医に連絡する．
DVT，肺塞栓	活動量低下，呼吸循環機能低下	急変時はリハビリ中の血圧・呼吸状態の測定．四肢浮腫の有無，医師との情報交換．
炎症反応	発熱・筋萎縮の加速，全身性炎症	炎症マーカー（CRPなど）の確認．
貧 血	息切れなど	カルテでヘモグロビン量の確認．酸素飽和度[*2]の測定．
電解質異常	各種神経症状	生化学検査の電解質量（Na, K, Caなど）を確認．
浮 腫	皮膚障害，関節可動域制限，皮膚拘縮	原因となる疾患や低栄養の確認．圧痕，圧痕の有無，皮膚色の変化．
疼 痛	意欲・活動性低下	圧痛，運動痛の確認，臥床の姿勢，筋緊張評価．
褥 瘡	疼痛，感染	栄養状態，食事量，処置について確認．創部の状態，ベッド上や車いす上での姿勢，運動療法中の剪断力について確認．適切な除圧．
意識消失	脱力，転倒	周囲に協力を仰ぎ，意識レベルの確認．バイタルサイン測定．リハビリ科医師・主治医に連絡をとり，対応を相談する．
嘔 吐	誤嚥性肺炎，呼吸機能低下	周囲に協力を仰ぎ，意識レベルの確認．バイタルサイン測定．リハビリ科医師・主治医に連絡をとり，対応，リハビリを中止する．

[*1] ヘモコン：脱水に伴う血液の濃縮（hemoconcentration）の略．高齢者においてヘモグロビン値が比較的高値のとき，この状態を疑う．
[*2] 貧血状態時の酸素飽和度：基準値を示している場合でも，ヘモグロビン量が減少していれば息切れを生じる．

表2 過用症候群

過用症候群とは	過度の運動により運動機能低下を生じることをいいます．
臨床症状	神経・筋疾患においては，損傷を受けた神経や筋に過度の負荷がかかり，過用性筋力低下が生じやすくなります．また，過用性筋損傷となると，機能低下が生じます．
予 防	廃用性筋力低下が加わると，過用が生じやすくなるので，日常生活の活動性を適度に維持することが必要です．
治 療	過用性筋力低下が生じたら，安静をとり，自覚症状の軽減をはかります．状態に応じて，温熱療法や消炎鎮痛薬を使用します．

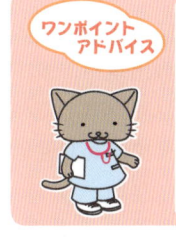

> **ワンポイントアドバイス**
> 廃用予防には早期離床が必要ですが，原疾患の状態やリスク管理を十分行ってください．廃用による全身状態の低下から新たな合併症を発生させないように，意識レベルやバイタルサインなどをチェックしながら進めましょう．

参考文献

1) 千野直一 編："現代リハビリテーション医学 第3版"金原出版，pp519-527, 2009
2) 石野真輔 他："廃用症候群を治すには 評価と治療予後予測"総合リハビリテーション 37 (4)：301-306, 2009
3) 後藤正樹 他："廃用症候群を治すには 現状と問題点"総合リハビリテーション 37 (4)：295-299, 2009

9章 廃用症候群

Q95 開胸・開腹術後の離床について教えてください

A なるべく早期離床をはかることが，さらなる合併症の予防になります．呼吸法の会得や，創部に負担のない起き上がり方の指導が必要となります．

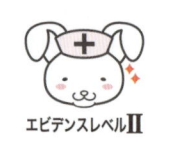

エビデンスレベルⅡ

回答者 佐々木雄輔

- 開胸・開腹術が必要となる疾患としては，肺がんなどの呼吸器疾患，冠動脈疾患や心臓弁膜症などの心疾患，胃がんや大腸がんなどの消化器疾患など多岐にわたります．
- また，手術器材の進歩や技術の進歩によって，手術適応はより高齢でも行えるようになってきています．
- 高齢者では，術後での肺炎や精神疾患など，合併症が起こるリスクが高くなるため，より注意してみていく必要があります．

1 術後に起こりやすい合併症

- 術後背臥位での臥床状態が続くと，重力によって気道分泌物や血液が貯留し，無気肺や誤嚥性肺炎が起こりやすくなります．特に，肺の背側（S6・S10）に痰が貯留しやすいので，積極的な体位変換が必要となります．
- 次に，心不全や不整脈，起立性低血圧などの循環器疾患が挙げられます．危険な不整脈の出現や，血圧や脈拍が不安定な場合，安静もしくはベッド上での軽負荷の運動にとどめる必要があります．起立性低血圧は長期臥床で起こしやすいため，早期からヘッドアップや坐位練習を行っていきます．
- さらに，開胸・開腹術後ではせん妄が多くみられることが知られています．高齢者や元々認知症がある患者さんでは，よりリスクが高いといえます．日中は坐位をとらせたり，テレビや本を読んだりなど，なるべく刺激を与えて覚醒を促します．これによって，昼夜逆転を防ぎます．

2 呼吸リハビリテーション

- 術後は，創部痛や手術侵襲，麻酔による呼吸筋の障害，臥床や腹水による横隔膜の機能低下により，肺活量など呼吸機能は低下します．呼吸機能の改善や，前述したような呼吸器合併症を防ぐ目的で，呼吸リハビリテーションを実施していきます．
- 実際には，腹式呼吸やハフィングの指導，呼吸介助，深呼吸，排痰の練習，インセンティブ・スパイロメトリー（図1）を用いた呼吸筋の強化，下肢体幹の筋力強化などを，状態に応じて実施していきます．

※呼吸リハビリテーション，呼吸介助法の詳細については，Q84，85を参照してください．

3 寝返り・起き上がり方法

- 寝返り時は，ついベッド柵を用いて行いがちです．しかし，特に胸骨を切開された開胸術後においては，過剰に力が入ることで創部離開のリスクがあるため行わないほうがよいでしょう．
- また，腰椎が前彎し背中が反った状態では創部痛が増強しやすいため，なるべく身体を丸めてゆっくりと行うよう指導します．
- 通常，背臥位からの起き上がりには，そのまま垂直に起き上がり長坐位となる方法や，斜めに起き上がる方法，一度側臥位になってから起き上がる方法など，いくつか種類があります．
- 垂直に起き上がる方法は，開胸術においては切開した胸骨に，開腹術においては腹直筋や腹斜筋にそれぞれ負担がかかりやすく，創部痛も増強しやすいた

め望ましくありません．
- 斜めに起き上がる方法も，同様に創部への負担が大きいため行わないよう指導します．
- 最も良い方法は，一度側臥位となってから端坐位へ起き上がる方法です．前述したように，身体を丸めながら側臥位となり，足を下ろし，そこから手をついて端坐位となります（図2）．
- 側臥位から身体を起こすのが難しい場合は，ヘッドアップすることで起き上がりやすくなります．

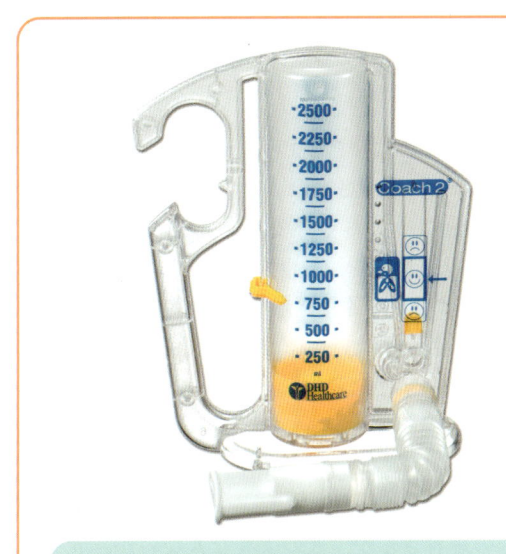

手術後の無気肺など呼吸器合併症を予防する目的で行われる．
呼気容量を増大させる容量型，呼気流速を増大させる流速型に分類される．
術後は，ゆっくり呼気を行う目的で容量型が適している．

図1　インセンティブ・スパイロメトリーの一例（コーチ2）
（写真提供：スミスメディカル・ジャパン
http://www.smiths-medical.com/jp/products）

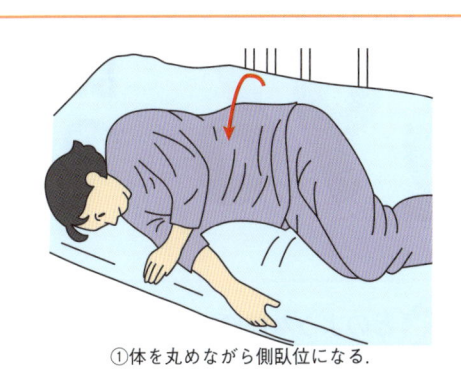

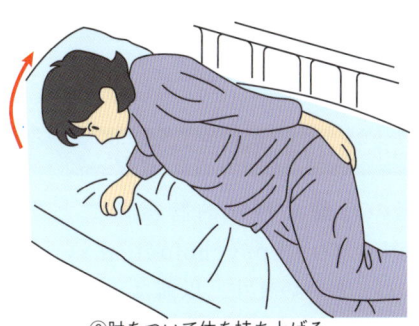

①体を丸めながら側臥位になる．

②肘をついて体を持ち上げる

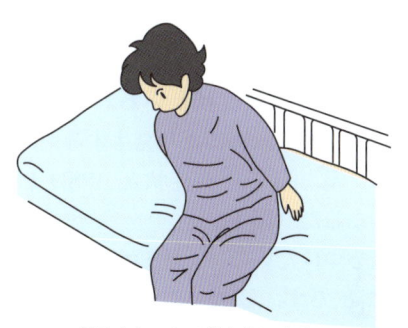

③体を起こして端坐位になる．

図2　開胸・開腹術後患者の起き上がり

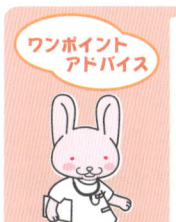

ワンポイントアドバイス
呼吸法や起き上がり方法は，術前から指導を行うことで，患者さんもイメージしやすく，安心感が得られます．スムーズな離床を行うために重要と考えられます．

参考文献
1) 笠原酉介 他：開胸・開腹術後の動作障害に対する理学療法アプローチ．理学療法 27：177-186, 2010
2) 辻　哲也：開胸・開腹術後．J Clin Rehabil 12：408-415, 2003

10章 精神疾患

Q96 認知症患者との関わり方について教えてください

A どのような問題行動でも，その背景にある本人の言いたいことややりたいことなど，隠されたメッセージがあります．患者さんと関わりのあるスタッフと話し合い，問題を整理し，家族と一緒に，目に見えない問題行動の本質がどこにあるのかを探りましょう．

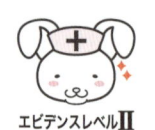

エビデンスレベルⅡ

回答者 森田将健

1 認知症の行動心理学的特徴

- 認知症の行動心理学的特徴のことを，BPSD（behavioral and psychological symptoms of dementia）といいます．以前は「周辺症状」といわれていた問題行動のことです．
- 代表的なものに，**興奮**，**攻撃性**，**抑うつ**，**睡眠覚醒障害**，**徘徊**，**性的な発言**，**意欲の低下**（apathy）などがあります．
- それに対して，記憶障害や認知機能（言語や高次脳機能）の障害が**中核症状**といわれます．中核症状は，脳の器質的な障害により発生するため，改善は困難です．認知症の中核症状とBPSDとの関係を図に表しました（図1）．
- ここで気をつけたいのは，**認知症とせん妄を一緒にしないこと**です．認知症は脳の器質的な障害とBPSDが加わった症候群ですが，せん妄は機能的な障害で一過性ですから環境変化によるストレスが軽減することで症状が改善されやすくなります．
- つまり，機能的な障害であるBPSDとせん妄は，改善することが可能だということです．

2 患者さんのわずかな変化を見逃さず，柔軟な対応を

- 認知症の人は，そのとき，その場所，そのときの体調，天気，他者の言動など周辺環境で状態が大きく変化します．
- そのとき，周囲のスタッフが問題の本質をつかんでいれば，自分の対応に気をつけ，対応を柔軟に変化させることができるでしょう．
- そのためにも，患者さんの「**いつもの言動**」「**いつもの表情**」を知っておく必要があります．「いつも」を知るための見守りを，谷川[2]が表しています（**表1**）．
- 行動面を見て，身体的な距離感を考え，行動や表情等から内面を感じ取りましょう．常に気にかけていることで，**日常のわずかな変化に気がつく**ようになります．

3 患者さんの背景を知り，スタッフ間で共有して対応する

- いつもの患者さんが，どのような人なのか，元来どのような生活をしていたのか，周囲の人との関係性はどうだったのかなど，他業種からいろいろと話が集まるにつれ，「いつも」の患者さんが見えてきます．
- そして，問題行動を起こしているそのとき「**今**」どういう**気持ち**なのかを考えることで，対応が取りやすくなります．
- 徘徊時「どこに帰りたい，行きたい」のか，暴言時「どのような声掛け，言い回しに苛立ったのか」「どのような行動が気に入らなかったのか」，性的逸脱時「何がきっかけで性的な行動に結びついたのか，環境なのか，声掛けなのか」等，いろいろな場面で，いろいろなきっかけが考えられ，いろいろな対応が必要となります．
- すべてを自分で把握するのは不可能ですから，関わるすべてのスタッフを巻き込んで，いろいろ話を聞き，情報を集めましょう．男性に対する態度，女性に対する態度，若年者，家族など，相手の属性によっても態度が大きく変わってくるはずです．

図1 中核症状とBPSDの関係

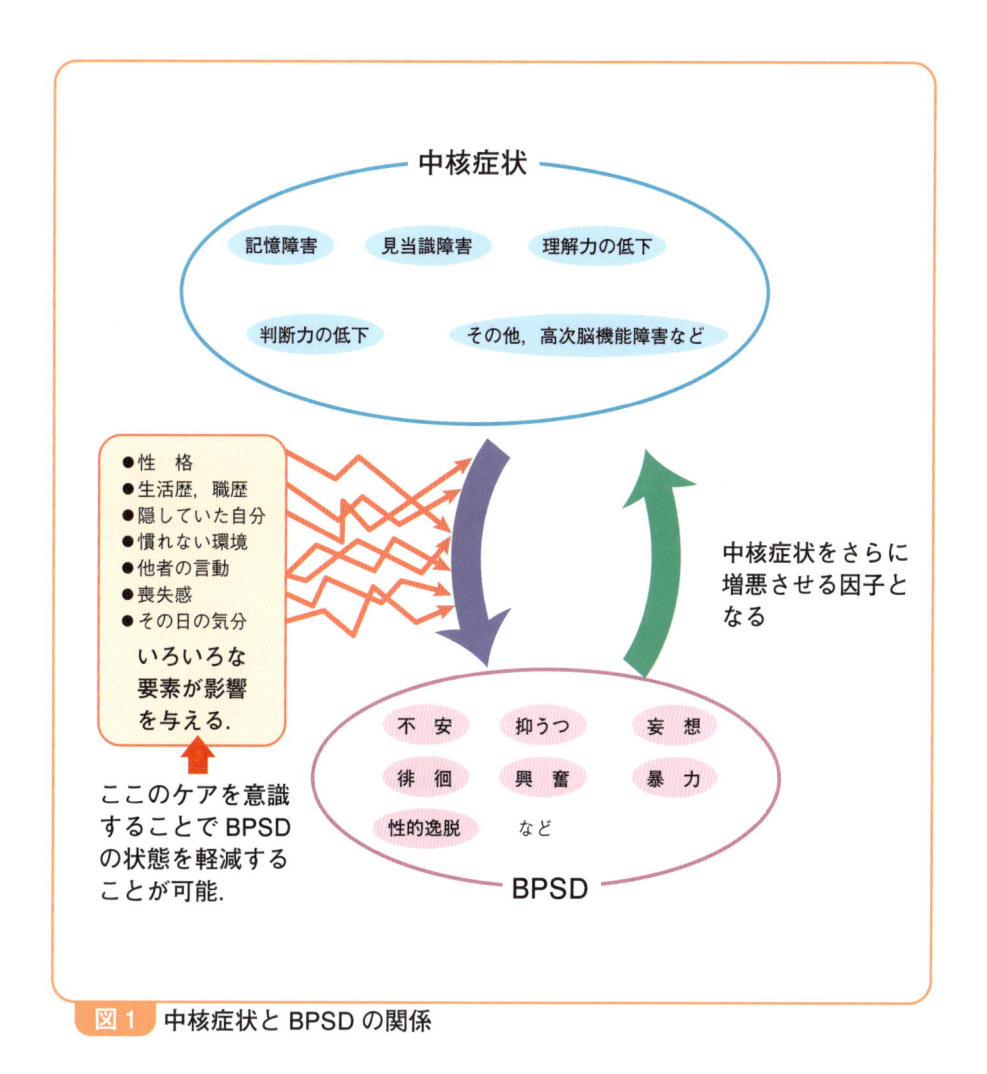

中核症状
- 記憶障害
- 見当識障害
- 理解力の低下
- 判断力の低下
- その他，高次脳機能障害など

BPSD
- 不安
- 抑うつ
- 妄想
- 徘徊
- 興奮
- 暴力
- 性的逸脱　など

いろいろな要素が影響を与える．
- 性格
- 生活歴，職歴
- 隠していた自分
- 慣れない環境
- 他者の言動
- 喪失感
- その日の気分

ここのケアを意識することでBPSDの状態を軽減することが可能．

中核症状をさらに増悪させる因子となる

表1 見守りの構造

① できることをできているか見守る
② できないことをいつでも支援できる態勢で見守る
③ 心理面の微細な違いから変化を見守る

（文献2より引用）

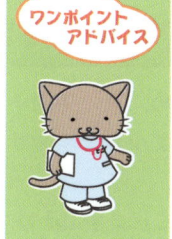

ワンポイントアドバイス

認知症の患者さんは記憶力の低下から，自信の喪失，アイデンティティの崩落など，不安感，恐怖心と闘っています．例えば，病状評価のために「今日は何日？」と質問した際，間違えたのであれば「病院にいたら毎日一緒でわからなくなっちゃうよね」等，必ずフォローしてください．ちょっとしたフォローだけでも不安感を取り除き，BPSDの原因を減らすことができます．

参考文献

1) 田中尚文：行動心理学的症候と対処法．総合リハ 35（5）：427-433, 2011
2) 谷川良博：認知症の人と家族の苦悩を察する心を育む．OTジャーナル 44（5）：369-372, 2010
3) 小川道子：脳血管性認知症患者への関わり．OTジャーナル 44（5）：394-398, 2010
4) 川本愛一郎：共に生きるためならあなたならどうする？当事者のススメ！ OTジャーナル 44（7）：688-693, 2010

10章 精神疾患

Q97 精神科作業療法とは何ですか？

A 精神科作業療法とは，精神疾患により生活が損なわれている方に対し，生活リズムの構築や日常生活に必要な能力の獲得，地域で生活をしていくために必要な能力の回復（獲得），病気があっても能力を活かせる方法を指導（援助）するリハビリテーションです．

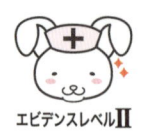

エビデンスレベルⅡ

回答者　菅原英介

1 作業療法（occupational therapy：OT）とは

●「身体または精神に障がいのある方，またはそれが予測される方に対して，その主体的な生活の獲得をはかるため，諸機能の回復・維持および開発をうながす作業活動を用いて行う治療・訓練・指導・援助を行うこと」と定義されています（日本作業療法士協会 定義）．

2 作業療法の「作業」とは

●OTは，occupational therapy の略ですが，occupation の動詞形は occupy で，（時間を）「占める，費やす」などの意味があります．そこで，日々の時間を占めるもの，日常生活で行うあらゆる活動のことを作業と呼んでいます．そのような活動を治療・訓練に利用するので，「作業療法」といいます．
●例えば，作業には，仕事，趣味（余暇活動），遊び，社会活動，創作的なこと，日常生活動作などを含みますが，治療ではそれぞれの患者さんにとって何らかの意味のある活動を利用します．

3 対象疾患

●次のような疾患を対象にしています．
　・統合失調症
　・気分障害（躁うつ病）
　・神経症
　・摂食障害
　・物質関連障害（アルコール依存症など）
　・パーソナリティー障害
　・アスペルガー障害
　・注意欠如・多動性障害

4 リハビリテーションの目的

●患者さん一人ひとりが，それぞれの環境で，できるだけ良い生活ができるように目的は個別に設定していますが，入院または外来で集団訓練を主に行います．目的には，次のようなものが含まれます．
　・精神機能の向上
　・作業能力の改善
　・就労，職場復帰への援助
　・対人関係，社会性の改善
　・趣味，レクリエーション，余暇活動の育成
　・地域生活支援
　・日常生活，学生生活の改善
　・生活リズムを整える　　など
●心の不安定さや思考・行動のまとまりのなさを調整するとともに，健康的な機能を促進し，障害により阻害された精神活動や生活に対する意欲の維持・改善をはかり，不安を和らげ，自信を取り戻せるように支援します．

5 リハビリテーションプログラム

●患者さんの生活リズムを確立するため，主に週間予定を組み，個別の目的に向けてプログラムを組合せて行います．
●プログラムには，次のようなものが含まれます（図1）．
　・趣味的活動（手工芸，陶芸，園芸など）

- スポーツ活動（卓球，バドミントンなど）
- レクリエーション活動（映画，カラオケ，集団ゲームなど）
- リラクセーション活動
- 行事（花見会，夏祭り，作品展示会，スポーツ大会など）
- 外部の講師を招いて行う講習（書道・音楽・美容など）
- クラブ活動（病棟単位でのレクリエーションなど）
- 生活支援活動（調理実習，買い物，施設見学，グループワークなど）
- 復職支援活動
- 社会生活技能訓練（social skills training：SST＊）

＊SST：人付き合いの技術を練習する訓練．

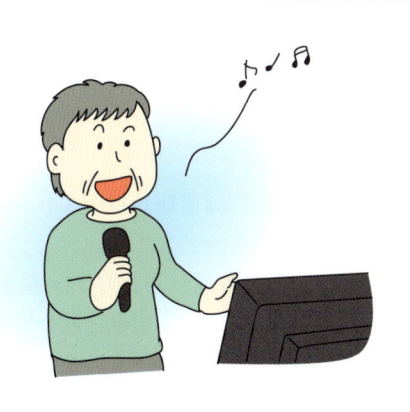

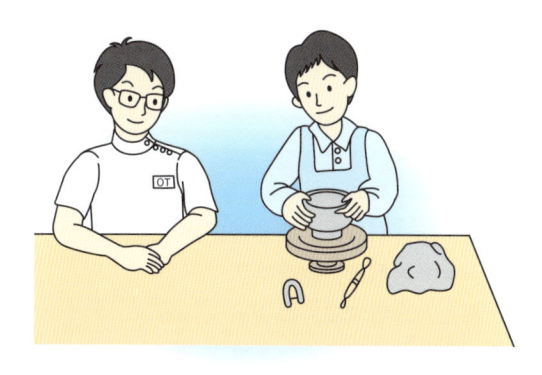

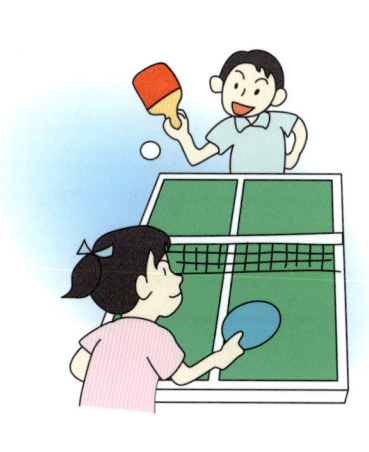

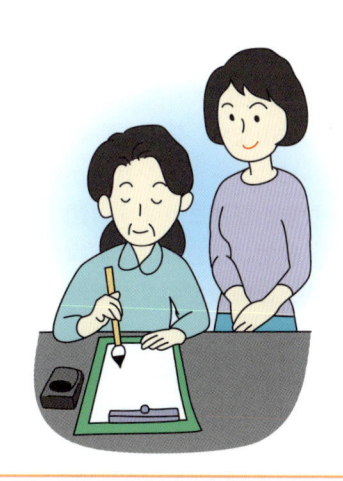

図1　精神科作業療法プログラムの一例

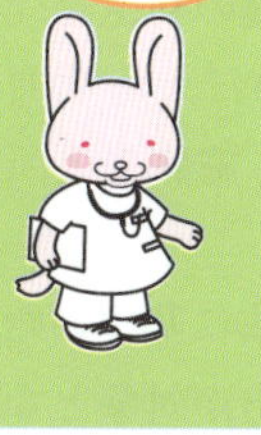

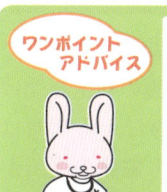

ワンポイントアドバイス

入院中の患者さんは病棟の生活が中心なので，その生活環境の中でリハビリを通して生活リズムをつくることはとても大切です．
精神科病棟でのリハビリには，看護師さんたちの知識や経験が不可欠です．リハビリを行っている以外の時間も大切なので，看護師さんと作業療法士が協力して患者さんがより良い生活を送れるようにしましょう．

参考文献

1) 石川　斉 他 編著："作業療法技術ガイド" 文光堂，pp470-547，1998
2) 根岸敬矩 他 編著："臨床精神医学" 医学出版社，pp125-135，2003
3) 朝田　隆 他 編著："精神疾患の理解と精神科作業療法" 中央法規出版，2005

11章　生活支援

Q98 リハビリテーションができる医療機関や施設は，どのようなところがありますか？

A 医療機関では，リハビリテーションを目的とした回復期リハビリテーション病床等があります．施設では，介護老人保健施設，デイケアセンター等があり，病状や発症時期により病院，施設でリハビリテーションを行うことになります．

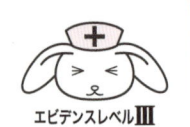

エビデンスレベルⅢ

回答者
井手宏人

1 実施機関

- **病院・診療所**：急性期病床，亜急性期病床，回復期リハビリテーション病床，療養病床 等
- **施　設**：介護老人保健施設，障害者支援施設，デイケアセンター，訪問看護ステーション 等

2 基本的なポイント

- リハビリテーションは，病院では入院，通院があり，施設では入所，通所があります．発症時期や病名，病状により，病院のリハビリテーション対象か施設のリハビリテーション対象かが決まります（図1）．
- 発症時期で考えると，一般的には急性期，回復期は病院で，維持期（慢性期）は施設でのリハビリテーション対象となります（図2）．
- リハビリテーション実施機関により利用する制度は異なり，異なる制度を重複して利用できない場合もあります．
- 利用できる制度は，患者さんの年齢，発症時期，ADL状況等によります．

3 病院・診療所でのリハビリ

- 病院・診療所では，機能別に，急性期病床，亜急性期病床，回復期リハビリテーション病床，療養病床に分けられます．病床機能により，リハビリの目的や頻度も異なります．

a) 入院の場合

- **急性期病床**では，治療と並行してリハビリを実施します．改善に時間を要することが予測される場合に，亜急性期病床，回復期リハビリテーション病床でのリハビリ継続を検討します．
- **亜急性期病床，回復期リハビリテーション病床**では，病状が安定しており，自宅退院を目指し，集中的なリハビリが必要な患者さんにリハビリを実施します．健康保険制度上，入院者の一定割合を自宅に帰すことが明文化されており，リハビリ後に自宅復帰できるかが，受け入れ評価の大きなポイントとなります．
- **回復期リハビリテーション病棟**では，対象疾患や受入期限などの規定があります（表1）．
- **療養病床**では，廃用，拘縮予防の機能維持を目的としたリハビリを実施します．病院によっては，リハビリセラピストがいない病院もあります．

b) 通院の場合

- 一部の病名や病状を除き，リハビリできる期間は決まっています．
- 通院適用となるかは，実施病院医師の判断によります．

4 施設でのリハビリ

a) 入所の場合

- **介護老人保健施設**は，介護保険法に基づいた施設で介護保険の要介護認定を受け，要介護の判定を受けている方が対象となります．基本的に入所期間は3ヵ月程度と限られ，リハビリ頻度も施設や入所からの時期により異なります．
- **障害者支援施設**は，障害者総合支援法に基づいた施設で，障害者手帳を所持されている方が対象となり

ます．自立に向けた日常生活動作の訓練や生活管理能力訓練などを行ったり，職業訓練などを行う機能があります．

b）通所，訪問の場合

- **デイケア**は，介護保険法に基づく通所リハビリです．利用頻度は個別のケアプランによるため，ケアマネージャーとの相談が必要です．
- **訪問リハビリ**および**訪問看護**は，年齢，病名，病状により医療保険を利用する場合と介護保険を利用する場合があります．訪問看護師がリハビリを担う場合もあります．
- **障害者支援施設**は，上記掲載の施設で通所もあります．

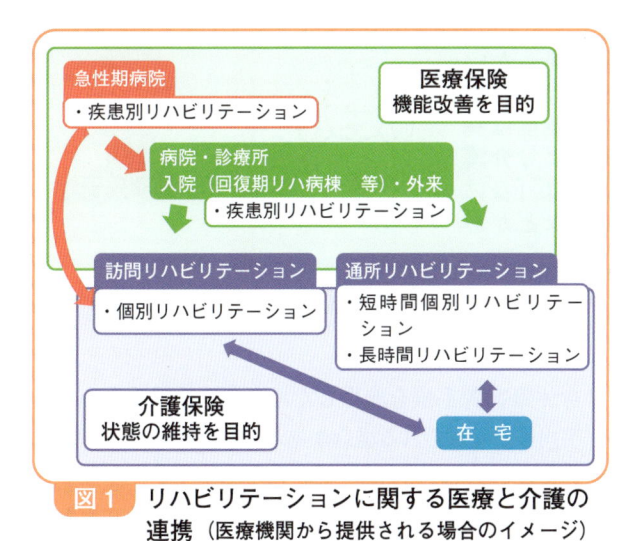

図1 リハビリテーションに関する医療と介護の連携（医療機関から提供される場合のイメージ）
（文献3より引用）

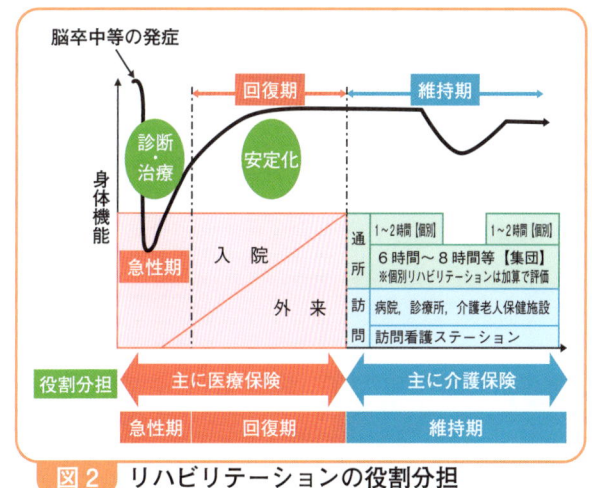

図2 リハビリテーションの役割分担
（文献3より引用）

表1 回復期リハビリテーション病棟の対象疾患と受入れ期限

疾　患	発症から入院までの期間	病棟に入院できる期間
1）脳血管疾患，脊髄損傷，頭部外傷，くも膜下出血のシャント手術後，脳腫瘍，脳炎，急性脳症，脊髄炎，多発性神経炎，多発性硬化症，腕神経叢損傷等の発症または手術後，義肢装着訓練を要する状態	2ヵ月以内	150日
高次脳機能障害を伴った重症脳血管障害，重度の頸髄損傷および頭部外傷を含む多部位外傷		180日
2）大腿骨，骨盤，脊椎，股関節もしくは膝関節の骨折または二肢以上の多発骨折の発症後または手術後の状態	2ヵ月以内	90日
3）外科手術または肺炎等の治療時の安静により廃用症候群を有しており，手術後または発症後の状態	2ヵ月以内	90日
4）大腿骨，骨盤，脊椎，股関節または膝関節の神経，筋または靱帯損傷後の状態	1ヵ月以内	60日
5）股関節または膝関節の置換術後の状態	1ヵ月以内	90日

〔資料出典：厚生労働省/回復期リハ病棟入院料を算定可能な疾患（2010年4月改定）〕（文献4より引用）

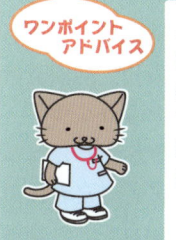

ワンポイントアドバイス

ご本人やご家族がリハビリを希望されている際は，患者さんにより利用できる制度が異なるため，その仕組みから説明が必要になります．ソーシャルワーカーやケアマネージャーなど，専門スタッフにつなげていただくことが望ましいと考えます．

参考文献

1) 東京都福祉保健局ホームページ
   http://www.fukushihoken.metro.tokyo.jp
2) 医学通信社 編："診療点数早見表 2012年4月版"医学通信社，2012
3) 中央社会保険医療協議会；総-2-2 2011年2月2日 医療介護連携（その3）
4) 一般社団法人回復期リハビリテーション病棟協会ホームページ
   http://www.rehabili.jp/visitor.html

11章 生活支援

Q99 リハビリテーションが必要な患者さんの利用できる制度を教えてください

A リハビリテーションが必要な患者さんには，術後間もない方，高齢者，障害のある方，難病を抱えた方等が挙げられます．そして患者さんの年齢，病名，状態により**利用できる制度は異なります**．65歳以上の方や40歳以上で16の特定疾病により介護が必要となった方には介護保険制度，体に障害のある方には「身体障害者手帳」，難病を抱えた方には医療費を助成する制度などがあります．

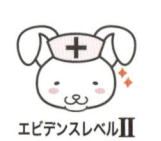

エビデンスレベルⅡ

回答者　髙澤亮子

1 「身体障害者手帳」の利用が可能な患者さん

● 身体障害者手帳（以下，手帳）の交付の対象となる障害には，視覚障害，聴覚障害，平衡機能障害，音声機能・言語機能・そしゃく機能の障害，肢体不自由障害（上肢，下肢，乳幼児期以前の非進行性の脳病変による運動機能障害，体幹），心臓・腎臓・呼吸器・膀胱・直腸・小腸・肝臓の内部機能障害，ヒト免疫不全ウイルスによる免疫機能障害の種類があります．

● 手帳は1級から6級までの等級があり，二つ以上の重複障害の場合は，それぞれの障害等級を合計し決定されます．肢体不自由の7級の障害一つのみでは手帳は交付されません．

● ここでは，特にリハビリテーションが必要な「肢体不自由障害」について説明します．

● 手帳の申請時期は，疾病や障害の状態により異なります．申請できるかどうかは，必ず医師と相談が必要です．
　〔例1〕脳血管疾患の患者さんが，どの程度の機能障害を残すかは概ね6ヵ月程度観察が必要です．申請はその時点以降，医師が判断した時期となります．
　〔例2〕四肢の欠損（切断）や人工股関節・人工膝・人工骨頭置換手術をされた患者さんは手術後すぐに申請の対象となります．

● 身体障害者手帳を取得した場合，医療費助成や福祉手当等が受けられる場合があります．必要に応じて車いすなどの補装具費の支給や特殊寝台など日常生活用具の給付やタクシー券の交付，割引が利用できることがあります．

●「障害者総合支援法」（旧：障害者自立支援法）の対象となる方は，必要に応じて介護の支援を受ける「介護給付」や訓練等の支援を受ける「訓練等給付」が受けられます．ただし，介護保険と重複するサービスは介護保険制度が優先されます（介護保険制度については Q101 を参照してください）．都道府県によりサービスは異なります．東京都の一例を参照してください（**表1**）．

※**申請・相談窓口**：住所地の市区町村役場，障害福祉課など

2 「難病」の制度が利用可能な患者さん

● 難病には，国が指定している疾患と都道府県が単独で指定している疾患とがあります．東京都の例を参照してください（**表2**）．

● 難病の医療券を取得することにより医療費が助成されます．他に調剤薬局を含む薬剤の費用，訪問看護ステーションからの訪問看護が対象となります．

● 平成25（2013）年4月1日から「障害者総合支援法」（旧：障害者自立支援法）の障害者の定義に難病が追加され，必要に応じて「介護給付」と「訓練等給付」が受けられるようになりました．

※**申請・相談窓口**：住所地の市区町村の保健所または役場の障害福祉課など

3 入院中や退院後に受けられる社会保障制度について

● 入院中は医療費の支払い，仕事を休むために経済的な心配をされる方がいますが，社会保障として以下のような制度があります．

● 70歳未満の方には「高額療養費」「限度額適用認定証」，70歳以上の方には「高齢受給者証」「後期高齢者保険証」（所得により減額認定証あり）の利用により，一定額までの医療費負担になります．

※**申請・相談窓口**：加入している各健康保険（例：国民健康保険課，健康保険組合など）

● 被保険者が病気やケガのために会社を休み事業主から報酬が受けられない場合，「傷病手当金制度」があります（支給開始日から最長1年6ヵ月の間，給与の2/3相当分が支給されます）．

※**申請・相談窓口**：加入している各健康保険組合

● 医師の初診時から1年6ヵ月後に障害の状態にあるとき，「障害年金」を申請・受給できる場合があります．

※**申請・相談窓口**：住所地の市区町村役場または年金事務所

表1 肢体不自由者（18歳以上）の主な対象事業（東京都の一例）

相談の窓口	・心身障害者福祉センター ・福祉事務所 ・身体障害者相談員	・障害者福祉会館 ・公共職業安定所（ハローワーク） ・民生委員・児童委員
手帳・手当・年金	・身体障害者手帳 ・児童育成手当（障害手当）（20歳未満） ・特別児童扶養手当（20歳未満・公的年金受給者は対象外） ・障害児福祉手当（20歳未満・公的年金受給者は対象外）	・心身障害者福祉手当（20歳以上） ・特別障害者手当（20歳以上） ・重度心身障害者手当 ・心身障害者扶養共済制度 ・障害基礎年金（20歳以上）
医療等	・心身障害者（児）医療費の助成㊍ ・自立支援医療（更生医療）	・補装具の支給（購入または修理）
障害者総合支援法	・介護給付	・訓練等給付
住宅	・都営住宅入居者の募集	・都営住宅使用料の減免
税の軽減等	・所得控除・住民税の非課税	・障害者に対する税の軽減
交通	・JR運賃の割引 ・航空運賃の割引 ・都営交通の無料乗車券と運賃の割引	・民営バスの割引 ・有料道路通行料金の割引
各種料金の減免等	・放送受信料の減免 ・都立施設利用の取扱い	・携帯電話料金の割引 ・郵便料金の割引等の減免

（東京都：社会福祉の手引き2012より引用）

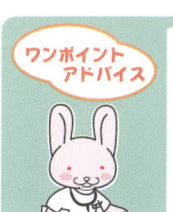

> **ワンポイントアドバイス**
>
> リハビリテーションが必要な患者さんが<u>利用できる制度</u>は複雑です．
> 制度を利用する優先順位や併用できない<u>等</u>の決まりがあります．
> 各申請・相談窓口へお問合せください．

表2　東京都の難病医療費等助成（国指定助成対象疾病 56，都単独助成対象疾病 23）

アミロイドーシス（原発性アミロイド症）	原発性免疫不全症候群	特発性血小板減少性紫斑病
アレルギー性肉芽腫性血管炎	後縦靱帯骨化症	特発性好酸球増多症候群
亜急性硬化性全脳炎	○拘束型心筋症	特発性大腿骨頭壊死症
悪性関節リウマチ	広範脊柱管狭窄症	特発性門脈圧亢進症
悪性高血圧	骨髄線維症	ネフローゼ症候群
遺伝性（本態性）ニューロパチー	混合性結合組織病	膿疱性乾癬
遺伝性QT延長症候群	再生不良性貧血	◇肺動脈性肺高血圧症
ウィルソン病	サルコイドーシス	ハンチントン病
ウェゲナー肉芽腫症	自己免疫性肝炎	バッド・キアリ症候群
○黄色靱帯骨化症	シェーグレン症候群	パーキンソン病関連疾患
潰瘍性大腸炎	重症急性膵炎	進行性核上性麻痺
○家族性高コレステロール血症（ホモ接合体）	重症筋無力症	大脳皮質基底核変性症
○球脊髄性筋萎縮症	重症多形滲出性紅斑（急性期）	パーキンソン病
強直性脊椎炎	神経線維腫症（Ⅰ型/Ⅱ型）	※○肥大型心筋症
強皮症・皮膚筋炎および多発性筋炎	進行性筋ジストロフィー	びまん性汎細気管支炎
肝内結石症	スモン	ビュルガー病
○間脳下垂体機能障害	成人スチル病	表皮水疱症（接合部型および栄養障害型）
PRL分泌異常症	脊髄空洞症	副腎白質ジストロフィー
ゴナドトロピン分泌異常症	脊髄小脳変性症	プリオン病
ADH分泌異常症	※○脊髄性筋萎縮症	ベーチェット病
下垂体性TSH分泌異常症	先天性ミオパチー	母斑症
クッシング病	全身性エリテマトーデス	※○慢性炎症性脱髄性多発神経炎
先端巨大症	高安病（大動脈炎症候群）	◇慢性血栓塞栓性肺高血圧症
下垂体機能低下症	多系統萎縮症	ミオトニー症候群
筋萎縮性側索硬化症	線条体黒質変性症	※○ミトコンドリア病
クローン病	オリーブ橋小脳萎縮症	網膜色素変性症
劇症肝炎	シャイ・ドレーガー症候群	網膜脈絡膜萎縮症
結節性動脈周囲炎	多発性硬化症	モヤモヤ病（ウィリス動脈輪閉塞症）
結節性多発動脈炎	多発性嚢胞腎	ライソゾーム病（ファブリー病含む）
顕微鏡的多発血管炎	天疱瘡	○リンパ脈管筋腫症（LAM）
原発性硬化性胆管炎	特発性拡張型（うっ血型）心筋症	
原発性胆汁性肝硬変	特発性間質性肺炎	

○の11疾病は平成21年12月から対象となった疾病です．
※の4疾病は，既に都が単独で医療費助成を行っていましたが，全国的に対象疾病となりました．なお，肥大型心筋症については，従来は拡張相のみを対象としていましたが，対象範囲が広がりました．
◇の2疾病は，医療費助成制度上の名称変更がされた疾病です．（原発性肺高血圧症→肺動脈性肺高血圧症，特発性慢性肺血栓塞栓症→慢性血栓塞栓性肺高血圧症）
□囲みをした疾病は重症として取り扱われる疾病です．

（東京都福祉保健局　保健政策部疾病対策課）

参考文献

1) 厚生労働省「障害者総合支援法について」　http://www.mhlw.go.jp/
2) 日本年金機構「障害年金について」　http://www.nenkin.go.jp/
3) 東京都保健福祉局「東京都難病医療費助成制度について」　http://www.fukushihoken.metro.tokyo.jp/
4) 東京都："社会福祉の手引き 2012"
5) 品川区役所："品川区の介護保険〜安心して我が家で暮らし続けるために〜"
6) 品川区役所："障害者福祉のしおり"
7) 東京都心身障害者福祉センター："身体障害者手帳診断書作成の手引き"
8) 森park明夫 他 編："脳卒中看護ポケットナビ"中山書店，2009
9) 落合慈之 監，稲川利光 編："リハビリテーションビジュアルブック"学研メディカル秀潤社，2011

11章 生活支援

Q100 退院後の自宅環境の準備について教えてください

A 高齢者や，障害のある方が安全に安心して自立生活を行えるよう自宅環境への工夫が必要です．まずは，その方の身体機能レベルと認知レベルをできる限り把握することからスタートです．次に，自宅の家屋構造を把握します．これらの情報を元に，その方に合った生活環境を整備します．

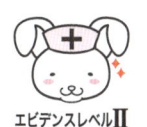

エビデンスレベルⅡ

回答者 成田真子

1 身体機能レベルと認知レベルの把握

- 高齢者，障害のある方が安全に自宅で過ごせる環境を整えるためには，**その方の身体機能レベルと認知レベルを正しく把握**することが必要です．何ができて，何ができないのか，自立されている部分と手助けが必要な部分を明らかにします．
- 身体面を例に挙げると，腰痛があって長く立っていられない，麻痺があって歩行困難がある，右手に力が入らない，細かい指の動作ができない，視野狭窄があってぶつかったりつまずいたりしてしまう，痛みやだるさ，息切れなどの症状からくる活動低下など．
- 精神面を例に挙げると，注意力が低下している，思考力が低下している，指示の理解ができないなど．
- このとき，より具体的に正確に把握することが重要です．腰痛があって長く立っていられない場合，実際，どの程度立っていられるのか，歩行困難がある場合，実際，何メートル歩けるのか，目的の場所にたどり着くのに何分要するのか，物忘れはどの程度なのか，それらが実際の生活にどの程度の支障となっているのか，具体的に把握することです．
- 次に，これらの情報をベースに退院時の予測されるADL・IADLを見極めます．退院準備中に，患者さんのADL・IADLが病気の回復やリハビリ効果などにより変化することはよくあることです．
- 各職種からの意見を参考に，退院時に見込まれる活動レベルを予測します．**先を見越して退院時のADL・IADLを見極めることが，退院されてからの生活環境の安全性，機能性を大きく左右します．**

- さらに付け加えると，将来的にADL・IADLは改善されるのか，変化はないのか，もしくは低下するのかを予測することも大切です．転倒の危険がより高くなることが見込まれるとしたら，自立性から逆行しているようですが，活動範囲を縮小した環境の検討も必要となります．

2 自宅環境の確認

- 患者さん・ご家族から家屋状況を伺い，普段，どのような環境で生活されているのかを確認します．例えば，浴室はどういう構造になっているのか，ドアは引き戸か開き戸か，トイレ内のスペースは，浴室内の洗い場のスペースや物品の配置は，浴槽の深さは，居室の床は畳かフローリングか，段差は，手すりの設置は，玄関の構造は，居住スペースは1階か2階か，ベッドか布団かなど，具体的に確認します．
- 患者さん・ご家族から，普段どのような動線で生活されているのかを伺います．寝室からトイレまでの距離，玄関からリビングまでの距離，その間段差はあるのか，あるとしたら，何処に何cmの段差があるかなど，退院後の自宅での動線を具体的にイメージしながら確認します．

※患者さんの家屋環境把握のために用いる家屋調査用紙について，「Q102 退院する患者さんの生活環境を知る方法を教えてください」をご参照ください．

3 自立生活が行えるよう住宅環境を整備

- 介護保険制度による住宅改修・福祉用具購入・レンタルの概要について（表1～3，図1），患者さん・

入院中のリハビリテーション

- ご家族へ説明します．介護保険制度を利用し準備するには，制度上ケアマネージャーの存在は欠かせません．事前にケアマネージャーを選定できるよう支援しておきましょう．
- ケアマネージャー，もしくは福祉用具専門相談員と相談しベッドや車いす等，必要な福祉用具を選定します．患者さんの身体機能レベルに合った福祉用具を選択しなければなりません．**事前に確認しておいた身体状況や家屋状況の情報がいかに具体的かが**，ここで求められます．
- ケアマネージャーへ，住宅改修の相談をします．前述した福祉用具の場合と同じく，具体的な情報を，ケアマネージャーへより正確に伝えましょう．そのうえでスロープや手すりの設置など，必要な改修箇所を選定しリフォームします．
- 患者さん・ご家族の要望を伺い，院内外スタッフとの連携を綿密にすることにより，生活の安全性や機能性に即した環境を整備することが可能となります．

表1 介護保険における住宅改修

1. 住宅改修の概要

要介護者等が，自宅に手すりを取付ける等の住宅改修を行おうとするときは，必要な書類（住宅改修が必要な理由書等）を添えて，申請書を提出し，工事完成後，領収書等の費用発生の事実がわかる書類等を提出することにより，実際の住宅改修費の9割相当額が償還払いで支給される．
なお，支給額は，支給限度基準額（20万円）の9割（18万円）が上限となる．

2. 住宅改修の種類

① 手すりの取付け
② 段差の解消
③ 滑りの防止および移動の円滑化等のための床または通路面の材料の変更
④ 引き戸等への扉の取替え
⑤ 洋式便器等への便器の取替え
⑥ その他①〜⑤前各号の住宅改修に付帯して必要となる住宅改修

（厚生労働省老人保健福祉局資料より引用）

表2 厚生労働大臣が定める福祉用具貸与に係る福祉用具の種目

① 車いす
② 車いす付属品
③ 特殊寝台
④ 特殊寝台付属品
⑤ 床ずれ防止用具
⑥ 体位変換器
⑦ 手すり
⑧ スロープ
⑨ 歩行器
⑩ 歩行補助杖
⑪ 認知症老人徘徊感知機器
⑫ 移動用リフト（つり具の部分を除く）

介護保険の対象となる福祉用具は，介護保険法の第7条（貸与）に関する告示によって上記のように定められている．

表3 厚生労働大臣が定める居宅介護福祉用具購入費等の支給に係る特定福祉用具の種目

① 腰掛便坐
② 特殊尿器
③ 入浴補助用具
④ 簡易浴槽
⑤ 移動用リフトのつり具の部分

介護保険の対象となる福祉用具は，介護保険法の第44条（購入）に関する告示によって上記のように定められている．

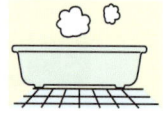

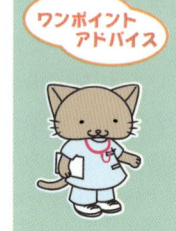

図1 住宅改修の例

手すりの取付け：廊下・トイレ・浴室・玄関などに，転倒予防や移動・移乗のために手すりを設置する．

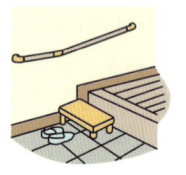

扉の取替え：開き戸を，引き戸・折り戸・アコーディオンカーテンなどに取り替える．

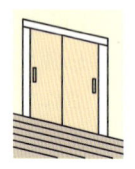

便器の取替え：和式便器を洋式便器に取り替える．

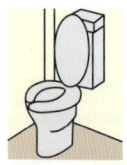

床段差の解消：部屋・廊下・トイレ・浴室・玄関などの段差を解消する．（スロープの使用，敷居を低くする）

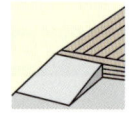

床材の変更：部屋や浴室などの床材を滑りにくいものに変更する．

> **ワンポイントアドバイス**
> 安全面を優先しすぎないことも必要です．あれもこれもと過剰に制限しすぎることにより，残存機能を低下させてしまうことは避けなければなりません．患者さんのADL・IADLに合わせて，無理のないよう住宅環境を整えます．

参考文献

1) 宇都宮宏子 編："病棟から始める退院支援・退院調整の実践事例"日本看護協会出版，2009
2) 篠田道子 編："ナースのための退院調整—院内チームと地域連携システムづくり"日本看護協会出版，2007
3) 医療・介護ベッド安全普及協議会ホームページ
   http://www.bed-anzen.org
4) 公益財団法人テクノエイド協会ホームページ
   http://www.techno-aids.or.jp/hiyari/

11章 生活支援

Q101 介護保険でどんなサービスが受けられますか？

A 介護認定を受けた方は，介護区分に応じて様々なサービスを受けることができます．サービスには，家庭で受けるサービスや施設を利用するサービス等があります．

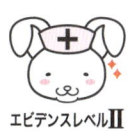

エビデンスレベルⅡ

回答者
田辺裕美子

1 介護保険とは

- 介護保険制度とは高齢社会の介護問題に対し，介護が必要な方を社会全体で支えるための社会保険制度として，平成12（2000）年に開始された制度です．
- 制度の運営は区市町村が主体となり，国や都道府県が円滑な運営を支援しています．

2 介護保険を利用できる方

- 65歳以上の方で介護が必要な方（第1号被保険者）と，40歳から64歳までの方で初老期認知症や脳血管疾患等の老化に伴う16の特定疾患によって介護が必要な方（第2号被保険者）（表1）がサービスの対象となります．

3 介護サービスを利用するには

- 介護サービスを利用するためには，各区市町村に要支援，要介護認定を申請し，認定を受ける必要があります（図1）．
- 認定結果が出たら，介護や支援の必要性に応じて介護支援専門員（ケアマネージャー）がケアプランを作成します．
- 「要支援1，2」の認定を受けた方は予防給付，「要介護1〜5」の認定を受けた方は介護給付と，要介護認定の結果によって利用できるサービスが異なります．
- 要介護認定に応じてサービスの利用限度額が定められています．介護サービスにかかる費用は1割が患者さんの自己負担となりますが，限度額を超えた部分は全額自費負担（10割負担）となります．

4 介護保険で利用できるサービス（表2）

a）家庭で受けるサービス

- 訪問介護は，ホームヘルパーが家庭を訪問し，生活上必要な生活援助（掃除，調理 等）や身体介護（排泄，入浴介助 等）を行います．
- 寝たきり等で自宅の浴室で入浴が困難な場合は，簡易浴槽を持ち込み全介助で行う訪問入浴が利用できます．
- 訪問看護は，主治医の指示に従って，地域の訪問看護師が家庭を訪問し，療養上の世話等を行います．
- 訪問リハビリテーションは，理学療法士，作業療法士，言語聴覚士が家庭を訪問し，機能回復と維持を目指した訓練を行います．

b）施設で受けるサービス

- 通所介護（デイサービス）は，施設に通い，生活援助やリハビリ，レクリエーションなどを受けることができます．認知症の方を対象とした，認知症対応型通所介護もあります．
- 通所リハビリテーション（デイケア）は，医療機関や老人保健施設等で，機能回復や維持のための訓練を受けることができます．

c）その他のサービス

- 手すり設置や福祉用具の購入，レンタルを利用し，自宅環境を整えることができます．

5 介護サービスを利用する際のポイント

- 介護が必要な状態で退院する患者さんには，生活状

況や ADL，認知機能の評価，家族のサポート状況，医療依存度等を的確に査定し，具体的な生活像を想定しながら，準備ができるよう支援することが大切です．
- 退院支援は入院後早期から取り組み，医師，看護師，ソーシャルワーカー，リハビリスタッフ等の院内多職種との連携をはかりながら進めます．また，地域のマネージメント窓口（ケアマネージャー等）と密に連絡をとり，退院前カンファレンス等を通して具体的な調整を行うことが重要です．

表1　介護保険特定疾病（第2号被保険者）

1. がん*
2. 慢性関節リウマチ
3. 筋萎縮性側索硬化症
4. 後縦靱帯骨化症
5. 骨折を伴う骨粗鬆症
6. 初老期における認知症
7. 進行性核上性麻痺，大脳皮質基底核変性症およびパーキンソン病
8. 脊髄小脳変性症
9. 脊柱管狭窄症
10. 早老症
11. 多系統萎縮症
12. 糖尿病性腎症，糖尿病性網膜症および糖尿病性神経障害
13. 脳血管疾患
14. 閉塞性動脈硬化症
15. 慢性閉塞性肺疾患
16. 両側の膝関節または股関節に著しい変形を伴う変形性関節症

*がんは，医師が医学的知見に基づき回復の見込みがないと判断した，いわゆる「末期がん」に限られる．

〔難病情報センター：「介護保険特定疾病」http://www.nanbyou.or.jp/entry/1748（文献2）より引用〕

表2　介護保険で利用できるサービス

家庭で受けるサービス
- 訪問介護
- 夜間対応型訪問介護*
- 定期巡回・随時対応型訪問介護看護*
- 訪問入浴介護
- 訪問看護
- 訪問リハビリテーション
- 居宅療養管理指導

施設利用
- 通所介護（デイサービス）
- 認知症対応型通所介護（デイサービス）*
- 通所リハビリテーション（デイケア）
- 短期入所生活介護（福祉系ショートステイ）
- 小規模多機能型居宅介護*
- 介護老人福祉施設（特別養護老人ホーム）
- 地域密着型介護老人福祉施設（特別養護老人ホーム）*
- 介護老人保健施設
- 認知症対応型共同生活介護（認知症高齢者グループホーム）*
- 特定施設入居者生活介護

その他のサービス
- 福祉用具貸与
- 福祉用具購入費の支給
- 住宅改修費の支給

* 地域密着型サービスであるため，事業所や施設がある区市町村の住民の利用が基本となる．

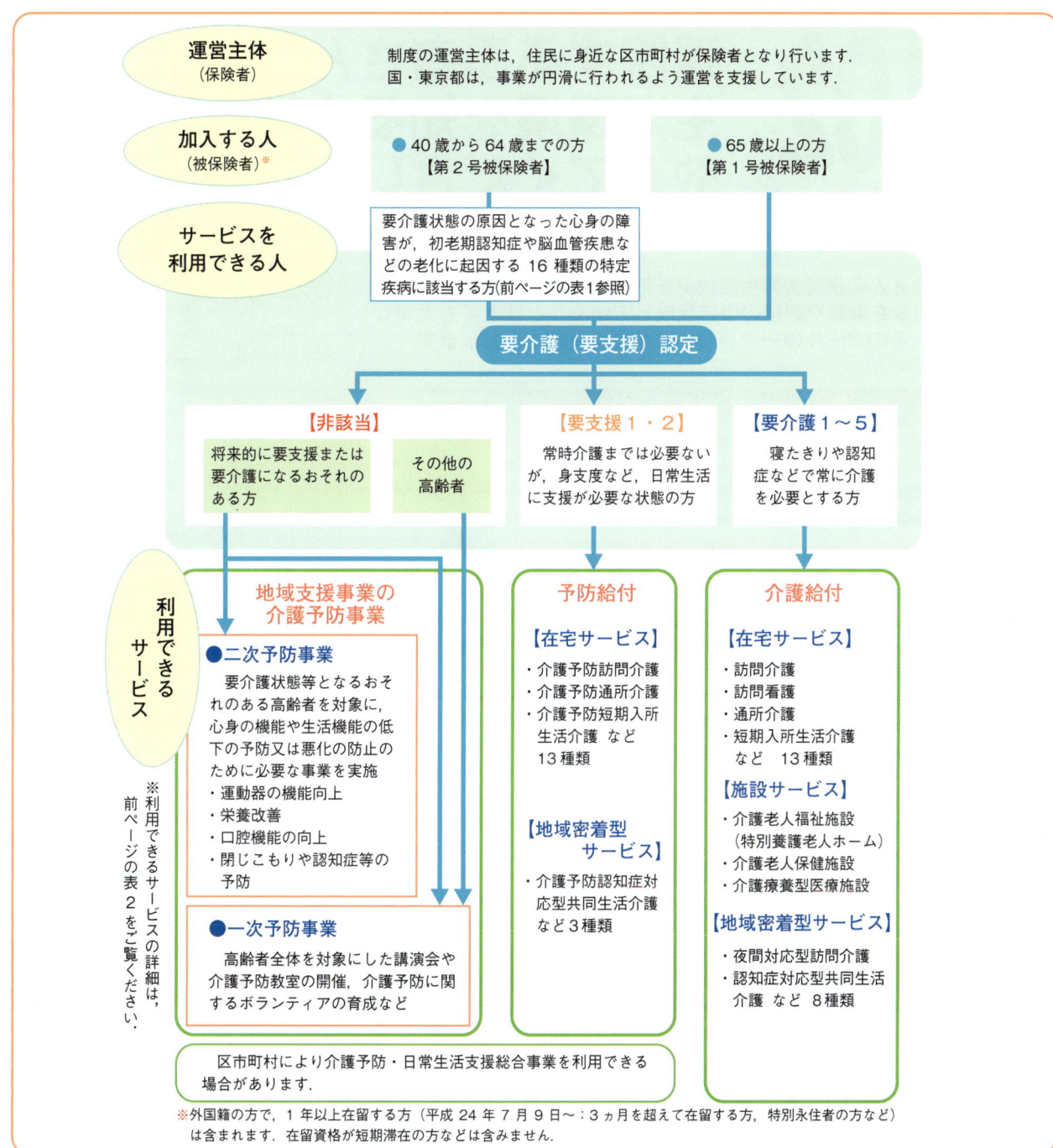

図1 介護申請の流れ

運営主体（保険者）: 制度の運営主体は，住民に身近な区市町村が保険者となり行います．国・東京都は，事業が円滑に行われるよう運営を支援しています．

加入する人（被保険者）※:
- 40歳から64歳までの方【第2号被保険者】
- 65歳以上の方【第1号被保険者】

サービスを利用できる人: 要介護状態の原因となった心身の障害が，初老期認知症や脳血管疾患などの老化に起因する16種類の特定疾病に該当する方（前ページの表1参照）

要介護（要支援）認定

【非該当】
- 将来的に要支援または要介護になるおそれのある方
- その他の高齢者

【要支援1・2】
常時介護までは必要ないが，身支度など，日常生活に支援が必要な状態の方

【要介護1～5】
寝たきりや認知症などで常に介護を必要とする方

利用できるサービス

※利用できるサービスの詳細は，前ページの表2をご覧ください．

地域支援事業の介護予防事業

●二次予防事業
要介護状態等となるおそれのある高齢者を対象に，心身の機能や生活機能の低下の予防又は悪化の防止のために必要な事業を実施
- 運動器の機能向上
- 栄養改善
- 口腔機能の向上
- 閉じこもりや認知症等の予防

●一次予防事業
高齢者全体を対象にした講演会や介護予防教室の開催，介護予防に関するボランティアの育成など

予防給付

【在宅サービス】
- 介護予防訪問介護
- 介護予防通所介護
- 介護予防短期入所生活介護 など 13種類

【地域密着型サービス】
- 介護予防認知症対応型共同生活介護 など3種類

介護給付

【在宅サービス】
- 訪問介護
- 訪問看護
- 通所介護
- 短期入所生活介護 など 13種類

【施設サービス】
- 介護老人福祉施設（特別養護老人ホーム）
- 介護老人保健施設
- 介護療養型医療施設

【地域密着型サービス】
- 夜間対応型訪問介護
- 認知症対応型共同生活介護 など 8種類

区市町村により介護予防・日常生活支援総合事業を利用できる場合があります．

※外国籍の方で，1年以上在留する方（平成24年7月9日～：3ヵ月を超えて在留する方，特別永住者の方など）は含まれます．在留資格が短期滞在の方などは含みません．

〔東京都「介護保険制度」パンフレット（文献3）より引用〕

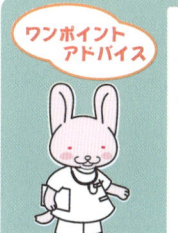

ワンポイントアドバイス: 治療中心に患者さんをとらえるのではなく，生活の視点，家族の目線で患者さんを評価し，自宅に戻った24時間の姿を想定すると，必要なものがおのずとみえてきます．

参考文献

1) 厚生労働省ホームページ
   http://www.mhlw.go.jp
2) 難病情報センターホームページ「介護保険特定疾病」
   http://www.nanbyou.or.jp/entry/1748
3) 東京都福祉保健局ホームページ「介護保険制度パンフレット」
   http://www.fukushihoken.metro.tokyo.jp

11章 生活支援

Q102 退院する患者さんの生活環境を知る方法を教えてください

A 患者さんの退院後の生活状況を把握し，それに向けた具体的な対策を看護や訓練の中に反映していくことはとても大切なことです．そのツールの一つとして家屋評価用紙を紹介します．

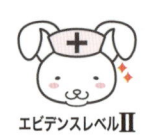

エビデンスレベルⅡ

回答者 **稲川利光**

1 家屋環境を把握する必要性

- スタッフは早くから，**患者さんが退院して生活する家屋環境を把握**する必要があります．患者さんの今後の生活状況を知れば，患者や家族と一緒になって具体的な提案が可能となり現実的なヒントも湧くからです．手すりをつける場所を定めたり，家具の位置を換えるなどといった**具体的な指導**や，階段昇降や段差越えといった，**より現実的な訓練や生活指導**を入院中から行いたいものです．

2 家屋調査用紙の導入

- 家屋評価用紙を図1，2に示します．この評価用紙の手順に沿って家屋の環境を写真に収め，必要な計測を行います．この手順に沿って行えば，慣れない家族にも評価ができます．ただし，家族には決して無理強いはせず，できる範囲で「**生活の雰囲気**」を私たちに伝えてもらいます．息子さんや娘さんが

段差などの記入用紙
（写真のサンプルを参照のうえ，記入をお願いします）

患者さん氏名：＿＿＿＿＿＿＿＿＿＿

① ・②　駐車場または道路から家に入るまでの経路
　　段差（　　）cm × 段数（　　）段
　　坂（あり・なし）

③ 庭から家に入るまでの経路
　　段差（　　）cm × 段数（　　）段

④ 寝室の窓下の段差
　　（　　）cm

⑤ 居室の窓下の段差
　　（　　）cm

⑥ 玄関前の段差
　　（　　）cm　（　　）cm

⑦ 上がりかまちの段差
　　（　　）cm

⑧ 廊下幅
　　（　　）cm

⑨ 寝室の入り口の段差
　　（　　）cm

⑩ 階段
　　段差（　　）cm × 段数（　　）段
　　幅（　　）cm

⑪ 浴室の出入り口の段差
　　（　　）cm　（　　）cm

⑫ 浴槽
　　洗い場からの高さ（　　）cm
　　深さ（　　）cm

⑬ 浴室の水切りの高さ
　　（　　）cm

⑭ トイレの出入り口の段差と間口幅
　　段差（　　）cm／間口（　　）cm

⑮ 洗面所の出入り口の段差
　　（　　）cm

⑯・⑰ 台所・食堂の段差
　　（　　）cm

⑱ 居間の入り口の段差
　　（　　）cm

図1　段差などの記入用紙（図2で示す写真の番号とこの用紙の番号は一致している．図2の○や↔で示した個所を測定し，値を記入する）

れば，撮ってもらった写真をメール（写メ）で送ってもらうとよいでしょう．すでに介護保険を申請している患者さんでは，ケアマネージャーに評価用紙を渡して評価してもらうようにします．

●だれが評価することになっても，この評価用紙の手順で進めればビジュアルな家屋評価ができます．結果はカルテに保存して，スタッフで共有します．また，患者が次の回復期のリハ病院に転院する場合には，有用な情報として引き継ぐこともできます．

当院ではリハビリの一環として生活の場を想定した訓練を行っています．
退院されるご自宅の状況を知ることは，私たちリハビリスタッフにとって，非常に有用です．
以下に示す写真のサンプルを参考に撮影して私たちに状況を教えてください．
無理のない可能な範囲で結構です．情報はリハビリの目的以外には使用しません．

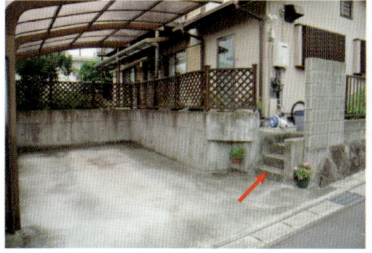

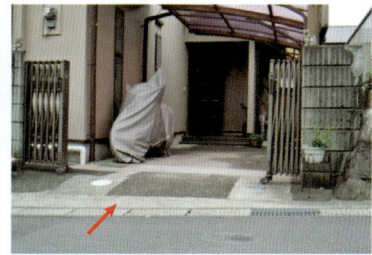

外から家に入るとき，移動の障害になりそうな場所を撮ってください．

①駐車場

②道路から見た玄関先

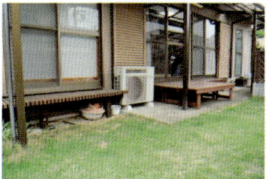

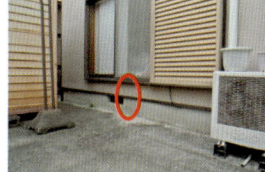

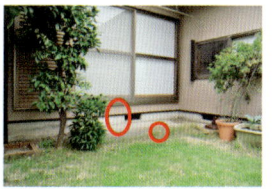

寝室や居室の窓と地面とが入るように撮ってください．

③庭

④寝室の窓

⑤居室の窓

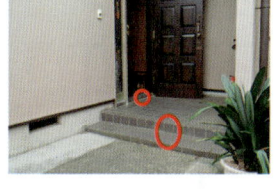

⑥玄関先
玄関前の段差が入るように撮ってください．

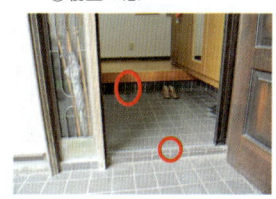

⑦玄関
上がりかまちの高さがわかるように撮ってください．

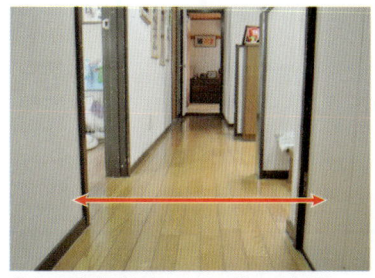

⑧廊下／全体がわかるように撮ってください．

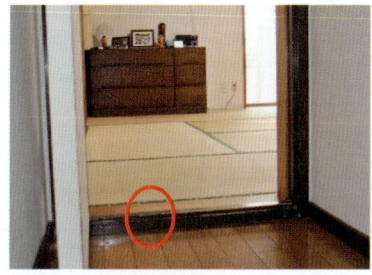

⑨寝室／段差があれば撮ってください．

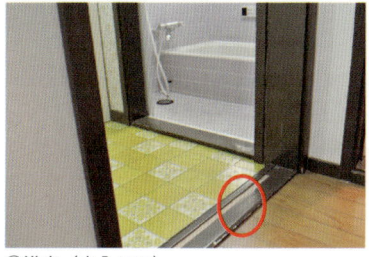

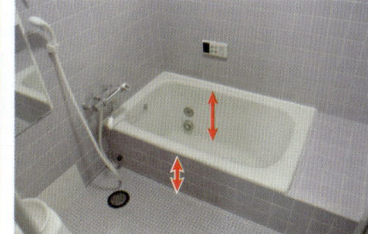

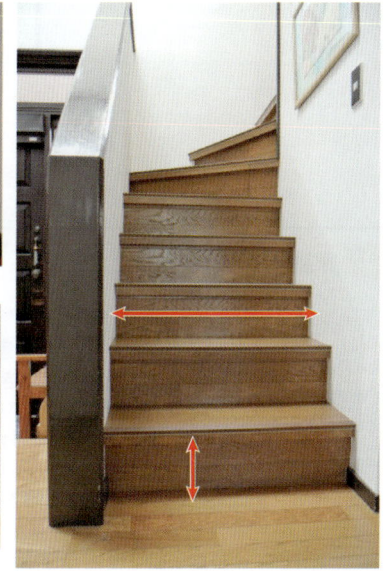

⑩階段／全体がわかるように撮ってください．

⑪浴室（出入り口）

⑫浴室（浴槽全体）

浴室全体の状況（シャワーや蛇口の位置，浴槽の高さや深さ）がわかるように撮ってください．

11 生活支援

入院中のリハビリテーション

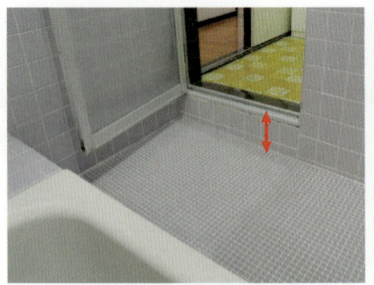

⑬浴室（水切り）/水切りの段差がわかるように撮ってください．

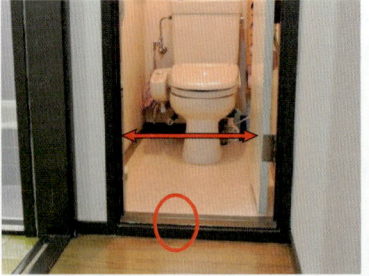

⑭トイレ/間口や段差がわかるように撮ってください．

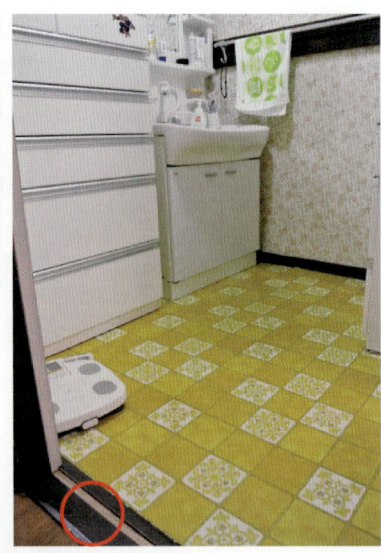

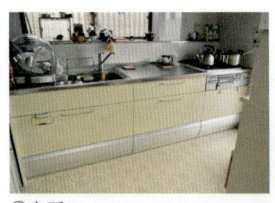

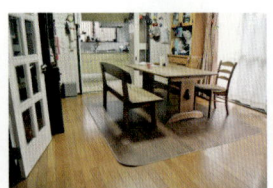

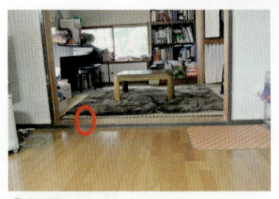

⑮洗面所

⑯台所

⑰台所・食堂

⑱居間　部屋全体の雰囲気がわかるように撮ってください．段差などがあれば入れてください．

● ご自宅の見取り図：可能な範囲で構いません．大まかなスケッチでも結構です．

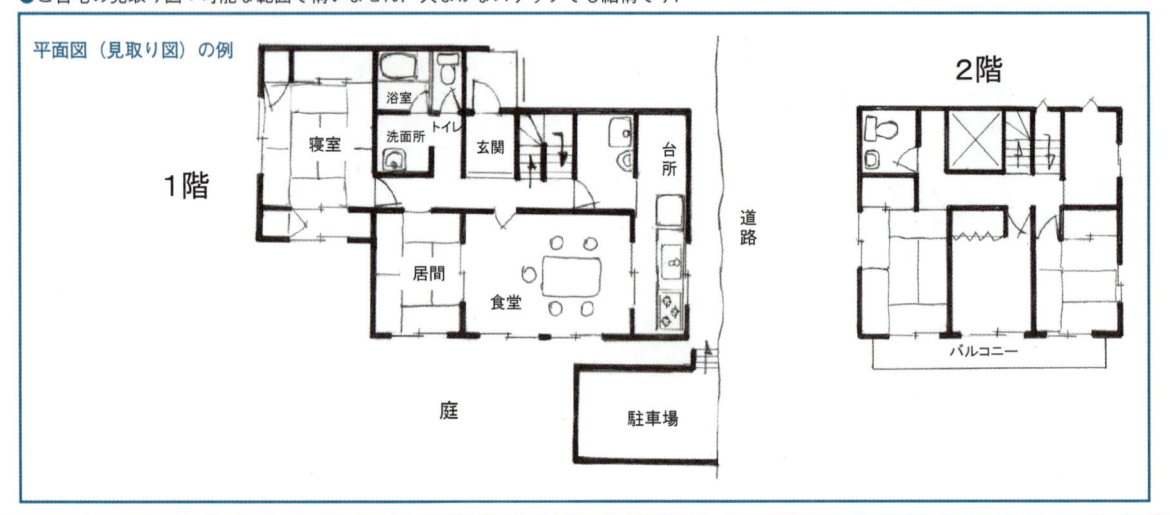

平面図（見取り図）の例

1階：寝室／浴室／洗面所／トイレ／玄関／台所／居間／食堂／道路／庭／駐車場

2階：バルコニー

図2 家屋評価用紙　　　　　　　　　　　　　　　　　　　　　　（NTT東日本 関東病院 リハビリテーション科）

ワンポイントアドバイス

スタッフが患者さんやその家族と話をする中で，より具体的に生活の話ができることはとても大切なことです．「生活の匂い」をスタッフが実感することで，生き方への共感が生まれ，具体的な策につながるからです．私たちが実際に自宅に出向くことが一番でしょうが，ここで述べた家屋調査用紙などを使いながら，患者や家族にとってより良い自宅復帰が目指せればと思います．

参考文献

1) 稲川利光：治療の先にみえるもの．Medical Rehabilitation：158：1-12，2013

本書で使われている主な略語一覧

A **AAC** augmentative and alternative communication.
拡大・代替コミュニケーション．コミュニケーションが困難な人のコミュニケーションを援助，促進，代替するアプローチを指す．

ABI ankle brachial pressure index.
血圧脈波検査．足関節と上腕の最高血圧を測定し，その比率を示したもの．下肢の動脈狭窄や閉塞などを推測することが可能である．

ADL activities of daily living.
日常生活動作．移動，食事，排泄，更衣，入浴，整容などを基本的日常生活動作（BADL）とし，狭義のADLを意味する．

APDL activities parallel to daily living. 日常生活関連動作と訳される．ADLに関連し，さらに高次の行動となる調理，掃除，洗濯などの家事動作や買い物，交通機関の利用，金銭管理など

B **BI** barthel Index. バーセルインデックス．基本的日常生活（BADL）活動度（基本的日常生活活動評価尺度ともいう）．食事，移乗，整容，トイレ動作，入浴，移動，階昇降，更衣，排便自制，排尿自制の10項目で構成され，その総計が100点になるように点数が配備され，点数が高いほど自立度が高い．

BPSD behavioral and psychological symptoms of dementia.
認知症の周辺症状のこと（認知症の症状には"中核症状"と"周辺症状"とがある）．基本的症状である"中核症状"に対し，すべての症例に出現するわけではない行動・心理症状（徘徊や妄想・攻撃的行動・不潔行為・異食など）のこと．

Brs Brunnstrom(recovery)stage. ブルンストロームステージ．脳卒中における麻痺の程度を評価する方法の一つ．全く随意運動が困難な状態（Stage.Ⅰ）からほとんど麻痺のない状態（Stage.Ⅵ）までの6段階で評価．

C **CDP** complex decongestive physical therapy. リンパ浮腫を軽減させるための理学療法で，次の4つの方法を複合的に用いる．①スキンケア，②用手的リンパドレナージ，③圧迫療法，④浮腫減退運動療法．

D **DLT** decongestive lymphedema therapy. CDPと同様，リンパ浮腫を軽減させるための複合的理学療法．

E **EADL** extended. ADL 拡大ADL．上記のBADLとAPDL（IADL）の両者を加えた尺度．在宅での生活活動を評価する目的で考えられた．

F **FIM** functional independence measure. 機能的自立度評価表．国際的に使用されている代表的な評価法．運動（セルフケア，排泄コントロール，移乗）の13項目と認知（コミュニケーション，社会的認知）の5項目の18項目からなる．

G **GDS** geriatric depression scale. 高齢者うつの評価尺度．

I **IADL** instrumental activity of daily living.
手段的日常生活動作．ADLを基本とした日常生活上の複雑な動作のことで，一例として，買い物，洗濯，薬の管理，金銭管理など．

M **MLD** manual lymph drainage. 徒手的リンパドレナージ．

MMSE mini mental state examination. ミニメンタルテスト（認知機能評価）．

MMT manual muscle testing. 筋力を判定する検査法．0～5までの6段階評価で行う．0は筋の収縮なし．1は筋の収縮がわずか．重力に抗して全可動域動かせた場合が3．それ以下は2．3に抵抗を加えて4と5（正常）を判定する．

P **PEW** protein-energy wasting. 体蛋白や脂肪量が不足する状態のこと．

PNF proprioceptive neuromuscular facilitation. 固有受容性神経筋促通法．リハビリテーションで用いる手技の一つ．固有受容器（位置覚，運動覚など）を刺激することで，神経－筋機構の反応を促通する方法．末梢神経疾患のみでなく，中枢性疾患の治療としても用いられる．

R **ROM** range of motion. 関節可動域のこと．

ROM-ex range of motion exercise. ROMエクササイズ．関節可動域訓練．

ROM-T range of motion test. 関節可動域測定のこと．

S **SDS** Zung's self-rating depression scale. Zung（1965年）により考案された抑うつ尺度．ＳＤＳ（Self-rating Depression Scale）で，20項目の質問からなり），各4段階評価（いつも，しばしば，ときどき，めったにない）．

SPP skin perfusion pressure. 皮膚組織灌流圧．足趾や足部など，各測定部位にカフを巻き，加圧する．その後徐々に減圧し，駆血された血流が再度灌流し始める際の値．末梢動脈疾患のスクリーニングに有用．

T **THA** total hip arthroplasty. 全人工股関節置換術．

TKA total knee arthroplasty. 全人工膝関節置換術．

TUG time up & go test. 歩行能力や動的バランス，敏捷性などを総合した機能的移動能力を評価するためのテスト．

U **UKA** unicompartmental knee arthroplasty. 単顆人工膝関節置換術．

本書で使われている主な 用語一覧

あ	アライメント	alignment. 頭・体幹・四肢の体軸や関節の位置関係を表す用語で，体幹や上下肢を適切な位置に調整することを「アライメントを整える」と表現する．
う	ウィルヒョウ（Virchow）の3徴候	Virchowが提唱したDVT（深部静脈血栓症）発症の3大要因．①血流停滞，②血管内皮障害，③血液凝固能亢進．
か	学習による不使用状態	earned non-use. 脳の可塑性を利用したCI療法における考え方．麻痺のある患肢を使おうとしてうまくいかない失敗が患肢の使用を抑制し健肢の使用がより強化される．このような経過の中で麻痺肢を使用しないでいる状態が長期間になると，脳が麻痺肢を使わないことを学んでしまう現象のこと．
	カフパンピング	calf pumping. 足膝伸展位で，足関節の自動最大背屈と最大底屈をゆっくり繰り返す運動．足関節の拘縮予防や下腿の筋力維持に有効．筋肉のポンプ作用で末梢の循環を良くする目的もある．
	過用症候群	overuse syndrome. 使いすぎ症候群．生理的限度を超えた過度の運動や訓練を行うことで起こる種々の運動機能の低下あるいは障害のこと．
	過流浴	whirlpool bath. 治療が必要な部位を温水の入った浴槽につけ，流れを当てることで循環の促進，疼痛の緩和，筋のリラクセーションなどをはかる治療法．
	眼球浮き運動	ocular bobbing. 眼球が急に下方に偏位し，ゆっくりと元に戻る症状．脳幹の障害，特に橋の障害（橋出血や橋梗塞，小脳出血など）に特徴的な眼の症状．
	間接的嚥下訓練	indirect swallowing exercises. 食べる機能が十分でない場合，食べ物を使わないで行う嚥下訓練のこと．
	関節モビライゼーション	joint mobilization. 関節可動域の解剖学的限界を超えない範囲で関節に細かな運動を繰り返し与えることで，筋骨格に最大可動域や無痛運動を回復させることをめざす徒手的療法のこと．
き	偽関節	non-union. (pseudarthrosis). 骨折部の骨癒合が得られないまま癒合の進行が停止したもの．骨折部は異常可動性を示し骨片間は結合組織で隔てられ，骨折端の骨髄開口部は瘢痕や骨組織で閉鎖され，硬化や萎縮を示す．癒合能はあるが骨癒合が著し遅れている状態は遷延癒合といい，癒合を妨げている要因を除けば骨癒合は進行する．
こ	固有受容性神経筋促通法	proprioceptive neuromuscular facilitation（PNF）．リハビリテーションで用いる手技の一つ．固有受容器（位置覚，運動覚など）を刺激することで，神経－筋機構の反応を促通する方法．末梢神経疾患のみでなく，中性疾患の治療としても用いられる．
し	支持基底面	base of support. 体重を支える面のことで，身体と床とが接している部分を結んだ範囲．両脚立位の場合では，両足底面のその間にできる支持面．重心線がこの面から逸脱すると安定性を失い立位の保持が困難になる．また，支持基底面に対し重心が高い位置にあると安定性は低下し，重心が低い位置にあれば安定性は増す．
	シャキア訓練	Shaker exercise. 間接的嚥下訓練の一つ．仰向けに寝て，つま先を見るように頭を上げる運動のこと．食道入口部を開きやすくするとされている．
	斜面台検査	tilt test. 斜面台（ティルトテーブル）を用いた検査で，head-up tilt test（ヘッドアップティルト試験）とも呼ばれ，臥位の状態から体を起こし，血圧や脈拍の変動などの自律神経の機能を診る検査．また，耳鼻科領域では，平衡機能検査の一つとして用いられる．
	重心動揺検査	stabilometry. 平衡機能検査の一つで，体の揺れの状態をみる検査．重心動揺計の上で開眼と閉眼で，それぞれ６０秒立った状態でその動揺を記録．そのパターンや開眼と閉眼の差を計測する．
	手指の把握反射	grasp refurex. 原始反射の一つ．乳児の手掌に刺激を与えると反射的に手指を屈曲させる反応．手指の屈曲と同時に肘も屈曲する．
	除脂肪体重	lean body mass：LBM．体重から体脂肪の重さを除いた値のこと．除脂肪体重＝体重×（100－体脂肪率）÷100　で求められる．
す	スパズム	spasm. スパズムとは攣縮を指す．攣縮の部位によって，筋スパズムや血管スパズム，気管支スパズムなどがある．くも膜下出血後の脳血管攣縮もその一つ．
	スローリバーサル	slow reversal. 筋力低下があるときや，運動の方向転換能力に欠けるときなどに行うPNF（proprioceptive neuromuscular facilitation：固有受容性神経筋促通法）の手技の一つ．休みを与えず，主働筋と拮抗筋の両方向に抵抗をかけ，関節可動域の拡大や筋力の増強などを目指す．
せ	セラバンド	Thera-Band（商品名）．米国で開発され，米国理学療法士協会の認定を受けた高品質ラバーでできたリハビリ・トレーニング用バンド．収縮力の強さによってラバーの色が異なっている．

本書で使われている主な 用語一覧

そ	促通	facilitation. 神経生理学的なアプローチとして，複数の刺激を加えることでその効果が単独の刺激の効果よりも高くなること．刺激を加えた後にさらに刺激を加える時間的促通といくつかの刺激を同時に加える空間的促通がある．上記のPNF（固有受容性神経筋促通法）の一つ．
	足底板	insole. 足底挿板，靴インサート，中底などとも呼ばれる．靴の中に入れて歩行を改善したり，足や膝の関節の痛みを軽減するもの．偏平足や外反母趾，変形性足関節症や膝関節症などの治療に用いる．
た	断綴性言語	scintillation speech / scanning speech. 断綴性発語，つまずき言葉などともいわれる．爆発的（声の出し始めが突然で吹き出すように大きな声で）なしゃべり方や，とぎれとぎれ，また緩徐であったり不規則，努力的にしゃべるのが特徴の構音障害．脊髄小脳変性症や小脳梗塞（出血）などによる小脳性運動失調などでみられる．
	タンデム歩行	tandem gait / tandem walking. 「継ぎ足歩行」ともいう．一直線上を，一側のつま先に反対側の足の踵を接触させつつ歩くもの．タンデム歩行をバランス向上練習のために行うこともある．
ち	虫様筋つかみ	lumbrical grasp. 介助者が手指を伸展させたまま挟むように把持する方法．指先に力を入れないで優しく患者の身体を把持する．痛みのある患者などでは不安感を募らせないですむ．
	直接的嚥下訓練	direct swallowing exercises. 実際に食物を用いて行う嚥下訓練のこと．
つ	継ぎ足歩行検査	tandem gait test. ①両足をそろえて立つ⇒②一方の足のかかとにもう一方の足の親指の先をつける⇒③後ろの足のかかとを前の足の親指の先に移動し，これを繰り返して直線に沿って歩く．これを繰り返して直線に沿って歩く．協調運動障害などを検出する平衡機能検査の一つ．小脳や前提に障害があると歩行が乱れる．
と	瞳孔不同	anisocoria. 瞳孔径が2mm以下の場合を縮瞳，5mm以上の場合を散瞳と呼ぶ．瞳孔径に0.5mm以上の左右差があれば瞳孔不同とする．ただし，正常人でも瞳孔不同がみられ，生理的（本態的）瞳孔不同という．瞳孔径の左右差が1mm以上の場合は病的と診断し，動眼神経麻痺などを疑う．動眼神経麻痺により生じる．
	等尺性運動	isometric training. 関節を動かさずに筋を収縮（等尺性収縮）させて行う運動．関節の安静や固定を必要とする症例に対し，筋力増強や維持，循環の改善を目的に行う．
	等張性運動	isotonic training. 筋を等張性収縮させて行う運動．筋への負荷量が一定であるような運動．物を持ち上げる際のような筋が短くなっていく運動を「球心性の等張性運動」，物を下に降ろす際のように筋が伸びていく運動を「遠心性の等張性運動」という．
	同名半盲	homonymous hemianopsia. 視野の右または左半分が見えない場合を半盲といい，両眼とも同じ側が見えない症状のこと同名半盲という．
に	人形の目現象	doll's eye phenomenon. 正常では動かした方向と反対方向に眼球が動く．これは人形の目現象（doll's eye phenomenon）または眼球頭位反射（oculocephalic reflex）と呼ばれるが，この反射が欠如すれば脳幹障害（特に中脳から橋の障害）が疑われる．
	認知症の周辺症状	behavioral and psychological symptoms of dementia (BPSD). 中核症状（上記）に加えて，幻覚や妄想，不安や焦燥，うつ状態，睡眠障害，徘徊，暴力などその人の性格や素質，環境などによって出現する症状．
	認知症の中核症状	core feature of dementia. 記憶障害，失見当識，失認，失行，理解・判断の障害，実行機能障といった認知症で生じる基本的な症状．ほぼすべての症例にみられる症状が該当する．
は	肺理学療法	lung physiotherapy / pulumonary physiotherapy. 呼吸理学療法（respiratory physiotherapy）の一つ．慢性呼吸器疾患，胸部手術前後，人工呼吸器からの離脱中の患者などに対して行う理学療法．
	長谷川式簡易知的機能評価スケール	HDS-R 認知機能評価．30点満点で，20点以下のとき，認知症の可能性が高いと判断される．
	バゾモーターコントロール	vasomotor control. 血管運動性コントロール．血管の拡張や収縮に関与する生体機序．
	ハッフィング	huffing. 最大吸気の後，声門と口をあけ，声門を開いて一気に「ハッハッ」と息を短く強く吐くこと．廃痰を促す呼吸理学療法の手技の一つ．
	針穴瞳孔	pinpoint pupil. 両側瞳孔が著しく縮瞳した状態で，脳幹出血，中心性脳ヘルニアなどに伴ってみられ，予後不良の徴候で両眼球は正中固定する．一側の縮瞳に眼瞼下垂を伴っていればホルネル（Horner）症候群と呼ばれるが，これに意識障害が伴えば脳幹病変を考える必要がある．
	半側視空間失認（無視）	hemispatial agnosia / hemispatial neglect. 自分が意識して見ている空間の片側（多くの人は左側）を見落とす障害で，脳に損傷を受けた場合に，損傷側とは反対側の空間の視覚・聴覚・体性感覚に対する反応が低下・欠如する現象．

本書で使われている主な 用語一覧

ふ	ファンクショナル・リーチ・テスト	functional reach test（FRT）．バランス能力の検査．立位で一側上肢を水平まで前に挙上した姿勢から開始．両足を動かさずにどれだけ前に手を届かせることができるか，その距離を測定する．
	副子	splint　骨折や関節疾患など，損傷部位の固定し，安静保護するために用いられる治療用装具の一種．
ほ	ホーマン（ズ）徴候	Homans' sign．膝関節伸展位で強制的に足関節を背屈させ，腓腹筋（下腿三頭筋）に疼痛を感じる徴候．深部静脈血栓症（deep vein thrombosis：DVT）の際に陽性となる．Homan's sign 以外にも，腓腹筋をつかむと疼痛が増強する徴候（Pratt's sign），マンシェットで加圧し 150mmHg 以下で疼痛を訴える徴候（Lowenberg's sign）あり．
	ポジショニング	positioning．褥瘡，関節拘縮，異常筋緊張，異常姿勢などを予防するために良肢位を保持すること．
ま	マン検査	Mann's test．平衡機能検査の一つ．両足を前後の一直線上に置き，直立位で正面を向く．30 秒以上観察して体の動揺や転倒の有無，それらの方向などをみる検査．
よ	陽性支持反応	positive supporting reflex．姿勢反射の一つで，下肢においては，足指を床につけると下肢が伸展し，伸筋と屈筋の同時収縮により下肢全体が硬くなる反応．
り	リーチ機能	reach activity．届く範囲（一般には手の届く範囲）をリーチ範囲といい，垂直範囲や水平範囲がある．リーチ機能は力の及ぶ範囲，到達できることによって行われる動作を指す．上肢の筋力，関節可動域，協調性，耐久性などが影響する．
	リズミックスタビリゼーション	rhythmic stabilization．可動域の制限や運動時痛があるときや，関節不安定があるときなどに行う PNF の手技の一つ．と拮抗筋の交互に等尺性の筋収縮を行う．
れ	連合反応	associated reactions．患側の随意運動が不能の脳卒中片麻痺患者では，健側の筋を強く動かすことで，その影響が患側に及ぶ．これを連合反応（対側性連合反応）という．麻痺側においては上肢の動きが下肢に，下肢の動きが上肢にそれぞれ影響する場合を同側性連合反応という．
ろ	ロンベルグ試験	Romberg's test（Romberg sign）．患者に足をそろえ，目を閉じて直立してもらう生理学的検査．体の揺れが見られるとロンベルグ徴候が陽性で，脊髄後索の障害（位置覚や振動覚）の障害を疑う．
K	K-ポイント刺激法	湿らせた綿棒や凍らせた綿棒などで K-ポイントを軽く押して開口を促したり，嚥下反射を誘発する方法．綿棒以外に指や舌圧子，スプーンなども用いる．
	K-point	開口を促したり，嚥下反射を誘発するポイント．奥歯の突き当たり，後三角のやや後方内側にあたる箇所．
S	Stemmer sign	リンパ浮腫における特徴的な症状で，指間の皮膚をつまめない所見．リンパ浮腫の合併症として，蜂窩織炎，皮膚の角化，リンパ漏，象皮病などがある．

■ 索 引 ■ （数字は，Questionの番号です）

あ
- 握力測定 ······················· Q6
- 亜脱臼 ···················· Q24，42
- アテローム血栓性脳梗塞 ······ Q37
- アライメント ·················· Q36

い
- 維持期（生活期）·············· Q4
- 意思伝達装置 ·················· Q59
- 異常姿勢筋緊張 ················ Q44
- 移乗動作 ······················· Q20
- 痛 み ···················· Q15，72
- 一次性変形性股関節症 ········· Q80
- 胃ろう ·························· Q34
- 胃ろうカテーテル ·············· Q34
- 飲水テスト ····················· Q29
- インピンジメント症候群 ······ Q42

う
- 運動失調 ······················· Q43

え
- 栄 養 ·························· Q5
- 栄養管理 ······················· Q35
- 栄養サポートチーム（NST）······ Q35
- 嚥 下 ·························· Q32
- 嚥下訓練 ······················· Q34
- 嚥下障害 ·················· Q28，34
- 嚥下造影検査 ·················· Q29
- 嚥下内視鏡検査 ················ Q29

お
- 横隔膜呼吸 ····················· Q84
- 起き上がり動作 ················ Q19
- 屋外動作 ······················· Q18
- 屋内動作 ······················· Q18

か
- 開胸・開腹術 ·················· Q95
- 介護サービス ·················· Q101
- 介護保険制度 ·················· Q101
- 改訂水飲みテスト ·············· Q29
- 回復期 ·························· Q4
- 回復期リハビリテーション病床
  ································ Q98
- 会話技術 ······················· Q52
- 家屋調査用紙 ·················· Q102
- 化学療法 ······················· Q88
- 角度計（goniometer）········· Q9
- 下肢切断 ······················· Q74
- 加速歩行 ······················· Q54
- 下腿切断 ······················· Q75
- がん ···························· Q88
- 環境整備 ······················· Q25
- 関節可動域制限 ················ Q8
- 関節可動域測定 ················ Q9
- 関節拘縮 ·················· Q44，94
- 間接的嚥下訓練 ················ Q31
- 関節不安定性 ·················· Q81
- 関節負担 ······················· Q78
- 関節保護法 ····················· Q78
- 感染徴候 ······················· Q83
- 観念失行 ······················· Q46
- 顔面神経麻痺 ·················· Q53
- 緩和ケア ······················· Q89

き
- 記憶障害 ·················· Q50，51
- 起居動作 ······················· Q70
- 義 足 ·························· Q76
- 企図振戦 ······················· Q43
- 急性期 ·························· Q4
- 協調性運動障害 ················ Q43
- 強 直 ·························· Q8

く
- 起立性低血圧 ·················· Q93
- 筋萎縮性側索硬化症（ALS）
  ··························· Q57，58
- 筋緊張 ·························· Q40
- 筋 力 ·························· Q7
- 筋力強化 ······················· Q7
- 筋力増強 ······················· Q94
- 筋力低下 ······················· Q5
- 筋力低下・筋萎縮 ·············· Q93

く
- 口すぼめ呼吸 ·················· Q84
- くも膜下出血 ·················· Q39
- 車いす ·························· Q65

け
- ケアマネージャー ·············· Q101
- 痙 直 ·························· Q40
- 経皮的椎体形成術 ·············· Q69
- 経皮内視鏡的胃ろう造設術 ······ Q34
- 言語聴覚士 ····················· Q2

こ
- 更衣動作 ······················· Q47
- 口腔ケア ·················· Q31，35
- 高血圧性脳出血 ················ Q38
- 高次脳機能障害 ··········· Q50，51
- 拘 縮 ············ Q8，10，11，93
- 硬性コルセット ················ Q70
- 硬 直 ·························· Q40
- 誤 嚥 ·························· Q32
- 小刻み歩行 ····················· Q54
- 呼吸理学療法 ·················· Q61
- 呼吸リハビリテーション ······ Q84，95
- 国際生活機能分類（ICF）······ Q3
- 骨粗鬆症 ······················· Q69
- 骨破壊 ·························· Q77

コミュニケーション ……… Q52	深部静脈血栓症 ……… Q72, 82	体性感覚 ……… Q12
コミュニケーション・パートナー ……… Q59	心不全 ……… Q86	大腿骨頸部骨折 ……… Q66
コミュニケーション障害 ……… Q51	**す**	大腿切断 ……… Q75
固有受容性神経筋促進法 ……… Q61	遂行機能障害 ……… Q50	立ち上がり動作 ……… Q19, 70
さ	スキンケア ……… Q41	脱　臼 ……… Q82, 83
作業療法 ……… Q97	すくみ足 ……… Q54	脱臼肢位 ……… Q67, 82
作業療法士 ……… Q2	ストレッチ ……… Q10	段階的摂食訓練 ……… Q30
サブスタンスP ……… Q28	スパズム ……… Q39	弾性緊縛帯 ……… Q61
サルコペニア ……… Q5	スプリント ……… Q79	断　端 ……… Q76
三点歩行 ……… Q73	**せ**	**ち**
し	生活環境 ……… Q102	チームアプローチ ……… Q2
視覚的アナログスケール ……… Q15	生活再建 ……… Q2	知覚評価 ……… Q13
弛　緩 ……… Q40	生活障害 ……… Q79	注意障害 ……… Q50
自己決定権 ……… Q52	成功体験 ……… Q47	中核症状 ……… Q96
自己決定権の尊重 ……… Q3	正常圧水頭症 ……… Q39	長期安静臥床 ……… Q94
四肢のmobilization ……… Q37	精神科作業療法 ……… Q97	直接的嚥下訓練 ……… Q31
自助具 ……… Q79	精神機能・身体機能の評価 ……… Q26	**つ**
自宅環境 ……… Q100	脊髄小脳変性症 ……… Q60, 61	杖 ……… Q22
失　行 ……… Q47	脊髄ショック ……… Q62	杖歩行 ……… Q21
失行症 ……… Q50	脊髄ショック期 ……… Q63	**て**
失語症 ……… Q50, 51	脊髄損傷 ……… Q64	手書き文字 ……… Q27
失認症 ……… Q50	セラバンド ……… Q7	できるADL ……… Q17, 68
しているADL ……… Q17, 68	前傾姿勢 ……… Q55	デルマトーム ……… Q13
社会的行動障害 ……… Q50, 51	洗　体 ……… Q48	転　倒 ……… Q25
重錘負荷 ……… Q61	前頭葉障害 ……… Q50	電動車いす ……… Q23
終末期（緩和ケア） ……… Q4	全般性注意障害 ……… Q46	点歩行 ……… Q73
手術療法 ……… Q88	せん妄 ……… Q94	**と**
上肢切断 ……… Q74	**そ**	トイレ動作 ……… Q49
食事の環境設定 ……… Q33	早期離床 ……… Q37, 68	統合失調症 ……… Q97
褥　瘡 ……… Q11, 36, 64	装　具 ……… Q70	橈骨遠位端骨折 ……… Q71
心筋梗塞 ……… Q86	装具療法 ……… Q80	糖尿病 ……… Q87
心原性脳塞栓症 ……… Q37	ソーキング ……… Q14	透明文字盤 ……… Q59
人工股関節置換術 ……… Q67	足底板 ……… Q81	徒手筋力テスト（MMT） ……… Q6
進行性疾患 ……… Q57	ソックスエイド ……… Q68	**な**
心臓リハビリテーション ……… Q86	**た**	内反尖足 ……… Q24
腎臓リハビリテーション ……… Q91	体位ドレナージ（体位排痰法） ……… Q85	軟性コルセット ……… Q70
身体障害者手帳 ……… Q99	代償固定 ……… Q49	
深部感覚 ……… Q12		

難病 ………………………………… Q99

に
二次性股関節症 ………………… Q80
二次的障害 ……………………… Q42
日常生活動作 …………………… Q56
入浴動作 ………………………… Q48

ね
寝返り動作 ……………………… Q19

の
脳血管疾患 ……………………… Q28
脳卒中の食事動作 ……………… Q46

は
パーキンソン病 ………… Q54, 55, 56
パーキンソン病体操 …………… Q55
排泄動作 ………………………… Q41
肺塞栓症 ………………………… Q82
排尿障害 ………………………… Q62
廃用症候群
　　……… Q28, 38, 58, 89, 91, 92
バスボード ……………………… Q48
発動性低下 ……………………… Q51
半側空間無視 ………………… Q46, 50
半側身体失認 …………………… Q50
反復唾液嚥下テスト …………… Q29

ひ
膝折れ …………………………… Q20
左半側空間無視 ……………… Q47, 51
皮膚感覚 ………………………… Q12
肥満 ……………………………… Q80

病棟での問題行動 ……………… Q51

ふ
フードテスト …………………… Q29
フェイススケール ……………… Q15
不活動 …………………………… Q5
普通型（標準型）車いす ……… Q23
プッシュアップ ………………… Q65
振り歩行 ………………………… Q73
フレンケル体操 ………………… Q61

へ
平衡機能 ………………………… Q45
平衡機能検査 …………………… Q45
変形 ……………………………… Q77
片麻痺者 ………………………… Q46

ほ
防御知覚障害 …………………… Q14
放射線療法 ……………………… Q88
歩行介助 ………………………… Q21
歩行器 …………………………… Q22
歩行補助具 ……………………… Q22
ポジショニング ……………… Q11, 37

ま
街並失認 ………………………… Q50
末梢循環障害 …………………… Q74
松葉杖 …………………………… Q73

み
右半球障害 ……………………… Q51
水飲みテスト …………………… Q29
道順障害 ………………………… Q50

む
無気肺 …………………………… Q95

も
盲ろう者 ………………………… Q27
モジュール型車いす …………… Q23

ゆ
有酸素運動 ……………………… Q87

よ
用手的呼吸介助 ………………… Q85
腰椎圧迫骨折 …………………… Q70

ら
ラクナ梗塞 ……………………… Q37

り
リウマチ体操 …………………… Q78
理学療法士 ……………………… Q2
離床基準 ………………………… Q38
リハビリテーション …………… Q1
リハビリテーション医療 ……… Q1
良肢位 ………………………… Q11, 24
良肢位保持 ……………………… Q63
リンパドレナージ ……………… Q90
リンパ浮腫 ……………………… Q90

れ
レジスタンス運動 ……………… Q87
連合反応 ………………………… Q49

A
ADL ………… Q3, 16, 56, 64, 100
ADL動作練習 …………………… Q58
ALS（筋萎縮性側索硬化症）… Q57, 58

APDL …………………………… Q16
ASIAの分類 …………………… Q62

B
BI ………………………………… Q17
BPSD …………………………… Q96

(数字は，Question の番号です)

C
CI セラピー ... Q53
Colles 骨折 ... Q71

E
Evans のタイプ分類 ... Q66

F
faces pain rating scale ... Q15
FIM ... Q17

G
Garden のステージ分類 ... Q66

H
Hoehn-Yahr 分類 ... Q54, 55
House-Brackmann 法 ... Q53

I
IADL ... Q16, 100
ICF（国際生活機能分類）... Q3

J
Jewett 型硬性コルセット ... Q70

M
medical rehabilitation ... Q1
MMT（徒手筋力テスト）... Q6

N
NST（栄養サポートチーム）... Q35

P
PEG ... Q34
PNF ... Q61

Q
QOL ... Q89
QOL 向上 ... Q32

R
RA ... Q77
ROM-ex ... Q10

S
RSST（repertive saliva swallowing test）... Q29

S
Smith 骨折 ... Q71

V
VAS（visual analog scale）... Q15
VE（videoendoscopic examination of swallowing）... Q29
videofluorography ... Q29

W
Wernicke-Mann 肢位 ... Q44

Z
Zancolli の分類 ... Q62

数字
40 点柳原法 ... Q53

「ナーシングケアQ&A」第45号

『ナースの疑問に答えます！入院中のリハビリテーション —これだけは知っておきたいベッドサイドの知識と技術—』 執筆者

編　集　稲川　利光　NTT東日本関東病院　リハビリテーション科 部長

執 筆 者（掲載順）

稲川　利光	（NTT東日本関東病院　リハビリテーション科）	Q1, 2, 4, 34, 35, 102
金場　理恵	（NTT東日本関東病院　リハビリテーション科）	Q3, 32, 52, 59
安川　生太	（NTT東日本関東病院　リハビリテーション科）	Q5, 6, 7, 87, 91
渡邉　絢子	（NTT東日本関東病院　リハビリテーション科）	Q8, 9
安井　弥生	（NTT東日本関東病院　リハビリテーション科）	Q10, 11, 44
森田　将健	（NTT東日本関東病院　リハビリテーション科）	Q12, 13, 14, 16, 17, 18, 27, 96
江原　弘之	（NTT東日本関東病院　リハビリテーション科）	Q15, 41, 72, 73
中村　祐太	（NTT東日本関東病院　リハビリテーション科）	Q19, 20, 37, 39
瀧澤　彰宏	（NTT東日本関東病院　リハビリテーション科）	Q21, 22, 69, 70
中村　沙織	（元 NTT東日本関東病院　リハビリテーション科）	Q23, 24, 54, 55
佐藤　一成	（両国みどりクリニック　リハビリテーション科）	Q25, 66, 67, 68
荒木　聡子	（NTT東日本関東病院　リハビリテーション科）	Q26, 38, 92, 93, 94
矢島寛次郎	（国立病院機構 横浜医療センター　リハビリテーション科）	Q28, 53, 57
鈴江　璃野	（NTT東日本関東病院　リハビリテーション科）	Q29, 30, 31
沖野さやか	（NTT東日本関東病院　リハビリテーション科）	Q33, 46, 47, 48, 49
竹内　新治	（NTT東日本関東病院　リハビリテーション科）	Q36, 62, 63, 65
室井　真樹	（NTT東日本関東病院　リハビリテーション科）	Q40, 84, 85
安原　佑子	（元 NTT東日本関東病院　リハビリテーション科）	Q42, 71, 77, 78, 79
山本　泰治	（NTT東日本関東病院　リハビリテーション科）	Q43, 88, 89, 90
小田　陽子	（NTT東日本関東病院　リハビリテーション科）	Q45, 58, 60, 61
新貝　尚子	（NTT東日本関東病院　リハビリテーション科）	Q50, 51
菅原　英介	（NTT東日本関東病院　リハビリテーション科）	Q56, 64, 97
佐々木雄輔	（NTT東日本関東病院　リハビリテーション科）	Q74, 75, 76, 86, 95
茂垣　美加	（NTT東日本関東病院　リハビリテーション科）	Q80, 81, 82, 83
井手　宏人	（NTT東日本関東病院　総合相談室）	Q98
髙澤　亮子	（NTT東日本関東病院　総合相談室）	Q99
成田　真子	（NTT東日本関東病院　総合相談室）	Q100
田辺裕美子	（NTT東日本関東病院　総合相談室）	Q101

ナーシングケア Q&A 第45号	
2013年 9月20日発行　第1版第1刷	
2021年11月10日発行　第1版第2刷Ⓒ	

ナースの疑問に答えます！
入院中のリハビリテーション
—これだけは知っておきたいベッドサイドの知識と技術—

編集：稲川 利光

ISBN978-4-88378-445-5

発 行 者　渡辺 嘉之
発 行 所　株式会社 総合医学社
　　　　　〒101-0061
　　　　　東京都千代田区神田三崎町1-1-4
　　　　　TEL 03-3219-2920
　　　　　FAX 03-3219-0410
　　　　　URL：https://www.sogo-igaku.co.jp

印 刷 所　シナノ印刷株式会社

・本書に掲載する著作物の複製権・翻訳権・上映権・譲渡権・公衆送信権（送信可能化権を含む）は株式会社総合医学社が保有します．
・JCOPY〈(社)出版社著作権管理機構委託出版物〉
本書を無断で複製する行為（コピー，スキャン，デジタルデータ化など）は，「私的使用のための複製」など著作権法上の限られた例外を除き禁じられています．大学，病院，企業などにおいて，業務上使用する目的（診療，研究活動を含む）で上記の行為を行うことは，その使用範囲が内部的であっても，私的使用には該当せず，違法です．また私的使用に該当する場合であっても，代行業者等の第三者に依頼して上記の行為を行うことは違法となります．複写される場合は，そのつど事前に，JCOPY　(社)出版社著作権管理機構（電話03-5244-5088，FAX03-5244-5089，e-mail：info@jcopy.or.jp）の許諾を得てください．